Guía Práctica para Técnico Superior de Laboratorio de Diagnóstico Clínico y Biomédico

Director:
Dr. Iván Sanz Muñoz

Es propiedad de:
© 2019 Amazing Books S.L.
www.amazingbooks.es

Editor: Javier Ábrego Bonafonte.

Pº de la Independencia Nº 24-26.
8ª planta, oficina 12.
50004 Zaragoza - España.

Diseño, preimpresión e impresión - Cudipal Gestión Gráfica, SL.

Primera edición: Agosto 2019.

ISBN: 978-84-17403-24-9
Depósito Legal: Z 963-2019

Cómo citar este libro:
Dr. Iván Sanz Muñoz. Guía Práctica para Técnico Superior de Laboratorio de Diagnóstico Clínico y Biomédico. Zaragoza (España). Amazing Books; 2019.

Presentación del libro:
https://amazingbooks.es/guia-tecnicos-de-laboratorio

El libro cuenta con el aval científico de Sociedad Española de Enfermedades Infecciosas y Microbiología Clínica (SEIMC). Las opiniones expresadas por los autores no reflejan necesariamente la posición oficial de la SEIMC.

DIRECTOR

Iván Sanz Muñoz

Responsable del Centro Nacional de Gripe de Valladolid. Servicio de Microbiología e Inmunología. Hospital Clínico Universitario de Valladolid. Instituto de Estudios de Ciencias de la Salud de Castilla y León (IECSCYL). Licenciado en Biología. Doctor en Investigación en Ciencias de la Salud.

EQUIPO DE AUTORES

Raquel Moreno Mayordomo

Farmacéutica Titular del Estado. Licenciada en Farmacia. Especialista en análisis clínicos.

Wysali Trapiello Fernández

Licenciada especialista en Análisis Clínicos. Licenciada en Farmacia.

Jose Manuel Méndez Legaza

Licenciado especialista en Microbiología y Parasitología. Licenciado en Farmacia.

Cristina Andrés Ledesma

Licenciada especialista en Análisis Clínicos. Licenciada en Farmacia.

María José Lázaro Morillo

Embrióloga especialista en reproducción Humana. Licenciada en Biología.

Raquel de la Cruz Pérez

Responsable de Calidad, Medio Ambiente y PRL, Auditor Jefe, Técnico Superior PRL.

ÍNDICE

BLOQUE TEMÁTICO II. HEMATOLOGÍA

BLOQUE TEMÁTICO III. MICROBIOLOGÍA

BLOQUE TEMÁTICO IV. INMUNOLOGÍA Y SEROLOGÍA

BLOQUE TEMÁTICO V. GENÉTICA Y REPRODUCCIÓN

BLOQUE TEMÁTICO VI. CALIDAD EN LOS LABORATORIOS

PRÓLOGO

Me invitan a que prologue esta *Guía Práctica para Técnico Superior de Laboratorio de Diagnóstico Clínico y Biomédico*, lo que sin duda es para mí motivo de satisfacción y de agradecimiento al Dr. Iván Sanz Muñoz. Creo que no sabía el riesgo que comportaba hacerme este ofrecimiento, pero gracias Iván.

Al tener en mis manos este completo manual, en el que colaboran grandes profesionales del laboratorio clínico, no puedo por menos que rememorar los inicios de nuestro colectivo en la sanidad.

El origen, desde el punto de vista legislativo y como puerta de entrada al sistema sanitario en el ya lejano 1984, fue gracias a las movilizaciones y negociaciones de nuestros compañeros de profesión, quienes conseguían ver plasmada la Orden Ministerial de 14 de junio que nos franqueaba la integración laboral en un sector con una importante carga corporativa. Desde ese lejano año, la evolución y desarrollo científico técnico de los laboratorios ha sido exponencial, tanto en equipamiento como en técnicas, los profesionales y la incorporación de equipos multidisciplinares. La figura del técnico de laboratorio se ha hecho indispensable y así se refleja en el trabajo diario de los distintos sistemas de Atención Pública y Privada de la Sanidad Española cada día.

Nuestra profesión ha sido capaz de situarse en el lugar que le corresponde gracias al esfuerzo personal. Sin embargo, quedan muchos aspectos por pulir para reflejar aún más la importancia de nuestro colectivo en la Sanidad Pública y Privada. Es un clamor para nuestra profesión la equiparación con el resto de países del mundo occidental y, por supuesto, con el resto de Europa. Esto me lleva a recordar la necesidad de unificar nuestras dos especialidades, Diagnóstico Clínico y Biomédico y Anatomía Patológica y Citodiagnóstico, así como el aumento del número de horas docentes y la formación en la universidad.

Todos conocemos que el nivel de competencias que tiene nuestro colectivo es comparable a las del resto de países de nuestro entorno. Sin embargo, el número de horas docentes, la insuficiente formación práctica en centros sanitarios y la falta de tutores con reconocimiento son solo algunas de las dificultades que nuestro colectivo se ha encontrado a lo largo de estos años. Lejos de que estos factores sean un impedimento para el desarrollo de nuestra profesión, suponen un reto que aumenta nuestro interés y deseo por mejorar nuestro trabajo.

La responsabilidad y papel del técnico de laboratorio, la exigencia de nuestro entorno laboral en el que aún quedan espacios por conquistar, el nivel de conocimientos y la necesidad de una constante actualización, nos exige un esfuerzo constante y mantenido. Prueba de ello es el nivel de conocimientos que se nos exige a diario y la dureza de las oposiciones. En mi opinión, quedan diferentes campos de conocimiento troncales que deberían formar parte de nuestro currículo formativo, campos que deberían ser afrontados para desarrollar con plenitud nuestro trabajo dentro del entorno que hemos elegido. Existe igualmente, y en ese terreno tenemos que competir, una diversidad de profesionales con orígenes formativos muy diversos que pugnan por ocupar una parcela de nuestro trabajo en los laboratorios. No hay que explicar a nadie que la formación específica, centrada en los diferentes campos del laboratorio clínico y biomédico, la recibimos en nuestra titulación.

Dicho esto, tenemos en nuestras manos una magnifica *Guía Práctica para Técnico Superior de Laboratorio de Diagnóstico Clínico y Biomédico* que se adapta a los temarios de los diferentes servicios de salud e incluye las técnicas más vanguardistas e innovadoras, descritas por prestigiosos profesionales en ejercicio avalados por su trayectoria profesional. No faltan en este manual temas que están ausentes en nuestros planes formativos, como la calidad o acreditación de laboratorios. Y desde luego, los temas con el enfoque y la experiencia del trabajo diario al pie del laboratorio.

Mi más cordial enhorabuena a todos y cada uno de los autores, a la vez que agradecer su esfuerzo y dedicación en las clases presenciales de preparación de oposiciones para Técnicos Superiores de Laboratorio Clínico y Biomédico, que en parte han sido el germen de esta publicación, apostando por el colectivo con el que día a día y codo con codo trabajan, conocen nuestra profesión y se permeabilizan conocimientos y aprendizaje en ambas direcciones. Además, apuestan por nuestra profesión y por su futuro.

Jesús Carlos Revenga Prieto

Técnico Superior de Laboratorio Clínico y Biomédico
Laboratorio de Salud Pública
Servicio Territorial de Sanidad, Junta de Castilla y León

BLOQUE TEMÁTICO I

Manejo de muestras y estudio de analitos en el laboratorio

TEMA 1

MUESTRAS BIOLÓGICAS HUMANAS
Características generales de la recogida, conservación y transporte de muestras para su procesamiento

Autora: Cristina Andrés Ledesma

1.1 Generalidades: sustancias analizables

Se denomina muestra biológica a la porción de material biológico, excretada por un ser vivo o extraída de su organismo, con el fin de analizarla. El objetivo de obtener unos resultados puede ayudar en el diagnóstico clínico, en el seguimiento de algunas patologías, en la instauración y control del tratamiento adecuado.

Dentro de las muestras biológicas se incluyen, entre otras:

• Sustancias que provienen de secreciones	*saliva, secreciones nasofaríngeas, sudor, flujo vaginal y semen*
• Sustancias que se excretan	*esputo, orina, heces*
• Fluidos orgánicos	*sangre, líquido amniótico, líquido sinovial, líquido ascítico y líquido cefalorraquídeo*
• Tejidos, procedentes de biopsias	*células procedentes de raspados u otras técnicas de recogida para la realización de citologías*

La forma concreta de la recogida de la muestra depende de su naturaleza y de los análisis solicitados. Se puede diferenciar de forma general entre:

- Muestras que recoge el paciente, como muestras de orina.
- Muestras que recoge el personal sanitario mediante métodos no invasivos, como exudados nasales.
- Muestras que recoge el personal sanitario mediante métodos invasivos o quirúrgicos como biopsias y líquidos.

En un análisis se determina la cantidad, la concentración o la presencia de una sustancia, que llamamos analito. De forma global, podemos clasificar estas sustancias analizables en diversos grupos:

Sustancias químicas orgánicas

albúmina, creatinina, urea, triglicéridos, vitamina A, etc.

Sustancias químicas inorgánicas

potasio, cloro, magnesio, calcio, etc.

Material genético

DNA, RNA, cromosomas, etc.

Células y otros componentes sanguíneos

cuantificación celular

Material inmunitario

antígenos (Ag), anticuerpos (Ac), etc.

Microorganismos

virus, bacterias, protozoos, hongos, etc.

Células o tejidos

análisis morfológico

1.2 Análisis clínicos

El análisis clínico (AC) es la prueba solicitada al laboratorio clínico por un facultativo sanitario para el estudio, prevención, diagnóstico y tratamiento de los problemas de salud de los pacientes.

Se apoya en el estudio de las muestras o especímenes biológicos. El AC proporciona un resultado objetivo, que puede ser tanto cuantitativo (un número, como una cifra de glucosa) o cualitativo (positivo o negativo, como el resultado de un tóxico en orina). El resultado de un AC debe interpretarse a la luz de una anamnesis médica y de unos "valores de referencia" establecidos para cada población.

El valor semiológico de una determinación bioquímica es la información-interpretación que se deriva del valor obtenido en dicha determinación en beneficio de la prevención, diagnóstico, pronóstico, control y/o evolución de una enfermedad.

El laboratorio clínico es el lugar donde se realizan los AC (también se le conoce como laboratorio de patología clínica) y de acuerdo a sus funciones se dividen en laboratorios de rutina y laboratorios de especialidad.

1.3 Proceso analítico

El proceso analítico es un proceso continuo y complejo que comprende tres etapas que son la fase preanalítica, fase analítica y fase postanalítica.

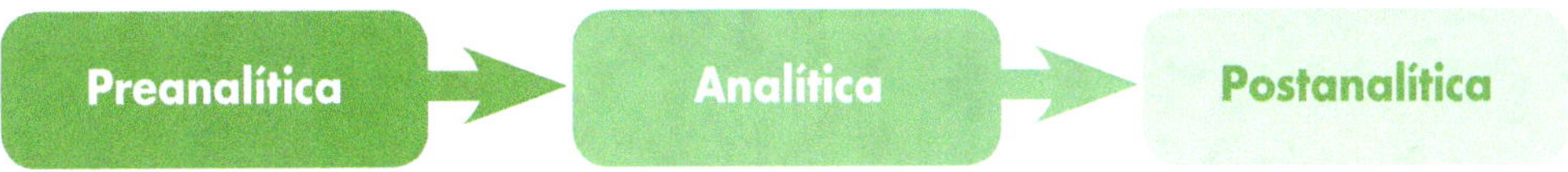

1.3.1 Fase preanalítica

Es el tiempo que transcurre desde que el clínico realiza la petición de las determinaciones analíticas hasta que se analiza la muestra. Esta fase engloba diferentes procesos como la solicitud del análisis, extracción de las muestras, conservación, transporte, registro de datos, recepción y distribución de muestras; se resumen en la Figura 1. Hoy día se considera que aproximadamente el 60 % de los errores que se producen en el laboratorio tienen lugar en esta fase.

Figura 1 Etapas de la fase preanalítica

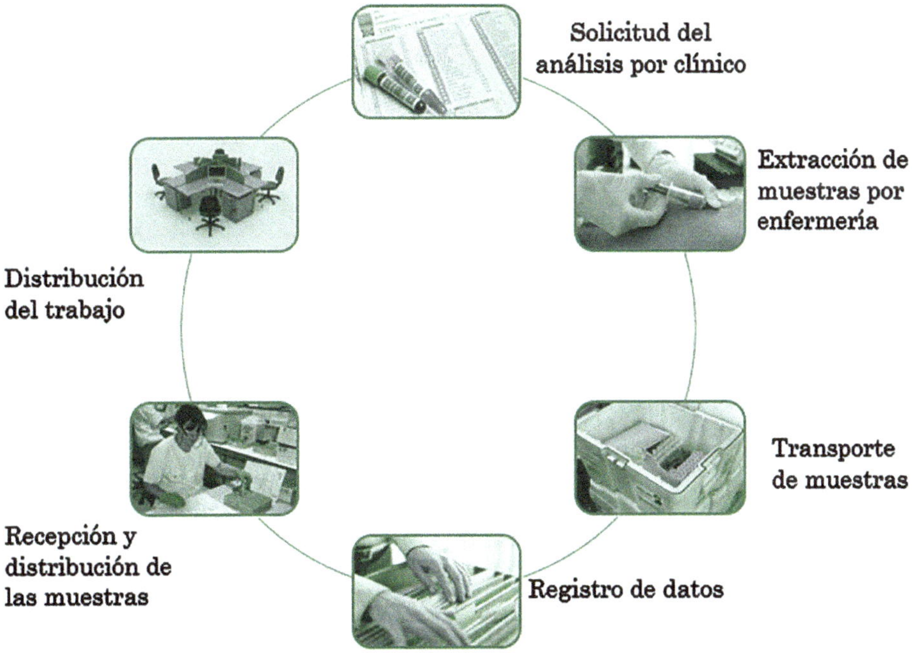

1.3.2 Fase analítica

Comprende todas las acciones que conlleva la determinación del análisis, incluye la selección de métodos y equipos de medición, la calibración de los mismos, el mantenimiento y el sistema de control de calidad para la detección de los errores analíticos posibles. Aproximadamente, un 4 % de los errores del laboratorio se producen en la fase analítica.

1.3.3 Fase postanalítica

Incluye todas las acciones posteriores a la obtención del resultado hasta la emisión del informe final por el analista. Engloba la validación facultativa de los resultados, confirmación de intervalos o rangos de referencia de la población, elaboración del informe del laboratorio y la confidencialidad de la información de los resultados. Los errores en la fase postanalítica suponen el 36 % de los errores del laboratorio.

¡Recuerda!

El error preanalítico es el error más frecuente en el laboratorio. Se estima que alrededor del 70 % de las decisiones médicas relevantes tienen su base fundamentada en los resultados del laboratorio.

1.4 Obtención y recogida de muestras biológicas

1.4.1 Muestras de sangre

La sangre es el fluido corporal más utilizado en el laboratorio con fines analíticos debido a su fácil obtención y a la numerosa información que puede aportar sobre el estado de salud de una persona.

Esto explica por qué este tipo de muestra es el más frecuente en la práctica diaria del laboratorio. Hay que tener en cuenta las características del paciente como edad, estado físico, paciente hospitalizado, paciente ambulatorio, etcétera.

Los objetivos principales de los procedimientos de extracción, preparación, conservación y transporte de la sangre y sus componentes son:

- Mantener la viabilidad y la función de los componentes más importantes.
- Evitar los cambios físicos perjudiciales para los componentes.
- Minimizar la proliferación bacteriana.

Previamente a la extracción de sangre es preciso tener en cuenta el tipo de sangre requerido (esto condiciona la forma de obtención de la muestra: punción venosa, punción cutánea y/o punción arterial), el modo de conservación y el tratamiento adecuado de la sangre y sus componentes (se emplean numerosos anticoagulantes). Se estudiará en profundidad en el Tema 3. Muestras sanguíneas.

1.4.2 Muestras de orina

Las muestras de orina son utilizadas por el laboratorio para diagnosticar y controlar el tratamiento de las enfermedades del riñón o del tracto urinario y en la detección de enfermedades metabólicas o sistémicas. En la actualidad, las determinaciones en orina que representan el mayor volumen de trabajo son el sistemático de orina junto con el análisis del sedimento urinario y los urocultivos.

Diferenciaremos entre dos tipos de muestras de orina

A) Orina de micción aislada

B) Orina de 24 horas

A) Muestra de micción aislada (orina de 1ª hora de la mañana)

Es la muestra de orina más habitual. Se suelen usar para el análisis del sistemático, sedimento y el urocultivo. Se prefiere la orina de primera hora de la mañana, ya que presenta una mayor concentración de elementos celulares como hematíes, leucocitos, bacterias y cilindros, lo que optimiza así el rendimiento diagnóstico de las pruebas de laboratorio.

Procedimiento de recogida

- Lo realiza el propio paciente siendo imprescindible el lavado de las manos previo a la recogida y el lavado de los genitales.

- En el caso del hombre, se retraerá completamente el prepucio y lo mantendrá retraído hasta que se haya recogido la orina; siempre hay que desechar la primera parte del chorro y recoger la muestra a partir de la porción media del chorro en el recipiente estéril.

- Si se trata de una mujer, previo a la recogida, se separarán bien los labios mayores para evitar las posibles contaminaciones por arrastre. Hay que evitar en todo momento que el recipiente entre en contacto con la piel o con la ropa; los dedos no deben tocar el borde del frasco ni la superficie interna.

- Los contenedores donde se recoge la muestra de orina (de micción aislada) son:

  - De plástico

  - Estériles

  - Desechables

  - De boca ancha

  - Con tapa de rosca (volumen de 200 ml). En pacientes pediátricos, cuando aún no hay control de esfínteres, la orina se recoge en bolsas flexibles de polietileno

- Las muestras se transportarán al laboratorio en el menor tiempo posible en posición vertical. Si el análisis se va a demorar más de dos horas, se recomienda refrigerar las muestras (2-8 °C), aunque esta medida pueda producir la precipitación de uratos o fosfatos amorfos.

Si no se mantienen las muestras en refrigeración, se pueden producir las siguientes alteraciones:

- Las bacterias alcalinizan la orina y los cambios de pH afectan a los componentes celulares.

- Los cilindros se descomponen y no los observaremos cuando analicemos el sedimento.

- Los hematíes se pueden lisar.

- El ácido úrico, el calcio y el oxalato tienden a formar cristales a pH fisiológico.

¡Recuerda!

Parámetros como la bilirrubina y el urobilinógeno se ven afectados si la muestra de orina permanece durante un tiempo expuesta a la luz.

B) Orina de 24 horas

Se obtiene con el fin de conseguir una muestra homogénea y representativa de los analitos que se excretan de forma inconstante a lo largo del día.

El paciente debe ser informado de forma oral y escrita del procedimiento de la toma de muestra (tanto para la orina de micción aislada como para la orina de 24 h) y, en caso de que lo necesite, se le detallará el tipo de dieta a seguir, previa a la recogida de orina o si existe algún tipo de interferencia farmacológica. La prueba es válida solamente si la recogida de orina incluye toda la orina de un periodo de 24 horas.

Procedimiento de recogida

- Comienza con la recogida de orina a las 8 de la mañana (la hora de inicio varía según la situación del paciente).

- El paciente orina en el WC (ya que esta orina se formó antes del periodo de recogida) y, a partir de ese momento, recogerá toda la orina producida durante 24 horas hasta las 8 de la mañana siguiente. A esta hora exactamente, orinará de nuevo en el contenedor para finalizar la recogida (ya que esta orina sí se formó durante el periodo de recogida).

- Cerrará el contenedor y lo mantendrá en un lugar fresco hasta su entrega en el laboratorio.

- Si se solicita simultáneamente determinaciones en orina de 24 h y determinaciones de orina de una sola micción, se modificará el procedimiento para facilitar al paciente la toma de muestra y evitar que se desplace dos días diferentes.

- Los contenedores para recoger la orina de 24 h deben ser:

  - De plástico

  - Opacos

  - Con boca ancha

  - Con una capacidad de 1,5, 2 y 3 litros

  - Con escala graduada

  - Con cierre seguro para evitar derrames

El Tema 16 se centrará en el Estudio de la orina. Fisiopatología de la orina y análisis del sedimento urinario.

1.4.3 Muestras de semen

Las instrucciones sobre la toma de muestra y las condiciones preanalíticas que deben cumplir serán facilitadas al paciente:

- Abstinencia sexual durante un periodo entre 3 y 5 días.

- En el momento de la recogida se intentará no perder contenido de líquido seminal, solo es válida la recogida de muestra por masturbación.

- La muestra se recogerá en una sala anexa al laboratorio o en el propio domicilio del paciente en el caso de que pueda entregar la muestra en el laboratorio en un periodo máximo de 60 minutos desde la recogida.

- Se recomienda proteger la muestra de cambios de temperatura durante el transporte, manteniéndola lo más cercana posible a la temperatura corporal ($\approx 37\ °C$).

- El personal del laboratorio identificará la muestra en el momento de la entrega junto con el formulario de solicitud y la hoja de trabajo del laboratorio. La hoja de trabajo incluye los datos personales del paciente, número de petición, hora de recogida de la muestra, días de abstinencia, existencia de picos febriles.

Además, el paciente rellenará un cuestionario donde informará de las posibles incidencias preanalíticas, para que así el facultativo pueda valorar la calidad de la muestra recogida. En el Tema 35 se desarrollarán los parámetros de laboratorio en la valoración de la infertilidad.

1.4.4 Muestras de heces

Su estudio permite diagnosticar infecciones localizadas en el tracto intestinal, detectar la presencia de sangre propia de procesos infecciosos, inflamatorios o tumorales del tracto digestivo. También nos ayudan al diagnóstico o a la evolución de enfermedades inflamatorias intestinales (EII) o síndromes de malabsorción intestinal. Generalmente, se recomienda que en los tres días anteriores a la obtención de la muestra la persona no consuma:

- Medicamentos opacos no absorbibles, como los que contienen carbón vegetal, caolín, sales de magnesio y benzonaftol.

- Alimentos que dejen residuos, sobre todo, cereales, frutas con cutículas resistentes (por ejemplo, melocotones) y los granos de envoltura dura (como los guisantes).

- Sustancias grasas como la ingesta de laxantes, aceites o el empleo de supositorios, etcétera.

Para la recogida

- Se utilizará un frasco limpio y con cierre hermético.

- Si las muestras se van a analizar dentro de las primeras 24 horas desde la deposición, se conservarán en refrigeración a 4 °C, salvo que se indique lo contrario.

- En determinadas pruebas es necesario proteger la muestra de la luz, como, por ejemplo, en la determinación de coproporfirinas.

1. Test de sangre oculta en heces (SOH): se recomienda recoger las muestras seriadas en días diferentes, en diferentes frascos y conservar en refrigeración (en la nevera) hasta el envío al laboratorio. Dependiendo del método analítico utilizado en el laboratorio, durante los 3 días anteriores a la toma de muestras, se seguirá un régimen sin carne, huevos, pescados, lentejas ni plátanos. Tampoco, la administración de medicamentos con hierro o hemoglobina y debe evitarse todo tipo de legumbres verdes. Las recomendaciones preanalíticas se le facilitarán al paciente cuando sea necesario.

2. Test de Graham: se recomienda recoger las muestras durante 3 días consecutivos para que sean representativas. El diagnóstico microbiológico de la presencia de oxiuros se efectúa por la recuperación de los huevos de la piel a nivel anal y perianal mediante el uso de una cinta adhesiva. Se observa la cinta adhesiva al microscopio óptico para su estudio. El síntoma destacado de la presencia de oxiuros o lombrices es el prurito anal y en niños es frecuente la aparición de estos, científicamente se conocen como *Enterobius vermicularis*.

   Estudios microbiológicos: la muestra se puede recoger en un frasco o mediante un hisopo.

- Los recipientes para muestras de heces suelen llevar incorporada una espátula acoplada al tapón. La muestra tendrá el tamaño de una nuez y se tomará, en caso de que existan, de las zonas hemorrágicas, mucosas o purulentas presentes en las heces; se recogerán 3 muestras en días distintos y para coprocultivo no se deben refrigerar. Se congelarán hasta su procesamiento para estudiar toxina del *Clostridium difficile*.

- La muestra también se puede tomar con hisopo o escobillón estéril con medio de transporte, generalmente el denominado Cary-Blair, específico para heces. Para la recogida, se introduce el hisopo en la ampolla rectal y luego se recupera impregnado de heces. La muestra se debería entregar antes de 2 horas y se conserva a temperatura ambiente.

Para un estudio parasitológico completo hay que recoger tres muestras recogidas en días sucesivos, ya que la expulsión de parásitos puede ser intermitente. El volumen de las heces debe ser similar a una cucharada de café. Si a nivel macroscópico se ven formas compatibles con parásitos en el ano o en las heces recogidas, se incluirán en la muestra. Si las muestras tardaran mucho en ser examinadas, deben ser mantenidas a temperatura ambiente o ligeramente frescas.

Se estudiarán las heces en detalle en el Tema 15.

1.4.5 Exudados y abscesos

La mayoría de las muestras se toman utilizando un hisopo o torunda. Los hisopos suelen ser de algodón, alginato cálcico, dacrón o rayón. El soporte suele ser rígido, aunque hay hisopos flexibles que tienen alambre de aluminio maleable.

Algunos exudados se localizan en conductos del organismo conectados con el exterior (tráquea, bronquios, duodeno), lo cual permite el acceso a ellos.

En estos casos, la recogida de la muestra se suele hacer por aspiración, para ello se introduce un catéter hasta la zona de interés, se le conecta una jeringa y se aspira el líquido presente. Generalmente, se envían al laboratorio el catéter y la jeringa de forma conjunta (unidos).

- En el caso de las lesiones cutáneas, es necesario aplicar un procedimiento específico de recogida cuando el agente biológico es un hongo. Se aplica un raspado superficial para recoger células de descamación.

- Cada tipo de muestra requiere un material estéril para su recogida, unas condiciones de conservación e incluso transporte de la misma. Por eso, cuando la viabilidad de las bacterias es muy escasa o la posibilidad de desecación de la muestra es grande, se usarán medios de transporte como los medios Stuart–Amies. Comercialmente, hay medios para bacterias aerobias o anaerobias y pueden conseguir supervivencias de hasta 24 horas a temperatura ambiente.

Exudados

Entre los diferentes exudados de forma muy resumida nombrar:

- Exudados conjuntivales

Se recogen con hisopo o raspado con bisturí poniéndolo directamente en el medio.

- Exudado de oídos

Solo de oído externo. La obtención de muestra con origen en el oído interno se llama timpanocentesis y lo hace un especialista, salvo que haya perforación.

- Exudados de la cavidad oral

Indicado para el diagnóstico de candidiasis o de ciertas gingivitis. Previamente a la toma, la persona se debe enjuagar la boca con agua.

- Exudados del tracto respiratorio superior

    - Exudado nasal

    - Exudado de la nasofaringe

    - Exudado faringoamigdalino

- Exudados del tracto genitourinario

    - Exudado uretral

    - Exudado balanoprepucial

    - Exudado vaginal

Respecto al exudado uretral, se recoge preferentemente antes de la primera micción de la mañana; si no es posible, se recogerá una hora después. Puede estimularse la uretra mediante un masaje suave cuando no hay suficiente exudado. Se conserva a temperatura ambiente o preferentemente en estufa.

Si se va a recoger un exudado vaginal, se aconseja evitar la aplicación de óvulos y pomadas antisépticas en los días anteriores a la recogida de la muestra.

Abscesos

Son acumulaciones de pus en una cavidad previamente inexistente, normalmente son de etiología bacteriana (estafilococos, estreptococos, bacilos).

Pueden ser de dos tipos: fistulizados (conexión con el exterior) o cerrados.

- En los **abscesos fistulizados**, se limpia la superficie cutánea con alcohol y povidona y se aspirará el exudado de la parte profunda con una jeringa y una aguja.

- En los **abscesos cerrados**, la recogida de la muestra se realiza por punción aspiración del absceso; parte de la muestra se introducirá en un medio de transporte para anaerobios y el resto de muestra permanecerá dentro de la jeringa o se traspasa a un tubo estéril normal.

En el Bloque Temático III, podrá encontrar todo lo relacionado con los fundamentos y técnicas de análisis microbiológicos.

1.4.6 Líquidos biológicos

Líquido cefalorraquídeo (LCR)

- Es un líquido seroso de color transparente que envuelve el encéfalo y la médula espinal.

- Es estéril y se obtiene preferentemente por punción lumbar, o con menos frecuencia por punción cisternal, cervical o ventricular.

- La muestra deber recogerse en tres tubos estériles de forma secuencial.

  El 1º para el estudio bioquímico e inmunológico

  El 2ª para el examen microbiológico

  El 3ª para el estudio citológico

> Una vez obtenido el espécimen, debido a sus características, se debe llevar al laboratorio para su procesamiento inmediato.
> - Si el líquido no se va a cultivar en el momento, se mantendrá la muestra a 37 °C.
> - Si recibimos diferentes muestras en el laboratorio para la siembra, como muestras de orina, heces, exudado, hemocultivo y LCR, se dará prioridad a la siembra del líquido.

En el Tema 4 se estudiará en profundidad el LCR.

Líquido sinovial

- Es un fluido viscoso y claro que se localiza en las cavidades articulares.

- El análisis del líquido sinovial en el laboratorio permite realizar un diagnóstico preciso de la mayoría de las artritis infecciosas agudas y en las artropatías inducidas por cristales, como la gota.

- La muestra se recoge en tres tubos estériles para estudios bioquímicos, microbiológicos y citológicos.

- La técnica para la obtención de líquido sinovial recibe el nombre de artrocentesis.

Líquidos pleural, pericárdico y peritoneal

- Son líquidos serosos secretados por membranas con el objetivo de proteger de la fricción a los órganos; estas membranas se denominan mesotelios.

- El concepto de derrame se aplica cuando se produce un aumento anormal de la cantidad de líquido presente en un mesotelio.

- La muestra se recoge en tres tubos estériles para estudios bioquímicos, microbiológicos y citológicos. Las muestras se conservan en refrigeración.

- Las técnicas para obtener muestras dependiendo del mesotelio implicado reciben distintos nombres: toracocentesis (punción pleural), paracentesis (punción de la cavidad peritoneal) y pericardiocentesis (punción del saco pericárdico).

En el Tema 5 se estudiarán los líquidos: sinovial, pleural, pericárdico y peritoneal.

Líquido amniótico

- Es un líquido claro y amarillento que rodea al feto durante el embarazo.

- Amniocentesis es la técnica mediante la cual se obtiene por punción una muestra de líquido amniótico y se realiza entre la 14 y 18 semana de gestación.

- La amniocentesis permite establecer un diagnóstico precoz de ciertas enfermedades y malformaciones, pero es una técnica invasiva que conlleva riesgos.

- La muestra obtenida se centrifuga y con el sobrenadante resultante se determinan magnitudes bioquímicas, se realizan estudios de infección uterina y la determinación del Rh; mientras que con el precipitado de la muestra, que son básicamente células del feto, se realizan estudios genéticos.

Hay que tener en cuenta que una vez que el líquido se ha centrifugado el sobrenadante no se puede utilizar para cultivos celulares.

- Al efectuar la siembra del líquido, tener en cuenta que puede existir sangre por la posible contaminación materna.

- En aquellos casos en los que el procesamiento del líquido amniótico no sea inmediato, el espécimen se almacenará a -20 °C.

1.5 Estrategias para disminuir la variabilidad preanalítica

1.5.1 Preparación del enfermo

A pesar de que el laboratorio normalmente no tiene control sobre la preparación del enfermo, deberá dar normas para minimizar los efectos de todos aquellos factores que no estén relacionados con el estado de salud del paciente.

- El enfermo no debe ingerir alimentos durante las 12 horas previas a la extracción.

- Se interrumpirá la medicación siempre que sea posible.

- Se evitarán esfuerzos importantes el día antes de la extracción.

Restricciones dietéticas para el estudio de analitos en muestras de orina

Para la determinación de catecolaminas, metanefrinas y ácido vanilmandélico: no deben ingerirse en la dieta los cinco días previos al análisis alimentos como chocolate, dulces, helado, mermelada, piña, plátanos, café, té y queso curado. En concreto, el fármaco levodopa (tratamiento del Parkinson) aumenta la excreción del ácido vanilmandélico.

Para la determinación de ácido 5-hidroxiindolacético no deben ingerirse en los cinco días anteriores plátanos, berenjenas, piña, ciruelas, naranjas, nueces, café y té. Recomendable evitar la ingesta de antibióticos del grupo sulfamidas.

Para la determinación de la hidroxiprolina debe realizarse una dieta pobre o exenta de colágeno. No deben ingerirse productos cárnicos, pescados, aves, caldos, sopas, mariscos, salsas, conservas, alubias, lentejas, garbanzos, frutos secos, licores, helados, caramelos y demás productos que contengan gelatinas.

Para la determinación de oxalatos se recomienda evitar el consumo de cacao, fresas o espárragos.

¡Recuerda!

Al paciente se le informará del tipo de estudio que se le va a realizar y de las restricciones dietéticas a seguir, siempre que sea necesario.

1.5.2 Factores que pueden influir en los resultados del laboratorio

Dentro de las múltiples variables que pueden modificar los resultados en el laboratorio se pueden agrupar de la siguiente manera:

Variables intrínsecas	Variables extrínsecas	Otras variables
• Edad • Sexo • Raza	• Ayuno • Dieta • Ejercicio • Altitud	• Ciclo menstrual • Ritmo circadiano • Postura • Tabaco • Alcohol

 GUÍA PRÁCTICA PARA TÉCNICO SUPERIOR DE LABORATORIO DE DIAGNÓSTICO CLÍNICO Y BIOMÉDICO

Variables intrínsecas: son variables que no podemos alterar como:

Edad

En los neonatos, están característicamente elevados el recuento de hematíes, hemoglobina y bilirrubina. La fosfatasa alcalina presenta picos típicos durante las fases de crecimiento y desarrollo. El colesterol aumenta progresivamente con la edad.

Sexo

Las mujeres tienen valores superiores de hormonas como el estradiol y la progesterona. En mujeres mayores de 50 años y durante el embarazo, aumenta la fosfatasa alcalina.

Los hombres presentan elevaciones de parámetros relacionados con la masa muscular como CK, creatinina, ácido úrico, urea. El hierro y el hematocrito también son superiores.

Raza

Las personas de raza negra tienen significativamente disminuida la concentración de leucocitaria en la sangre.

Variables extrínsecas: son variables que se pueden modificar. Por ejemplo:

Ayuno

Disminuye las concentraciones de glucosa, colesterol, triglicéridos, proteínas y urea. Los cuerpos cetónicos, la creatinina y la bilirrubina aumentan.

Dieta

En una dieta rica en proteínas, se elevan parámetros como la urea y amoniaco. Mientras que en una dieta rica en grasas aumenta la concentración de triglicéridos.

Ejercicio

Después de un ejercicio intenso se observan elevaciones en la concentración de leucocitos, GOT, potasio, aldolasa, lactato y creatinina.

Altitud

Aumenta considerablemente el hematocrito, la α-2 globulina y la proteína C reactiva.

Otras variables a considerar

Ciclo menstrual

En la menstruación disminuyen las concentraciones de hierro y fosfato; la concentración de colesterol disminuye durante la ovulación.

Ritmos circadianos

La concentración de cortisol aumenta durante el día y disminuye por la noche, mientras que la concentración de potasio es más baja por la tarde.

Postura

Ocasiona cambios en las concentraciones de los parámetros de aproximadamente un 10 % de la concentración de componentes celulares, como el hemograma, y de macromoléculas, como proteínas, colesterol y triglicéridos con respecto a las concentraciones obtenidas en posición vertical. Por ejemplo, la excreción urinaria de calcio aumenta durante periodos prolongados de reposo en cama.

Tabaco

El consumo de tabaco aumenta las concentraciones de la carboxihemoglobina, ácidos grasos, adrenalina y cortisol. El tabaquismo crónico aumenta el hematocrito, los leucocitos y marcadores tumorales como el CEA.

Alcohol

La ingesta de etanol a corto plazo disminuye los niveles de glucosa y aumenta los niveles de lactato y ácido úrico en plasma; cuando el consumo es crónico, se elevan los triglicéridos, HDL-colesterol, el VCM y las enzimas hepáticas especialmente la GGT.

1.5.3 Preparación de la muestra

Obtención

En el momento de la extracción, debe identificarse al enfermo y comprobar que los volantes de peticiones y recipientes de extracción de muestras están correctamente identificados.

Si queremos obtener plasma a partir de una muestra de sangre, el tubo adecuado para la extracción de la misma deberá llevar un anticoagulante. Para las pruebas en plasma o sangre total, deben usarse los tubos con el anticoagulante idóneo según el estudio solicitado. Existen diferentes anticoagulantes como el EDTA, citrato de sodio, heparina, etc., explicados en el Tema 3. Muestras sanguíneas.

Manipulación y procesamiento

Los tubos de sangre se dejarán coagular aproximadamente 20 minutos a temperatura ambiente para la obtención del suero. La retracción del coágulo debe ser completa antes de la centrifugación, para que la fibrina no cause problemas de obstrucciones (la retracción del coágulo de fibrina depende de la cantidad y calidad de las plaquetas).

El fundamento de la centrifugación consiste en separar un sólido en suspensión con un líquido aplicando una velocidad.

- La centrifugación debe hacerse usando tubos resistentes equilibrados y tapados ya que, si están abiertos, forman aerosoles debido al calor y a la vibración de la centrífuga, lo que aumentaría el riesgo de infecciones del personal de laboratorio y se podría evaporar la muestra.

- Las centrífugas están constituidas por diferentes elementos entre los que se incluyen el rotor o cabezal, el eje de la centrífuga y el motor.

- La separación completa de las células y el suero se obtiene por centrifugación a 1.000-1.200 g durante 10 minutos. Las células pueden volver a mezclarse con el suero si la centrífuga frena demasiado rápido, para evitar el mezclado se utilizan geles separadores.

La transformación de la fuerza centrífuga relativa (FCR, g) a revoluciones por minuto (rpm) se realiza siguiendo esta fórmula:

$$\text{Fuerza g (FCR)} = (\text{rpm})^2 \times 1.118 \times 10^{-5} \times r$$

$$\text{Donde } r = \text{radio del rotor de la centrífuga en cm}$$

De forma general en los laboratorios, el orden de procesamiento de muestras será:

1° muestras urgentes → 2° muestras de pacientes recién ingresados → 3° hospitalizados → 4° pacientes procedentes de consultas externas y atención primaria

¡Recuerda!

La demora en la precentrifugación a las 48 horas afectará a la determinación de diversos analitos como el ácido láctico, potasio y a la actividad de protrombina, a diferencia de la creatinina que no sufre cambios significativos.

1.6 Criterios de conservación y transporte de muestras y especímenes biológicos

1.6.1 Estabilidad y conservación

Idealmente, las determinaciones analíticas deberían efectuarse después de la extracción de la muestra, aunque no es siempre posible.

- Lo primero que debe evitarse es la evaporación del agua que contiene el suero, que elevaría la concentración de todas las sustancias presentes en la muestra. La pérdida por evaporación será mayor cuanto más alta sea la temperatura ambiente, mayor sea el flujo de aire en el laboratorio, mayor tiempo de exposición y mayor superficie de exposición del suero con el entorno y estará inversamente relacionada con la humedad relativa.

- Los métodos de conservación podemos diferenciarlos en dos tipos:
  - Métodos físicos: incluyen el control de la temperatura y la protección de la luz.
  - Métodos químicos: las sustancias empleadas en las muestras de sangre son los anticoagulantes. En las muestras de orina, la utilización de sustancias químicas dependerá del tipo de parámetro a analizar, del tiempo transcurrido desde la emisión de la muestra y del tiempo que la muestra debe conservarse antes de su análisis.

> En general, si los análisis no van a completarse el mismo día, las muestras deben ser tapadas y refrigeradas (4-8 °C) o congeladas (-20 °C) según vaya a ser más o menos prolongado su almacenamiento. Debe tenerse en cuenta que los ciclos descongelación-congelación pueden desencadenar la desnaturalización de las proteínas.

- El tiempo que puede pasar desde la extracción de sangre hasta la realización de un hemograma manteniendo la muestra a 4 °C y utilizando EDTA como anticoagulante es de 24 h. Por tanto:

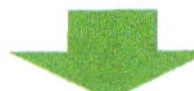

  - La estabilidad máxima aceptable de los parámetros que incluye el hemograma es de 24 h, excepto el recuento diferencial leucocitario (RDL) que será de 12 h a temperatura ambiente y de 1 día, a 4 °C.

- Los líquidos biológicos se procesarán lo antes posible debido a las alteraciones morfológicas de las células, en concreto, el LCR que no lleva conservantes ni anticoagulantes.

- La determinación de ACTH, gastrina, catecolaminas, ácidos orgánicos, factores de la coagulación y plasminógeno exige la congelación de la muestra si va a demorarse el análisis. Sin embargo, otras sustancias como la LDH, son más estables a temperatura ambiente y se deterioran con el frío.

Muestras de orina

Algunas pruebas en orina necesitan la estabilización ácida, como las catecolaminas, mientras que otras, como las porfirinas, son más estables en medio alcalino. Porfirinas y porfobilinógeno, deben, además, protegerse de la luz mediante la utilización de frascos topacios. Para facilitar el proceso de la recogida de orina de 24 h en la práctica diaria, se utilizan como conservantes para evitar el deterioro de algunos analitos:

- **Ácido acético (15 ml)**: Determinación de ácido 5-hidroxiindolacético (5-HIAA)

- **Ácido clorhídrico 6N (10 ml)**: Determinación de ácido vanilmandélico (VMA), ácido homovanílico (HVA), catecolaminas y metanefrinas.

En ambos casos, los dos conservantes se añadirán en el frasco antes de empezar a recoger la orina.

- **Orina refrigerada y sin conservantes:** Determinación de iones (Na, K, Cl), proteínas, urea, creatinina, cortisol, albúmina y metales como el cobre, plomo, mercurio, arsénico.

Hay que tener en cuenta que si la orina contiene bacterias se descompone rápidamente. A temperatura ambiente, las bacterias que desdoblan urea producen amoniaco, que se une con iones hidrógeno, produciendo amonio, que aumenta el pH de la orina y puede disolver los cilindros. Si existe glucosa, las bacterias pueden consumirla, disminuyendo la glucosuria.

Componentes sanguíneos

La única fuente disponible de obtención de componentes sanguíneos (CS) para la transfusión es la donación de sangre. Los CS son las unidades terapéuticas de la sangre, que pueden ser preparados mediante centrifugación, filtración, congelación y modificación (irradiación, lavado…), buscando la máxima calidad y seguridad y a la vez minimizando los posibles efectos adversos de esta. El almacenamiento varía en función de los diferentes CS (Tabla 1).

Tabla 1

CS	Tª almacenamiento	Caducidad
Hematíes	+2 °C a +6 °C	42 días
Plasma	-30 °C	2 años
Plaquetas	+20 °C a +24 °C en agitación continua	5-7 días

La mayoría de los concentrados de hematíes (CH) proceden de donaciones de sangre o de aféresis (eritroaféresis). Hay diferentes tipos de CH:

- CH en SAG-Manitol (solución enriquecida con adenina, glucosa y manitol): es la solución aditiva que permite una caducidad más prolongada en la conservación de los hematíes.

- CH lavado: se elimina la solución de conservación y el plasma residual. Indicados en pacientes con antecedentes de reacciones anafilácticas o déficit de IgA.

- CH irradiados: irradiación 25 Gy para inactivar linfocitos T (evitar la enfermedad injerto contra receptor transfusional).

Son diferentes los procedimientos que modifican la caducidad de los hematíes. Con la irradiación, la caducidad de los CH se reduce a los 28 días. Durante la conservación de los CH, disminuye la capacidad hemostática de las plaquetas, la función de los granulocitos y se pierden los factores de coagulación.

¡Recuerda!

El registro más adecuado para el mantenimiento de las plaquetas es en agitación continua para evitar su agregación, a 22 °C (+/-2 °C) y con una caducidad máxima de 5-7 días.

Muestras para estudio microbiológico

- La información diagnóstica que el laboratorio proporciona depende de la calidad de la muestra recibida. Por ello, una toma mal realizada, pobremente recogida o mal transportada determinará un posible fallo en la recuperación de los agentes patógenos o de la microbiota normal que puede inducir a errores diagnósticos o a veces a un tratamiento inadecuado del enfermo.

- En general, es necesario que la toma se efectúe en el sitio exacto de la lesión con las máximas condiciones de asepsia para evitar la contaminación con microbios exógenos y sin poner la muestra en contacto con antisépticos o desinfectantes. Son preferibles los productos purulentos frescos en estado líquido (recogidos con jeringa) a las muestras recogidas con hisopos o torundas de algodón.

Procedimiento de recogida

- La toma deber ser lo más precoz posible y, preferentemente, antes de la instauración del tratamiento antibiótico; si no es posible, la muestra se recogerá antes de la administración de la correspondiente dosis del fármaco, o tras 48 horas de la retirada del tratamiento, indicándolo en el volante de petición.

- Si las muestras no son transportadas y procesadas dentro de las dos primeras horas de su recogida, se conservarán en refrigeración.

- Las muestras en las que se sospeche la presencia de meningococos, gonococos o anaerobios deben dejarse a temperatura ambiente por la sensibilidad que presentan estos gérmenes al frío.

- Cuando la viabilidad de las bacterias a investigar es muy escasa o la posibilidad de desecación de la muestra es grande (favoreciendo la destrucción bacteriana), deben usarse recipientes con medios de transporte que preserven las bacterias existentes, impidiendo el crecimiento exagerado de flora bacteriana no deseada. Con estos medios se consiguen supervivencias de hasta 24 h a temperatura ambiente, pero deben enviarse también lo más rápidamente posible al laboratorio.

1.6.2 Transporte

El transporte de muestras al laboratorio debe hacerse en un periodo de tiempo apropiado a la naturaleza de la petición, asegurando la seguridad para el personal que las transporta y para el público en general.

- Una vez que las muestras llegan al laboratorio, el técnico comprobará que la petición médica y el etiquetado sean correctos, registrará la muestra, la centrifuga (cuando sea necesario) y se procesará en las distintas secciones en función de las determinaciones solicitadas. Si las muestras van a ser transportadas de un centro a otro, se recomienda que la temperatura de transporte sea entre 4-8 °C, con el fin de evitar fenómenos de evaporación, sublimación, etcétera.

- La Organización Mundial de la Salud detalla información para clasificar las sustancias para su transporte y para garantizar su embalaje/envasado seguro a través de una guía. Considera que el embalaje es la barrera de protección para reducir el riesgo durante el transporte. Las clasifica en:

Sustancias infecciosas

Son aquellas sustancias que se conoce o se cree que contienen agentes patógenos. Los agentes patógenos son microorganismos (tales como bacterias, virus, hongos, etc.) u otros agentes como priones, que pueden causar enfermedades en los animales o en los seres humanos. Existen dos categorías:

1. Sustancia infecciosa de categoría A

Sustancia capaz de causar una incapacidad permanente, de poner en peligro la vida o de ocasionar una enfermedad mortal para seres humanos o animales anteriormente sanos.

Se asignarán al N° ONU 2814 «SUSTANCIA INFECCIOSA QUE AFECTA A LOS SERES HUMANOS». Embalaje P620.

2. Sustancia infecciosa de categoría B

Sustancia infecciosa que no cumple los criterios para su inclusión en la categoría A.

Se asignarán al N° ONU 3373, «MATERIA BIOLÓGICA, CATEGORÍA B» y la ADR (Acuerdo Europeo sobre el transporte internacional de mercancías peligrosas por carretera) establece que las muestras para diagnóstico, clasificadas en el grupo ONU 3373, deberán cumplir con la instrucción de embalaje P650 para su transporte.

Muestras de pacientes

Son sustancias de origen animal o humano, procedentes de seres humanos o animales, transportadas con fines diagnósticos, de tratamiento, de prevención de enfermedades o bien para la investigación. Estas muestras se incluyen en la categoría B.

Cultivos

Se pueden clasificar como categoría A o de categoría B en función del microorganismo cultivado.

En aquellas situaciones en las que trabajemos con muestras cuya peligrosidad es desconocida, siempre adoptaremos las medidas de seguridad al mayor riesgo como si de materiales potencialmente infecciosos se tratara.

El sistema básico de embalaje/envasado triple P650 engloba tres capas que son el recipiente primario, embalaje/envase secundario y el embalaje/envase exterior.

El embalaje exterior lleva una marca que consiste en un cuadrado rotado un ángulo de 45° (forma de diamante).

La marca en su interior contiene la inscripción "UN 3373" y una leyenda debajo del cuadrado que dice: "MATERIA BIOLÓGICA, CATEGORÍA B". A la derecha, se muestra una imagen de esta marca.

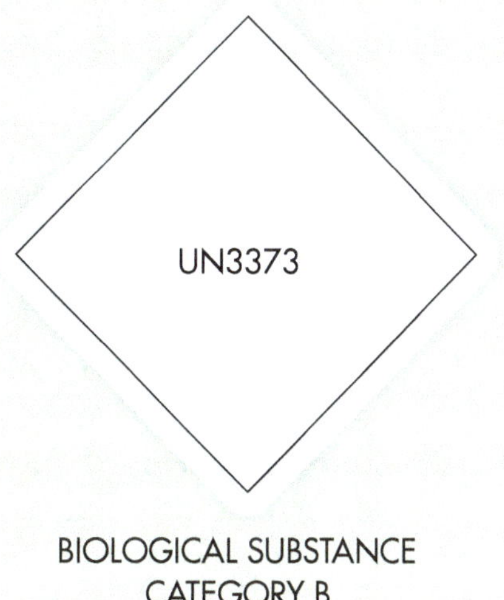

1.7 Normas generales de seguridad biológica en el laboratorio: estándares de seguridad

La peligrosidad de un agente está directamente relacionada con el tipo de manipulación a la que es sometido. Por ello es básico conocer:

- Sustancias y productos peligrosos que existen en el laboratorio.

- Metodología de trabajo del laboratorio.

- Equipamiento que compone el laboratorio.

- Medidas a tomar en caso de emergencia.

- Leyes relacionadas con la seguridad biológica.

Para que se produzca un accidente por agente biológico deben concurrir básicamente un huésped susceptible, un agente infeccioso, una concentración suficiente de este y una ruta de transmisión apropiada. De los cuatro elementos, la ruta de transmisión es el factor que mejor se podría controlar, siendo la transmisión aérea y la inoculación directa los tipos de transmisión más comunes en los laboratorios.

1.7.1 Medidas generales

Son de obligado cumplimiento en cualquier área del laboratorio.

- El acceso al laboratorio estará limitado al personal autorizado. No deben entrar en el mismo familiares ni amigos.

- El personal del laboratorio debe implicarse en el cumplimiento de las normas de seguridad.

- Aquellas áreas que lo requieran, estarán debidamente marcadas con la señal de riesgo biológico y su nivel de contención.

- Todas las superficies de trabajo se limpiarán (agua y jabón) y desinfectarán (con lejía) diariamente y también cuando se produzca un derrame.

- El transporte de las muestras dentro o entre laboratorios se realizará de tal manera que, en caso de caída, no se produzcan salpicaduras. En caso de que se produzcan salpicaduras de sangre o fluido sobre el personal, si es en la piel, se realizará el lavado con agua y jabón; si es sobre mucosas, se lavará únicamente con agua. Nunca se frotará la zona con lejía. Además, bajo ningún concepto se pueden transportar las muestras en mano.

- Todo el personal debe poner especial cuidado en evitar el contacto de la piel con materiales potencialmente infecciosos. Se deben usar un par de guantes en cada serie de trabajo al procesar cualquier tipo de material biológico o cuando se manipulen muestras o cultivos que contengan posibles patógenos; siempre se desecharán antes de salir del área de trabajo. Tras quitarse los guantes, se lavarán las manos.

- Se usarán gafas protectoras y mascarillas faciales si existe riesgo de salpicaduras y/o aerosoles. El uso de lentes de contacto está desaconsejado.

- Se pondrá extremo cuidado en minimizar el riesgo de autoinoculación y de generación de aerosoles.

- Los derrames y accidentes deben ser informados inmediatamente al supervisor y al jefe del laboratorio y se registrarán por escrito.

- Está rigurosamente prohibido pipetear con la boca, el pipeteo será automático.

Medidas de higiene

- Comer, fumar, beber y aplicarse cosméticos está formalmente prohibido en el área de trabajo del laboratorio, así como almacenar comida o bebida.

- El personal que presente el cabello largo se lo recogerá durante la jornada laboral.

- El personal se lavará las manos frecuentemente durante las actividades rutinarias, tras acabar la jornada laboral y siempre antes de abandonar el laboratorio. Se usará un jabón antiséptico y el secado se realizará con papel.

- No es recomendable el uso de anillos, pulseras y otros objetos en las manos.

- Las heridas y cortes en las manos ocasionados en el laboratorio se comunicarán al responsable de la sección y al supervisor. Las heridas y cortes deben ser convenientemente vendados y después es imprescindible ponerse guantes.

¡Recuerda!

El lavado de manos es la medida más importante para reducir los riesgos de transmisión de microorganismos de una persona a otra o desde una localización a otra en el mismo paciente.

1.7.2 Prendas de protección personal

Partiendo de las normas generales de seguridad biológica en el laboratorio, es necesario conocer que existen dos tipos de barreras. Las barreras primarias, que son las primeras líneas de defensa cuando se manipulan materiales biológicos que puedan contener agentes patógenos, y las barreras secundarias, que contribuyen a la protección del propio personal del laboratorio, proporcionando una barrera para proteger a las personas que se localizan fuera del laboratorio y proteger a las personas de la comunidad frente a posibles escapes accidentales de agentes infecciosos.

- Los equipos de protección personal y las cabinas de seguridad biológica (CSB) constituyen las barreras primarias. Así, el Real Decreto define el equipo de protección individual o EPI como:

"Cualquier equipo destinado a ser llevado o sujetado por el trabajador para que le proteja de uno o varios riesgos que puedan amenazar su seguridad o su salud, así como cualquier complemento o accesorio destinado a tal fin".

- Los equipos de protección individual (EPI) que pueden ser necesarios, en algún momento, en un laboratorio son los protectores de los ojos y de la cara (gafas de seguridad, pantallas faciales), los protectores de las vías respiratorias (mascarillas, máscaras), los protectores de manos y brazos (guantes, manguitos), los protectores de la totalidad del cuerpo (batas) y los protectores del oído (tapones, cascos).

1.7.3 Equipos y reactivos

- Los equipos y aparatos nunca deben colocarse en zonas de paso, en particular en los pasillos del laboratorio. Antes de poner un equipo en un servicio, deberá ser calibrado y controlado antes de su uso.

- Nunca deben utilizarse en zonas mal aisladas y expuestas a la humedad.

- Las fuentes de calor (calentadores, termobloques, etc.) deberán estar debidamente señalizadas para evitar quemaduras accidentales, sobre todo si se alcanzan temperaturas elevadas.

- Los reactivos se almacenarán en estanterías protegidas de la luz evitando el acúmulo de grandes cantidades de compuestos peligrosos dentro del laboratorio y los productos inflamables se colocarán en armarios protegidos.

- Los reactivos químicos peligrosos no deben colocarse en estanterías elevadas.

- En aquellas situaciones en las que tengamos que diluir ácidos fuertes, se debe añadir siempre ácido al agua, nunca al revés.

1.8 Criterios para la exclusión o el rechazo de muestras

El establecimiento de criterios de aceptación y de rechazo de las muestras que llegan al laboratorio es uno de los aspectos más críticos de la actividad preanalítica. Es un aspecto fundamental a tener en cuenta para la implantación de un sistema de calidad adecuado. Las causas más frecuentes de rechazo de especímenes son:

1.8.1 Inadecuada identificación

El personal sanitario que extrae o recepciona las muestras debe comprobar que la identidad del paciente coincide con las etiquetas de volantes y tubos.

1.8.2 Cumplimentación incorrecta del volante

Un caso especial es el de las muestras que son de difícil obtención o rápido deterioro como los líquidos cefalorraquídeos y las gasometrías. La recomendación óptima es procesar dichas muestras, pero indicar al responsable de la extracción que acuda al laboratorio para dejar constancia escrita del error y asuma la responsabilidad de las posibles consecuencias de una identificación errónea.

1.8.3 Utilización de contenedor inadecuado

En el manual de toma de muestras se detallará bien claro el tipo de recipiente/tubo adecuado para cada determinación. Los agentes quelantes son inaceptables para las determinaciones enzimáticas, ya que atrapan iones que actúan como coenzimas. Entre los anticoagulantes, la heparina es la que menos afecta a los procedimientos de laboratorio, excepto la heparina sódica para la determinación de sodio, la heparina de litio para la determinación de litio y en las aglutinaciones que puede dar falsos positivos.

1.8.4 Transporte inadecuado

Las muestras para la determinación de gasometría o LCR deben entregarse en el laboratorio en mano dentro de un tiempo establecido. Otras determinaciones como el ácido láctico y amoniaco deben transportarse en hielo y dentro de un tiempo máximo para su análisis. Si no se cumple, las muestras no se analizan.

1.8.5 Volumen de muestra incorrecto

Este criterio de rechazo es crítico en la determinación de las pruebas de coagulación o en la velocidad de sedimentación globular, donde se debe mantener la proporción exacta entre el volumen de muestra y el de anticoagulante. Un volumen inferior de sangre en tubos con anticoagulantes líquidos dará lugar a la dilución de los constituyentes y los resultados de coagulación estarán falseados por el exceso de anticoagulante. Mientras que el exceso de sangre en el tubo de hematimetría da lugar a microcoágulos, que disminuyen la concentración de plaquetas y pueden obstruir los autoanalizadores.

1.8.6 Hemólisis

La hemólisis puede ser consecuencia de una enfermedad (hemólisis *in vivo* = destrucción *in vivo* de los eritrocitos) o bien de una extracción incorrecta (hemólisis *in vitro*). La hemólisis *in vitro* puede explicarse por diversos factores como en el caso de una venopunción difícil, el empleo de una aguja muy grande o de gran calibre, la existencia de humedad en la jeringa, el mezclado vigoroso de la sangre o la expansión muy rápida de la sangre en el interior del tubo.

La hemólisis incrementa los niveles séricos de K, LDH, GOT, Fe, Mg, CPK, bilirrubina, GTP, fosfatasa ácida, fósforo inorgánico y todas las demás sustancias que presentan mayor concentración intraeritrocitaria que sérica. Los valores de K, LDH y GOT son los más afectados, falsamente aumentados. A diferencia de la haptoglobina que disminuye cuando hay hemólisis al unirse a la hemoglobina.

1.8.7 Muestra lipémica

Aquella muestra de plasma o suero con alto contenido en grasa. Presenta un aspecto blanquecino y puede ser consecuencia de la extracción de una muestra de un enfermo con alimentación parenteral, tras la ingestión de una comida rica en grasas o como consecuencia de dislipemias con alteración de triglicéridos y presencia de quilomicrones. La turbidez causada por la lipemia provoca la dispersión de la luz y provoca modificaciones en las técnicas fotométricas.

1.8.8 Muestra coagulada

Aquella muestra que se presenta coagulada total o parcialmente, y que se extrajo con anticoagulante en el tubo. Puede deberse a una extracción lenta, a una mezcla incorrecta del anticoagulante con la muestra o a un defecto del propio anticoagulante entre otras posibles causas. Hay determinaciones cuyos resultados se alteran cuando existe este problema como, por ejemplo, la determinación de las plaquetas que nos daría un resultado falsamente disminuido.

¡Recuerda!

Una muestra mal rotulada, una muestra derramada y un volante no cumplimentado son posibles motivos de rechazo de muestras.

- El error preanalítico es el error más frecuente en el laboratorio. Se estima que alrededor del 70 % de las decisiones médicas relevantes tienen su base fundamentada en los resultados del laboratorio.

- Parámetros como la bilirrubina y el urobilinógeno se pueden ver afectados si la muestra de orina permanece durante un tiempo expuesta a la luz.

- La obtención de la muestra de semen debe realizarse siempre por la práctica de masturbación, siendo fundamental la recogida del contenido total del eyaculado (sobre todo en estudios de fertilidad).

- Al paciente se le informará del tipo de estudio que se le va a realizar y de las restricciones dietéticas a seguir, siempre que sea necesario.

- La demora en la precentrifugación a las 48 horas afectará a la determinación de diversos analitos entre ellos el ácido láctico, potasio y a la actividad de protrombina, a diferencia de la creatinina que no sufre cambios significativos.

- El registro más adecuado para el mantenimiento de las plaquetas es en agitación continua para evitar su agregación, a 22 °C (+/- 2 °C) y con una caducidad máxima de 5-7 días.

- El transporte de muestras al laboratorio se realizará en el menor tiempo posible, en condiciones que garanticen la estabilidad de los constituyentes que se van a analizar y recogidos en contenedores que protejan los viales de las muestras de la rotura y del vertido accidental. El transporte de muestras biológicas en España lo regula la normativa ADR.

- El lavado de manos es la medida más importante para reducir los riesgos de transmisión de microorganismos de una persona a otra o desde una localización a otra en el mismo paciente.

- Una muestra mal rotulada, una muestra derramada y un volante no cumplimentado son posibles motivos de rechazo de muestras.

Preguntas y respuestas
Tema 1

https://amazingbooks.es/faq-tecnicos-de-laboratorio-bloque-tematico-1

TEMA 2

GRAVIMETRÍA, VOLUMETRÍA, DISOLUCIONES Y DILUCIONES

Autora: Cristina Andrés Ledesma

2.1 Gravimetría

El análisis gravimétrico o gravimetría es un método analítico cuantitativo cuyo objetivo es determinar la cantidad de una sustancia midiendo el peso de la misma. Teniendo en cuenta que la fase de mayor dificultad es la separación, los métodos gravimétricos se pueden clasifican según el procedimiento de separación empleado en cada etapa.

- Existen cuatro métodos gravimétricos:

  a. Los que usan reactivos químicos para la precipitación.

  b. Métodos de absorción.

  c. Electrogravimetría (aplicación escasa).

  d. Métodos de volatilización.

- De los diferentes métodos gravimétricos que se conocen, los de precipitación química son los más empleados y por ello son los que se tratarán en el siguiente apartado.

2.1.1 Gravimetría por precipitación

Existen situaciones en las que la muestra se encuentra en estado sólido y hay que disolverla, ya sea por vía seca o por vía húmeda, continuando el siguiente procedimiento:

Adición del reactivo precipitante

El reactivo se añade lentamente y en agitación continúa hasta la formación de cristales de gran tamaño. De forma general, al añadir exceso del agente precipitante, por la presencia del ion común, la solubilidad de la disolución disminuye.

Filtración

Con ayuda del papel gravimétrico, separamos el precipitado del resto de la disolución.

Lavado

Se considera el paso más delicado del análisis gravimétrico y la finalidad es la de eliminar las impurezas restantes que pueden interferir en el proceso. El líquido o solución de lavado debe cumplir una serie de requisitos: no será volátil (como disolventes orgánicos y agua), no aumentará la superficie del precipitado, ni transformará el precipitado en coloide (el coloide puede atravesar el papel de filtro).

La ventaja del análisis gravimétrico es que la eficacia en el lavado se puede comprobar de forma química al utilizar un exceso de agente precipitante. Se coge una pequeña cantidad de filtrado y se lleva a un tubo donde posteriormente añadiremos el reactivo y así vemos si tiene lugar o no el proceso de precipitación.

Secado (o desecación)

Fase importante previa al proceso de calcinación ya que el H_2O presente en el papel de filtro, al evaporarse rápidamente, puede arrojar al precipitado fuera del crisol. En aquellas situaciones en las que no se requiere calcinar y la etapa de desecación sería el último paso del análisis.

Calcinación

Este proceso tiene lugar entre un intervalo de temperaturas 400-1.000 °C. El precipitado obtenido no es pesable con exactitud después de la desecación.

Pesada del precipitado

La masa de un precipitado gravimétrico se mide pesando un crisol de placa filtrante seco y vacío antes de realizar la operación, y se vuelve a pesar una vez terminado el proceso junto con el producto seco. Hay que tener en cuenta que el recipiente y el precipitado se pesarán una vez que hayan alcanzado la temperatura ambiente, ya que si están calientes el peso será inferior al real.

2.1.2 Solubilidad

Las reacciones de precipitación consisten en la formación de un producto poco soluble o insoluble, llamado precipitado, a través de una reacción iónica al combinar reactivos que aportan iones diferentes a dicho precipitado. El precipitado formado puede diluirse por determinados reactivos o bien puede formar complejos.

- Se considera que el agua es un disolvente adecuado para sustancias iónicas y para sustancias covalentes, porque presenta una elevada constante dieléctrica y un alto momento dipolar.

> La solubilidad de una disolución (S) expresa la máxima cantidad de un soluto que se puede disolver en un volumen concreto de disolvente, por lo tanto, representa la concentración de su disolución saturada.
>
> Unidades son moles/litro.

Esta propiedad física es característica de cada sistema y depende especialmente de la temperatura. Generalmente al incrementar la temperatura, aumenta la solubilidad; las sustancias se disuelven mejor en caliente que en frío.

- A través de las curvas de solubilidad se puede representar gráficamente la solubilidad de los solutos en agua a diferentes temperaturas. En estas gráficas se registra la solubilidad de la sustancia de interés a cualquier temperatura y el cambio que ocurre al variar la temperatura.

- En relación con los gases, la solubilidad aumenta con la presión y desciende con la temperatura. La ley de Henry nos permite estudiar la relación existente entre la presión y la solubilidad mediante la siguiente ecuación:

$$C = K \times P$$

Esta expresión matemática significa que la concentración de un gas en disolución (C) es directamente proporcional a la presión del gas (P), siendo K una constante de proporcionalidad.

Productos de solubilidad

Imaginemos que estamos trabajando ante una sustancia denominada CD. Se trata de una sustancia poco soluble en agua y al ionizarse se obtiene C^+ y D^-. La constante de equilibrio (K) se expresa como la relación entre las concentraciones molares (mol/l) de reactivos y productos correspondientes a la disolución. La fórmula matemática siguiendo el ejemplo sería:

$$K = \frac{(C^+)(D^-)}{(CD)}$$

Como nuestra sustancia de interés CD es poco soluble, podemos pensar que la concentración de CD sin disolver permanece prácticamente constante, cumpliéndose que:

$$K = \frac{(C^+)(D^-)}{constante} \qquad \Longrightarrow \qquad K \times constante = (C^+)(D^-)$$

De este modo, el segundo miembro de la igualdad es el producto de las concentraciones de los iones que se encuentran en disolución y es constante al ser el producto de dos constantes.

- En base al concepto de solubilidad hay que definir dos efectos importantes que son:

  - El **efecto del ion común** se emplea para la formación de precipitados, se ha comprobado que si añadimos el reactivo precipitante en exceso, se reduce significativamente la solubilidad de la sustancia problema que se quiere precipitar, facilitando así el proceso de precipitación.

    Es decir, la presencia de un ion común en la disolución disminuye la solubilidad del compuesto poco soluble, siempre y cuando no tenga lugar la formación de complejos.

  - En el **efecto salino** existen iones (no comunes) en la disolución que no reaccionan ni con los iones de los reactivos ni con el precipitado, pero sin embargo incrementan la solubilidad del precipitado.

¡Recuerda!

Los métodos gravimétricos se caracterizan porque lo que se mide en ellos es la masa (medida del peso).

2.2 Volumetría

2.2.1 Generalidades del análisis volumétrico

La valoración o titulación es un método de análisis cuantitativo que se utiliza para determinar la concentración desconocida de una sustancia a partir de un reactivo de concentración conocida. Como las medidas de volumen juegan un papel fundamental en las titulaciones, a los análisis volumétricos también se les conoce con el término de análisis titulométricos.

- El reactivo de volumen y concentración conocida se denomina "valorante" o "titulador" y se usa para que reaccione con una solución del analito de concentración desconocida.

- Esta reacción debe ser:

  A) Cuantitativa: para que reaccione todo el reactivo con la muestra problema

  B) Instantánea

  C) Estequiométrica: deben reaccionar cantidades equivalentes de reactivo conocido y sustancia problema

- Es fundamental reconocer de forma precisa y exacta el punto final de la reacción, para ello se emplean indicadores o instrumentos entre los que se encuentran el espectrofotómetro, conductímetro o potenciómetro. En algunas reacciones resulta útil la presencia de catalizadores o aplicar temperaturas elevadas para acelerar la velocidad de la reacción.

2.2.2 Tipos

Dentro de los análisis volumétricos existen diversos tipos, a continuación, nos centraremos brevemente en cuatro:

Análisis volumétrico ácido-base

Entre las numerosas reacciones químicas, hay que destacar las reacciones ácido-base por su utilidad para calcular la concentración de una disolución mediante la adición de un determinado volumen de base o de ácido cuyas concentraciones son conocidas. En las reacciones de neutralización se hace reaccionar un ácido con una base y los productos resultantes siempre son una sal y agua.

$$BASE + ÁCIDO \leftrightarrow SAL + AGUA$$

Por ejemplo, la reacción del ácido clorhídrico con el hidróxido sódico da lugar a la sal cloruro sódico y a la molécula de agua: $NaOH + HCl \leftrightarrow NaCl + H_2O$. Así, una cierta cantidad de base neutraliza a una cantidad dada de ácido. El ácido y la base van a reaccionan equivalente a equivalente. El número de equivalente se expresa como el producto de la Normalidad por el volumen, de forma que:

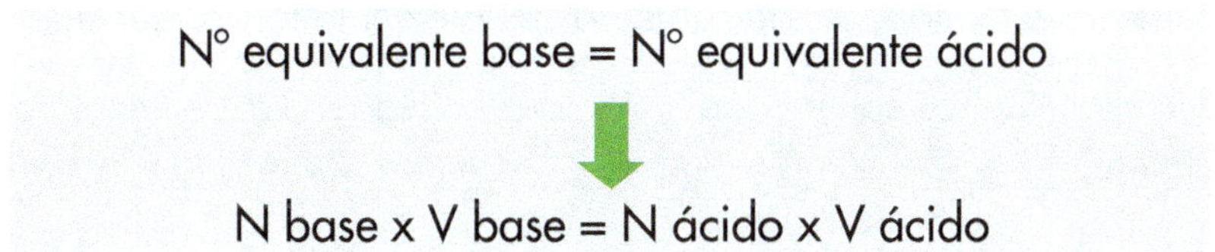

$$N° \text{ equivalente base} = N° \text{ equivalente ácido}$$

$$N \text{ base} \times V \text{ base} = N \text{ ácido} \times V \text{ ácido}$$

- Se conoce como **acidimetría** a la valoración de un ácido mediante una disolución de concentración conocida de una base y **alcalimetría** a la valoración de una base mediante una disolución de concentración dada de un ácido.

Análisis volumétrico: precipitación

Estos análisis se caracterizan porque la reacción entre la solución valorada y la sustancia problema forman un precipitado. El típico ejemplo de este tipo de valoraciones es la determinación de cloruros mediante titulación con disolución de nitrato de plata, conocidas como valoraciones argentimétricas o argentimetrías.

- Las argentimetrías utilizan una disolución valorada de un compuesto soluble de plata. La fluoresceína es el indicador de absorción empleado para la valoración de iones haluros (ion haluro es un átomo halógeno que posee una carga negativa como fluoruro F⁻ o cloruro Cl⁻).

- El mecanismo de este tipo de indicadores es adsorberse en la superficie de los precipitados de haluros de plata y su cambio de color se debe a alteraciones en la energía de resonancia de los electrones.

Análisis volumétrico: redox

La sustancia de interés analítico y el titulante sufren un proceso de reducción-oxidación (óxido – reducción = redox) que conlleva una severa modificación del potencial redox de la disolución en el punto de equivalencia.

- Es preciso conocer dos conceptos diferentes, que son el equivalente-gramo de una oxidación, definido como la masa (en gramos) de una sustancia que es capaz de captar un mol de electrones. Y el equivalente-gramo de reducción, que es la masa (en gramos) que puede ceder un mol de electrones.

- Respecto a los indicadores redox son sustancias que cambian de color cuando se aproximan al punto de equivalencia. Este cambio de color es debido a la variación del potencial redox en la disolución problema que se está valorando. Algunos ejemplos de indicadores redox son:

    - Permanganato: presenta un potencial redox muy alto y se usa como autoindicador, la forma oxidada es de color **violeta** y la forma reducida incolora.

    - Difenilamina: el cambio de color del indicador va de incoloro a color **violeta**.

    - 2,6-diclorindofenol: vira de incoloro a color **azul**.

Análisis volumétrico: complexometría

Como su propio nombre indica, la reacción entre el reactivo titulante y la sustancia problema dará lugar a la formación de un complejo, de manera que cuando se alcanza el punto de equivalencia, dicha sustancia estará totalmente complejada.

Uno de los indicadores más usados en los laboratorios como agente complejante para detectar el punto final es el ácido etilendiaminotetraacético (EDTA).

2.3 Disoluciones y diluciones

2.3.1 Clasificación de los sistemas materiales

Los sistemas materiales pueden ser de dos tipos: sistemas homogéneos y heterogéneos. Si presentan la misma composición y propiedades en cualquier parte de los mismos estaremos ante sistemas homogéneos. Mientras que los sistemas heterogéneos presentan diferente composición y propiedades; a estos últimos también se les conoce con el nombre de mezclas heterogéneas o simplemente mezclas.

Métodos de separación de los componentes de una mezcla heterogénea

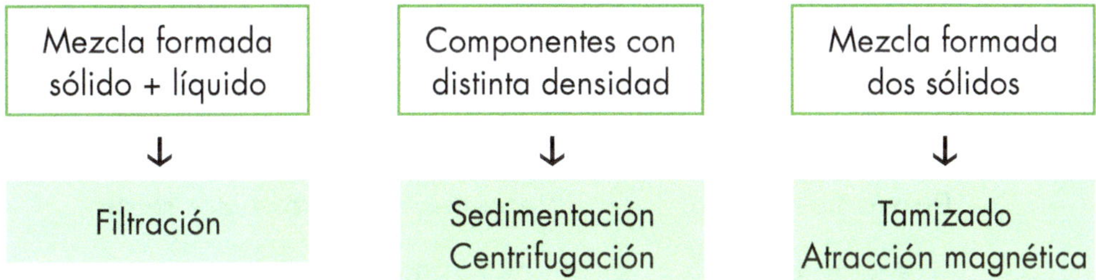

2.3.2 Componentes de las disoluciones

El término de sustancia pura y disolución puede dar lugar a confusión, siendo conceptos diferentes. Una sustancia pura es un sistema material homogéneo que solamente está formado por un componente. Se define como disolución a un sistema material homogéneo formado por la combinación de dos o más componentes.

El componente minoritario de la disolución recibe el nombre de soluto y el componente mayoritario, el de disolvente. Ambos componentes pueden encontrarse en cualquiera de los tres estados de la materia (sólido, líquido o gas). El concepto de disolución es sinónimo de mezcla homogénea.

Cuando la cantidad de soluto es pequeña, el proceso de disolución es sencillo y rápido, se dice que la disolución está diluida. Si se sigue incorporando soluto, conseguiremos una disolución concentrada ya que contiene una alta proporción de soluto disuelto. Se dice que la disolución está saturada cuando ya no admite más soluto.

En función del estado de los componentes de una disolución, utilizaremos diferentes métodos de separación:

A) Separación de líquidos disueltos entre sí → Destilación.

B) Separación de sólidos disueltos en líquidos → Evaporación.

C) Separación de gases (dos etapas) → Licuación + Destilación.

2.3.3 Formas de calcular la concentración de las disoluciones

La concentración de una disolución puede expresarse en términos cualitativos o en términos cuantitativos. Los términos cualitativos o empíricos aparecen cuando se usan expresiones como, por ejemplo: diluida, concentrada, saturada. Los términos cuantitativos se utilizan cuando la concentración se expresa científicamente de una manera numérica muy exacta y precisa.

> **La concentración de una disolución expresa la proporción de soluto en una determinada cantidad de disolución. A través de las unidades de concentración se expresa la cantidad de soluto disuelto en un disolvente.**

Existen diferentes formas de expresar la concentración:

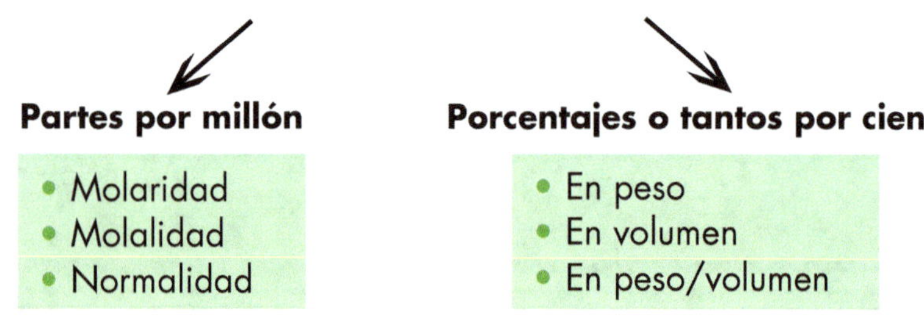

Partes por millón

Las partes por millón (p.p.m.) representan el número de gramos de soluto por cada 10^6 gramos de disolución. En disoluciones acuosas es el equivalente a miligramos soluto/litro de disolución. Ejemplo: partimos de NaCl al 20 %, ¿cuál es el equivalente en p.p.m.?

NaCl al 20 % es lo mismo que decir que tengo 20 gramos de NaCl en 100 gramos de disolución:

$$\left.\begin{array}{l} 20 - 100 \\ x - 1.000.000 \end{array}\right\} \ x = 200.000 \ \text{p.p.m}$$

• Molaridad (M): número de moles de soluto disueltos en un 1 litro de disolución.

$$Molaridad = \frac{n° \text{ moles de soluto}}{\text{volumen de disolución (litros)}} \quad \longrightarrow \quad n = \frac{\text{gramos soluto}}{\text{peso molecular}}$$

Ejercicio: ¿Cómo preparamos una solución acuosa 1 M de hidróxido sódio (NaOH), sabiendo PM_{NaOH} 40 g/mol? Pesaremos 40 g de NaOH, lo pondremos en un matraz y lo disolveremos con agua hasta 1.000 ml de solución.

¡Recuerda!

La expresión de la concentración en Molaridad (M) es el número de moles de soluto por litro de disolución.

• Molalidad (m): número de moles de soluto disueltos en un kg de disolvente.

$$Molaridad = \frac{n° \text{ moles de soluto}}{Kg \text{ de disolvente}}$$

Ejercicio: ¿Cuál es la molalidad de una solución que contiene 0.086 moles de KCl disuelto en 25,0 g de H_2O?:

$$Molaridad = \frac{0,086}{25 * \left(\frac{1}{1000}\right)} = 3.44m$$

• Normalidad (N)

Antes de explicar el concepto de Normalidad, definiremos el término equivalente-gramo (también llamado Equivalente químico EQ) como el peso equivalente expresado en gramos. Así, por ejemplo, en el caso del HNO_3 cuyo PM es 63 g/mol lo calcularemos:

$$Peso - equivalente = \frac{\text{Peso molecular}}{\text{Valencia}} = \frac{63}{1} = 63g/mol$$

Para una cantidad determinada de sustancia, el n° de equivalentes-gramo vendrá dada por:

$$N° \text{ de equivalentes} - gramo = \frac{\text{Peso en gramos}}{\text{Peso en equivalente-gramo}}$$

Así, una vez conocido el concepto de equivalente-gramo podemos definir la Normalidad como el n° de equivalentes-gramo de soluto en un litro de disolución.

$$\text{Normalidad} = \frac{\text{N° de equivalentes} - \text{gramo soluto}}{\text{Litros de disolución}}$$

Ejemplo: ¿Cuál es la Normalidad de una disolución que contiene 3 gramos de NaOH en 400 ml de disolución? PM_{NaOH} 40 g/mol.

$$\text{N° de equivalentes} - \text{gramo} = \frac{3}{40/1}$$

$$\text{Normalidad} = \frac{3/40}{0,4} = 0,187 \text{ N}$$

¡Recuerda!

La expresión de la Normalidad (N) es el número de equivalentes-gramo de soluto por litro de disolución.

Porcentajes o tanto por ciento

- Porcentaje en peso: número de gramos de soluto en 100 gramos de disolución.

$$\% \text{ peso} = \frac{\text{gramos soluto}}{\text{gramos de disolución}} \times 100$$

A través de la densidad de la disolución, podemos conocer la proporción en volumen entre soluto y disolvente en la disolución. Los gramos de la disolución son el sumatorio de los gramos del soluto y del disolvente.

Ejercicio: ¿Cuál es el % peso de KI en una disolución que contiene 14 gramos de KI en 92 gramos de H_2O?

El peso de disolución = peso de soluto (KI) + peso de disolvente (H_2O) = 14 + 92 = 106. Luego:

$$\% \text{ KI} = \frac{14}{106} \times 100$$

Respecto a la densidad (d)

– Es el cociente entre la masa de un cuerpo (m) y el volumen (v) que ocupa.

– Fórmula matemática: $d = m/v$

– Unidades internacionales: kg/m^3.

– Es frecuente la preparación de diluciones a partir de compuestos comerciales concentrados indicándonos la densidad en ml del compuesto de interés.

$$\frac{gramos}{mL} \ \text{del compuesto} = \text{porcentaje} \times \text{densidad}$$

Ejercicio: KI concentrado presenta una densidad de 1,168 gramos/ml. Si partimos de una solución al 20 %. ¿Cuál es la cantidad de KI por ml?

$$\text{gramos KI/ml} = 0,20 \times 1,168 = 0,23 \text{ gramos KI/ml}$$

¡Recuerda!

La unidad de densidad es la unidad de masa (M) dividida por la unidad de volumen.

• Porcentaje en volumen: mililitros de soluto presentes en 100 ml de disolución.

$$\% \ \text{volumen} = \frac{\text{mililitros de soluto}}{\text{mililitros de disolución}} \times 100$$

Ejercicio: Calcular el % volumen de una disolución que se prepara disolviendo 20 ml de NaOH en 67 ml de H_2O. Mililitros totales de disolución: $20 + 67 = 87$.

$$\% \ \text{volumen} = \frac{20}{87} \times 100$$

• Porcentaje peso/volumen: gramos de soluto presentes en 100 ml de disolución.

$$\% \ \text{peso/volumen} = \frac{\text{gramos soluto}}{\text{militros de disolución}} \times 100$$

Ejemplo: Calcular el % peso/volumen de una disolución preparada con 7 gramos de NaCl en H_2O hasta 70 ml.

$$\% \, NaCl = \frac{7}{70} \times 100$$

- Cálculo de diluciones:

En la rutina diaria del laboratorio es frecuente realizar diluciones ya sea de reactivos o de muestras. En las diluciones siempre se indica la cantidad de sustancia (en el numerador) que diluimos y la cantidad final obtenida (en el denominador). Por ejemplo, nosotros queremos diluir una muestra a 1/4; esto indica que tomaremos 1 parte de muestra y la diluiremos con el diluyente correspondiente hasta cuatro partes; es decir, se coge un parte de muestra y tres partes iguales del diluyente (1 + 3 = 4).

Cuando la concentración de la solución que necesitamos preparar es muy pequeña respecto a la solución de partida, realizaremos diluciones seriadas utilizando siempre el mismo factor de dilución en cada paso de la dilución. La concentración de la disolución diluida es el producto de la concentración inicial por la dilución.

Concentración final = Concentración inicial x 1/n

Siendo 1/n la disolución realizada; en nuestro ejemplo anterior sería 1/4.

- Si partimos de una solución de concentración conocida y la diluimos, lo que conseguimos es aumentar el volumen pero la cantidad de soluto será la misma; es decir, hemos disminuido la concentración del soluto. Podemos determinar la concentración final de la disolución conociendo la concentración inicial, el volumen inicial y el volumen final empleados; para este cálculo, aplicaremos la siguiente expresión:

Volumen inicial x Concentración inicial = Volumen final x Concentración final

Ejemplo: ¿Qué volumen de HCl necesitamos para preparar 30 ml de HCl 0,1 M, si partimos de HCl 2 M?

Aplicamos la fórmula: Vi x 2 M = 30 ml x 0,1 M = 1,5 ml. Para preparar 30 ml de HCl 0,1 M, mediremos un volumen de 1,5 ml de HCl 2 M y completaremos hasta 30 ml con agua destilada.

¡Recuerda!

Si en una técnica tenemos que realizar una dilución de una muestra de orina al 1/20, utilizaremos 1 volumen de orina más 19 volúmenes de agua destilada (1 + 19 = 20). El denominador (en este caso 20) es la suma de la parte de la muestra que quiero diluir y las partes del disolvente en las que diluyo mi muestra problema, en nuestro ejemplo, el diluyente es agua destilada.

2.4 Balanzas: tipos y características

2.4.1 Masa y peso

Debemos señalar la diferencia que existe entre dos conceptos que son masa y peso, pues a veces producen confusión. Para los sólidos, la medida se expresa en **masa (m)** que mide la cantidad de materia de un objeto, es un término invariable. A diferencia del **peso** de un objeto, que es el valor de la fuerza con que es atraído hacia el centro de la Tierra por acción de la gravedad, depende de la altitud y de la latitud geográfica; por lo tanto, es una cantidad variable. En la superficie de la Tierra, $g = 9,8$ m/s^2. Peso y masa se encuentran relacionados con la siguiente fórmula:

$$W = m \times g \qquad \Longrightarrow \qquad$$

W = peso del objeto (N)

m = masa del objeto (kg)

g = aceleración de la gravedad

- Para evitar que los resultandos se vean influenciados por la situación geográfica, en el laboratorio nos basamos en la masa. Aunque podemos determinar la masa empleando básculas, mayoritariamente se utilizan las balanzas.

2.4.2 Balanzas

Son instrumentos empleados para medir masas de cuerpos. El peso de un objeto se compara con el peso de un conjunto de masas patrón (pesas), así, una igualdad de pesos es igual a una igualdad de masas.

Estos instrumentos deben cumplir una serie de condiciones que son exactitud, precisión (fidelidad) y sensibilidad.

La exactitud se refiere a la propiedad que posee cualquier instrumento físico para suministrar el resultado de una medida con un valor coincidente al valor verdadero. La sensibilidad está determinada por la aptitud de determinar con exactitud resultados de valores muy reducidos y puede expresarse como la diferencia entre valores extremos de varias medidas de la misma magnitud.

¡Recuerda!

Las características de exactitud, precisión y sensibilidad se aplican a las balanzas.

2.4.3 Tipos

A continuación, se indican dos modos de clasificar las balanzas:

En función de su sensibilidad

A) Balanzas de precisión: aquellas cuya sensibilidad está comprendida entre 0,1 y 0,001 gramos.

B) Balanzas analíticas: aquellas que poseen una sensibilidad $\geq$ a 0,0001 gramos (0,1 mg).

C) Microbalanzas: aquellas cuya lectura mínima es 0,000001 gramos (10^{-6} g = 1 µg).

En función de su construcción

A) Balanzas mecánicas: utilizan un sistema mecánico para medir el peso. Entre ellas:

- Balanzas granatorias

- Balanzas mecánicas analíticas

- Balanzas de tres vigas

- Balanzas de Mohr-Westphal (determinación de las densidades de líquidos)

B) Balanzas electrónicas: la pesada consiste en depositar los objetos de interés sobre el plato y leer por display el resultado. Necesitan electricidad para funcionar correctamente.

2.4.4 Mantenimiento

Cuando se instala una balanza es necesario calibrarla, a partir de la instalación se calibrará periódicamente cada dos o tres meses.

- Si la balanza es exacta → la masa de un cuerpo se calcula mediante pesada simple.

- Una balanza es precisa → si se obtiene siempre el mismo valor tras repetir la misma pesada un cierto número de veces. Es la cualidad más importante que debe presentar una balanza.

- Una balanza es sensible si su fiel se desvía un determinado ángulo al colocar un pequeño peso en uno de los platillos.

¡Recuerda!

La exactitud de una balanza se valora pesando una sola vez una pesa de referencia de masa conocida.

En el momento de efectuar una pesada, saber que el gramo es la unidad fundamental de las medidas métricas de peso. Submúltiplos y múltiplos del gramo que conviene recordar:

Submúltiplos o divisores del gramo	Múltiplos del gramo
dg = decigramo = 0,1 gramo	dag = decagramo = 10 gramos
	hg = hectogramo = 100 gramos
cg = centigramo = 0,01 gramo	kg = kilogramo = 1000 gramos
	mag = miriagramo = 10 000 gramos = 10 kg
mg = miligramo = 0,001 gramo	qm = quintal métrico = 100 000 gramos = 100 kg
	tm = tonelada métrica = 1 000 000 gramos = 1000 kg

2.5 Medidas y sistema de unidades

2.5.1 Errores de medida

Una magnitud física es todo aquello que se puede medir. Medir es determinar una magnitud por comparación con otra que se toma como unidad y el resultado de toda medida es un número y una unidad.

Los errores que se pueden cometer en los cálculos de las medidas pueden ser:

1) Errores sistemáticos y aleatorios

- Errores sistemáticos: debidos al instrumento de medida, por ejemplo, una construcción defectuosa o un inadecuado manejo del instrumento.

- Errores aleatorios: debidos a múltiples causas, impredecibles y difíciles de controlar. Para neutralizar este error, se debe repetir la medición 3-4 veces y calcular el valor promedio (media aritmética) de los valores obtenidos. También se conocen como errores accidentales.

2) Errores relativos y absolutos

- El error relativo es el cociente entre el error absoluto de la medida y el valor exacto de esta (valor promedio de la medida). Es el tanto por uno de error, si se multiplica por 100 se obtiene el tanto por ciento (%) de error. No tiene unidades.

– El error absoluto es la diferencia entre el valor de la medida realizada y el valor de la magnitud tomado como exacto (valor real). Se acompaña de las mismas unidades que las de la medida.

2.5.2 Sistema de unidades

Entre las diferentes magnitudes susceptibles de medida, existen tres magnitudes que se pueden considerar fundamentales al considerarse irreducibles; son la longitud, la masa y el tiempo. El resto de magnitudes derivan de estas de una manera u otra.

Dentro del Sistema Internacional (SI) de unidades existen dos grupos:

1) Unidades básicas: definen a las correspondientes magnitudes físicas fundamentales. El SI de unidades básicas está constituido por siete unidades y también se las conoce como unidades fundamentales.

Magnitud Básica	Unidad	
	Nombre	Símbolo
Longitud	Metro	m
Tiempo	Segundo	s
Masa	Kilogramo	kg
Temperatura termodinámica	Kelvin	K
Intensidad luminosa	Candela	cd
Cantidad de sustancia	Mol	mol
Intensidad de corriente eléctrica	Amperio	A

2) Unidades derivadas: se forman a partir de productos o cocientes de unidades básicas.

Por ejemplo, magnitudes como el volumen, cuyo nombre es el metro cúbico y se expresa como m^3, etcétera.

A continuación, se muestran los submúltiplos y múltiplos aceptados en el SI para facilitar la expresión de algunas magnitudes en la práctica del laboratorio:

Prefijo	Símbolo	Factor
Tera	T	10^{+12}
Giga	G	10^{+9}
Mega	M	10^{+6}

Prefijo	Símbolo	Factor
Nano	n	10^{-9}
Pico	p	10^{-12}
Femto	f	10^{-15}
Atto	A	10^{-18}

2.6 Volumen

2.6.1 Medidas de volumen

El litro es la unidad fundamental de las capacidades, teóricamente es el contenido de un decímetro cúbico. Recordar que las medidas de capacidad van de diez en diez, mientras que las volumétricas van de mil en mil (aumentando y disminuyendo). Ejemplo: 1 m^3 equivale a un millón (10^6) de cm^3. En los dos cuadros siguientes se muestran múltiplos y submúltiplos del litro y del metro cúbico:

Litro (L)	Metro cúbico (m^3)
1 mal = 10 000 litros	1 mam^3 = miriámetro cúbico = 10^{12} m^3
1 kl = 1 000 litros	1 km^3 = 10^9 m^3
1 hl = 100 litros	1 hm^3 = 10^6 m^3
1 dal = 10 litros	1 dam^3 = 10^3 m^3
1 dl = 0,1 litro	1 dm^3 = 0,001 m^3
1 cl = 0,01 litro	1 cm^3 = 0,000.001 m^3
1 ml = 0,001 litro	

- La medición de los volúmenes de los líquidos se puede realizar por contenido o por vertido.

Si se mide por contenido es preciso añadir el líquido en un recipiente graduado hasta la medida deseada.

Si se mide por vertido se vaciará todo o parte del líquido contenido en un recipiente graduado, midiendo en la escala del mismo la cantidad que se ha vaciado.

Entre ambos métodos existe una diferencia de volumen correspondiente al volumen del líquido que queda adherido a las paredes del recipiente tras el vaciado.

2.6.2 Material volumétrico

Generalmente, en el laboratorio, se usan recipientes de vidrio para realizar la medición de volúmenes. El material de vidrio es el más usado por su gran estabilidad química y entre los diferentes vidrios existentes, el más utilizado por su elevada resistencia al frío y calor es el vidrio de boro silicato.

- El material volumétrico está calibrado para emplearse de una forma concreta y a una temperatura estándar. En función de la calibración podemos encontrar:

    - Instrumentos calibrados para contener, como los matraces aforados (materiales más exactos). En este material la cantidad de líquido vertido se encuentra reducida en la cantidad de líquido que permanece adherida a la pared del vidrio.

    - Instrumentos calibrados para transferir (verter), como pipetas, buretas y probetas. La cantidad de líquido vertido corresponde exactamente al volumen indicado.

En función del **diseño del material volumétrico**, podemos encontrarnos:

	Graduado	**Aforado**
Para descargar (líquidos)	pipeta graduada	Pipeta aforada o volumétrica
	probeta graduada	Bureta
Para contener	matraz erlenmeyer	matraz aforado = balón volumétrico
	vaso de precipitados	

- En aquellas situaciones en las que necesitemos medir volúmenes aproximados, podemos utilizar vasos de precipitados, probetas y matraces erlenmeyer (recipientes no calibrados de forma cónica destinados a reducir la evaporación de las sustancias contenidas).

Mientras que para la medición de volúmenes con gran precisión, emplearemos buretas (sobre todo en valoraciones), pipetas graduadas, pipetas aforadas, micropipetas y matraces aforados (para preparar disoluciones de concentración conocida). Las micropipetas son pipetas especiales usadas para transferir pequeños volúmenes, también llamadas pipetas Lambda ya que se hace referencia al volumen de una lambda como un volumen de 1 microlitro (1 λ = 1 µL).

Error de paralaje

En cuanto a los errores relacionados con la destreza que presenta el operador en la utilización del material volumétrico, hay que destacar el **error de paralaje** (EP). El EP consiste en la lectura errónea de la medición debida a un defecto de posición del operario, es decir, es el desplazamiento aparente del volumen a medir al observarlo desde distintos puntos. Para evitar este error, el operario tiene que adoptar una postura de tal forma que su ojo quede a la misma altura que el menisco o curvatura del volumen a medir.

2.7.1 Ácidos y bases

Básicamente se denominan aniones a los iones que presentan carga neta negativa y cationes, a los iones con carga positiva. Químicamente, una molécula es polar cuando presenta en su estructura zonas con exceso de carga eléctrica positiva y zonas con exceso de carga eléctrica negativa, como, por ejemplo, la molécula de agua. Es decir, una molécula es polar cuando presenta polo positivo y polo negativo. A raíz del término de polaridad, surge el de moléculas anfipáticas, que son aquellas moléculas formadas por regiones polares y apolares.

- El químico Svante August Arrhenius comprobó que en un medio acuoso, los ácidos y las bases se disocian originando determinados iones. Los ácidos son sustancias que disueltas en agua producen iones hidrógeno H^+ (hidrogeniones) y las bases son sustancias que disueltas en agua originan iones hidróxido OH^-. Se denominan sustancias anfóteras o anfipróticas, aquellas sustancias que pueden actuar como bases o como ácidos en función de la reacción.

- Los ácidos y bases que disueltos en medio acuoso se disocian totalmente en iones se llaman

    ➡ *ácidos y bases fuertes.*

    Si la disolución es parcial, reciben el nombre de ➡ *ácidos o bases débiles.*

- Una de las principales limitaciones de la teoría de ácidos y bases de Arrhenius es que solo es válida para disoluciones acuosas. A posteriori, surgieron teorías con menos limitaciones como la de Brønsted-Lowry y, por último, la teoría propuesta de Lewis.

2.7.2 Soluciones tampón

Las soluciones tampón, también conocidas como soluciones amortiguadoras, reguladoras, buffer o tampones, son soluciones que frente a la adición de ácidos o bases tienen la particularidad de no alterar en gran medida el pH. Las soluciones más frecuentemente utilizadas están formadas por mezclas de:

– Ácido débil y la sal de ese ácido.

– Base débil y la sal de esa base.

- La ecuación de Henderson-Hasselbalch se puede aplicar a todos los sistemas buffer formados por un par simple conjugado ácido-base, sin importar la naturaleza de sus sales.

$$pH = pKa + \log \frac{[base]}{[\text{ácido}]}$$

2.7.3 Escala de pH

La escala de pH permite clasificar las sustancias en ácidas o básicas:

Una disolución es ácida cuando el pH < 7.
Una disolución es neutra cuando el pH = 7.
Una disolución es básica cuando el pH > 7.

Y por consiguiente podremos comparar la acidez o basicidad de las disoluciones:

- Cuanto menor es el pH, mayor es la concentración de iones hidrógeno H^+ y mayor será la acidez de la disolución.

- Cuanto mayor es el pH, menor es la concentración de iones hidrógeno H^+ y mayor será la basicidad de la disolución.

El pH de una solución acuosa se puede determinar utilizando indicadores ácido base (experimentan cambios de color en un rango de pH como, por ejemplo, el rojo de metilo) o empleando métodos potenciométricos.

2.7.4 pHmetro

La medida de pH es la medida indirecta del número de protones presentes en un sustrato; es decir, el pH es el logaritmo negativo de la concentración de hidrogeniones (protones).

$$pH = -\log [H+] = \log \frac{1}{[H+]}$$

- Si empleamos pHmetro ("peachímetro"), la medición de pH se realiza mediante potenciometría y este sistema consta de un total de cuatro elementos: un potenciómetro, un medidor, un electrodo indicador de vidrio (contiene cloruro potásico 0,1 M) y un electrodo de referencia. Si se introduce un electrodo en la solución problema, se originará una diferencia de potencial entre la solución que está en el interior del electrodo y la solución problema, cuyo parámetro dependerá de la concentración de protones de la solución problema. Al combinar estos dos electrodos (el electrodo de vidrio con el metálico), podremos medir esta diferencia de potencial.

¡Recuerda!

El pH se define como el logaritmo decimal inverso de la concentración de hidrogeniones en moles/l.

Resumen de los conceptos más relevantes del Tema 2

- Los métodos gravimétricos se caracterizan porque lo que se mide en ellos es la masa (medida del peso).

- La expresión de la concentración en Molaridad (M) es el número de moles de soluto por litro de disolución.

- La expresión de la Normalidad (N) es el número de equivalentes-gramo de soluto por litro de disolución.

- La unidad de densidad es la unidad de masa (M) dividida por la unidad de volumen.

- Si en una técnica tenemos que realizar una dilución de una muestra de orina al 1/20, utilizaremos 1 volumen de orina más 19 volúmenes de agua destilada (1 + 19 = 20). El denominador (en este caso 20) es la suma de la parte de la muestra que quiero diluir y la parte del disolvente en las que diluyo mi muestra problema. En nuestro ejemplo, el diluyente es agua destilada.

- Las características de exactitud, precisión y sensibilidad se aplican a las balanzas.

- La exactitud de una balanza se valora pesando una sola vez una pesa de referencia de masa conocida.

- El pH se define como el logaritmo decimal inverso de la concentración de hidrogeniones en moles/l.

Preguntas y respuestas
Tema 2

https://amazingbooks.es/faq-tecnicos-de-laboratorio-bloque-tematico-2

TEMA 3

MUESTRAS SANGUÍNEAS

Autora: Cristina Andrés Ledesma

3.1 Características generales

La sangre circula por el torrente circulatorio a través de los vasos sanguíneos, clasificados en arterias, arteriolas, venas, vénulas y capilares. Lo que distingue fundamentalmente unos vasos sanguíneos de otros es el calibre. La mayor parte del volumen sanguíneo se encuentra en las vénulas y venas, mientras que la mayor caída de presión ocurre en las pequeñas arterias y en las arteriolas.

El trayecto cerrado que sigue este fluido en el cuerpo humano se puede resumir de la siguiente forma (Figura 1):

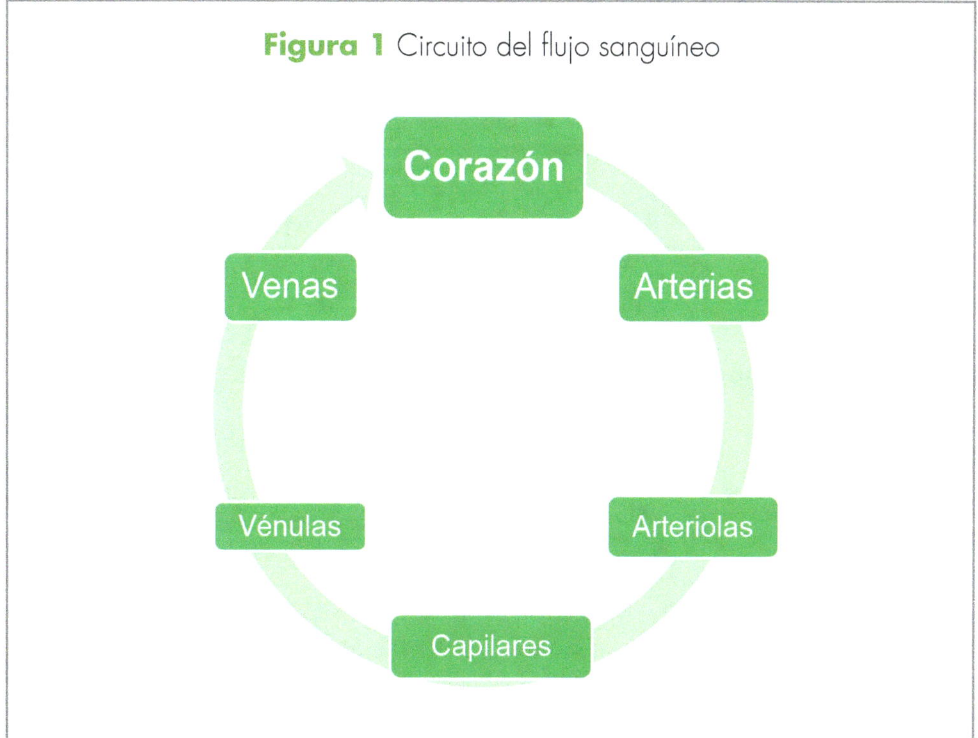

Figura 1 Circuito del flujo sanguíneo

3.1.1 Funciones de la sangre

- **Homeostática (reguladora):** controla parámetros críticos como la temperatura, el pH, el volumen hídrico o el volumen de los electrolitos corporales.

- **Transportadora:** transporta multitud de sustancias, disueltas y unidas químicamente a diferentes componentes. Presentará función nutritiva si transporta nutrientes desde el intestino a los tejidos; función respiratoria, si transporta gases entre tejidos y pulmones, o función excretora, si transporta productos de desecho del metabolismo desde el lugar de producción hasta el lugar de eliminación.

- **Protectora (defensa):** implicada en los procesos de defensa frente a la invasión de gérmenes con el fin de eliminarlos.

3.1.2 Composición de la sangre

El volumen de sangre de los seres humanos es de 1/13 del peso total del cuerpo humano; es decir, aproximadamente 5 litros en una persona de 65 kg.

El término "volemia" se utiliza para expresar el volumen de sangre que contiene un individuo y representa el 7-8 % del peso corporal.

La densidad de la sangre es ligeramente mayor a la del agua (1,05-1,06 g/cm^3) y su viscosidad también es mayor por la existencia de elementos celulares y otros solutos en su composición.

Si sometemos a una muestra de sangre anticoagulada al proceso de sedimentación, visualmente se distinguen tres capas: en la parte inferior del tubo se puede observar una masa celular compuesta principalmente por hematíes, en la parte superior vemos un sobrenadante que es el plasma y, entre ambas, una capa fina formada mayoritariamente por leucocitos y plaquetas conocida como capa leucoplaquetaria o *buffy coat* como podemos visualizar en la Figura 2.

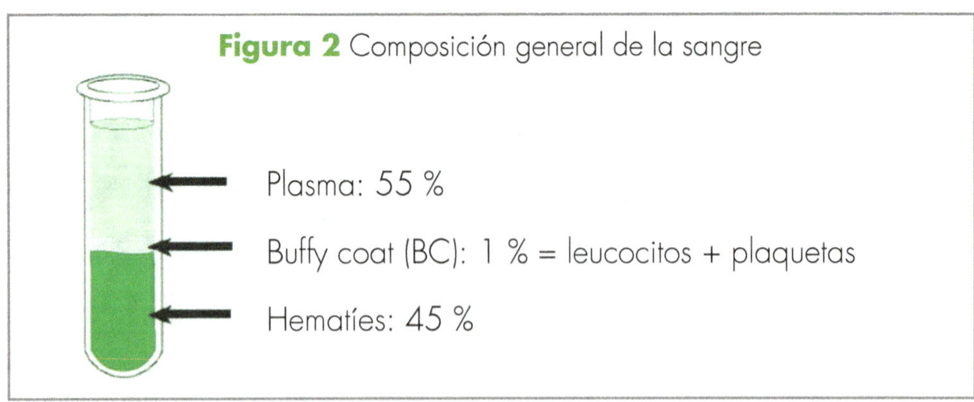

Figura 2 Composición general de la sangre

Los hematíes constituyen el 45 % de este volumen; los leucocitos y las plaquetas, el 1 %, y el resto es plasma sanguíneo que es el 55 %; el plasma es el líquido que constituye la matriz extracelular de este tejido.

Plasma

El plasma sanguíneo es la parte líquida de la sangre y presenta una osmolaridad de 280-300 mOsm/l. El componente principal es el agua (90-92 %) y en menor proporción presenta solutos (8-10 %). Los solutos se pueden clasificar en electrolitos o solutos inorgánicos como Na^+, Ca^{2+}, K^+, Mg^{2+}, Cl^- que constituyen el 0,9 % de los solutos y solutos orgánicos como las proteínas plasmáticas (representan el 7 % de solutos orgánicos), glucosa, aminoácidos, enzimas, hormonas, vitaminas hidrosolubles y liposolubles, ácidos grasos, productos de desecho como urea, ácido úrico, creatinina, etcétera.

Existen tres grupos de proteínas plasmáticas cuyos tamaños, estructuras y cantidades son muy variables, se clasifican en tres grupos principales:

1. La albúmina es la proteína plasmática más abundante, de síntesis hepática y su función principal es mantener la presión coloidosmótica dentro de los capilares sanguíneos. También actúa como un transportador de hormonas y metabolitos. Representa el 59,2 % del total de proteínas.

2. Las globulinas se dividen en fracciones, siendo las gammaglobulinas las de mayor interés ya que en esta fracción se incluyen las inmunoglobulinas. Las inmunoglobulinas son sintetizadas por los linfocitos B e intervienen en los mecanismos de defensa inmunológica del organismo. Las betaglobulinas y los factores plasmáticos de la coagulación también forman parte de las globulinas. Representan el 40,5 % del total de las proteínas plasmáticas.

   En el Tema 8 se estudiarán detalladamente las proteínas plasmáticas.

3. El fibrinógeno representa aproximadamente el 0,3 % del contenido proteico plasmático. Cuando el fibrinógeno, la fibrina y algunos factores de la coagulación son eliminados de la solución plasmática, esta recibe el nombre de suero o solución sérica.

   Véase la composición del plasma en la Figura 3.

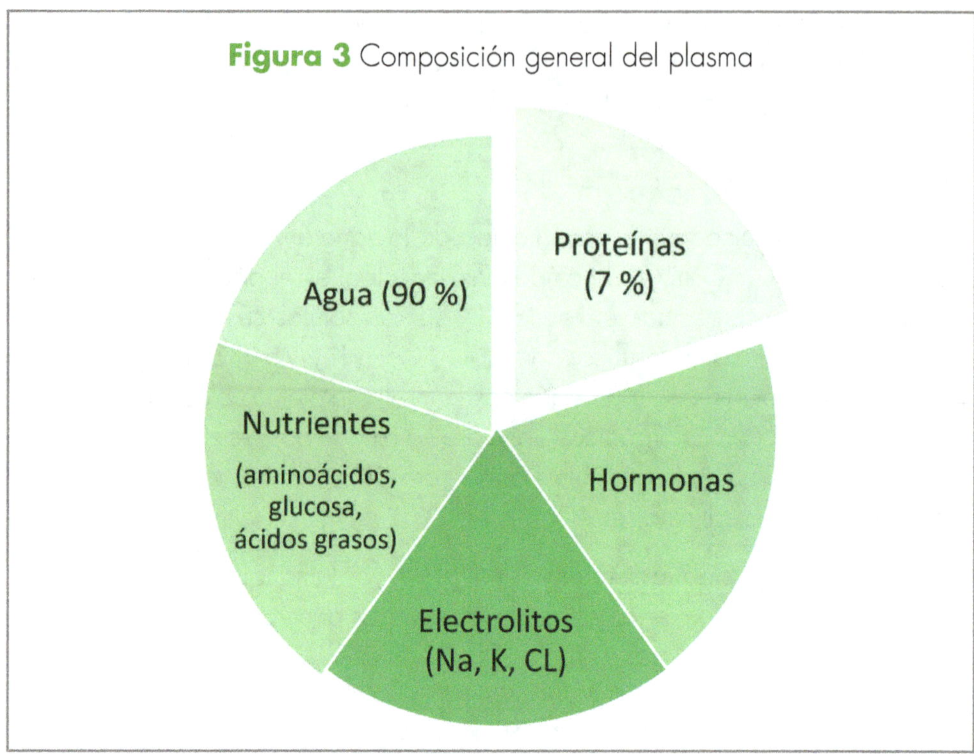

3.1.3 ¿Cómo obtengo plasma o suero?

La muestra sanguínea si no presenta un anticoagulante se separa en dos fases, una sólida formada por el coágulo donde se encuentran las células sanguíneas y otra líquida formada por el suero que no contiene factores de la coagulación.

- Así, en una muestra sanguínea, obtendremos suero al centrifugar una muestra sanguínea recogida en un tubo sin anticoagulante. Obtendremos plasma, al centrifugar una muestra sanguínea recogida en un tubo con anticoagulante.

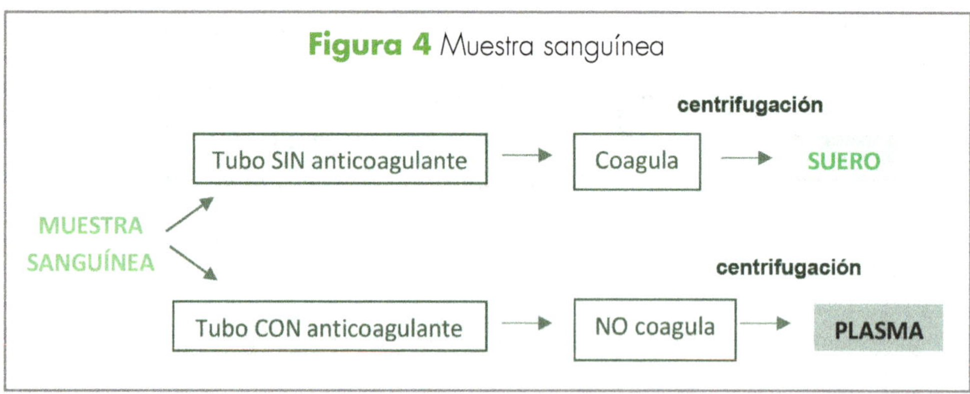

Para la mayoría de determinaciones bioquímicas en muestras sanguíneas se prefiere suero frente a plasma, aunque para algunas determinaciones puede utilizarse indistintamente. En la Tabla 1 se enumeran ventajas e inconvenientes de trabajar con plasma:

Tabla 1 Comparación entre plasma y suero

VENTAJAS	INCONVENIENTES
• Mayor rendimiento • Ahorro de tiempo • No interferencias debidas a la coagulación • Valores más representativos • Bajo riesgo de hemólisis	• Mayor turbidez que el suero • Existencia de anticoagulantes • Banda del fibrinógeno en el proteinograma (Tema 8)

3.2 Tipos de muestras sanguíneas

Las características de la sangre varían según se trate de origen arterial, venoso o capilar, principalmente difiere su contenido en oxígeno, concentración de glucosa, valor de pH y hematocrito. Diferenciamos entre:

3.2.1 Sangre venosa

El CO_2 se elimina como bicarbonato (HCO_3^-) a través de los riñones y en forma de gas en los pulmones. La mayor parte de los iones y productos metabólicos se eliminan a través de los riñones como el amonio, la urea, el sodio, el potasio, el magnesio, el calcio, etc. Algunos productos de desecho se eliminan por el hígado, a través de la bilis como la bilirrubina, que es un producto de la degradación de la hemoglobina.

• Las venas son el acceso más rápido para la extracción de una muestra de sangre para su análisis.

• A nivel estructural, las venas están constituidas por tres capas (desde el interior):

  – Capa endotelial, interna o íntima.

- Capa muscular o media: poco desarrollada en las venas y formada mayoritariamente por tejido conjuntivo.

- Capa adventicia o externa: constituye la mayor parte de la pared venosa.

Venas del sistema general

La sangre pobre en oxígeno circula desde los capilares o microcirculación sanguínea de los tejidos a la parte derecha del corazón a través de las venas de la circulación sistémica o general. Las venas de la circulación sistémica cuentan con válvulas semilunares cuya función es evitar el retorno de la sangre hacia los capilares.

- **Sistema porta:** por las venas de los sistemas porta circula sangre de un sistema capilar a otro sistema capilar. Existe el sistema porta hipofisario (la arteria hipofisaria superior procedente de la carótida interna se divide en una red de capilares dispuestos en la eminencia media) y el sistema porta hepático, las venas tienen su origen en los capilares del tracto digestivo.

- **Sistema pulmonar:** por las venas de la circulación pulmonar circula la sangre oxigenada de los pulmones hacia la parte izquierda del corazón.

La sangre venosa es la muestra sanguínea más habitual en el laboratorio y su composición depende de la actividad metabólica del tejido irrigado o del órgano implicado.

A diferencia de la sangre arterial, que tiene una composición prácticamente uniforme en el organismo.

3.2.2 Sangre arterial

La sangre, después de oxigenarse en los pulmones, pasa a la aurícula y al ventrículo izquierdos del corazón y desde allí circula por las arterias al resto del cuerpo. Las venas pulmonares, que llevan sangre arterial, son una excepción que no cumple lo anterior descrito.

- Las arterias se definen como vasos sanguíneos que llevan la sangre oxigenada (exceptuando las arterias pulmonares) desde el corazón (nacen en el ventrículo) hacia el resto del cuerpo.

- A nivel estructural, las arterias igual que las venas presentan tres capas. La capa interna o íntima, común en arterias o venas y formada por el endotelio. La capa media compuesta por fibras de colágeno, fibras musculares lisas y fibras elásticas. Y por último la capa externa o adventicia formada por tejido conjuntivo laxo, compuesto fundamentalmente por fibroblastos y colágeno.

Tipos de arterias

1. Arterias elásticas

Conforman las grandes arterias, como la aorta, la arteria pulmonar, la carótida, la arteria subclavia o el tronco braquiocefálico. El predominio de componentes elásticos es crítico para la propiedad pulsátil de las arterias.

2. Arterias musculares

Constituyen las arterias pequeñas y medianas del organismo, por ejemplo, las arterias coronarias. En su estructura, la capa media constituye una capa compacta, básicamente muscular, con una fina red de láminas elásticas.

3. Arteriolas

Son las arterias más pequeñas y tienen un papel fundamental en la regulación del aporte sanguíneo a los capilares y en la regulación de la presión sanguínea.

> **¡Recuerda!**
>
> La vía de acceso sanguíneo que se emplea habitualmente para la determinación de gasometría y pH en el laboratorio es la arterial.

3.2.3 Sangre capilar

Es la recolección de una muestra de sangre que se obtiene punzando la piel. Los capilares son diminutos vasos sanguíneos próximos a la superficie de la piel. Son las regiones del sistema circulatorio donde tiene lugar el intercambio de sustancias con los tejidos adyacentes.

Para favorecer el intercambio, los capilares presentan una única célula endotelial que los separa de los tejidos y no se encuentran rodeados por músculo liso. El diámetro de un capilar es menor que el diámetro de un glóbulo rojo (que normalmente mide 7 micrómetros de diámetro exterior), por lo que a su paso por los capilares, los glóbulos rojos deben deformarse para poder atravesarlos.

En los distintos órganos, los capilares realizan funciones similares, pero se especializan en una u otra:

- En los riñones → se liberan los productos de desecho para ser eliminados del organismo a través de la orina.

- En los pulmones → se intercambia dióxido de carbono por oxígeno.

- En el intestino → se recogen nutrientes y se eliminan productos de desecho, que se expulsan con las heces.

- En los tejidos → se intercambia oxígeno por dióxido de carbono y nutrientes por productos de desecho.

3.3 Procedimiento general de la toma de muestra

Los pasos comunes a seguir en el momento de la extracción se pueden enumerar de la siguiente manera:

A. Identificación del paciente.
B. Preparación del equipo de extracción.
C. Preparación del paciente.
D. Inspección y selección de la zona de punción.
E. Desinfección de la zona de punción.
F. Identificación de la muestra.

3.3.1 Material

Antes de proceder a cualquier método de obtención de muestras se debe preparar el material necesario y comprobar que todo está en perfecto estado de conservación. Dentro de los materiales necesarios para la obtención de muestras sanguíneas se incluyen:

- Agujas de calibre adecuado.

- Lanceta estéril de punta regular y de profundidad de 2 mm para niños y de 3 a 5 mm para adultos (punción cutánea).

- Jeringas de diferentes volúmenes.

- Palomillas: se trata de un sistema formado por una aguja y jeringa. Este sistema se usa en pacientes pediátricos o con venas muy finas.

- Sistemas de vacío: constituido por un adaptador al cual se acopla una aguja por un lado y un tubo de vacío por el otro. Las agujas están especialmente diseñadas para usarse con el sistema de vacío. Disponen de una válvula de cierre que bloquea el paso de la sangre cuando se retira el tubo del vacío.

- Tubos: se utilizarán tubos con anticoagulantes y tubos sin aditivos en función del analito a determinar. Existen diferentes tamaños, adaptando el volumen de sangre extraída al anticoagulante que contiene el tubo. Para muestras pediátricas y aquellas de difícil obtención, se pueden utilizar los microtubos. La capacidad de cada tubo viene indicada en el lateral.

Tubos separadores de suero

Estos tubos contienen un gel y un filtro separador. El gel tiene un peso específico mayor que el suero, pero menor que el coágulo; durante el proceso de la centrifugación el gel se licua y se mueve entre los dos. Una vez terminada la centrifugación se solidifica formando una barrera para acelerar el proceso de coagulación. A este tipo de tubos se les conoce con las iniciales SST.

Tubos con anticoagulante

Si se utilizan tubos con anticoagulante prestar especial atención al volumen de sangre que se extrae para que se mantenga correctamente la proporción sangre-anticoagulante.

Los anticoagulantes se pueden presentar en forma sólida o líquida. La primera es más conveniente en hematimetría básica, ya que nos permite obviar el problema de la dilución de la sangre. Hay diferentes tipos de anticoagulantes, entre ellos se explicarán en detalle:

EDTA (ácido etilen-diamino-tetra-acético)

Las sales de sodio y potasio en este ácido se comportan como poderosos anticoagulantes. Es el anticoagulante de elección para el trabajo de rutina en Hematología (recuento de serie roja, serie blanca, plaquetas, citología de células sanguíneas) ya que no afecta a la morfología de las células hemáticas, permitiendo cierta demora en la realización del frotis sanguíneo. Tampoco modifica la velocidad de sedimentación globular y además inhibe la aglutinación plaquetaria, lo que facilita el recuento de las mismas o su observación en el frotis. Se recomienda una concentración de 1,5 mg/ml de sangre, lo que permite conservar los elementos celulares a 4 °C hasta 24 horas.

Su mecanismo de acción es como quelante del calcio, impidiendo su actuación en la coagulación sanguínea. Se utilizan 0,05 ml por cada 3 ml de sangre.

Se presenta en estado líquido, al diluir la sangre, su exceso afecta negativamente tanto a los eritrocitos como a los leucocitos, provocando su encogimiento y cambios de forma, por ello debe agregarse la cantidad correcta de sangre; su defecto provoca la formación de coágulos visibles o no visibles que falsearían los resultados. Se prefiere la sal tripotásica a la disódica por ser más soluble (10 veces mayor) aunque menos económica.

Heparina

Es un anticoagulante fisiológico que se emplea *in vivo*, actúa como cofactor de la antitrombina III inhibiendo la actividad de la trombina sobre el fibrinógeno. Su presentación puede incluir heparina con concentraciones de sodio o litio y la proporción aconsejada es de 15-20 UI por ml de sangre (aproximadamente 0,1 a 0,2 mg). Se utiliza la heparina de litio compensada electrolíticamente si se realiza también la determinación de iones.

Es un excelente anticoagulante, pero altera la tinción de las células en los frotis (con los colorantes panópticos habituales produce un fondo azulado), por lo que se usa para gasometrías y otras pruebas bioquímicas. También se utiliza como anticoagulante de elección en algunos líquidos biológicos en los que la formación de coágulos de fibrina impide el correcto análisis de contenido celular.

Citrato sódico

Actúa impidiendo que el calcio se ionice, evitando así la coagulación. Se utiliza para realizar las pruebas de hemostasia en una proporción sangre: anticoagulante 9:1; así como para la velocidad de sedimentación (VSG) en una proporción sangre: anticoagulante 4:1. El citrato sódico se utiliza a una concentración 0,105 M (3,2 %) o 0,129 M (3,8 %).

Oxalato de sodio al 1,4 %

Actúa mediante precipitación del calcio y tiene propiedad para conservar la glucosa. Recomendado en las pruebas de coagulación (tiempo de protrombina y tiempo de tromboplastina parcial activado) y su proporción es de 2 volúmenes de solución de oxalato sódico 0,1 M en 4 volúmenes de sangre.

Oxalato de amonio y potasio

También conocido como mezcla de Wintrobe, se ha empleado durante mucho tiempo para la realización del hemograma, sin embargo, se ha dejado de utilizar porque alteraba sensiblemente la morfología del eritrocito, modificaba el volumen corpuscular medio (VCM). Actúa por precipitación del calcio. Se emplea en forma de polvo, constituido por 3 partes de oxalato de amonio y 2 partes de oxalato de potasio. La proporción recomendada es de 2 mg de mezcla por ml de sangre.

Mezcla de oxalatos de sodio y potasio o mezcla de Paul-Heller

Son anticoagulantes menos comunes, utilizados ocasionalmente en las determinaciones de glucosa. Actúa fijando el calcio; se utiliza siempre desecado para no diluir la sangre.

La mezcla de Paul-Heller se utiliza en determinaciones de hemoglobina y en recuentos de glóbulos rojos y blancos y pruebas bioquímicas.

Soluciones anticoagulantes conservadoras

Los factores más importantes que influyen sobre la recuperación eritrocitaria en la sangre conservada, es la solución anticoagulante conservadora utilizada en las bolsas de sangre (en los bancos de sangre). Todas las soluciones que se utilizan hoy en día son anticoagulantes y conservadoras y es que las distintas modificaciones que tienen lugar en la sangre durante el periodo de almacenamiento (denominadas lesiones de conservación) están relacionadas tanto con el periodo de tiempo como con la naturaleza de la solución anticoagulante.

Las soluciones amortiguadoras conservadoras tienen grandes cantidades de glucosa como material energético y de citratos de sodio que previenen la coagulación de la sangre. En la actualidad, existen tres soluciones de este tipo conocidas como:

1.   Solución Ácido-Citrato-Dextrosa (ACD)
2.   Solución Citrato-Fosfato-Dextrosa (CPD)
3.   Solución Citrato-Fosfato-Dextrosa-Adenina (CPDA-1)

La solución ACD se emplea fundamentalmente en los bancos de sangre para conservar las unidades de sangre y estudios metabólicos eritrocitarios, por permitir una buena conservación con los hematíes. Conservan los hematíes durante 21 días entre 2-6 °C.

La solución CPD tiene la ventaja sobre la ACD, de condicionar un pH de 7,1 en la sangre colectada inmediatamente después de la extracción, facilitando la continuación del metabolismo glicolítico celular durante el periodo de almacenamiento. Este anticoagulante hace que las bolsas duren 21 días +7, siempre y cuando el plasma no presente una coloración rojiza (hemólisis) ni tome un color verdusco (verde oscuro) debido a la contaminación bacteriana.

La solución CPDA-1 es la fórmula mejorada de la CPD, ya que contiene mayor cantidad de glucosa y de adenina, lo cual permite la conservación de la sangre 35 días.

Hay una nueva versión de esta solución de adenina, CPDA-2 que según los ensayos clínicos permite conservar las muestras de sangre total 49 días y los hematíes concentrados 42 días. No tiene efectos sobre las plaquetas ni sobre los factores plasmáticos. La aprobación de esta nueva versión para ser usada en los bancos de sangre está en consideración.

Otros aditivos

Tubo con fluoruro de sodio y oxalato potásico, utilizado para conservar la glucosa hasta 5 días. Tubo con yodo acetato no contiene anticoagulante obteniéndose suero. Proporciona cifras precisas de glucosa hasta por 24 horas.

¡Recuerda!

Para la determinación de la glucosa, el tipo de muestra más indicado es plasma con oxalato de fluoruro.

Los tubos están codificados por tapones de colores para indicar el tipo de aditivo que contienen y usan el código de color conforme a la norma ISO 6710, reconocida en todo el mundo. De esta manera solo el color del tapón ya nos aporta información sobre el análisis a realizar en numerosas situaciones, véase la Tabla 2:

Tabla 2 Características de los anticoagulantes

CÓDIGO DE COLOR	ADITIVO (ANTICOAGULANTE)	MUESTRA	MECANISMO DE COAGULACIÓN	ANÁLISIS
Tapón rojo	Sin aditivo tubo seco	Suero		Bioquímica Serología
Tapón amarillo/ rojo-gris	Gel separador y sin aditivo	Suero	Ninguno	Bioquímica Serología
Tapón violeta	EDTA	Plasma	Quelación de Ca^{2+}	Hematología (VSG, hemograma) HbA1c Biología molecular
Tapón azul	Citrato de sodio	Plasma	Quelación de Ca^{2+}	Estudios de coagulación VSG
Tapón verde (o blanco)	Heparina de sodio/ Heparina de litio	Plasma	Estimulación de la antitrombina	Bioquímica (urgencias) Serología
Tapón gris	Oxalato de potasio /Fluoruro de sodio	Plasma	Antiglucolítico	Determinación de glucosa, Ácido láctico, química
Tapón negro	Citrato de sodio	Plasma	Quelación de Ca^{2+}	Determinación de la velocidad de sedimentación globular (VSG)*

- Además de los diferentes tubos con sus correspondientes aditivos que acabamos de ver, otros recipientes son los frascos para hemocultivos, destinados al estudio microbiológico. Se trata de frascos que ya llevan incorporado el medio de cultivo para el estudio de la presencia de microorganismos.

3.3.2 Manipulación y orden de llenado de los tubos

Cuando el personal sanitario termine de llenar el tubo tras la toma de muestra, retirará el tubo recién llenado del portatubos manteniendo la aguja insertada en la luz de la vena. Mezclará la sangre con el aditivo, moviendo e invirtiendo suavemente el tubo 180° inmediatamente después de llenarlo. Si en los laboratorios se disponen de rotores especiales, los tubos se colocarán en estos rotores para obtener mezclas homogéneas. El número de inversiones variará según el tipo de aditivo del tubo, véase la Tabla 3:

Tabla 3 Número de inversiones de los tubos en función del aditivo

Aditivos del tubo	Inversiones recomendadas
Citrato	3 a 4 veces
Seco	5 veces
Gel separador de suero	5 veces
Heparina	8 a 10 veces
EDTA	8 a 10 veces

El orden correcto de extracción por vacío, para los tubos de sangre recomendado por las directrices del CLSI, es:

1. Frascos de hemocultivos; primero el aerobio y después el anaerobio.

2. Tubo de coagulación de citrato.

3. Tubo seco sin activador de la coagulación.

4. Tubo con gel separador de suero y activador de la coagulación.

5. Tubo con heparina con o sin gel separador de plasma.

6. Tubo con EDTA.

7. Tubos con otros aditivos: fluoruro/oxalato, Iodoacetato, ACD, etcétera.

De forma esquemática en la Figura 5 observamos el orden de extracción de los tubos:

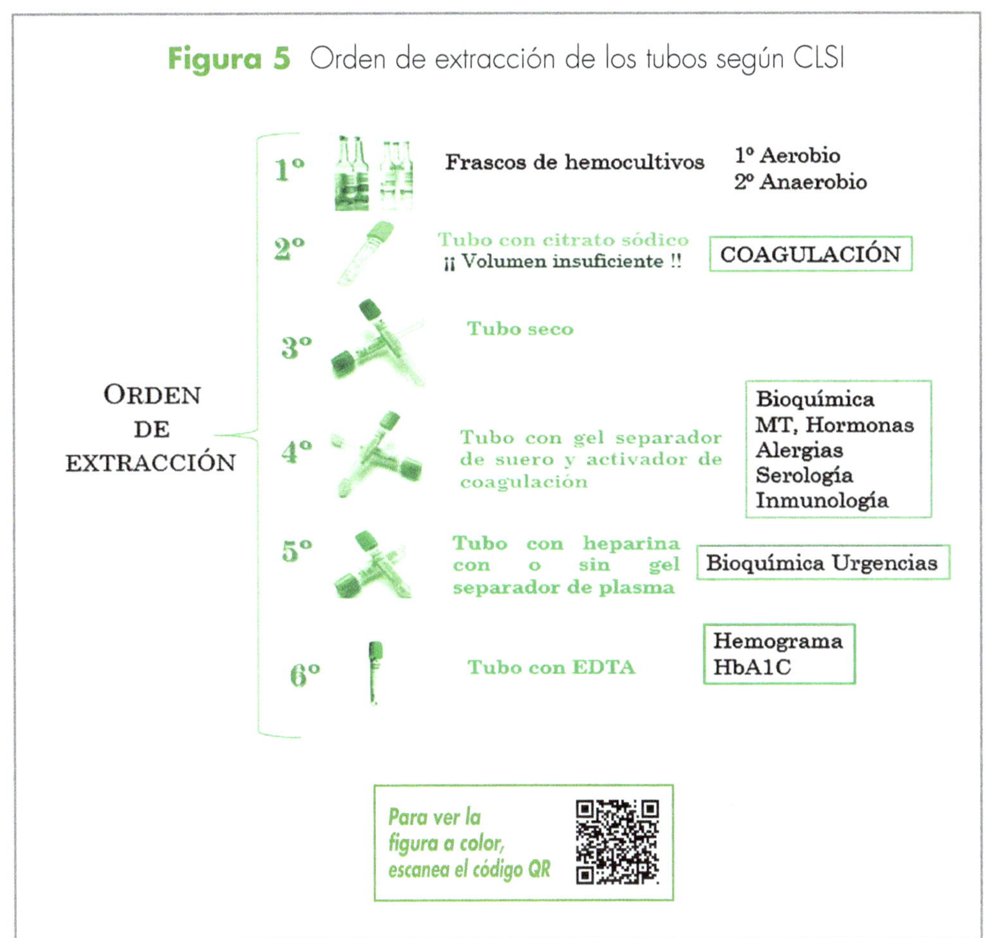

Este orden de extracción evita efectos no deseados, la contaminación del suero por el anticoagulante que afecta a la concentración de ciertos analitos (por ejemplo, el potasio procedente del EDTA- dipotásico o tripotásico del tubo para hemograma). Otro ejemplo es el tubo destinado a los exámenes de coagulación que se debe extraer en 2ª posición para minimizar la contaminación con tromboplastina tisular liberada con motivo de la punción venosa.

Una vez finalizado el proceso de extracción se retira la aguja de la vena. El paciente deberá presionarse la zona de la punción con un algodón durante 5-10 minutos para evitar la formación de hematoma. El brazo debe mantenerse hacia arriba.

3.4 Técnicas de extracción sanguínea

Existen tres procedimientos generales para obtener sangre:

3.4.1 Punción venosa

La extracción de sangre que se realiza a nivel del codo por punción venosa se denomina flebotomía y es el principal método de obtención de sangre en el laboratorio.

Antes de realizar una extracción tenemos que verificar que el paciente ha cumplido las indicaciones que se le habían proporcionado en cuanto a la preparación (ayuno, dieta cuando se requiere, medicación, ejercicio, etc.). Verificar la identidad en el momento de la extracción, con la misma etiqueta de código de barras de la solicitud correspondiente a ese paciente o, en su defecto, el nombre, dos apellidos y ubicación del paciente en el hospital.

- En cuanto a la acomodación del paciente, si la persona no está ingresada se le realizará la punción en posición sentada. Debe apoyar el brazo firmemente sin que quede doblado a nivel del codo.

Las venas preferidas son las venas del brazo, en concreto, la vena cubital media (se usa por ser grande, próxima a la piel y es la menos dolorosa). Si no se puede, se recurrirá a la vena cefálica o la basílica. Menos frecuente es el área de la muñeca, dorsal de la mano y antebrazo. En pacientes pediátricos se utilizan las venas yugulares.

- La contaminación de las muestras de laboratorio por soluciones de infusión intravenosa es la forma de interferencia preanalítica más común y más relevante en el paciente hospitalizado. ¡Ojo!, con la transfusión sanguínea, durante o en las horas previas a la extracción de sangre, puede producir cambios en la concentración de potasio, en la lactato deshidrogenasa (LDH) y otras magnitudes.

- Generalmente, la extracción se realiza mediante sistemas de vacío que permiten que la sangre circule directamente de la vena al tubo. Los tubos de vacío presentan como ventajas la comodidad de su empleo, son económicos y evitan que perdamos volumen de sangre cuando se cambia un tubo por otro.

En aquellas situaciones donde la extracción va a ser dificultosa como personas con venas finas, de paredes frágiles o venas que ruedan (que no se dejan pinchar porque se desplazan fácilmente) se sigue aplicando el sistema tradicional, mediante aguja y jeringa. Y en el caso de pacientes pediátricos o venas muy finas la extracción se realiza con palomilla.

Recomendación: no se deben elegir ciertas localizaciones para la punción como zonas donde existan hematomas, cicatrices de gran tamaño, catéteres, vías heparinizadas, en zonas próximas al lugar de infusión de nutrición parenteral o de medicación o en el brazo de lado mastectomizado.

Los pasos del procedimiento para la toma de muestra venosa empleando un sistema de vacío serían:

1. Colocar el compresor (no se debe mantener colocado más de dos minutos).
2. Localizar la vena óptima mediante palpación.
3. Limpiar la zona.
4. Colocar la aguja próxima al lugar de la punción, antes de pinchar, retirar la protección de la aguja.
5. Pinchar, introducir el tubo cuidadosamente en el sistema y esperar a que se llene.
6. Una vez lleno, retirar el tubo y poner otro tubo vacío.
7. Cuando se han llenado todos los tubos en función de las pruebas solicitadas por el clínico, se retirará el compresor y posteriormente se retirará la aguja poniendo antes una gasa encima sin presionar.
8. A continuación, se presionará la zona con ayuda de la gasa o un algodón.

Aplicación del torniquete

El torniquete se utiliza para aumentar el llenado de las venas, lo cual hace que estas sean más prominentes y más fáciles de canalizar. Hay que colocar el torniquete unos 10 cm por encima de la zona donde se va a hacer la venopunción.

Los tiempos de constricción de un minuto, seguidos de liberación del torniquete

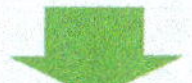

NO tienen consecuencias sobre las concentraciones de los componentes del suero y los factores de coagulación del plasma.

Si la duración del torniquete es superior a 1 minuto ya se produce un éxtasis local con hemoconcentración. Esto puede dar lugar a resultados erróneos: concentraciones elevadas de parámetros proteicos, hematocrito elevado, trombocitopenias y hemólisis. Por lo tanto, debe soltarse el torniquete cuando la sangre comience a fluir en el primer tubo.

Muestras de hemocultivos

La extracción se realiza con jeringas. Se recogen dos muestras, una para cultivos de microorganismos aerobios y otra para cultivo de anaerobios. Es necesario desinfectar los tapones de los frascos.

- **Se extraerá la sangre sin tocar en ningún momento el campo desinfectado.**

- **Se introducirá la sangre en los frascos, evitando que entre aire en el frasco para cultivo en anaerobiosis; asegurándose de inocular un volumen de 8-10 ml para adultos y de 1-3 ml para pacientes pediátricos.**

- **Una vez introducida la muestra hay que mover los frascos para que se mezclen.**

- **Lo habitual es tomar muestras para tres hemocultivos (cada una de una vena distinta) con un intervalo entre tomas de más de una hora y si es posible en el pico febril del paciente.**

Los hemocultivos deben enviarse al laboratorio lo antes posible. Si no es posible enviarlo inmediatamente, se conservarán a 35-37 °C o a temperatura ambiente. Nunca se refrigerarán ni se congelarán.

3.4.2 Punción cutánea

La sangre obtenida por este método a veces se denomina incorrectamente "sangre capilar". Es una mezcla de sangre de arteriolas, vénulas y capilares, conteniendo también cierta cantidad de líquido intersticial e intracelular.

Es un método muy utilizado en pacientes pediátricos, especialmente en lactantes; en adultos con obesidad extrema, pacientes geriátricos, quemados, pacientes con tendencia trombótica o en tratamiento quimioterápico.

Las zonas más habituales para realizar la punción son la yema de los dedos, el lóbulo de la oreja y el talón. En pacientes pediátricos, la extracción se puede realizar en el talón (menores de 1 año) o en la falange distal (nunca a menores de 18 meses) de cualquier dedo.

El procedimiento a seguir para la obtención de muestras capilares del dedo sería:

1. Limpiar con alcohol 70° el sitio donde se va a realizar la punción. Después, se seca con una gasa.

2. Realizar la punción perpendicular a la huella dactilar para obtener el mejor flujo de sangre.

3. El lugar de la punción debe estar caliente. Se puede conseguir mediante el masaje del área o mediante una toallita mojada con agua caliente en la zona durante 3 minutos.

4. Utilizar una lanceta de tamaño adecuado para la edad y el tamaño de paciente para evitar dañar el hueso.

La primera gota de sangre que fluye al exterior tras la punción siempre se deshecha, es probable que esté contaminada con fluidos tisulares. Aplicando una ligera presión, pero sin exprimir el área alrededor del lugar de la punción, deberán recogerse las gotas de sangre que circulan libremente, tocándolas con el borde del recolector y dejándolas fluir por capilaridad en el recipiente de micromuestras adecuado.

- La elección de "sangre capilar" frente a sangre venosa normalmente no es de importancia clínica, excepto en el caso de las pruebas de tolerancia oral a la glucosa donde la concentración capilar de glucosa es mayor que la venosa, aproximadamente un 20 %.

- Para extraer muestras de gasometrías, es necesario calentar la zona previamente. Se recoge en tubos capilares de vidrio heparinizados poniendo especial atención para evitar que se formen burbujas de aire y coágulos ya que la probabilidad de coagulación es elevada si no se homogeneizan de manera continuada.

- El principal inconveniente es la poca cantidad de muestra que se puede obtener, a veces, puede presentar hemólisis y la fácil coagulación de la muestra.

¡Recuerda!

La muestra de sangre utilizada habitualmente en las gasometrías en un hospital pediátrico provienen de sangre capilar.

3.4.3 Punción arterial

La sangre arterial es la más adecuada para la determinación de gases y pH. Como primera opción para la punción, la arteria que se suele elegir es la radial, si no es posible, se recurrirá a la braquial o a la femoral.

Las arterias más habituales para realizar la punción son radial > braquial> femoral.

Los factores a tener en cuenta para una buena calidad de la muestra son:

- Anticoagulante empleado (heparina)
- Existencia de burbujas de aire (20")
- Temperatura
- Tiempo transcurrido
- Presencia de coágulos

Antes de la obtención de la muestra, el paciente deberá mantenerse en situación de reposo entre 20 y 30 minutos.

Después de la extracción de la muestra arterial es preciso eliminar las burbujas de aire de la jeringa; retirar el aire con precaución evitando las salpicaduras de sangre. Se realizarán 5 inversiones completas y se girará la jeringa entre las palmas de las manos durante 5 segundos para asegurar una anticoagulación completa.

Para la determinación de gases, se utilizan preferentemente jeringas de plástico que deben ser transportadas en un máximo de 30 minutos desde su extracción y a temperatura ambiente. En situaciones que asuman tiempos de demora superiores a 30 minutos, se recomienda emplear jeringas de cristal y conservarlas en agua-hielo (0-4 °C) hasta su análisis. En el Tema 7 se estudiarán gasometrías.

¡Recuerda!

Los valores normales de pH en sangre arterial oscilan entre 7,35 y 7,45.

- El suero sanguíneo se define como el plasma pero sin el fibrinógeno, fibrina, algunos factores de la coagulación y sin los elementos formes.

- La vía de acceso sanguíneo que se emplea habitualmente para la determinación de gasometría y pH en el laboratorio es la arterial.

- EDTA es el anticoagulante de elección para la realización de recuentos celulares y la preparación de extensiones de sangre

- El anticoagulante que se utiliza preferentemente en los estudios bioquímicos procedentes de urgencias es la heparina de litio.

- El anticoagulante que se utiliza para las pruebas de coagulación es el citrato sódico.

- Para la determinación de la glucosa el tipo de muestra más indicado es plasma con oxalato de fluoruro.

- La muestra de sangre utilizada habitualmente en las gasometrías en un hospital pediátrico provienen de sangre capilar.

- Los valores normales de pH en sangre arterial oscilan entre 7,35 y 7,45.

$$\left[\begin{array}{c} \textit{Preguntas y respuestas} \\ \textit{Tema 3} \end{array} \right]$$

https://amazingbooks.es/faq-tecnicos-de-laboratorio-bloque-tematico-3

TEMA 4

LÍQUIDOS BIOLÓGICOS: LCR

Autora: Wysali Trapiello Fernández

4.1 Anatomía

El líquido cefalorraquídeo (LCR) es un fluido metabólicamente activo y dinámico que tiene diversas funciones. Su análisis es importante para el diagnóstico y el tratamiento de enfermedades neurológicas o infecciosas que afectan al cerebro, la médula espinal y las meninges, así como en la evaluación de la hemorragia subaracnoidea y en las metástasis leptomeníngeas.

¡Recuerda!

El sistema nervioso central se compone de cerebro y médula espinal. Estas estructuras se encuentran protegidas por una cubierta ósea y tres membranas meníngeas: piamadre, aracnoide y duramadre (en orden desde al más interna a la más externa). Entre la piamadre y la aracnoide hay un espacio subaracnoideo con LCR que baña el sistema nervioso central.

Funciones del LCR:

- Función protectora: función amortiguadora ante golpes.

- Función excretora: elimina los residuos del metabolismo.

- Circulación de nutrientes.

¡Recuerda!

- Se producen 500 ml de LCR al día.

- Se produce por ultrafiltración y secreción activa en los plexos coroideos de los ventrículos.

- Niveles normales en un adulto son 90-150 ml, neonatos 10-60 ml.

- Aspecto claro, incoloro, sin sedimento. La densidad es similar al agua. A este aspecto se le denomina "cristal de roca".

La composición del LCR es como un ultrafiltrado del plasma aunque con ciertas diferencias:

	Plasma	LCR	Meningitis bacteriana
Sodio	140 mEq/L	Similar	
Potasio	4 mEq/L	Similar	
Glucosa	100 mg/dL	60 % de glucosa del plasma	Disminuida
Proteínas	6000 mg/dL	Menor (20 mg/dL)	Aumentadas (turbio)

Interés del estudio del LCR:

- Infecciones del SNC.

- Procesos vasculares.

- Enfermedades desmielinizantes.

- Tumores del Sistema Nervioso Central.

- Identificar la naturaleza del líquido en fístulas nasales u óticas.

¡Recuerda!

Un incremento del número de neutrófilos en el LCR junto con disminución de glucosa y aumento de proteínas es indicativo de meningitis bacteriana. El aumento de linfocitos es indicativo de meningoencefalitis vírica, tuberculosa o fúngica. La proteína Tau es un marcador bioquímico del LCR que es útil en el diagnóstico de rinorrea y otorrea.

4.2 Toma de muestra

Se obtiene mediante punción **lumbar del espacio comprendido entre la L3 y L4** (o entre L4 y L5), usando agujas traumáticas en "punta de lápiz" (técnica aséptica). La cantidad: 2 ml en niños y 10 ml en adultos.

¡Recuerda!

Tras la punción, se mide la presión con un manómetro y luego se deja caer el líquido en 3 tubos estériles con tapa y sin aditivos (tubo seco) en el siguiente orden:

- Estudio bioquímico e inmunológico
- Estudio microbiológico
- Estudio citológico (recuento de células y fórmula)

Una vez obtenido el LCR debe ser analizado lo más pronto posible. Para el estudio de virus se debe guardar refrigerado y para el bacteriano, en estufa.

4.3 Estudio macroscópico

Aspecto

Debe ser claro, incoloro, sin sedimento, con viscosidad similar al agua. A este aspecto se le denomina **"cristal de roca"**. Cualquier cambio en el aspecto hará que el LCR sea patológico.

Dependiendo de su aspecto, el LCR se puede informar como normal, con xantocromía, hemolizado o con turbidez.

Turbidez

La aparición de la turbidez se debe a:

- Presencia de gérmenes: $> 10^5$ UFC.

- Pleocitosis: más de 200 leucocitos/µL.

- Existencia de hematíes: más de 400/µL.

- Nivel elevado de proteínas.

Coágulos por fibrinógeno

Se debe a una punción traumática o meningitis purulenta. No aparece en hemorragia subaracnoidea (extravasación de sangre dentro de los espacios que cubren el sistema nervioso central).

Viscosidad aumentada

- Meningitis criptocóccica o metástasis meníngea.

- Existencia de glóbulos de grasa de diversos tamaños en el LCR: embolismo graso en el cerebro.

Color

- Hemorrágico: es necesario estudiar si la hemorragia es traumática o debida a hemorragia subaracnoidea. Se centrifuga y si el sobrenadante es incoloro es traumática, si es amarillento o rojizo se debe a una hemorragia subaracnoidea.

Determinaciones	Punción traumática	Hemorragia subaracnoidea
Aspecto de los tres tubos	Desigual	Igual
Coágulos	A menudo	No se observan

- Verdoso: presencia de mieloperoxidasa liberada.

- Amarillo: liberación de bilirrubina.

- Xantocromía: al centrifugarse se ve rosa, naranja o amarillo por la lisis de eritrocitos.

4.4 Estudio microscópico

Células

El LCR normal no contiene glóbulos rojos. Si están presentes se puede deber a una punción traumática, en este caso, el número de glóbulos rojos irá disminuyendo desde el primer a tercer tubo colectado.

El laboratorio determinará cuántos leucocitos se encuentran por unidad de volumen (mm^3 o µL). El recuento leucocitario normal en adultos es < 5 células/µL. Para los niños, va variando el recuento normal:

> 1 año de edad	0-30/µL
1-4 años	0-20/µL
5 años a la pubertad	0-10/µL
adultos	0-5/µL

Para conocer el valor de las células se realiza un recuento en una cámara de **Fuchs-Rosenthal** (o la cámara de Neubauer) o en un equipo automatizado validado para líquidos biológicos. Si se trata de LCR claro, se realiza directamente el recuento; en caso de ser hemorrágico, se realiza una dilución 1:20 u otra dependiendo de la observación directa con **líquido de Turk** (es una solución de ácido acético glacial que lisa los hematíes para facilitar el recuento de leucocitos), respetando la misma para el cálculo final.

Efecto de la contaminación con sangre: en los LCR provenientes de una punción traumática se puede utilizar el conteo de los eritrocitos presentes en el LCR para corregir la contaminación producida por la sangre, aplicando el siguiente procedimiento.

$$\text{Leucocitos en LCR} = \text{Leucocitos contados} - \text{corrección}$$

La corrección se calcula como:

$$\text{Corrección} = (Ls)(Hl)/Hs$$

- Ls: Leucocitos en sangre periférica del paciente.

- Hl: Eritrocitos contados en el LCR.

- Hs: Eritrocitos en sangre periférica del paciente.

Recuento diferencial: el método adecuado para realizar el conteo diferencial de las células del LCR requiere la utilización de una citocentrífuga que permite depositar las células presentes en el LCR directamente sobre el portaobjetos en el que serán fijadas y teñidas. Si no se cuenta con la citocentrífuga, se realiza la separación por centrifugación directa del tubo. Después de centrifugado el LCR, se aspira el sedimento con una pipeta Pasteur y se deposita una gota en un porta, se deja secar al aire y posteriormente se tiñe con la **tinción de Wright.** Para la identificación bacteriana es muy importante realizar la tinción Gram para análisis microbiológico.

Pleocitosis por neutrófilos (mayor de 70 % de neutrófilos): sugiere meningitis bacteriana.

Pleocitosis por linfocitos (mayor del 30 %): meningitis vírica.

Pleocitosis por eosinofilos: procesos inflamatorios asociados a parásitos.

4.5 Análisis bioquímico

- Glucosa: la glucorraquia es la glucosa presente en el LCR, que supone el 60 % de la glucemia plasmática. La concentración normal oscila entre 45-80 mg/dL. Hipoglulcorraquia: la disminución de los niveles de glucosa en el LCR por lo general indica meningitis bacteriana.

- Lactato: es independiente de la concentración plasmática. Indica hipoxia cerebral y aumenta en el Infarto cerebral, edema, trauma o meningitis bacterianas.

- Proteínas: las proteínas del plasma se difunden a través de la barrera hematoencefálica y pasan al LCR, principalmente, albumina y globulinas. Los niveles normales de proteínas plasmáticas en el LCR son 15-45 mg/dL. Un aumento de las proteínas en el LCR es indicativo de daño en la barrera hematoencefálica. Sirve como diagnóstico de las distintas enfermedades neurológicas:

- Aumento por paso de proteínas del plasma: hemorragia cerebral.

- Aumento de la permeabilidad de la BHE: meningitis bacteriana (aumento considerable), meningitis vírica.

- Obstrucción en la circulación del LCR: tumor espinal.

- Por aumento de síntesis: neurosífilis y esclerosis múltiple.

• Índice de albúmina: para evaluar la integridad de la barrera hematoencefálica se determina el índice de albúmina, para lo cual se divide el contenido de albúmina del LCR, expresada en mg/dL, frente al contenido de albúmina sérica, expresada en g/dL:

$$\text{Índice de albúmina} = \frac{\text{albúmina LCR (mg/dl)}}{\text{albúmina sérica (g/dl)}}$$

• Cociente IgG/albúmina: con este cociente comprobamos si la IgG se ha formado en el LCR (esclerosis múltiple) o ha atravesado la barrera hematoencefálica. Al realizar una electroforesis aparecen unas **bandas oligoclonales del IgG típicas de la esclerosis múltiple.**

• Proteína β-traza: diagnóstico diferencial de rinorreas y otorreas. La trascendencia del diagnóstico de fístula de LCR es debida al peligro de la exposición del sistema nervioso a la entrada de gérmenes. Se evalúa la proteína beta-traza como marcador de presencia de LCR en muestras de rinorrea.

• Proteína C reactiva: diagnóstico diferencial de meningitis bacterianas y víricas.

• β2-microglobulina: situaciones asociadas con activación o proliferación de linfocitos en SNC (linfoma metastásico).

• Enzimas:

- LDH.

- ADA: enzima Adenosina Desaminasa que está significativamente aumentada en meningitis tuberculosa.

Parámetros de alteración: Utilidad clínica

Parámetros	Alteración	Utilidad clínica
Presión	Elevada	Hemorragia subaracnoidea
	Disminuida	Deshidratación
Aspecto "cristal de roca"	Hemático	Punción traumática
	Xantocrómico	Ictericia
	Turbio	Meningitis infecciosa
Glucosa	Disminuida	Meningitis bacteriana
Proteínas	Aumentada	Meningitis bacteriana
Celularidad	Aumentada	Infección
• Polimorfonucleares	Aumentada	Infección bacteriana
• mononucleares	Aumentada	Infección vírica
ADA	Aumentada	Meningitis tuberculosa
Proteína beta traza Proteína Tau	Si aparece en secreciones nasales y óticas	Fístula en la BHE

¡Recuerda!

- El sistema nervioso central se compone de cerebro y médula espinal. Estas estructuras se encuentran protegidas por una cubierta ósea y tres membranas meníngeas: piamadre, aracnoide y duramadre (en orden desde al más interna a la más externa). Entre la piamadre y la aracnoide hay un espacio subaracnoideo con LCR que baña el sistema nervioso central.

- Se producen 500 ml de LCR al día.

- Se produce por ultrafiltración y secreción activa en los plexos coroideos de los ventrículos.

- Niveles normales en un adulto son 90-150 ml, neonatos 10-60 ml.

- Aspecto claro, incoloro, sin sedimento. La densidad es similar al agua. A este aspecto se le denomina "cristal de roca".

- Un incremento del número de neutrófilos en el LCR junto con disminución de glucosa y aumento de proteínas es indicativo de meningitis bacteriana. El aumento de linfocitos es indicativo de meningoencefalitis vírica, tuberculosa o fúngica. La proteína Tau es un marcador bioquímico del LCR que es útil en el diagnóstico de rinorrea y otorrea.

- Tras la punción, se mide la presión con un manómetro y luego se deja caer el líquido en 3 tubos estériles con tapa y sin aditivos (tubo seco) en el siguiente orden:

  - Estudio bioquímico e inmunológico

  - Estudio microbiológico

  - Estudio citológico (recuento de células y fórmula)

Determinaciones	Punción traumática	Hemorragia subaracnoidea
Aspecto de los tres tubos	Desigual	Igual
Coágulos	A menudo	No se observan

[**Preguntas y respuestas**
Tema 4]

https://amazingbooks.es/faq-tecnicos-de-laboratorio-bloque-tematico-4

TEMA 5

LÍQUIDOS BIOLÓGICOS: LÍQUIDO SINOVIAL, PLEURAL, PERICÁRDICO, PERITONEAL, ESPERMÁTICO Y AMNIÓTICO

Autora: Wysali Trapiello Fernández

5.1 Líquido sinovial

5.1.1 Fisiología y composición

Las articulaciones son la zona de unión de los huesos. El líquido sinovial es un líquido viscoso que llena las cavidades articulares y actúa como lubricante manteniendo al mínimo la fricción entre los huesos. Suministra un medio nutricional para el cartílago.

Tiene la consistencia de la **clara del huevo.** Su composición es la de un ultrafiltrado del plasma, con la misma concentración iónica, contiene pocas proteínas y células pero es **rico en ácido hialurónico,** producido por células sinoviales, responsables de su viscosidad.

Tiene elevada viscosidad en relación al agua debido a la presencia del ácido hialurónico:

- 99 % de las mucoproteínas presentes en el líquido.

- Polímero de cadena larga y elevado peso molecular.

- Se destruye en **situaciones inflamatorias** por la hialuronidasa (neutrófilos): **disminuye la viscosidad del líquido.**

Su análisis en el laboratorio ayuda a determinar el origen patológico de diversas enfermedades que provocan inflamación de las articulaciones, ayudando a diferenciar las artritis infecciosas de las no infecciosas.

5.1.2 Toma de muestra

Cuando el líquido es muy viscoso, se puede dificultar la realización de varios ensayos (bioquímicos). Se debe digerir con **hialuronidasa** antes del análisis.

Motivos de estudio del líquido sinovial: principalmente se fija en las variaciones que hay en el líquido sinovial en las artritis. La inflamación de estas articulaciones se produce por distintas causas:

- Agente físico o mecánico (traumatismos, gota).

- Agentes químicos (hemofilia).

- Artritis supurales o sépticas.

- Artritis por reacciones inmunológicas o autoinmunes.

- Artritis reumatoide y fiebre reumática.

¡Recuerda!

Para obtener una muestra del líquido sinovial se hace una artrocentesis en la articulación dañada. El líquido debe dividirse en 3 muestras:

- Tubo estéril para el examen microbiológico.

- Tubo con anticoagulante (heparina sódica) para examen microscópico. El oxalato, EDTA en polvo y la heparina de litio no se utiliza ya que pueden producir cristales-artefactos en el examen microscópico.

- El resto se coloca en un tubo sin anticoagulante para las pruebas bioquímicas.

5.1.3 Examen macroscópico

Color

El aspecto normal del líquido sinovial es claro y de color amarillo pálido, fuera de este color se pueden encontrar diferencias:

¡Recuerda!

- Coloración clara y aspecto turbio: se asocia a aumento de células.

- Turbio y purulento: asociado a artritis sépticas bacterianas.

- Turbio y aspecto lechoso: asociado a artritis gotosas por los cristales.

- Color rojizo:

  - Puede estar asociado a que al aspirar o pinchar se ha cogido un vaso y en un primer momento aparece rojizo y luego aparece normal.

  - Que haya una hemorragia que ocupe la cavidad articular denominándose hemartrosis. Suele ser característica de los hemofílicos.

  - Que haya una pequeña hemorragia que esté ocasionada por procesos traumáticos.

- Verdoso: en artritis séptica por *Haemophilus influenzae*.

Viscosidad

Una forma práctica de medir la viscosidad es observar su capacidad de formar una hebra desde la punta de la jeringa, lo normal es obtener una hebra de 4 a 6 cm. A esta propiedad se le conoce como **filancia.** Se puede realizar una medida de la viscosidad en el momento de la aspiración, se coloca un dedo en la punta de la jeringa y se hace fluir el líquido: los líquidos no inflamatorios fluyen más de 4 cm. También se puede dejar gotear el líquido desde la jeringa: **si fluye es no inflamatorio, si gotea es inflamatorio.**

La despolimerización del ácido hialurónico por la hialuronidasa neutrófila disminuye la densidad en la enfermedad inflamatoria.

Prueba de Ropes o coágulo de mucina: Se puede estimar el grado de polimerización del ácido hialurónico mediante una solución del 2 al 5 por ciento de ácido acético. Normalmente, se forma un coágulo del líquido sinovial, rodeado de un líquido claro. A medida que la capacidad del ácido hialurónico para polimerizar disminuye, se forma un coágulo menos consistente y el líquido a su alrededor incrementa en turbidez. Se informa la consistencia del coágulo como coágulo sólido, débil, desmenuzable y sin coágulo.

5.1.4 Examen microscópico

Celularidad

El recuento de leucocitos debe ser realizado de inmediato tras la artrocentesis. Se utiliza la cámara Neubauer o contadores automatizados. Si la muestra es hemorrágica puede que sea necesaria la lisis de eritrocitos para el recuento celular, para ello se diluirá la muestra con suero salino hipotónico (0,3 mol/L). No se recomienda el Hayem B como lisante de glóbulos rojos (contiene ácido acético) ya que precipita el ácido hialurónico e impide el recuento de leucocitos.

¡Recuerda!

El recuento de leucocitos permite clasificar el líquido sinovial en diferentes grupos:

- Líquido sinovial no patológico: hasta 200 leucocitos /µL.

- Líquido sinovial patológico con más de 200 leucocitos /µL podría ser un líquido inflamatorio (amarillo opaco) o séptico (lechoso) ambos con baja viscosidad.

- Líquido sinovial de origen hemorrágico: el recuento de leucocitos es bajo y se asocia a traumatismo, fractura, tumor y prótesis y trastornos de la hemostasia como la hemofilia.

Recuento diferencial

La tinción de **May Gründwald-Giemsa** es la seleccionada por su amplia aplicabilidad. En el caso de baja celularidad se puede usar la cito-centrifugación.

El líquido sinovial contiene alrededor de un 20 % de neutrófilos, por lo que la mayoría de las células corresponden a linfocitos y monocitos (macrófagos).

¡Recuerda!

- En líquidos parcialmente inflamatorios predominan las células mononucleadas, como por ejemplo en la fase inicial de artritis reumatoide y artritis del lupus eritematoso sistémico.

- En fases de artritis progresivas se observa un predominio claro de neutrófilos, como también en la artritis bacteriana.

- La eosinofilia en el líquido sinovial puede observarse en las artropatías asociadas a reacciones alérgicas, enfermedades parasitarias y carcinomas metastásicos.

Cristales en el líquido sinovial

El examen microscópico del líquido sinovial es fundamental para la evaluación de la artritis por cristales. La formación de cristales en la articulación puede provocar una inflamación con aumento de leucocitos en líquido sinovial y sus causas incluyen desórdenes metabólicos, excreción renal disminuida, degeneración de cartílago y hueso.

¡Recuerda!

- Cristales de urato monosódico (ácido úrico): gota. Las causas más frecuentes de gota se deben al incremento del ácido úrico en sangre.

- Cristales de pirofosfato cálcico: pseudogota. La pseudogota se asocia más a menudo con la artritis degenerativa, que provoca una calcificación del cartílago.

- El examen microscópico debe efectuarse tras la recolección del líquido sinovial, para asegurarse de que los cristales no sean afectados por cambios de temperatura y pH. Los cristales de urato monosódico y los de pirofosfato cálcico se encuentran extra e intracelularmente (neutrófilos); por lo tanto, el líquido debe examinarse antes de la desintegración de los leucocitos.

- El examen microscópico se efectúa con microscopio de luz polarizada y luz polarizada compensada. Los cristales de urato monosódico tienen aspecto de agujas y los de pirofosfato cálcico son rombos.

Otros cristales

- Cristales de hidroxiapatita (fosfato de calcio básico): asociados con inflamación sintomática aguda.

- Cristales de colesterol: en líquidos sinovial de derrame inflamatorio crónico.

- Cristales de oxalato de calcio, casi exclusivamente en pacientes con daño renal y oxalosis.

- Cristales de hematoidina: en pacientes con hemartrosis, como producto de degradación de la hemoglobina.

- Cristales de lípidos (cruces de Malta): en pacientes con monoartritis aguda, poliartritis crónica;

- Cristales de Charcot-Leyden: se encuentran en pacientes con sinovitis eosinofílica y eosinofilia asociada a vasculitis.

5.1.5 Examen bioquímico

Como el líquido sinovial es un ultrafiltrado del plasma, las pruebas bioquímicas son similares a este.

- Glucosa: sus valores decrecen en procesos inflamatorios o sépticos. Deben medirse los niveles de glucosa plasmática y en el líquido sinovial.

- Lactato: proporcionan una rápida diferenciación entre artritis inflamatoria y séptica y no se requiere su medición plasmática. En artritis séptica, los niveles de lactato del líquido sinovial son superiores a 250 mg/dL.

- Proteínas totales: contiene menos de 3 g/dL de proteínas. El nivel proteico se incrementa en los desórdenes inflamatorios y hemorrágicos.

- Ácido úrico: cuando no se ven cristales en el líquido sinovial, los niveles elevados de ácido úrico se pueden usar para apoyar el diagnóstico de gota.

5.2 Líquidos de cavidades serosas

5.2.1 Trasudados y exudados

Los líquidos serosos se diferencian en trasudados y exudados:

- **Los trasudados** son líquidos **no inflamatorios** que se originan por alteración de factores que afectan a la formación o reabsorción del líquido (presión hidrostática o coloidosmótica). Están asociados con insuficiencia cardíaca congestiva, cirrosis hepática y síndrome nefrótico, los dos últimos se asocian con hipoproteinemia.

- **Los exudados** son líquidos **inflamatorios** cuya formación depende de un aumento de la permeabilidad capilar debido a alteraciones de mesotelio, vasos linfáticos y capilares. Algunas infecciones pueden producir exudados como neoplasias, desordenes sistémicos, traumatismos o condiciones inflamatorias. Requieren de estudio microbiológico o estudios citológicos.

La diferencia entre trasudados y exudados se basa el criterio de Light, publicado en el año 1972, que considera los **niveles proteicos en el líquido pleural *versus* los niveles de proteínas en suero,** al igual que los niveles de lactato deshidrogena (LDH) pleural *versus* LDH plasmática. Si la densidad es mayor de 1.015 se considera exudado, este aumento está condicionado primordialmente por cantidades elevadas de proteínas.

Toma de muestra: se denomina paracentesis a la punción percutánea de las cavidades del cuerpo para la aspiración de líquidos; **pericardiocentesis** para la cavidad pericárdica y **toracocentesis** para la cavidad pleural. Los líquidos serosos no contienen sangre ni fibrinógeno, pero por punciones traumáticas pueden extraerse líquidos con sangre y coágulos. Es por ello que se recomienda utilizar tubos estériles con anticoagulantes, heparinizados, con EDTA, para exámenes microscópicos. Para exámenes químicos se utilizan tubos sin anticoagulantes. Además, debe extraerse una muestra sanguínea para estudios de comparación.

Aspecto: se recolectan y categorizan como trasudados y exudados.

- Los trasudados son generalmente líquidos claros, de color amarillo pálido o amarillo, similar al suero. Debido a que no contienen fibrinógeno, no coagulan en forma espontánea.

- Los exudados generalmente coagulan, varían de color amarillo, verde o rosado y pueden tener brillo. Contienen fibrinógeno, por tanto, requieren un anticoagulante al ser extraídos.

Aspecto de los líquidos de las cavidades serosas:

- **Líquido pleural:** la turbidez está relacionada con la presencia de leucocitos por infección bacteriana, tuberculosis o trastorno inmunitario como artritis reumatoidea. La acumulación de sangre en la cavidad pleural, denominado hemotórax, puede ser por traumatismo torácico, en pacientes con infarto pulmonar, cáncer pulmonar o pleural y tuberculosis.

Parámetro	Trasudado	Exudado
Aspecto	Claro-transparente	Turbio
Coagula	No	Sí
Celularidad	Baja	Aumentada
Proteínas	N	Aumentada
Glucosa	N	Disminuida
LDH	N	Aumentada
Interpretación	Proceso no inflamatorio	Proceso inflamatorio (infección, neoplasia…)

- Los exudados del **líquido peritoneal** es turbio en infecciones bacterianas o micóticas. Su coloración es verdosa o marrón oscura en presencia de bilis. Se observa sangre en traumatismos, tuberculosis, procesos malignos y trastornos intestinales. Presenta aspecto quiloso cuando hay bloqueos de vasos linfáticos o traumatismos.

- El **líquido pericárdico** turbio se presenta en infecciones o en procesos malignos, en este último caso suelen estar acompañados de sangre. Los derrames sanguinolentos pueden ser producto de perforación cardíaca accidental y dosificación inadecuada de anticoagulantes.

5.2.2 Líquido pleural

Los pulmones se hallan cubiertos por una delgada membrana serosa llamada pleural visceral, a su vez, la cavidad torácica esta revestida por otra membrana conocida como pleura parietal. Entre ambas hay un espacio pleural que contiene 5-15 ml de líquido pleural, con función "lubricante", reduciendo la fricción entre los pulmones y las paredes torácicas durante la ventilación. La acumulación anormal de este líquido constituye el derrame pleural.

El líquido pleural es un ultrafiltrado del plasma formado por la extensa red capilar de la membrana pleural.

Estudio bioquímico del derrame pleural:

- pH: las muestras de líquidos biológicos para las mediciones de pH deben recolectarse y analizarse como si se tratara de sangre arterial para mediciones de pH. Las muestras se recolectan anaeróbicamente y se mide el pH a 37 °C.

- LDH: esta enzima es de un gran tamaño y su paso al líquido pleural permite monitorear la permeabilidad capilar. Cuando la actividad de LDH es mayor de 200 U/L o la relación entre la LDH pleural y la LDH sérica es mayor de 0,6, se considera que el líquido es un exudado.

- Proteínas: proteína pleural dividida entre proteína sérica mayor que 0,5 es un exudado.

- Glucosa: disminuye en procesos exudativos generalmente infecciosos.

- Lípidos: predominan los triglicéridos en el derrame quiloso. La presencia mayoritaria de colesterol se asocia con el derrame seudoquiloso.

- Amilasa: elevada en el derrame pleural en los casos de pancreatitis y en la ruptura esofágica, en este último caso el pH disminuye por la acidificación que origina el contenido gástrico.

- Marcadores tumorales: derrames malignos. Los más comunes son el antígeno carcinoembrionario y la alfa-fetoproteína.

- Adenosina desaminasa (ADA): presente en los derrames tuberculosos.

5.2.3 Líquido peritoneal

La cavidad abdominal y las vísceras están cubiertas por una membrana mesotelial continua, el peritoneo. La superficie peritoneal es una membrana semipermeable que permite la difusión pasiva de agua y solutos entre la cavidad abdominal y los vasos subperitoneales. Cuando el líquido peritoneal se acumula anormalmente en la cavidad peritoneal, el fenómeno de derrame se conoce como **ascitis**.

El aspecto del líquido peritoneal permite clasificarlo en seroso, hemático, purulento y quiloso. El color rojo indica la presencia de sangre o hemoglobina.

Estudio bioquímico del líquido peritoneal:

- Proteínas: proteínas mayores de 2,5 g/dL suelen considerarse exudados, los que tienen concentraciones menores se denominan trasudados. Los casos de neoplasia o de infección del peritoneo producen trasudados y en casos de cirrosis e insuficiencia cardiaca congestiva se considera exudado.

- Gradiente de albúmina plasmática-albúmina de líquido ascítico: proporciona una mejor clasificación diagnóstica de la ascitis que la concentración de proteínas. El gradiente de albúmina se obtiene sustrayendo la concentración de albúmina en líquido ascítico a la concentración de albúmina en suero. La utilidad del gradiente de albúmina se basa en el concepto de equilibrio oncótico-hidrostático. La diferencia entre albúmina sérica y de líquido ascítico es muy grande (mayor o igual a 1,1) en pacientes con hipertensión portal.

- Amilasa: niveles elevados se presentan en derrames provocados por pancreatitis (también se eleva la lipasa), ruptura esofágica, perforación gastroduodenal y neoplasias.

5.3 Líquido seminal

El semen es una suspensión de células reproductivas en plasma seminal. Está formado por espermatozoides suspendidos en secreciones del testículo y el epidídimo. Los parámetros analizados en el semen reflejan la función exocrina de las glándulas sexuales masculinas y nos orientan sobre patologías del sistema genital.

Obtención de la muestra

- Por masturbación el mismo día del examen en frasco de vidrio o de plástico atemperado.

- Solo una eyaculación tratando de maximizar la calidad de la muestra.

- Se recoge una muestra obtenida por masturbación tras un periodo de abstinencia eyaculatoria de entre 2 y 7 días.

- Lo ideal: recoger la muestra en un cuarto cerca del laboratorio.

- Evitar choque térmico.

- Entregarlo lo antes posible (1 h).

Examen básico

- Examen macroscópico:

  - Licuefacción
  - Aspecto
  - Volumen
  - Viscosidad
  - pH

- Examen microscópico:

  - Concentración de esp. y otras células.
  - Motilidad
  - Vitalidad
  - Morfología espermática
  - Presencia de aglutinaciones

Examen macroscópico

A) Licuefacción

  - Se licua a temperatura ambiente (15-60 min).
  - Al recibirla: incubar a 37 °C durante 20-25 min y agitar (no vortex).
  - Determinamos si está licuado.

Si sigue sin estar licuado se trata de un líquido anormal, sin importancia clínica, interfiere en el análisis del semen.

B) Aspecto: observaremos el aspecto tras la licuefacción

  - Color normal: nacarado o gris opalescente.
  - Color rojizo o marrón (hematíes).
  - Color amarillento (ictericia, alta vitamina B2) o alto nivel de flavoproteínas oxidadas de vesículas germinales (elevada abstinencia).

C) Volumen

  - Tubo graduado de 15 ml, cónico, tipo Falcon, con tapa hermética.
  - Volumen referencia: > 1,5 ml.
  - Volumen < 1,5 ml: hipospermia u oligospermia.
  - Cuando existe orgasmo y no eyaculación tras la masturbación nos encontramos ante una aspermia (ausencia de eyaculado).
  - Aspermia sospecharemos de una eyaculación retrógrada.

D) Viscosidad: diferenciarlo de licuefacción. Cogeremos una pipeta Pasteur con semen y dejaremos caer su contenido. Valor de referencia: gotas o se forme un filamento < 2 cm.

E) pH

Utilizando tiras reactivas comparamos color con la escala de colores y el valor de referencia: pH > 7,2.

- pH: ácido indica infección.
- pH < 7,2 + azoospermia, sugiere obstrucción de conductos eyaculadores.

Motilidad espermática

Tipos de motilidad
Tipo a: movilidad rápida y progresiva, > 25 micrómetros/segundo a 37 °C.
Tipo b: movilidad progresiva lenta o perezosa.
Tipo c: movilidad no progresiva, < 5 micrómetros/segundo.
Tipo d: inmóvil.
Valor de referencia
Se recomienda que al menos el 40 % de los espermatozoides de la muestra de semen se mueva y que más del 32 % lo haga de una forma progresiva.

Se estudian 10 microlitros de líquido sobre un porta atemperado 37 °C, se deja estabilizar unos 60 segundos.

Examen microscópico

A) Concentración espermática

Concentración: es fundamental que la cantidad de espermatozoides sea elevada, para asegurar que al menos uno de ellos llegue hasta el óvulo y lo fecunde. Se considera normal una **concentración superior a 15 millones de espermatozoides/ml de esperma.**

Cantidad de espermatozoides totales: la cantidad de espermatozoides expulsados en la eyaculación debe ser al menos 39 millones. El recuento se realiza con una cámara de Neubauer mejorada, aunque también se puede utilizar la cámara de Makler.

B) Vitalidad espermática

Evalúa los espermatozoides vivos y se estudia cuando hay < 40 % movilidad en los espermatozoides. Los espermatozoides vivos tienen la membrana plasmática en buen estado y los muertos, dañada.

- Tinción supravitales, **eosina-nigrosina**. Se teñirán los espermatozoides muertos.

- Los basados en la capacidad osmorreguladora de la membrana: solución hipoosmótica, 37 °C, 5 min.

Más del 58 % de los espermatozoides deben estar vivos.

C) Aglutinaciones y agregaciones

- Aglutinación: visualización de espermatozoides móviles unidos por las cabezas, colas, cabeza-cola.

- Agregación: unión de esp. a espermatozoides inmóviles, por lo general muertos, a otras células, a restos, fibras, mucosas.

La presencia de aglutinaciones puede sugerir presencia de anticuerpos, que puede causar infertilidad. Aparece con mayor frecuencia en eyaculados hiperconcentrados.

Morfología espermática

Para que el espermatozoide pueda penetrar en el óvulo y dar lugar al embrión, es imprescindible que tenga una forma adecuada en relación a su cabeza, cuello y cola. La OMS considera normal una muestra con más del 4 % de los espermatozoides con una morfología normal.

Técnica de tinción: Papanicolau, Shorr, *Diff-Quick*. Deben de evaluarse 200 espermatozoides mediante objetivo de inmersión.

Alteraciones relacionadas con los espermatozoides

En función de los resultados obtenidos en el espermiograma y su comparación con los valores normales, se realiza un diagnóstico de la fertilidad del varón a nivel espermático.

Así, se determina si existe normozoospermia (muestra de semen normal) o si, por el contrario, el hombre padece alguna de las siguientes alteraciones seminales.

- **Oligospermia u oligozoospermia:** cuando la muestra de esperma tiene una concentración de espermatozoides menor a 15 millones/ml. En caso de concentración extremadamente baja, menor a 100.000 espermatozoides/ml, hablamos de criptozoospermia.
- **Astenospermia o astenozoospermia:** se diagnostica cuando la movilidad de los espermatozoides no alcanza los valores de referencia.
- **Teratospermia o teratozoospermia:** ocurre en casos en los que el porcentaje de espermatozoides con forma anómala es mayor al 96 %.

- Azoospermia: es una patología masculina que aparece cuando no se observan espermatozoides en el eyaculado.
- Hipospermia: se indica si el volumen de semen es bajo.
- Aspermia: se diagnostica cuando el hombre no es capaz de eyacular, es decir, cuando el volumen de semen eyaculado es cero.

5.4 Líquido amniótico

Está producido por las secreciones de la membrana amniótica, del cordón umbilical y por los sistemas gastrointestinal y renal del feto.

Para poder realizar la amniocentesis es necesario esperar hasta la semana 14 de la gestación para asegurar un volumen de líquido suficiente. Generalmente, se realizan análisis en el 2° trimestre de la gestación para el diagnóstico de enfermedades genéticas y defectos del desarrollo fetal, o en el 3° trimestre para evaluar la gravedad de una eritroblastosis fetal y la madurez pulmonar del feto.

Se obtiene por punción del saco amniótico (amniocentesis), tras la adecuada limpieza. Se aspiran aproximadamente 10 ml de líquido claro y transparente en una jeringa que debe presentar un **pH de 7,4.**

¡Recuerda!

Determinaciones a destacar del líquido amniótico:

- Cociente de lecitina/esfingomielina: diagnóstico de distrés respiratorio del recién nacido.

- Alfa-fetoproteína (AFP): es la principal proteína del feto (Ag oncofetal). Para intervenir en la prevención del rechazo materno del feto. Se encuentra en sangre fetal, sangre materna y líquido amniótico.

  - Su elevación en el líquido amniótico y suero materno indica defectos de cierre del tubo neural (espina bífida).

  - La detección de AFP y Beta-HCG en suero materno junto al estudio de las semanas de gestación, peso, raza, tabaquismo y diabetes nos permite estimar el riesgo de síndrome de Down: si riesgo 1/270 → posible Down (se confirma mediante cariotipado).

  - En adultos no gestantes: es un marcador tumoral aumentado en hepatocarcinoma.

¡Recuerda!

- Para obtener una muestra del líquido sinovial se hace una artrocentesis en la articulación dañada. El líquido debe dividirse en 3 muestras:

    - Tubo estéril para el examen microbiológico.

    - Tubo con anticoagulante (heparina sódica) para examen microscópico. El oxalato, EDTA en polvo y la heparina de litio no se utiliza ya que pueden producir cristales-artefactos en el examen microscópico.

    - El resto se coloca en un tubo sin anticoagulante para las pruebas bioquímicas.

- Coloración clara y aspecto turbio: se asocia a aumento de células.

- Turbio y purulento: asociado a artritis sépticas bacterianas.

- Turbio y aspecto lechoso: asociado a artritis gotosas por los cristales.

- Color rojizo:

    - Puede estar asociado a que al aspirar o pinchar se ha cogido un vaso y en un primer momento aparece rojizo y luego aparece normal.

    - Que haya una hemorragia que ocupe la cavidad articular denominándose hemartrosis. Suele ser característica de los hemofílicos.

    - Que haya una pequeña hemorragia que esté ocasionada por procesos traumáticos.

- Verdoso: en artritis séptica por Haemophilus influenzae.

- El recuento de leucocitos permite clasificar el líquido sinovial en diferentes grupos:

    - Líquido sinovial no patológico: hasta 200 leucocitos /μL.

    - Líquido sinovial patológico con más de 200 leucocitos /μL podría ser un líquido inflamatorio (amarillo opaco) o séptico (lechoso) ambos con baja viscosidad.

    - Líquido sinovial de origen hemorrágico: el recuento de leucocitos es bajo y se asocia a traumatismo, fractura, tumor y prótesis y trastornos de la hemostasia como la hemofilia.

- En líquidos parcialmente inflamatorios predominan las células mononucleadas, como por ejemplo en la fase inicial de artritis reumatoide y artritis del lupus eritematoso sistémico.

- En fases de artritis progresivas se observa un predominio claro de neutrófilos, como también en la artritis bacteriana.

- La eosinofilia en el líquido sinovial puede observarse en las artropatías asociadas a reacciones alérgicas, enfermedades parasitarias y carcinomas metastásicos.

- Cristales de urato monosódico (ácido úrico): gota. Las causas más frecuentes de gota se deben al incremento del ácido úrico en sangre.

- Cristales de pirofosfato cálcico: pseudogota. La pseudogota se asocia más a menudo con la artritis degenerativa, que provoca una calcificación del cartílago.

- El examen microscópico debe efectuarse tras la recolección del líquido sinovial, para asegurarse de que los cristales no sean afectados por cambios de temperatura y pH. Los cristales de urato monosódico y los de pirofosfato cálcico se encuentran extra e intracelularmente (neutrófilos); por lo tanto, el líquido debe examinarse antes de la desintegración de los leucocitos.

- El examen microscópico se efectúa con microscopio de luz polarizada y luz polarizada compensada. Los cristales de urato monosódico tienen aspecto de agujas y los de pirofosfato cálcico son rombos.

Parámetro	Trasudado	Exudado
Aspecto	Claro-transparente	Turbio
Coagula	No	Sí
Celularidad	Baja	Aumentada
Proteínas	N	Aumentada
Glucosa	N	Disminuida
LDH	N	Aumentada
Interpretación	Proceso no inflamatorio	Proceso inflamatorio (infección, neoplasia…)

- Aspectos patológicos del derrame pleural:

  - Derrames purulentos: diagnóstico de empiema (aumento de neutrófilos).

  - Derrames hemáticos: hemotórax.

  - Aspecto serohemático: producto del proceso de toracentesis.

  - Derrame quiloso: contiene grandes cantidades de lípidos, principalmente triglicéridos y se relaciona con alteraciones linfáticas, que originan extravasación de la linfa.

- Determinaciones a destacar del líquido amniótico:

  – Cociente de lecitina/esfingomielina: diagnóstico de distrés respiratorio del recién nacido.

  – Alfa-fetoproteína (AFP): es la principal proteína del feto (Ag oncofetal). Para intervenir en la prevención del rechazo materno del feto. Se encuentra en sangre fetal, sangre materna y líquido amniótico.

    – Su elevación en el líquido amniótico y suero materno indica defectos de cierre del tubo neural (espina bífida).

    – La detección de AFP y Beta-HCG en suero materno junto al estudio de las semanas de gestación, peso, raza, tabaquismo y diabetes nos permite estimar el riesgo de síndrome de Down: si riesgo 1/270 → posible Down (se confirma mediante cariotipado).

    – En adultos no gestantes: es un marcador tumoral aumentado en hepatocarcinoma.

[**Preguntas y respuestas Tema 5**]

https://amazingbooks.es/faq-tecnicos-de-laboratorio-bloque-tematico-5

TEMA 6

MEDIDA DE ANALITOS POR FOTOMETRÍA Y ESPECTROFOTOMETRÍA

Autora: Wysali Trapiello Fernández

6.1 Introducción

Espectro electromagnético: distribución energética del conjunto de la radiación electromagnética. Está dividido en varias regiones:

- Rayos X
- Ultravioleta
- Visible
- Infrarrojo
- Microondas

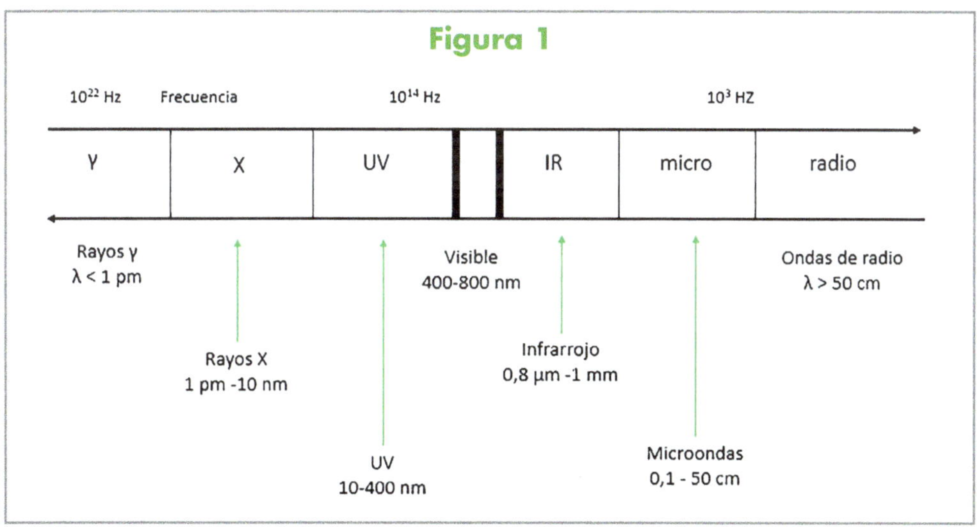

¡Recuerda!

El fundamento de los métodos fotométricos se basa en los efectos que produce la interacción de las radiaciones electromagnéticas sobre las moléculas.

6.1.1 Interacción de la energía radiante con la materia

La radiación electromagnética tiene propiedades electromagnéticas y energéticas. **Parámetros ondulatorios:**

- **Amplitud (γ):** longitud del vector eléctrico máximo en la onda.

- **Longitud de onda (λ):** distancia entre dos puntos que se encuentran en el mismo punto de vibración.

- **Período (T):** tiempo en segundos (s) que tarda una partícula en realizar una vibración completa.

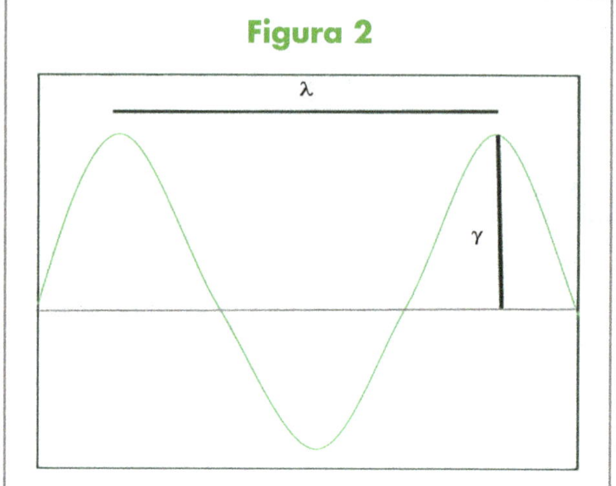

- **Frecuencia (v):** número de oscilaciones completas que una partícula realiza en una unidad de tiempo.

6.1.2 Comportamiento de la materia ante la radiación electromagnética

La materia está constituida por átomos, iones y moléculas. Cuando la energía radiante incide sobre la materia, se producen transiciones electrónicas desde unos niveles energéticos a otros (orbitales). Estas **transiciones electrónicas determinan cambios en el estado energético de átomos o moléculas, estos cambios son característicos de cada especie atómica o molécula.** Cada átomo o molécula absorbe una energía radiante de unas características definidas.

En esta característica se basan las técnicas analíticas espectroscópicas usadas para identificar o cuantificar en muestras los parámetros biológicos que nos van a indicar estados tanto fisiológicos como patológicos.

- **Absorción atómica:** en los átomos, los electrones ocupan alrededor del núcleo determinados niveles energéticos que definen orbitales que caracterizan a cada elemento. En estas condiciones, un átomo se encuentra en su "estado fundamental" o de menor energía, su configuración electrónica es estable y tiende a mantenerla. Si sobre este átomo se aplica una radiación, tiende a recuperar la energía basal.

- **Absorción molecular:** los espectros de absorción de las moléculas poliatómicas son más complejos, lo que supone una gran cantidad de líneas espectrales, que al superponerse dan lugar a una banda ancha de espectros abarcando muchas longitudes de onda.

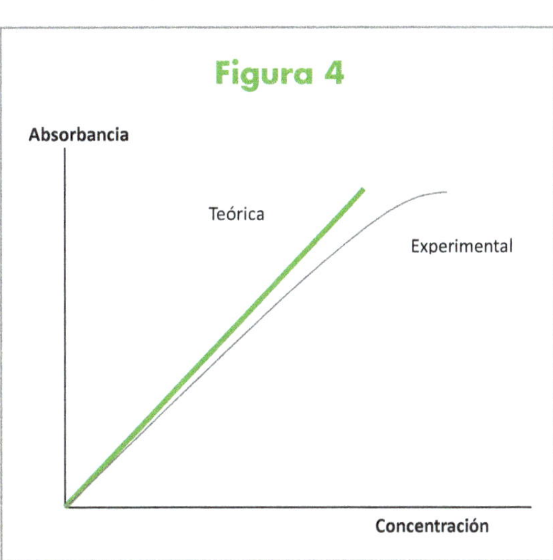

- **Emisión:** proceso que se produce cuando la materia se relaja y cede su exceso de energía en forma de fotones.

6.1.3 Ley de Lambert-Beer

¡Recuerda!

La ley de Lambert-Beer establece la relación entre el grado de absorbancia de una solución y otras dos variables: la concentración del absorbente y la longitud de la cubeta. Es la base del análisis cuantitativo de las determinaciones espectrofotométricas. Basándose en la relación lineal entre absorbancia y concentración se puede conocer la concentración de una solución problema de dos formas:

$$\text{Absorbancia} = \varepsilon(\text{cte}) \times L\ (1\ \text{cm}) \times \text{Concentración}$$

La absorbancia de una solución es directamente proporcional:

- **Su concentración (C):** a mayor número de moléculas, mayor interacción de la luz con ellas.

- **La distancia que recorre la luz por la solución (L)** depende de ε, una constante de proporcionalidad denominada **coeficiente de extinción**, que es específico de cada sustancia.

- Comparación con una solución conocida: cuando tenemos dos soluciones, P (problema) y S (estándar conocida), se puede establecer la siguiente relación matemática entre ellas.

$$\frac{As}{Ap} = \frac{Cs}{Cp}$$

- Curva de calibración: es la representación gráfica en un eje de coordenadas de absorbancia frente a la concentración. Consiste en analizar varias soluciones de concentración conocidas y determinar sus absorbancias; a continuación, se construye la curva de concentración, representando concentraciones frente a absorbancias gráficamente. Se obtiene la concentración de la solución problema por extrapolación de la absorbancia en la recta de calibración.

La recta se curva antes de su límite de linealidad, existen diversos factores que pueden alterar la linealidad:

- Cuando se miden concentraciones muy elevadas de cromógeno.

- La radiación incidente no es monocromática.

- La absorbancia del solvente es significativa comparada con la del soluto.

- Los lados de la cubeta no son paralelos.

- Si hay interferencias.

- Si existen fenómenos de fluorescencia.

6.1.4 Conceptos

- **Fotometría:** medida de las magnitudes relacionadas con las radiaciones, evaluadas según la impresión visual producida por estas.

- **Fotómetro:** es el instrumento que sirve para medir la intensidad de una fuente luminosa.

- **Espectrómetro:** aparato utilizado para medir la distribución de una radiación compleja en función de la longitud de onda o de la frecuencia, si se trata de ondas, y de la masa o de la energía de las partículas individuales, si se trata de partículas.

- **Espectrofotometría:** en química analítica es una técnica de medición que asocia el análisis espectral de la espectroscopia a la medición de magnitudes fotométricas (relacionados con las propiedades de la materia). La fuente emite una radiación compleja (policromática) y se aísla en radiación monocromática que caracteriza cuantitativamente y cualitativamente la materia que ha atravesado. Las leyes de absorción de Lambert-Beer permiten un análisis cuantitativo.

6.1.5 Técnicas espectroscópicas analíticas

Cada tipo de radicación afecta a un nivel diferente de la estructura atómica y molecular. Clasificación de diferentes tipos de técnicas espectroscópicas.

Radiación	Acción sobre la materia	Tipo de espectroscopia
Rayos γ (gamma): $\lambda < 1$ pm	Excitación de núcleos atómicos	Análisis de activación
Rayos X: 1 pm $< \lambda < 10$ nm	Excitación de electrones internos	Diferentes tipos de espectroscopía
Ultravioleta (10-400 nm)	Excitación de electrones de valencia	Cercano: Espectrofotometría UV (absorción) y fotoluminiscencia Lejano: Espectrofotometría UV (absorción, absorción atómica), E. emisión (fotometría de llama) y fotoluminiscencia.
Visible (400-800 nm)	Excitación de electrones de valencia	Espectrofotometría visible (absorción), nefelometría y turbidimetría.
Infrarrojo (800 nm $< \lambda < 1$ mm)	Vibración y rotación de los núcleos de moléculas	Espectrofotometría de absorción (IR)

6.1.6 Sistemas ópticos espectroscópicos

Espectrofotómetro: instrumento que combina las propiedades del espectrómetro y del fotómetro y permite la determinación de intensidades diferentes de radiaciones simples, según las muestras que se determinen.

Un espectrofotómetro consta de:

Fuente de radiación	Origen de la emisión energética en forma de radiación electromagnética lo suficientemente potente y estable para que sea posible su detección y su medida una vez que ha atravesado la muestra.
Sistema de depósito de la muestra biológica	La cubeta debe ser transparente al tipo de radiación utilizada, para que pueda atravesar la muestra sin interferencias.
Selector de longitud de onda	Tiene la función de seleccionar o discriminar una banda estrecha de longitud de onda de las procedentes de la fuente de radiación con la finalidad de aumentar la sensibilidad de la medida de absorbancia.
Detectores	Sistemas que amplifican y transforman la energía radiante no absorbida por la muestra en energía eléctrica y la convierten en una señal eléctrica y cuantificable.
Sistemas de registro y presentación de datos	Para poder visualizar los datos.

Los fenómenos estudiados en la espectrofotometría son los siguientes:

1. Absorción
2. Emisión
3. Dispersión
4. Luminiscencia-fluorescencia, fosforescencia y quimioluminiscencia

¡Recuerda!

Aplicaciones clínicas: muchos de los métodos analíticos espectrofotométricos aplican la ley de Lambert-Beer. La materia absorbe o emite energía en longitudes de onda muy específicos por lo que es posible analizar parámetros en muestras biológicas. Estos parámetros son específicos de estados tanto fisiológicos como patológicos y, junto a otras pruebas, permiten la prevención, el diagnóstico, el tratamiento o la evaluación del seguimiento del tratamiento de estos estados de salud.

6.2 Fotometría de absorción

6.2.1 Elementos de un fotómetro

Todos los espectrofotómetros de absorción se componen de unos elementos básicos:

A. Fuente de radiación: es el sistema que emite la luz. Hay dos tipos:

- Fuentes continuas: radiación constituida por muchas longitudes de onda. Se usan en la absorción molecular. Para el UV se usa la lámpara de deuterio y la de hidrógeno, para el visible, la del filamento de tungsteno. Si se necesita una fuente muy intensa se usan lámparas llenas de gas (argón, xenón o mercurio). Para IR se usan sólidos inertes calentados.

- Fuentes discontinuas: emiten radiación en forma de unas pocas líneas de longitud de onda definida. Se usan en absorción atómica, fluorescencia. Los láseres son un tipo especial de fuente discontinua.

B. Selector de longitud de onda: permite dispersar la radiación policromática (amplio intervalo de longitudes de onda) en bandas que abarquen un intervalo más pequeño de longitudes de onda. Hay dos tipos:

- Monocromadores: usa un prisma o red de difracción que dispersa la radiación en longitudes de onda individuales.

- Filtros: pueden ser:

  - Filtros de absorción: limitan la radiación absorbiendo ciertas posiciones de los espectros. Son más baratos pero solo sirven para el espectro visible.

  - Interferencia: en el UV-Visible y en el IR, son delgadas películas semitransparentes metálicas sobre cada lado de un aislante.

C. Recipiente de la muestra: las distintas técnicas necesitan celdas o cubetas para la muestra (salvo la espectroscopia de emisión). Han de ser de un material transparente a la región espectral de que se trate.

- Para el UV-CUARZO o sílice fundido. También sirven para el visible y parte de IR
- Para el VISIBLE-VIDRIO o PLÁSTICO
- Para el IR-CLORURO SÓDICO CRISTALIZADO

D. Detector: la muestra absorbe una cantidad de radiación y transmite otra. El detector es un dispositivo que transforma la REM transmitida por la muestra en una señal eléctrica. Dos tipos:

- Detector de fotones: la luz recibida por el detector libera electrones generándose una corriente eléctrica proporcional a la REM incidente. Tipos:

  - Célula fotovoltaica
  - Célula de capa de barrera
  - Fototubo
  - Fotomultiplicador

- Detectores térmicos: al incidir la radiación IR sobre estos detectores se producirá un aumento de temperatura que podemos medir mediante distintos sistemas. Tipos:

  - Termocúpulas

  - Bolómetros

  - Detector neumáticos de Golay

6.2.2 Espectrofotometría UV-Visible

La absorción de esta radiación se produce por la excitación de los **electrones externos**. Para que una molécula absorba en el UV-Visible tiene que tener grupos **cromóforos** (molécula que es excitada por la luz como consecuencia de la absorción de la energía). Otro grupo que contribuye a las características de absorción de una molécula orgánica son los **auxocromos** (grupo funcional que por sí solo no absorbe pero que presenta la capacidad de modificar la absorción del cromóforo al que están unidos).

Fuentes de radiación:

- Lámparas descarga de deuterio e hidrógeno: generan una radiación continua en la banda espectral que corresponde al UV.

- Lámparas de filamentos de tungsteno: origina radiación de la región visible e infrarrojo cercano.

- Lámparas de arco de xenón. La excitación eléctrica de una atmósfera de xenón genera una radiación continua en la banda espectral de 250 a 600 nm.

Tanto los fotómetros como los espectrofotómetros pueden ser de un solo haz o de doble haz (Figura 5).

- Un haz: primero metemos el blanco, se mide la absorbancia y luego la muestra que se obtiene restando la absorbancia del blanco.

- Doble haz: tiene dos posiciones para colocar cubetas. El haz de luz llegará a un sistema que desdobla el haz, que dirige una parte hacia la cubeta del blanco y otra sobre la cubeta problema. Tiene una ventaja sobre el sistema anterior, la radiación que incide sobre ambas cubetas está sometida a las mismas fluctuaciones de intensidad, evitando así posibles errores. Podemos procesarlos al mismo tiempo, obteniendo la absorbancia corregida.

Aplicaciones: determinación **cualitativa** y **cuantitativa** de los **compuestos orgánicos** que absorben luz en las regiones del espectro electromagnético visible o ultravioleta. Los disolventes para estas determinaciones son agua para los compuestos solubles en agua, o el etanol para compuestos orgánicos solubles.

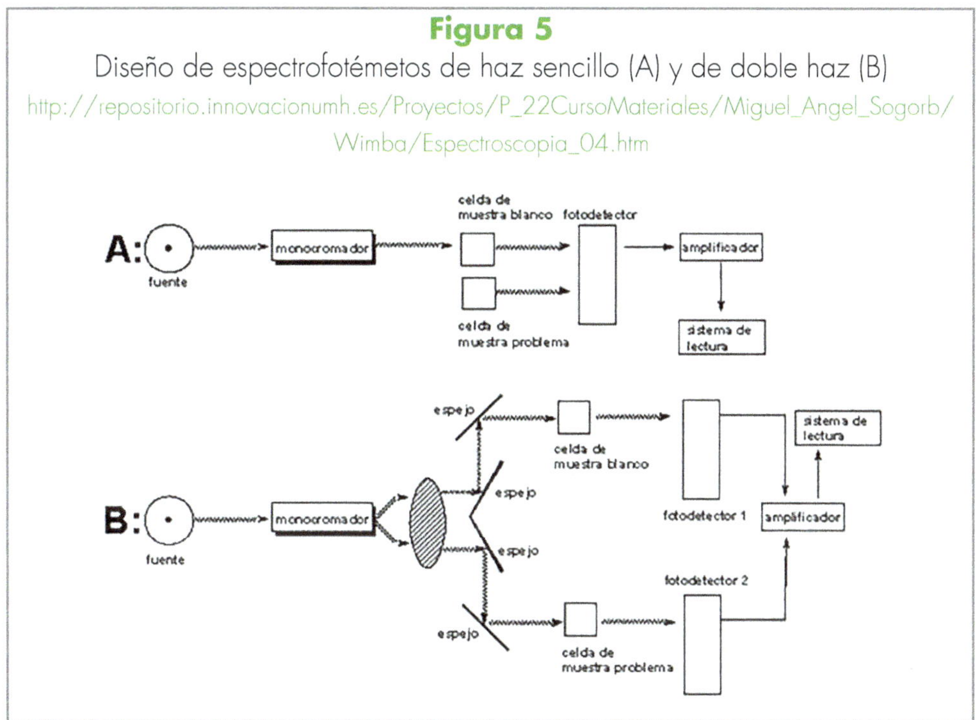

Figura 5
Diseño de espectrofotémetos de haz sencillo (A) y de doble haz (B)
http://repositorio.innovacionumh.es/Proyectos/P_22CursoMateriales/Miguel_Angel_Sogorb/Wimba/Espectroscopia_04.htm

Ventajas

1) Rapidez

2) Uso fácil

3) Precisión extrema

4) Versatilidad

5) Eficiencia en el costo

6) Sensibilidad

7) Análisis de superficies irregulares y materiales duros

8) Preparación mínima de la muestra

6.2.3 Espectroscopía de absorción infrarroja

La absorción IR afecta a los niveles moleculares de **vibración y rotación,** si bien la espectroscopía se basa en los fenómenos de vibración únicamente. La región IR se subdivide en IR cercano, IR medio (la mayoría de las aplicaciones clínicas de esta espectroscopía se encuentra en esta región) e IR lejano.

Instrumentación

A) Fuente de radiación: lámpara de Nerst, lámpara de Globar, lámpara de filamento de níquel y cromo.

B) Selector de longitud de onda:

- Monocromadores:

  - Prismas: fabricados con materias transparentes a la radiación. Haluros de metales alcalinos y alcalinotérreos (KBr, NaCl, LiFe, F2Ca…). Estos materiales son muy higroscópicos por lo que habría que protegerlos del agua.

  - Redes de difracción: son de reflexión fabricados de aluminio.

- Filtros.

C) Cubetas de materiales transparentes a la IR.

D) Detector: la energía del IR es muy baja por lo que se usan detectores térmicos basados en fenómenos de termoconducción:

- Termocúpulas

- Bolómetros

- Detector neumático de Golay

Al igual que el espectroscopía UV-Visible podemos tener instrumentos de haz sencillos y de doble haz.

Aplicación

Se usa para **análisis cualitativo** → identificación de compuestos orgánicos, detección de grupos funcionales.

6.2.4 Espectrofotometría de absorción atómica

Es una técnica para determinar la concentración de un **elemento metálico en una solución.** Los elementos a analizar se encuentran en forma de vapor de átomos. En absorción atómica hay **una fuente independiente de luz monocromática, específica para cada elemento a analizar,** atraviesa el vapor de átomos. Se mide la radiación absorbida. Para poder analizar **la muestra es imprescindible tenerla atomizada.**

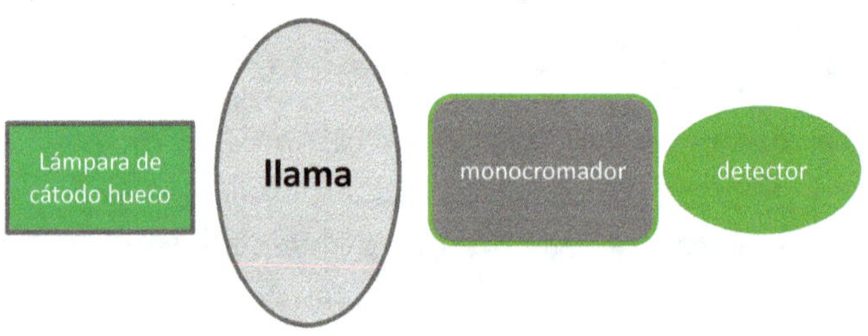

En un espectrofotómetro de absorción **atómica es necesario utilizar una llama aunque también la podemos sustituir por una lámpara de cátodo hueco.**

Componentes

- **Fuente de luz:** lámpara de **cátodo hueco.**
- **Quemador:** es un mechero en el cual se dan dos procesos: nebulización y atomización de la muestra para obtener una mayor sensibilidad.
- **Monocromador:** son prismas o redes de difracción que sirven para hacer pasar la luz a través del sistema óptico.
- **Detector:** el sistema de detección puede estar formado por fotoceldas, fotomultiplicador, etcétera.

Aplicación

Se emplea para **medir las concentraciones de elementos metálicos en los líquidos biológicos,** los principales metales que se miden son: aluminio - arsénico - bario - cadmio - calcio - cobre - cromo - hierro - litio - magnesio - manganeso - mercurio - níquel - plata - platino - plomo - selenio y zinc.

6.3 Emisión: fotometría de llama

Es una técnica de emisión que utiliza una llama como fuente de excitación y un fotodetector electrónico como dispositivo de medida.

El equipo de llama se compone de:

- Monocromador: prismas
- Fotodetector.
- Registrador: convierte un resultado en valor numérico.

Atomizadores con llama: convierte los átomos combinados de la muestra en átomos en estado fundamental, para ello es necesario suministrar a las muestras una cantidad de energía suficiente para disociar las moléculas y romper sus enlaces.

Funciones básicas de la llama:

- Pasa la muestra de estado líquido a gaseoso.
- Descompone los compuestos moleculares en átomos individuales o moléculas sencillas.
- Excita estos átomos o moléculas.

Estos métodos a menudo son capaces de analizar elementos metálicos en ppm, billones e incluso hasta rangos más bajos de concentración. Es esencial que la temperatura de la llama se mantenga constante, para lo cual se precisan reguladores.

Es una técnica aplicable para **la cuantificación de elementos alcalinos o alcalinotérreos,** y los más importantes son las **concentraciones de sodio (Na), potasio (K) y litio (Li).** Las muestras habitualmente utilizadas son **líquidos biológicos** que deben estar en solución acuosa con determinados **diluyentes** y estos **suelen contener litio o cesio.**

Litio → rojo   Sodio → amarilla   Potasio → violeta

¡Recuerda!

DIFERENCIAS ENTRE ESPECTROFOTOMETRÍA DE ABSORCIÓN ATÓMICA Y FOTOMETRÍA DE LLAMA

FACTOR	ESPECTROFOTOMETRÍA DE ABSORCIÓN ATÓMICA	FOTÓMETRO DE LLAMA
EQUIPO	Necesita una fuente de radiación. Se usa casi exclusivamente para el análisis de átomos. Presenta menos interferencias y es más simple. La baja energía no es una desventaja ya que la llama solo sirve para atomizar la muestra y formar un vapor de átomos sin excitar. La sensibilidad depende del número de átomos que se encuentran en estado fundamental. Por eso es aplicable a un gran número de elementos. No necesita monocromadores muy selectivos.	Son más sencillos y sus resultados cuantitativos tienden a ser más reproducibles. La energía de excitación es demasiado baja para la mayoría de los elementos y la muestra debe estar disuelta. La sensibilidad es proporcional al número de átomos que se ha excitado. Normalmente, un pequeño porcentaje de átomos se encuentra en estado excitado. Ambas técnicas están muy relacionadas.
DESTREZA DEL OPERADOR	Mayor dificultad analítica	Menor dificultad analítica
PRECISIÓN	Mayor	Menor
EXACTITUD	Mayor	Menor

6.4 Dispersión: Nefelometría y turbidimetría

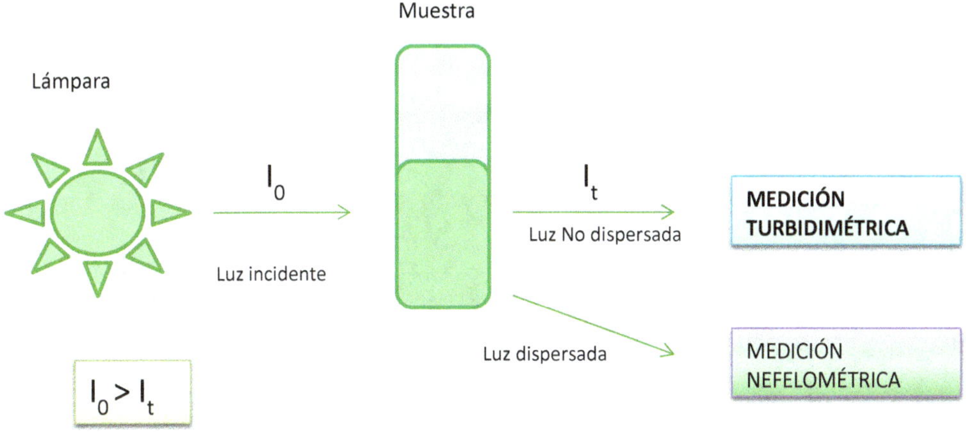

¡Recuerda!

Nefelometría o turbidimetría son métodos analíticos basados en la DISPERSIÓN de partículas suspendidas en líquidos.

- Turbidimetría: es la medición de la luz transmitida a través de una suspensión. Una de sus ventajas es que permite medir cuantitativamente, sin separar el producto de la solución. Las mediciones pueden efectuarse con cualquier espectrofotómetro.

- Nefelometría: mide la luz dispersada en dirección distinta a la luz emitida (generalmente, con ángulos que oscilan entre 15 y 90°). Utiliza como instrumento el nefelómetro. Se suele utilizar para concentraciones más diluidas permitiendo mayor sensibilidad con concentraciones más bajas. Permite mediciones más exactas.

En el procedimiento de la **nefelometría** se considera 3 factores:

1. La concentración: a mayor número de partículas, mayor será la dispersión.

2. Tamaño de la partícula: el pH, la velocidad y orden de la mezcla, concentración de los reactivos y la fuerza iónica.

3. Longitud de onda: generalmente, las muestras se iluminan con luz blanca, pero si están coloreadas se debe escoger una zona del espectro electromagnético en la que la absorción del medio sea la menor posible.

Aplicación

Turbidimetría

- Se utiliza para el análisis de fibrinógeno, triglicéridos, complejos Ag-Ac y otras sustancias.

- Aplicable cuando la dispersión es suficientemente grande (concentración alta de partículas).

Nefelometría

- Preferible para concentraciones bajas de partículas, ya que la dispersión es menor y la disminución de intensidad del haz incidente es pequeña.

- Se suele utilizar para medir concentraciones específicas de colonias de bacterias en algún medio de cultivo, o de muchas proteínas utilizando el principio de dispersión luminosa molecular.

6.5 Fluorimetría y quimioluminiscencia

Fluorescencia

> **¡Recuerda!**
>
> La fluorescencia se produce cuando una molécula absorbe luz de una determinada longitud de onda (energía) y emite luz de una longitud de onda superior (menor energía).

Cuando una molécula se excita por un haz de luz, absorbe energía y se produce el paso de sus electrones de un estado basal a un estado excitado, liberando esta energía en forma de luz, resultando en una emisión fluorescente o fluorescencia. La aplicación más importante es el fluoroinmunoanálisis.

Los componentes básicos de estos equipos son:

1. Fuente de luz de excitación (energía radiante): se pueden emplear lámparas de arco de xenón o lámparas de mercurio.

2. Rendijas de excitación y emisión: son iguales a las del espectrofotómetro (orientan el haz de luz).

3. Monocromadores (de excitación y de emisión):

   - **Monocromadores de excitación:** para seleccionar la longitud de onda de excitación deseada.

- **Monocromadores de emisión:** para eliminar las longitudes de onda emitidas no deseadas.

4. Cubetas: De sílice o cuarzo. Las de plástico pueden causar fluorescencia adicional con pérdida de sensibilidad.

5. Detector: Fototubos multiplicadores capaces de cuantificar la pequeña señal fluorescente.

Los fluorímetros están diseñados en ángulo recto para que la luz procedente de la lámpara (de excitación) no llegue al monocromador de emisión y al detector.

Fosforescencia

La fosforescencia es un fenómeno basado en la propiedad de absorber energía y almacenarla, para después emitirla gradualmente en forma de luz.

¡Recuerda!

La fosforescencia es lo mismo que la fluorescencia, la principal diferencia radica en la forma de emitir la luz absorbida. En la fluorescencia es casi simultánea, en la fosforescencia es más retardada.

Quimioluminiscencia

En ciertas reacciones químicas, la energía liberada no solo se emite en forma de calor o de energía química sino en forma de luz.

¡Recuerda!

En ciertas reacciones químicas, la energía liberada no solo se emite en forma de calor o de energía química sino en forma de luz.

Normalmente, en estas reacciones de quimioluminiscencia se liberan moléculas con estado excitado que al bajar a su estado emiten la diferencia de energía en forma de luz. A medida que progresa la reacción, los cambios de la composición química y la luz disminuyen hasta desvanecerse por completo como resultado de la conversión. Generalmente, la quimioluminiscencia es muy breve.

Electroquimioluminiscencia

Al igual que en la quimioluminiscencia, en este inmunoensayo se generan productos capaces de emitir fotones al pasar de un estado intermedio inestable y energéticamente superior, a uno inferior más estable; aunque en este caso su origen es electroquímico.

➜ El anticuerpo utilizado recubre unas micropartículas imantadas, que tras la formación del complejo antígeno-anticuerpo, se fijan a un electrodo por magnetismo. Dicho anticuerpo está conjugado con un marcador (derivado del rutenio) capaz de emitir fotones cuando se aplica una pequeña diferencia de potencial sobre el electrodo. La energía lumínica que se desprende se detecta con un fotomultiplicador.

➜ Con esta técnica se pueden determinar sustancias como: ácido fólico, vitamina B12, vitamina D, hormonas…

Resumen de los conceptos más relevantes del Tema 6

¡Recuerda!

- El fundamento de los métodos fotométricos se basa en los efectos que produce la interacción de las radiaciones electromagnéticas sobre las moléculas.

- La ley de Lambert-Beer establece la relación entre el grado de absorbancia de una solución y otras dos variables: la concentración del absorbente y la longitud de la cubeta. Es la base del análisis cuantitativo de las determinaciones espectrofotométricas. Basándose en la relación lineal entre absorbancia y concentración se puede conocer la concentración de una solución problema de dos formas:

$$\text{Absorbancia} = \varepsilon\text{(cte)} \times L\ (1\ cm) \times \text{Concentración}$$

- Aplicaciones clínicas: muchos de los métodos analíticos espectrofotométricos aplican la ley de Lambert-Beer. La materia absorbe o emite energía en longitudes de onda muy específicos por lo que es posible analizar parámetros en muestras biológicas. Estos parámetros son específicos de estados tanto fisiológicos como patológicos y, junto a otras pruebas, permiten la prevención, el diagnóstico, el tratamiento o la evaluación del seguimiento del tratamiento de estos estados de salud.

DIFERENCIAS ENTRE ESPECTROFOTOMETRÍA DE ABSORCIÓN ATÓMICA Y FOTOMETRÍA DE LLAMA

FACTOR	ESPECTROFOTOMETRÍA DE ABSORCIÓN ATÓMICA	FOTÓMETRO DE LLAMA
EQUIPO	Necesita una fuente de radiación. Se usa casi exclusivamente para el análisis de átomos. Presenta menos interferencias y es más simple. La baja energía no es una desventaja ya que la llama solo sirve para atomizar la muestra y formar un vapor de átomos sin excitar. La sensibilidad depende del número de átomos que se encuentran en estado fundamental. Por eso es aplicable a un gran número de elementos. No necesita monocromadores muy selectivos.	Son más sencillos y sus resultados cuantitativos tienden a ser más reproducibles. La energía de excitación es demasiado baja para la mayoría de los elementos y la muestra debe estar disuelta. La sensibilidad es proporcional al número de átomos que se ha excitado. Normalmente, un pequeño porcentaje de átomos se encuentra en estado excitado. Ambas técnicas están muy relacionadas.
DESTREZA DEL OPERADOR	Mayor dificultad analítica	Menor dificultad analítica
PRECISIÓN	Mayor	Menor
EXACTITUD	Mayor	Menor

- Nefelometría o turbidimetría son métodos analíticos basados en la DISPERSIÓN de partículas suspendidas en líquidos.

  - Turbidimetría: es la medición de la luz transmitida a través de una suspensión. Una de sus ventajas es que permite medir cuantitativamente, sin separar el producto de la solución. Las mediciones pueden efectuarse con cualquier espectrofotómetro.

  - Nefelometría: mide la luz dispersada en dirección distinta a la luz emitida (generalmente, con ángulos que oscilan entre 15 y 90°). Utiliza como instrumento el nefelómetro. Se suele utilizar para concentraciones más diluidas permitiendo mayor sensibilidad con concentraciones más bajas. Permite mediciones más exactas.

- La fluorescencia se produce cuando una molécula absorbe luz de una determinada longitud de onda (energía) y emite luz de una longitud de onda superior (menor energía).

- La fosforescencia es lo mismo que la fluorescencia, la principal diferencia radica en la forma de emitir la luz absorbida. En la fluorescencia es casi simultánea, en la fosforescencia es más retardada.

- En ciertas reacciones químicas, la energía liberada no solo se emite en forma de calor o de energía química sino en forma de luz.

Técnica	Definición	Fuente de excitación	Fenómeno	Magnitud	Aparato	Usos en clínica
Espectroscopía de absorción molecular	Cuando la materia es excitada por una energía electromagnética, en ella se produce un cambio en la posición de sus electrones y cuando esta vuelve al estado de reposo, desprende energía en forma de calor. La captación de la energía es la absorción	Energía electromagnética (lámpara de tungsteno, mercurio)	Absorción	Luz transmitida, (la que llega al detector al atravesar la cubeta)	Espectrofotómetro	Medida de concentración de cualquier sustancia

Técnica	Definición	Fuente de excitación	Fenó-meno	Magnitud	Aparato	Usos en clínica
Fotometría de llama	Cuando la materia es excitada por cualquier medio, se produce un cambio en la posición de los electrones, cuando esta vuelve a su estado de reposo desprende una nueva energía de menor frecuencia y mayor λ	Calor (llama)	Emisión	Luz emitida por la muestra	Fotómetro de llama	Determinación de Na^+, K^+ y Li^+
fluorimetría		Energía electromagnética (arco de xenón)			Fluorímetro	Pequeñas concentraciones de sustancias marcadas con fluorocromos
Refractometría	Cuando la luz atraviesa una sustancia o medio y se produce una desviación en su dirección, del rayo de luz, y un cambio en su velocidad	Visible	Refracción	Angulo en el que la luz se desvía	Refractó-metro	Densidad de líquidos (orina), proteínas en suero
Reflactancia	Cuando la luz choca con una sustancia y se produce una desviación en su dirección del rayo de luz en función del cromógeno.	Visible	Reflexión de la luz	Angulo de la reflexión de la luz	Lectores de reflactan-cia.	Química seca
Nefelometría	Cuando la luz incide en la materia y se produce una desviación del rayo en varias direcciones sin variar la velocidad	Visible	Dispersión	Luz dispersada en ángulo = o $\geq 90°$	Nefelómetro	Calcio, Ag-Ac
Turbidimetría				Luz absorbida por la muestra	Espectrofo-tómetro	Proteínas Ag-Ac
Espectroscopía de absorción atómica	La materia es irradiada con una λ capaz de ser absorbida por sus átomos. Necesario el proceso de atomización (vapor atómico)	Energía electromagnética	Absorción	Medición de la luz UV, visible o radiación X	Atomizador y espectro-fotómetro	Fe, Cd, Au, Pb, Zn, Cu, Mn en disoluciones acuosas, suelos, fertilizantes…

$$\left[\ \textit{\textbf{Preguntas y respuestas}}\ \right]$$
$$\textit{\textbf{Tema 6}}$$

https://amazingbooks.es/faq-tecnicos-de-laboratorio-bloque-tematico-6

TEMA 7

GASOMETRÍAS Y ESTUDIO DE LOS EQUILIBRIOS ÁCIDO-BASE, GASEOSO E HIDROELECTROLÍTICO

Autora: Raquel Moreno Mayordomo

7.1 Introducción

Una gasometría es una técnica que permite, en una muestra de sangre total, determinar una serie de parámetros fundamentales para la valoración del equilibrio ácido-base, del equilibrio gaseoso y del equilibrio hidroelectrolítico, todos ellos fundamentales para el mantenimiento de la homeostasis.

7.2 Equilibrio ácido-base

7.2.1 Conceptos fundamentales

Definición de ácido y de base

Según la definición de Brønsted y Lowry:

- Un ácido es una sustancia que puede ceder *protones* (H^+ o *hidrogeniones*, que son ácidos) a otra.

- Una base es una sustancia que puede aceptar protones de otra.

Un ácido y una base pueden transformarse entre sí por la pérdida o ganancia de un protón. Por ejemplo: par conjugado ácido carbónico-bicarbonato $H_2CO_3 \leftrightarrow HCO_3^-$.

El agua desempeña un papel fundamental en las reacciones ácido-base, pues capta o cede los protones necesarios para que se produzcan las reacciones. Es decir, puede comportarse como ácido o como base, por lo que se dice que es una sustancia anfótera o anfólita. Ejemplo: $H_2CO_3 + H_2O \leftrightarrow HCO_3^- + H_3O^+$.

Definición de pH

El pH se define mediante la siguiente expresión: $pH = \log \dfrac{1}{[H+]} = - \log [H^+]$

(logaritmo inverso o logaritmo negativo de la concentración de hidrogeniones).

Su valor puede ser de 1-14 y se considera la neutralidad el pH de 7 (el del agua). Un pH menor de 7 es ácido y un pH mayor de 7 es básico o alcalino.

Definición del equilibrio ácido-base

Es "aquella situación de equilibrio entre sustancias de carácter ácido y básico de la sangre, que se produce como consecuencia de la interrelación entre los sistemas respiratorio y metabólico".

Valores normales de pH: En sangre arterial → 7,35-7,45

En sangre venosa → 7,31-7,41

7.2.2 Regulación del equilibrio ácido-base

Sistemas amortiguadores o tampones

Durante los procesos fisiológicos se generan constantemente gran cantidad de sustancias de carácter ácido y básico susceptibles de alterar el equilibrio. En condiciones normales y durante tiempo limitado, los sistemas amortiguadores, que son mezclas de ácidos débiles y sus bases conjugadas, serán capaces de regular estos desequilibrios, impidiendo que varíe el pH al captar o liberar protones en función de las necesidades.

En el organismo, los sistemas tampón más importantes clínicamente son:

- En el plasma:

  - Tampón bicarbonato/ácido carbónico: es el más importante por su elevada concentración y porque puede ser eliminado o retenido fácilmente, tanto por el sistema renal como por el respiratorio en forma de CO_2. Así, los riñones y los pulmones aumentan su eficacia.

  - Tampón fosfato/ácido fosfórico: tanto orgánico como inorgánico.

  - Proteínas plasmáticas.

- En los hematíes:

  - Hemoglobina: segundo tampón más importante por su elevada concentración y porque puede captar una gran cantidad de protones.

  - Tampón bicarbonato/ácido carbónico.

- En el líquido intracelular: principalmente el fosfato inorgánico.

Sistemas respiratorio y metabólico

En situaciones patológicas, se producen demasiados ácidos o bases y el efecto regulador de los tampones no es suficiente, por lo que entran en juego otros sistemas:

- *Los pulmones* actúan a corto plazo (en cuestión de minutos) y pueden eliminar CO_2 aumentando la frecuencia respiratoria, o retenerlo, disminuyéndola.

- Los *riñones* actúan a largo plazo (en cuestión de horas) y pueden eliminar mediante secreción tubular los hidrogeniones originados como consecuencia de las principales reacciones metabólicas del organismo, o reabsorber bicarbonato.

7.2.3 Parámetros necesarios para el estudio del equilibrio ácido-base

El equilibrio ácido-base se valora mediante la determinación de al menos tres parámetros en una gasometría: el pH, la presión parcial de CO_2 (pCO_2) y la concentración de bicarbonato ($[HCO_3-]$), aunque algunos analizadores son capaces de hallar esta última a partir del CO_2 y el pH. Lo más normal es que la determinen y también que la calculen, dando lugar a dos valores de HCO_3-: el calculado a partir de los otros elementos y el determinado realmente.

¡Recuerda!

Hay dos datos imprescindibles para entender todo el tema: el CO_2 es ácido y el bicarbonato, también llamado hidrogenocarbonato (HCO_3-), es básico.

7.2.4 Alteraciones del equilibrio ácido-base

La falta de regulación que se produce en el equilibrio ácido-base cuando la situación excede la capacidad de neutralización de los tampones puede dar lugar a dos estados:

- Acidosis: exceso de hidrogeniones en la sangre, con un pH < 7,35.

- Alcalosis: déficit de hidrogeniones en sangre, con un pH > 7,45.

  Estas dos situaciones pueden, a su vez, ser de dos tipos:

- Respiratorias: aquellas en las que se produce un cambio en la pCO_2. Valores de referencia de pCO_2 en sangre arterial: 35-45 mm de Hg.

- Metabólicas: aquellas en las que se produce un cambio en la $[HCO_3^-]$. Valores de referencia de $[HCO_3^-]$ en sangre arterial: 22-26 mmoles/L.

Existen, por tanto, cuatro alteraciones claramente diferenciadas que se muestran en el esquema siguiente junto con las posibles causas que las producen:

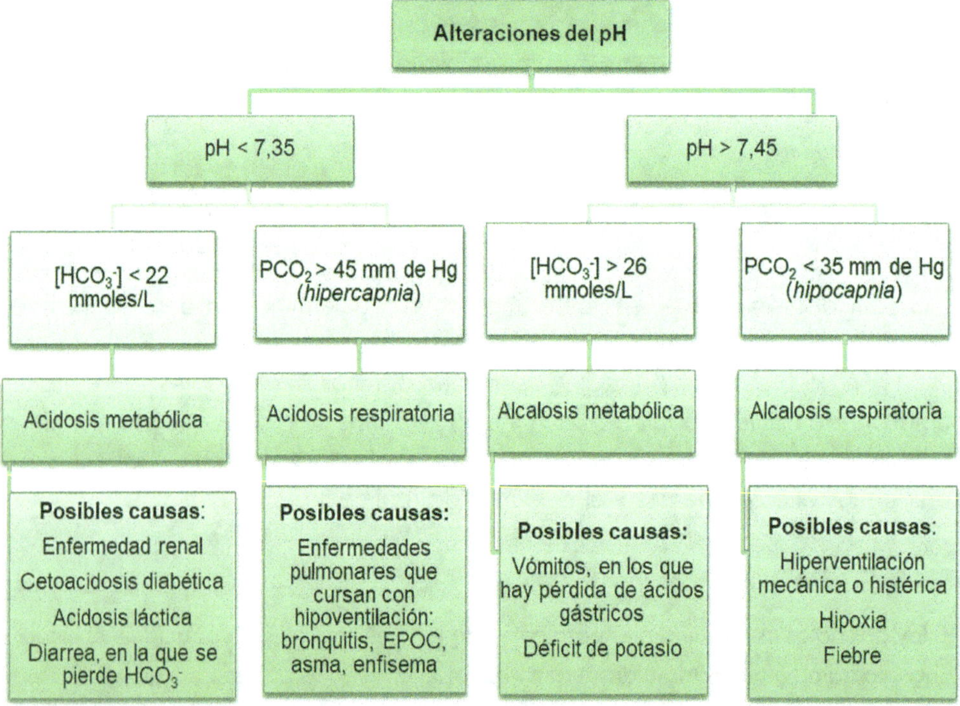

7.2.5 Respuestas compensatorias

Cuando se produce un trastorno metabólico, los pulmones actúan como compensadores (aumentando o disminuyendo la eliminación de CO_2) y, por el contrario, los riñones compensan los trastornos respiratorios.

 GUÍA PRÁCTICA PARA TÉCNICO SUPERIOR DE LABORATORIO DE DIAGNÓSTICO CLÍNICO Y BIOMÉDICO

TRASTORNO	CAMBIO INICIAL	RESPUESTA COMPENSATORIA
Acidosis metabólica	Disminuye la $[HCO_3^-]$	Hiperventilación y disminución de la pCO_2
Alcalosis metabólica	Aumenta la $[HCO_3^-]$	Hipoventilación y aumento de la pCO_2
Acidosis respiratoria	Aumenta la pCO_2	Aumenta la reabsorción renal de HCO_3^-
Alcalosis respiratoria	Disminuye la pCO_2	Disminuye la reabsorción renal de HCO_3^-

7.2.6 Trastornos mixtos

A veces los pacientes tienen más de un trastorno ácido-básico, y todos producen el mismo efecto, es decir, una acidosis o una alcalosis. En este caso se habla de trastornos mixtos.

TRASTORNO	CAMBIOS QUE SE PRODUCEN	
Acidosis mixta	Disminuye la $[HCO_3^-]$	Hipoventilación y aumento de la pCO_2
Alcalosis mixta	Aumenta la $[HCO_3^-]$	Hiperventilación y disminución de la pCO_2

7.2.7 Cómo interpretar los resultados

1. Mirar el pH y, a partir de él, decidir si existe acidosis o alcalosis.

2. Decidir cuál es la causa:

   - Si hay acidosis y la pCO_2 está elevada → es respiratoria

   - Si hay acidosis y la $[HCO_3^-]$ está disminuida → es metabólica

   - Si hay alcalosis y la pCO_2 está disminuida → es respiratoria

   - Si hay alcalosis y la $[HCO_3^-]$ está aumentada → es metabólica

3. Después de haber decidido el trastorno ácido-básico principal, observar si hay compensación.

   - Si hay compensación, el rango de normalidad del otro componente (el que no se empleó para determinar la causa) estará alterado en la dirección que "compensa" el trastorno primario. En este caso, habrá que decidir si la compensación es total o parcial:

- Si es *total*, el pH resultante estará dentro de los valores fisiológicos (esto suele ocurrir en los trastornos crónicos).

- Si es *parcial*, el pH no habrá llegado a estar dentro del rango normal.

- Si no hay compensación porque la concentración del otro componente está dentro de su rango de normalidad, el trastorno primario será *descompensado*.

Puede darse el caso de que veamos alterado el otro componente, pero no en dirección compensatoria sino en la misma dirección del trastorno. En este caso, sería un trastorno mixto.

7.2.8 Casos prácticos

Ejemplo práctico 1

Ante los siguientes valores: pH = 7,31; pCO_2 = 32,8 y $[HCO_3-]$ = 15,8, concluimos que:

pH < 7,35 = acidosis

pCO_2 no está elevada → la acidosis no es respiratoria

HCO_3- está bajo → la acidosis es metabólica

El otro componente, el CO_2, ha bajado → hay compensación, pero no llega a hacer que el pH entre en rango → acidosis metabólica parcialmente compensada

Ejemplo práctico 2

Ante los siguientes valores: pH = 7,52; pCO_2 = 38 y $[HCO_3-]$ = 30, concluimos que:

pH > 7,45 = alcalosis

pCO_2 no está baja → la alcalosis no es respiratoria

HCO_3- está elevado → la alcalosis es metabólica

El otro componente, el CO_2, está en rango → no hay compensación → alcalosis metabólica descompensada

Ejemplo práctico 3

Ante los siguientes valores: pH = 7,1; pCO_2 = 91,9 y [HCO_3-] = 28, concluimos que:

pH < 7,35 = acidosis

pCO_2 está elevada → la acidosis es respiratoria

HCO_3- está elevado → hay compensación, pero no llega a hacer que el pH entre en rango → acidosis respiratoria parcialmente compensada

Ejemplo práctico 4

Ante los siguientes valores: pH = 7,05; pCO_2 = 61 y [HCO_3-] = 17, concluimos que:

pH < 7,35 = acidosis

pCO_2 está elevada → la acidosis es respiratoria

HCO_3- está bajo → la acidosis es metabólica

Es una acidosis mixta → ambos componentes provocan acidosis

Ejemplo práctico 5

Ante los siguientes valores: pH = 7,41; pCO_2 = 65,80 y [HCO_3^-] = 41, concluimos que:

pH en rango → aparentemente sano

pCO_2 muy elevada

HCO_3- muy alto

Es un trastorno totalmente compensado. Solo con estos datos no podemos saber cuál es el origen y cuál es la compensación, aunque podemos atrevernos a decir que se trata de una alcalosis metabólica compensada debido a que el pH de 7,41 tiende más a alcalosis.

7.3 Equilibrio gaseoso

7.3.1 Fisiología respiratoria

El objetivo de la respiración es realizar el intercambio gaseoso, proporcionando oxígeno a la sangre arterial y eliminando el CO_2 de la sangre venosa, procedente de todos los tejidos. Este intercambio depende de tres procesos:

- Ventilación: Intercambio de aire entre la atmósfera y los alvéolos.

- Difusión: Intercambio de gases a través de la membrana alveolo-capilar. Depende de:

  - La superficie disponible para el intercambio: es muy grande (unos 75 m^2), pero algunas patologías la pueden reducir considerablemente.

  - El espesor de la membrana alvéolo-capilar.

  - La diferencia de presiones parciales a ambos lados de la membrana, para cada uno de los gases. Los gases son capaces de atravesarla por difusión pasiva (a favor de gradiente de presión). Durante la inspiración, la presión parcial de O_2 (pO_2) en los alvéolos es mayor que en los capilares que los rodean, por lo que este entra. Durante la espiración, la pCO_2 es más elevada en el interior de los capilares, por lo que sale al exterior (Figura 1).

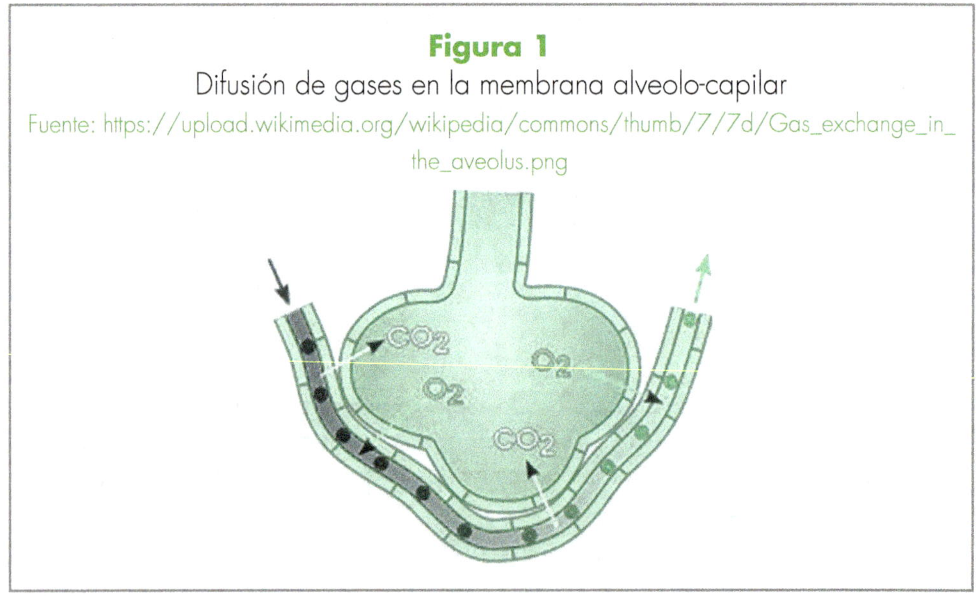

Figura 1

Difusión de gases en la membrana alveolo-capilar

Fuente: https://upload.wikimedia.org/wikipedia/commons/thumb/7/7d/Gas_exchange_in_the_aveolus.png

Si la diferencia de presiones es menor de lo normal, como ocurre al aumentar la altitud, que disminuye la presión atmosférica y la pO_2, el proceso de difusión es más difícil y lento.

El proceso de difusión pasiva finaliza cuando las presiones parciales a ambos lados de la membrana alveolo-capilar se igualan.

- Perfusión: Paso de la sangre desde los vasos sanguíneos hacia los tejidos. Esta llega por los capilares cargada de oxígeno, y los tejidos están escasos del mismo, por lo que este entra por difusión pasiva. Los tejidos están cargados de CO_2 procedente de la respiración celular, por lo que, por gradiente de presión, saldrá de las células a los capilares.

Cuando alguna o varias de estas funciones se encuentran alteradas se habla de insuficiencia respiratoria.

7.3.2 Transporte de gases por la sangre

Cuatro son los aspectos que lo determinan:

- El flujo sanguíneo a nivel pulmonar y tisular.

- La concentración de hemoglobina (Hb) en la sangre y su afinidad por el oxígeno. Esta última aumenta a mayor pO_2. Una sola molécula de Hb puede unirse (reversiblemente) a un máximo de cuatro moléculas de O_2.

- La ventilación pulmonar.

- La demanda tisular de O_2.

De todo el O_2 presente en la sangre, el 99 % se transporta unido a la Hb, y solo un 1 % circula disuelto en el plasma.

En cuanto al CO_2, el 70 % circula en forma de HCO_3^-, el 20 % unido a la Hb formando carbaminohemoglobina o carbohemoglobina y el 10 % disuelto en el plasma.

7.3.3 Valores normales de gases en sangre

	En sangre arterial	En sangre venosa
pO_2	> 80 mm de Hg *Un valor < 80 mmHg indica hipoxemia arterial **Un valor < 60 mmHg indica insuficiencia respiratoria	30-50 mm de Hg
pCO_2	35-45 mm de Hg	41-51 mm de Hg

Para valorar los resultados de gases arteriales hay que tener en cuenta que:

- La pO_2 informa acerca del estado de oxigenación.

- La pCO_2 informa acerca del estado de ventilación.

- El aumento en la pCO_2 (*hipercapnia*) es consecuencia de cualquier alteración que impida que haya una ventilación suficiente para eliminar el CO_2 producido en los tejidos. Entre las causas más frecuentes pueden destacarse:

  - Defecto en el sistema de control respiratorio.

  - Deficiencia en el aparato neuromuscular de la respiración.

  - Obstrucción de las vías respiratorias.

- La disminución de la pCO_2 (*hipocapnia*) suele ser consecuencia de un incremento de la ventilación en reposo por encima de los valores normales. Las causas más frecuentes son la compensación de una acidosis metabólica y la histeria.

7.4 Equilibrio hidroelectrolítico

7.4.1 Equilibrio hídrico

El agua es el componente más abundante del cuerpo humano y constituye aproximadamente el 75 % del peso corporal. En condiciones normales se mantiene constante, debido a un ajuste entre ingestión y eliminación, y se distribuye en distintos compartimentos:

- Intracelular: es el más grande.

- Extracelular: rodea a las células y a su vez está formado por tres compartimentos:

  - Líquido intravascular o plasma.

  - Líquido intersticial: está localizado entre la membrana de las células y la pared de los vasos sanguíneos, e incluye la linfa.

  - Líquido transcelular: formado por las secreciones digestivas y los líquidos corporales, como el cefalorraquídeo, pericárdico, intraocular, peritoneal, seminal, pleural y sinovial.

El intercambio de líquido entre el plasma y el líquido intersticial se produce a través de los capilares sanguíneos y depende de los siguientes factores:

- La permeabilidad capilar: los capilares son permeables al agua, pero no permiten el paso de compuestos de elevado peso molecular, como las proteínas.

- La presión hidrostática: es la presión que ejerce el agua para salir de un compartimento.

- La presión oncótica: es un tipo de presión osmótica ejercida por las proteínas plasmáticas que tienden a atraer el agua hacia sí.

7.4.2 Equilibrio electrolítico

En los compartimentos corporales hay gran cantidad de sustancias que regulan la distribución de líquido en los mismos. De todas ellas, los iones libres o *electrolitos* contribuyen decisivamente al mantenimiento de la homeostasis. En estado normal existe en todos los compartimentos del organismo una neutralidad eléctrica (no confundir con neutralidad ácido-base). Es decir, las cargas positivas son iguales a las cargas negativas.

¡Recuerda!

Los iones con carga positiva se llaman cationes (son atraídos por el cátodo, polo de carga negativa), y los iones con carga negativa se denominan aniones (son atraídos por el ánodo, polo de carga positiva).

Los electrolitos más importantes del organismo son los siguientes:

En el líquido extracelular	
	Sodio (Na^+)
Cationes	Electrolito extracelular más abundante. Su concentración va ligada a la de agua y cloro. • Una hipernatremia puede producirse a causa de una deshidratación (en la que aumentarán todos los electrolitos) o de una retención de Na^+. • Una hiponatremia puede deberse a que existen pérdidas o a un exceso de agua que provocaría una disminución en la concentración de todos los electrolitos.
	Cloro (Cl^-)
Aniones	Es el principal anión extracelular. Una hipocloremia se puede producir porque existen pérdidas, y una hipercloremia por acidosis metabólica.
	Bicarbonato (HCO_3^-)

<table>
<tr><td colspan="2" align="center">En el líquido intracelular</td></tr>
<tr><td rowspan="2">Cationes</td><td align="center">Potasio (K⁺)</td></tr>
<tr><td>

Electrolito intracelular más abundante.

- Una hipokaliemia (hipopotasemia) suele deberse al coma diabético, a la pérdida masiva de secreciones gastrointestinales o al tratamiento con diuréticos. Produce como síntomas alteraciones musculares, alteraciones del electrocardiograma (paro cardiaco, arritmias) y alteraciones intestinales.

- Una hiperkaliemia (hiperpotasemia) puede producirse en caso de disminución de la excreción por insuficiencia renal, o por destrucción celular (por ejemplo, por quemaduras). Genera trastornos muy parecidos a la hipokaliemia.

Magnesio (Mg²⁺)

Participa en el equilibrio neuromuscular y es cofactor de muchas enzimas. La hipomagnesemia es más importante que la hipermagnesemia y provoca tetania, alteraciones musculares y alteraciones en el electrocardiograma.

</td></tr>
<tr><td>Aniones</td><td align="center">Fosfatos orgánicos</td></tr>
</table>

7.4.3 Osmolaridad de los líquidos corporales

La osmolaridad es el "número de partículas de soluto por volumen de disolución, expresada en mOsmoles/L".

Regula la distribución de agua entre los diferentes compartimentos del organismo. El agua difunde en general de una zona de menor concentración osmolar a una de mayor concentración hasta igualar osmolaridades.

7.4.4 Mantenimiento del equilibrio hidroelectrolítico

Los principales responsables del mantenimiento del equilibrio son:

- Los riñones: actúan variando la eliminación o reabsorción de sustancias. Son los principales encargados de regular la osmolaridad y lo hacen a través de hormonas y neurotransmisores, como la ADH (hormona antidiurética) o la aldosterona.

Para evaluar su capacidad como reguladores del equilibrio electrolítico se determinan los electrolitos presentes en la orina y la osmolaridad de la misma.

- Los pulmones: variando la velocidad de respiración, pues durante la espiración se pierde, por ejemplo, vapor de agua.

7.4.5 Brecha aniónica o anión GAP

Si a la suma de todas las cargas de los cationes medibles del plasma le restamos la suma de las cargas de los aniones, el resultado debería ser 0, para cumplir el principio de neutralidad eléctrica del organismo.

Sin embargo, en la práctica esto no es así, sino que el resultado es un valor positivo, por lo que se considera que hay aniones que no pueden ser medidos en el plasma, pero que contribuyen al equilibrio. El conjunto de estos aniones se denomina anión GAP, o brecha aniónica.

7.5 Gasometrías

Todo lo visto anteriormente en el tema se puede valorar en una gasometría. Así que, habiendo estudiado su utilidad, ahora vamos a ver algunos detalles sobre las muestras y qué tratamiento se les debe dar en el laboratorio.

7.5.1 Extracción de muestras

Una muestra para gasometría suele obtenerse en una jeringa, aunque también puede hacerse en un tubo capilar si no hay suficiente muestra, como suele ocurrir en los pacientes pediátricos. En este caso hay que tener en cuenta que será difícil homogeneizar la muestra.

Para la valoración del equilibrio ácido-base o hidroelectrolítico puede extraerse tanto sangre arterial como venosa. Sin embargo, para la valoración del equilibrio gaseoso, es necesaria la extracción de sangre arterial, debido a que su composición es más uniforme y no está sujeta a variaciones en función de la actividad metabólica del lugar donde es extraída (algo que sí ocurre con la sangre venosa).

Como en la sangre arterial se pueden estudiar los tres equilibrios, esta es la muestra de elección, y suele obtenerse de las arterias braquial o radial.

7.5.2 Materiales y contenido de las jeringas

Las jeringas pueden ser de vidrio o de plástico, que pesa menos y no posee riesgo de rotura. El material más usado es el polipropileno, aunque tiene una importante desventaja respecto al vidrio y es que posee poros permeables al intercambio gaseoso.

Las jeringas contienen en su interior un anticoagulante, que es la heparina sódica.

7.5.3 Precauciones a tener en cuenta con las muestras

Las muestras deben mantenerse a temperatura ambiente y analizarse en los 30 minutos siguientes a la extracción, pues un tiempo de espera prolongado provoca, debido al metabolismo celular que no cesa, un aumento del ácido láctico que produce una disminución del pH, un aumento de la pCO_2 y una disminución de la pO_2, así como un aumento del Ca^{2+}. Sin embargo, los parámetros permanecen invariables hasta una hora si se refrigera la muestra, pues de este modo se reduce el metabolismo celular.

Es importante evitar la presencia de aire en la jeringa antes y después de recoger la sangre. Cualquier burbuja de aire que exista en la jeringa después de haber obtenido la muestra debe ser expulsada antes de tapar la jeringa para su transporte inmediato al laboratorio, pues de no ser así se alterarían las presiones parciales de los gases. A menor tamaño de la burbuja, más superficie tiene y más altera las presiones parciales.

Las muestras con coágulos deben rechazarse, así como aquellas que vengan con burbujas, y las muestras han de ser homogeneizadas antes de analizarse. Además, deben rechazarse las primeras gotas antes de analizar.

7.5.4 Determinación de parámetros analíticos en una gasometría

Todos los parámetros se determinan mediante una técnica llamada *potenciometría*, que es una técnica *electroanalítica* con la que se puede determinar la concentración de una especie electroactiva en una disolución empleando:

- Un electrodo de referencia (de potencial conocido). Por ejemplo en la medición del pH se usan como electrodos de referencia:

    - Electrodo de Calomel, que usa especies mercúricas

    - Electrodo de plata/cloruro de plata (Ag/AgCl)

- Un potenciómetro.

- Un electrodo de trabajo (sensible a la especie electroactiva):

- Electrodos de membrana o selectivos de iones (ISE): usados para determinar Na^+, K^+, Cl^-, Ca^{2+}, etcétera.

- Electrodo de pH o de vidrio: reacciona con los hidrogeniones.

- Electrodo de CO_2 o electrodo de Severinghaus.

- Electrodo de O_2 o electrodo de Clarck.

Los iones pueden determinarse en una gasometría, pero también en una muestra normal de plasma o suero, lo cual es más habitual. Sin embargo, hay un ion que sí se determina en una gasometría, ya que necesita las mismas precauciones expuestas anteriormente. Se trata del calcio iónico, que es la fracción libre y fisiológicamente activa del calcio, y mejor indicador del estado cálcico del individuo que su concentración total.

Así, el calcio iónico también requiere su análisis inmediato, por dos motivos:

- Su concentración aumenta rápidamente con el tiempo conforme va bajando el pH.

- Algunas concentraciones pueden constituir una emergencia vital con manifestaciones gastrointestinales, neurológicas (tetania, convulsiones) y cardiacas (arritmias y paradas).

7.6 Cooximetrías

Una cooximetría consiste en la medida de las diferentes fracciones de Hb mediante *espectrofotometría*, cuya finalidad es valorar el estado de oxigenación de un individuo. Nos aporta los siguientes datos:

- Hemoglobina total (tHb): mide la capacidad de transporte de oxígeno.

- Saturación de oxígeno de la Hb (sO_2): el valor normal en sangre arterial es del 95-98 %.

- Hemoglobinas funcionales:

  - Oxihemoglobina (O_2Hb): es la Hb unida a O_2, y el valor normal es del 90-95 %.

  - Desoxihemoglobina (HHb): es la Hb no unida a O_2, y el valor normal es del 1,4-4,9 %.

  - Carbaminohemoglobina o carbohemoglobina (CO_2Hb): es la hemoglobina unida a CO_2.

- Dishemoglobinas o hemoglobinas no funcionales:

  - Carboxihemoglobina (COHb): es la Hb unida a monóxido de carbono (CO), que provoca graves intoxicaciones, pues se une a la Hb con mucha más afinidad que el O_2. El valor normal es menor del 1 %.

- Sulfohemoglobina (SulfHb): es la Hb con el hierro combinado con azufre, incapaz de unir oxígeno, que se produce en algunas intoxicaciones.

- Metahemoglobina (MetHb): es la Hb con el hierro en estado oxidado (Fe^{3+}), incapaz de unir oxígeno, que se produce en algunas intoxicaciones.

Resumen de los conceptos más relevantes del Tema 7

¡Recuerda!

- El pH se define como el logaritmo inverso o el logaritmo negativo de la concentración de protones y su valor normal en sangre arterial es de entre 7,35 y 7,45.
- Hay cuatro alteraciones del equilibrio ácido-base:
  - Acidosis metabólica: producida por la disminución de la [HCO_3-]
  - Alcalosis metabólica: producida por el aumento de la [HCO_3-]
  - Acidosis respiratoria: producida por el aumento de la pCO_2
  - Alcalosis respiratoria: producida por la disminución de la pCO_2
- Los valores normales de gases en sangre arterial son:
  - pO_2: > 80 mm de Hg
  - pCO_2: 35-45 mm de Hg
- La concentración normal de bicarbonato en sangre arterial es de 22-26 mmoles/L.
- Los iones que más contribuyen al equilibrio hidroelectrolítico son:
  - En el líquido extracelular: Na^+, Cl^- y HCO_3-
  - En el líquido intracelular: K^+, Mg^{2+} y fosfatos orgánicos
- Hay dos datos imprescindibles para entender todo el tema: el CO_2 es ácido y el bicarbonato, también llamado hidrogenocarbonato (HCO_3-), es básico.
- Los iones con carga positiva se llaman cationes (son atraídos por el cátodo, polo de carga negativa), y los iones con carga negativa se denominan aniones (son atraídos por el ánodo, polo de carga positiva).

$$\left[\begin{array}{c} \textbf{\textit{Preguntas y respuestas}} \\ \textbf{\textit{Tema 7}} \end{array} \right]$$

https://amazingbooks.es/faq-tecnicos-de-laboratorio-bloque-tematico-7

ESTUDIO DE LAS PROTEÍNAS PLASMÁTICAS, URINARIAS Y EN LÍQUIDO CEFALORRAQUÍDEO

Autora: Raquel Moreno Mayordomo

8.1 Introducción

Las proteínas están formadas por aminoácidos, y las más importantes a nivel clínico se encuentran en el plasma, en la orina y en el líquido cefalorraquídeo. En este tema estudiaremos cómo se cuantifican estas proteínas y cómo se separan en las distintas fracciones electroforéticas. Además, aprenderemos a interpretar un proteinograma y veremos su utilidad en el estudio de las gammapatías monoclonales.

8.2 Las proteínas

8.2.1 Los aminoácidos

Los aminoácidos son compuestos químicos que poseen en su estructura un grupo amino y un grupo ácido; y su función principal es unirse entre ellos formando secuencias que dan lugar a las proteínas. Sin embargo, de todos los aminoácidos de origen natural que se conocen, solo 20 forman parte de las proteínas; los demás se encuentran como productos del metabolismo. De esos 20 aminoácidos, algunos, llamados aminoácidos esenciales, no pueden ser sintetizados por el ser humano y deben ingerirse obligatoriamente en la dieta.

Los aminoácidos constituyentes de las proteínas se comportan como ácidos o como bases dependiendo del medio en el que estén; se trata, pues, de compuestos anfóteros. No obstante, existe un pH al cual un aminoácido no se comporta ni como ácido ni como base, es decir, no posee carga eléctrica, es neutro. Este pH se denomina punto isoeléctrico.

En soluciones muy ácidas, los aminoácidos se presentan como cationes, mientras que en soluciones muy básicas se encuentran en forma aniónica. Esta propiedad es la que se aprovecha para utilizar técnicas basadas en la precipitación aniónica o catiónica de las proteínas al tratarlas con sustancias como el ácido tricloroacético.

Las proteínas están formadas por cadenas de aminoácidos unidos mediante el enlace peptídico. Este enlace consiste en la unión del grupo ácido de un aminoácido con el grupo amino de otro. Dos aminoácidos enlazados forman un dipéptido; tres, un tripéptido, y así sucesivamente. Los compuestos formados por 20 o más aminoácidos se denominan péptidos o polipéptidos. Este es el caso de las proteínas.

La estructura primaria de una proteína es la secuencia de aminoácidos que la componen, que es única, y es la que determina su función biológica. La estructura secundaria es la interacción entre todos los aminoácidos de la secuencia entre sí, de manera que se suelen formar hélices alfa o láminas beta. La estructura terciaria se forma cuando las estructuras anteriores se pliegan sobre sí mismas formando la proteína definitiva. En la estructura cuaternaria, varias cadenas proteicas se unen entre sí para formar un complejo proteico.

8.2.2 Clasificación de las proteínas

Según su forma

- Fibrosas: son insolubles en agua, como el colágeno o la queratina del pelo.

- Globulares: son solubles en agua, como las enzimas, las hormonas o los anticuerpos.

Según su composición

- Simples: están compuestas solo por aminoácidos, como la albúmina.

- Conjugadas: están compuestas por una parte proteica llamada apoproteína y por un componente no peptídico llamado grupo prostético. A su vez, se clasifican en función de este último, en cromoproteínas, glucoproteínas, fosfoproteínas, lipoproteínas, etcétera.

Según su función biológica

- Enzimas que actúan como catalizadores biológicos, como la fosfatasa alcalina.

- Proteínas transportadoras, como la hemoglobina.

- Hormonas, como la insulina.

- Proteínas estructurales, como el colágeno o la queratina.

- Proteínas encargadas de la defensa del organismo frente a agentes extraños, como las inmunoglobulinas (Igs) o anticuerpos.

- Proteínas contráctiles implicadas en la contracción muscular, como la actina y la miosina.

Según su localización fisiológica

Proteínas plasmáticas

El plasma sanguíneo contiene gran cantidad de proteínas, siendo su concentración aproximada de 7 g/dL en adultos (algo más baja en recién nacidos). La mayoría son de síntesis hepática y cumplen diversas funciones:

- Transporte de sustancias (como la albúmina)

- Protección frente a hemorragias (los factores de coagulación)

- Defensa del organismo (las Igs, el complemento)

- Mantenimiento del volumen del plasma, por la presión oncótica que ejercen

- Mantenimiento del pH sanguíneo, porque actúan como amortiguadores o tampones debido a que son compuestos anfóteros

- Nutrición celular, porque son reserva de aminoácidos

Al conjunto de proteínas del plasma se las denomina proteínas totales, proteínas plasmáticas o proteínas séricas (*aunque en el plasma su concentración es algo más elevada por la presencia de fibrinógeno, que desaparece en el suero al dejar coagular la sangre antes de centrifugarla*).

Una **elevación de proteínas séricas** puede encontrarse en casos de:

- Deshidratación: produce cambios en la concentración, pero no indica que haya alteración de la cantidad absoluta de proteínas.

- Presencia de ciertas enfermedades crónicas (procesos inflamatorios, cirrosis hepática, etcétera).

Una **disminución de proteínas plasmáticas** puede encontrarse en:

- Hiperhidrosis: produce cambios en la concentración, pero no indica que haya alteración de la cantidad absoluta de proteínas.

- Síndrome nefrótico, quemaduras graves: por pérdida excesiva de proteínas, principalmente albúmina, a través del riñón o la piel respectivamente.

- Déficit del aporte de proteínas en la dieta, hepatopatías (que impedirían su síntesis) o enteropatías que cursen con malabsorción.

Proteínas urinarias

En condiciones fisiológicas, no debe haber proteínas en la orina, y por eso su valor normal es muy bajo, < 10 mg/dL. La existencia de proteinuria suele ser indicativa de que existe una lesión renal, aunque en ocasiones puede deberse a otras causas. Así, la proteinuria puede clasificarse en:

- No patológica: el aumento de proteínas en orina es transitorio y sin síntomas de enfermedad. Puede ser debida a fiebre, esfuerzos, embarazo, frío, hipertensión.

- Patológica:

    - De origen glomerular: causada por una lesión en los capilares del glomérulo de la nefrona, que aumentan su permeabilidad y dejan pasar proteínas normales del plasma.

    - De origen tubular: en condiciones normales, el glomérulo filtra proteínas plasmáticas de bajo peso molecular, pero estas se reabsorben en los túbulos renales. Una lesión tubular impedirá la reabsorción de estas proteínas, y esto puede ocurrir en caso de pielonefritis, síndrome de Fanconi o envenenamientos con metales pesados.

    - Por sobreproducción: ante una producción excesiva de ciertas proteínas de bajo peso molecular, como la proteína de Bence-Jones, que veremos más adelante, los túbulos no son capaces de reabsorberlas todas, por lo que aparecen en la orina.

Proteínas en líquido cefalorraquídeo

El contenido en proteínas del LCR es muy inferior al del suero, situándose entre 15 y 45 mg/dL, y en su mayor parte son proteínas de bajo peso molecular, principalmente albúmina.

La determinación de proteínas totales en LCR se utiliza principalmente para conocer el estado de la barrera hematoencefálica, ya que generalmente en estados patológicos, como puede ser la meningitis, la barrera aumenta su permeabilidad, aumentando por tanto la concentración de proteínas.

8.2.3 Métodos de cuantificación de proteínas

Proteínas plasmáticas

Una proteína concreta se suele cuantificar en el plasma mediante métodos inmunoquímicos. Sin embargo, a continuación nos centraremos en los métodos que se usan para la cuantificación de proteínas séricas totales:

- Método de Kjeldahl: consiste en la determinación del nitrógeno proteico. Es el método más antiguo, y es lento y complejo.

- Método de Biuret: es el método de referencia debido a su especificidad y a que no tiene interferencias. Además, la reacción permite la automatización. Consiste en la aparición de un complejo violeta en presencia de las proteínas con sales de cobre en medio alcalino. Este color violeta se mide por espectrofotometría a 560 nm.

- Otros métodos que poseen mayor número de interferencias son la refractometría y el método de Lowry, siendo este último una variante del método de Biuret. También se pueden cuantificar proteínas mediante el método de absorción en el ultravioleta por las uniones peptídicas.

Proteínas urinarias

Su cuantificación es mucho más difícil que en suero debido principalmente a la baja concentración que suele existir de ellas, que hace que las interferencias con otros compuestos sea mucho mayor. Los métodos más utilizados son, en orden:

- Turbidimetría: las proteínas se precipitan con algún compuesto (el más utilizado es el ácido tricloroacético) y la turbidez producida se mide en un espectrofotómetro.

- Métodos químicos: el método de Biuret es escasamente utilizado en este caso, aunque puede usarse concentrando previamente las proteínas por precipitación con ácido tricloroacético y posterior centrifugación. También pueden utilizarse los métodos de fijación de colorantes, como el de Ponceau y el azul brillante de Coomassie.

Proteínas en líquido cefalorraquídeo

Al igual que ocurre con las proteínas urinarias, la baja concentración de proteínas en el LCR hace que los métodos colorimétricos usados en determinación de proteínas séricas tengan muchos inconvenientes. Por ello, los métodos más utilizados en este caso son los turbidimétricos, aunque también se usa el método de Lowry con el reactivo de Folin-Ciocalteau y los de fijación de colorantes.

8.3 El proteinograma

8.3.1 Fundamento: la electroforesis

La electroforesis es un método de separación de sustancias en función de su carga eléctrica y su fundamento es el siguiente: cuando se aplica un campo eléctrico a un medio que contiene partículas cargadas (como pueden ser las proteínas), las cargadas negativamente migran hacia el polo positivo (ánodo), mientras que las cargadas positivamente migran hacia el polo negativo (cátodo).

El sentido y velocidad de la migración *dependerán de la carga neta y del tamaño de las moléculas*. Si el pH del medio es menor que el punto isoeléctrico, las proteínas se comportan como cationes, y si el pH del medio es superior al punto isoeléctrico, se comportan como aniones. Por este motivo, para evitar que al aplicar el campo eléctrico unas proteínas migren en una dirección y otras en otra y se vean interferidas, la solución se pondrá a un pH al que todas las proteínas migren en la misma dirección. Así, a pH 8,6 todas las proteínas se cargan negativamente y migran hacia el ánodo, dando lugar a los típicos perfiles electroforéticos de las proteínas séricas.

A pH = 8,6, la albúmina, con un punto isoeléctrico de 4,7, tendrá una mayor carga negativa que las gammaglobulinas, cuyo punto isoeléctrico es de 7,2; por ello, la albúmina recorre una mayor distancia que las gammaglobulinas (porque adquiere una mayor carga negativa).

El suero es la muestra de elección. Se puede usar plasma, pero en ese caso se observará una banda adicional de fibrinógeno que puede impedir que veamos otros componentes. También se puede analizar orina y líquido cefalorraquídeo si se concentran las proteínas.

Actualmente, se utilizan dos técnicas para la realización de una electroforesis de proteínas séricas: la electroforesis en gel de agarosa y la electroforesis capilar.

	ELECTROFORESIS EN GEL DE AGAROSA	**ELECTROFORESIS CAPILAR**
Perfil electroforético		
Antigüedad	Es un método más antiguo, pero es de referencia	Es un método más moderno y actualmente más utilizado
Automatización	Es un método manual	Es un método automatizado
Medio de soporte	Gel de agarosa	No lo requiere
Características	La separación debe ir seguida de una fijación permanente de las fracciones en el gel, en la posición en la que han migrado. Una vez fijadas las proteínas al gel, estas deben teñirse para poder cuantificarse, y la cuantificación se hace mediante dos métodos: • Densitometría: por fotometría se puede cuantificar el colorante fijado a diferentes distancias del punto de aplicación de las proteínas, que corresponderán a las diferentes fracciones proteicas. • Elución: consiste en recortar las fracciones separadas en el gel y eluir el colorante en un disolvente. La medida posterior de la absorbancia del colorante disuelto permite cuantificar cada fracción.	Aplica un voltaje más elevado, lo que aumenta la resolución y disminuye el tiempo de análisis. La separación se realiza en un tubo capilar, cuyo diámetro es del orden de μm, por lo que la temperatura (un factor importante a controlar en la electroforesis) se alcanza enseguida. El capilar se llena con el tampón de migración. Un extremo se sumerge en la muestra, que va migrando hacia el polo opuesto, hacia la ventana de detección de absorbancia (la detecta por espectrofotometría). No requiere fijación, sino que se puede ver el perfil directamente en pantalla según pasan las proteínas por la ventana de detección.

8.3.2 Fracciones proteicas en suero

Mediante la electroforesis, las proteínas plasmáticas se separan en grupos en función de sus características fisicoquímicas. Así, existen 7 fracciones o grupos diferentes, que en su conjunto forman el proteinograma:

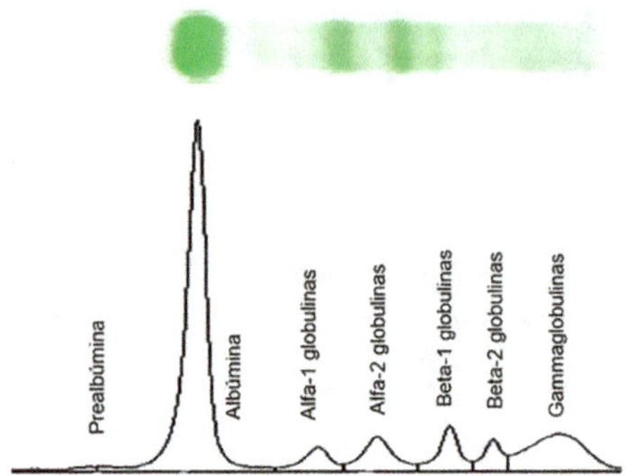

Prealbúmina

En esta fracción solo migra la proteína que le da nombre, que tiene utilidad como marcador nutricional y de síntesis hepática.

Albúmina

En esta región migran proteínas de muy bajo peso molecular, como la albúmina y las lipoproteínas (HDL, LDL y VLDL). Estas últimas quedan tapadas por la enorme banda de la albúmina, que constituye aproximadamente el 55 % de las proteínas plasmáticas.

La albúmina posee múltiples funciones en el organismo:

- Es la proteína que ejerce una mayor presión oncótica, regulando el equilibrio hídrico.

- Fija y transporta numerosas sustancias (ácidos grasos, bilirrubina, fármacos, etc.).

- Debido a su alta concentración, es una importante reserva proteica del organismo.

Un aumento anormal en la concentración de albúmina se produce, en general, solo en casos de deshidratación. Por el contrario, una hipoalbuminemia, que puede ser producida por malnutrición, infección crónica, insuficiencia hepática, hemorragias o síndrome nefrótico, va a producir principalmente trastornos en la distribución de los líquidos, con formación de edemas, acompañados de hipocalcemia (debido a su unión con el calcio plasmático).

Alfa-1 globulinas

En esta región migran la alfa-1 glicoproteína ácida, la transcobalamina y la alfa-1 antitripsina.

Alfa-2 globulinas

En esta región migran la haptoglobina, la alfa-2 macroglobulina y la ceruloplasmina.

¡Recuerda!

La ceruloplasmina es la proteína transportadora de cobre. Su déficit congénito origina depósitos de cobre en los hepatocitos y en el cerebro (enfermedad de Wilson).

Niveles aumentados de las dos fracciones de alfa globulinas son un hallazgo inespecífico en el suero de la mayoría de los enfermos, pues se presentan en procesos inflamatorios, malignos, traumatismos, etc. En ambos grupos hay multitud de proteínas de fase aguda.

Beta-1 globulinas

En esta región migran la transferrina y la hemopexina. Por tanto, en casos de anemia ferropénica veremos un aumento en esta banda, por el aumento de transferrina.

Beta-2 globulinas

En esta región migran la PCR (proteína C reactiva) y las fracciones C_3 y C_4 del complemento.

Las alteraciones de las fracciones beta son poco frecuentes, aunque a veces se encuentran gammapatías monoclonales en estas regiones.

¡Recuerda!

En caso de analizar plasma y no suero, en la región beta-2 veríamos una banda correspondiente al fibrinógeno, que es el precursor de la fibrina que interviene en el proceso de coagulación de la sangre. Esta banda puede causar confusión con una gammapatía monoclonal en la región beta, y es por eso que la muestra de elección es el suero.

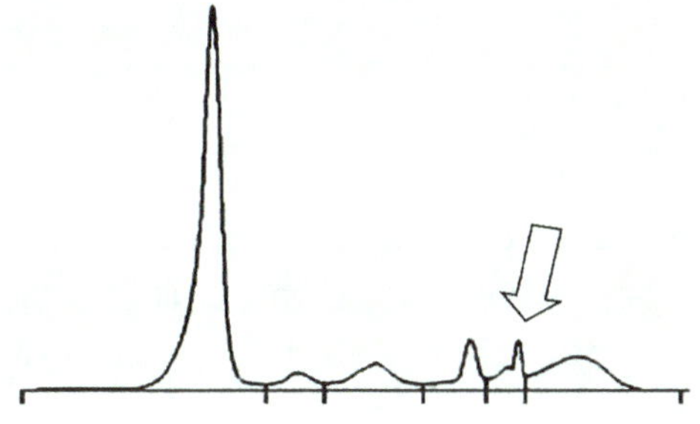

Gammaglobulinas (γ-globulinas)

Esta fracción está constituida por las inmunoglobulinas (Igs) o anticuerpos, sintetizados por las células plasmáticas y responsables de la inmunidad humoral. Hay que distinguir dos tipos de elevación de Igs:

- Aumento policlonal: es un aumento de todas las Igs en general y aparece en los procesos inflamatorios crónicos y en algunas enfermedades autoinmunitarias.

- Aumento monoclonal: es un aumento clonal de un solo tipo de Ig (lo cual se conoce como paraproteinemia o gammapatía monoclonal).

Una disminución de gammaglobulinas puede ser debida a pérdidas en el síndrome nefrótico, disminución de la síntesis por deficiencias inmunitarias, edad avanzada, etcétera.

8.3.3 Interpretación del proteinograma

El estudio de los patrones electroforéticos puede proporcionar importante información para el diagnóstico y seguimiento de varias enfermedades, aunque la aplicación más importante del proteinograma es la *detección de gammapatías monoclonales.*

Sin embargo, debido a su falta de especificidad, el resultado del proteinograma no es suficiente para la obtención de un diagnóstico definitivo, ya que distintas enfermedades pueden producir la misma distribución electroforética de proteínas. Además, hay que tener en cuenta que casi todas las fracciones corresponden a grupos de proteínas; por ello, aunque el resultado de toda la fracción sea normal, puede existir variación porcentual de sus componentes. Conviene, pues, en ocasiones, corroborar los resultados del proteinograma con inmunoensayos más específicos.

8.3.4 Alteraciones del proteinograma

En suero

- Inflamaciones o lesiones tisulares:

  - En el síndrome inflamatorio agudo, el organismo responde con el incremento en suero de una serie de proteínas conocidas como reactivas o de fase aguda. El patrón muestra una elevación en las alfa-globulinas. La concentración de albúmina y gammaglobulinas es normal o baja.

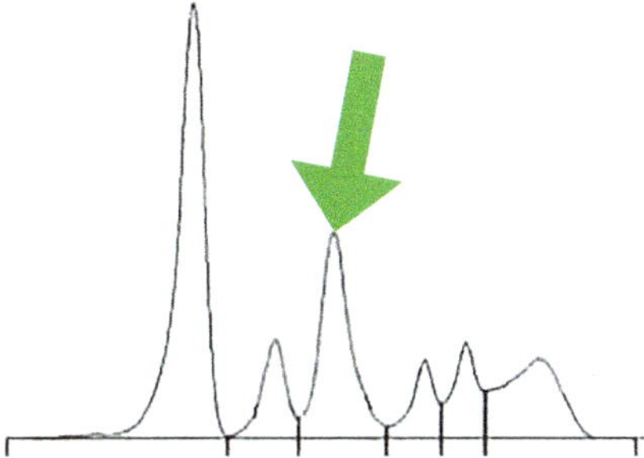

- En el síndrome inflamatorio crónico, aparte de las alfa-globulinas, también se elevan las gamma y a veces las beta. Este patrón puede deberse a alergias, infecciones crónicas, enfermedades autoinmunitarias, etcétera.

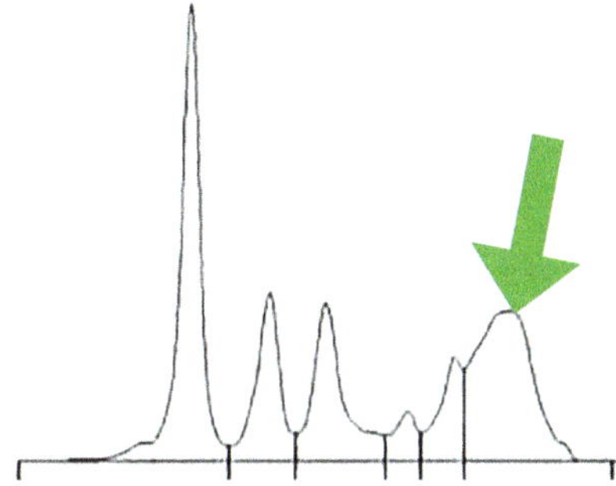

- Enfermedades hepáticas: en ellas descienden las proteínas de síntesis hepática (albúmina, alfa y beta-globulinas) y aumentan las gammaglobulinas. En caso de cirrosis, se produce un característico solapamiento beta-gamma.

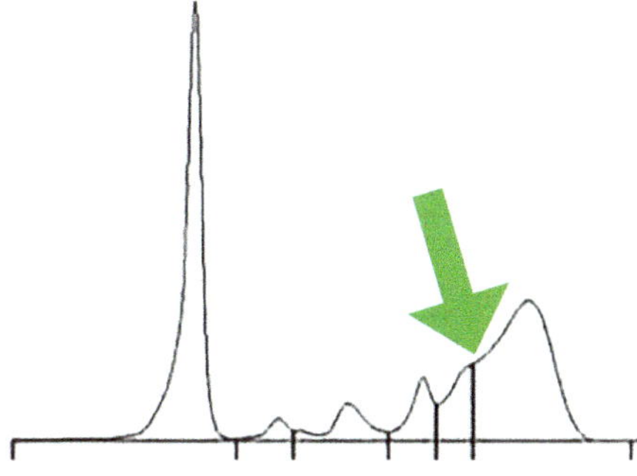

- Síndrome nefrótico: consiste en una lesión glomerular que deriva en la filtración masiva de proteínas de bajo peso molecular, como la albúmina y las gammaglobulinas. Como desciende el número de proteínas totales, el hígado, como mecanismo compensatorio, aumenta la síntesis de alfa-globulinas.

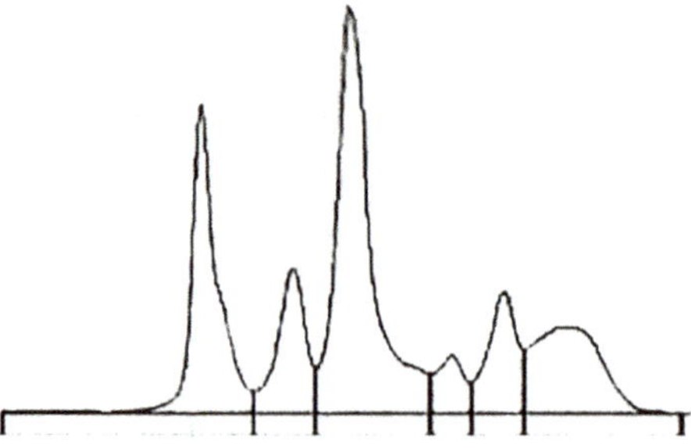

- Gammapatía policlonal: aumento de gammaglobulinas en general (cumbre curva).

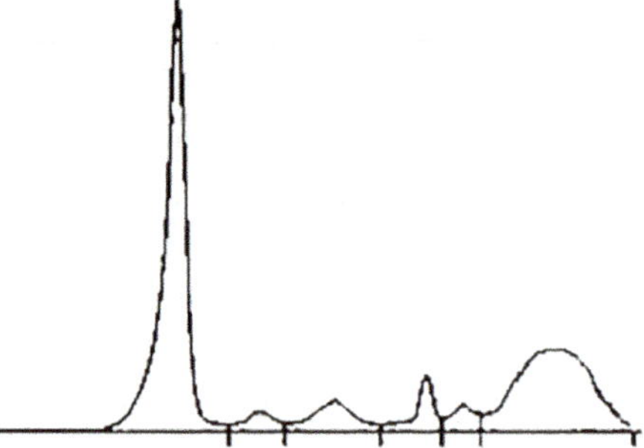

- Gammapatía monoclonal: proliferación de un solo clon de Ig a partir de células plasmáticas. Esta entidad incluye, entre otras, las siguientes enfermedades: mieloma múltiple, macroglobulinemia de Waldenström y plasmocitoma.

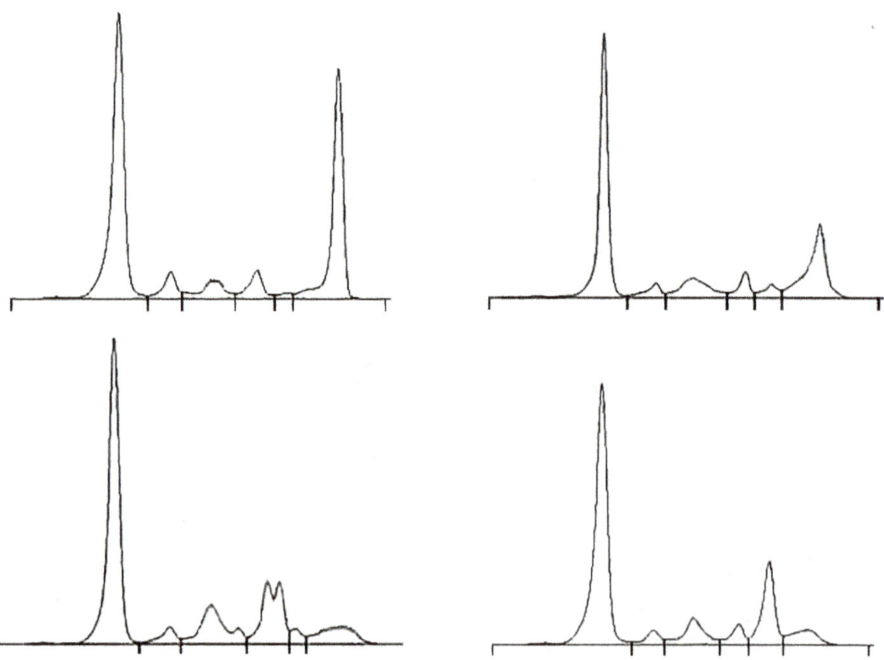

En la segunda fila observamos que también podemos encontrar gammapatías monoclonales cuyas Igs migren en la región beta.

- Hipogammaglobulinemia o agammaglobulinemia.

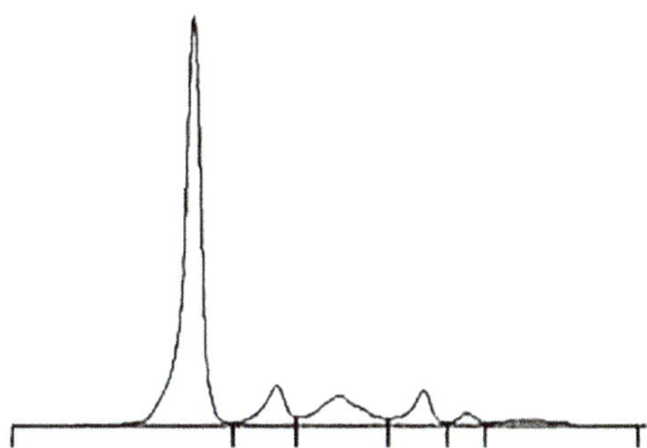

- Bisalbuminemia y analbuminemia: de forma congénita puede existir una albúmina que se desdobla en dos picos, o bien no existir albúmina.

- Hipertransferrinemia: se produce a causa de la anemia ferropénica y hace aumentar la banda beta-1.

En orina

Una electroforesis en orina se realiza de la misma forma que en suero, pero conviene concentrar la muestra previamente por su bajo contenido proteico.

En condiciones normales, el perfil electroforético de las proteínas urinarias es plano, puesto que no deben existir en cantidad apreciable. Sin embargo, en ciertas situaciones patológicas que vimos previamente, puede existir proteinuria, que se puede clasificar en:

- No patológica: aparece principalmente un pico de albúmina.

- Patológica:

  - De origen glomerular:

    Selectiva: deja pasar principalmente albúmina.

    No selectiva: el glomérulo deja filtrar proteínas sin control, por lo que aparece en orina un perfil electroforético similar al del suero.

  - De origen tubular: los túbulos son incapaces de reabsorber proteínas de bajo peso molecular (albúmina y gammaglobulinas), por lo que aparecerán en orina.

- Debida a gammapatías monoclonales: en la mayor parte de los individuos que presentan Igs monoclonales, estas se detectan también en la orina, puesto que se producen en una cantidad tan elevada que los túbulos no son capaces de reabsorberlas en su totalidad. Así, en el proteinograma urinario aparecerán uno o varios picos en la región beta o gamma.

En líquido cefalorraquídeo

La utilidad del proteinograma de LCR es limitada, utilizándose principalmente en la búsqueda de bandas anormales de Igs en la esclerosis múltiple.

8.3.5 Interferencias en el proteinograma

- Falsos positivos, que pueden hacernos pensar que existe una gammapatía monoclonal sin ser cierto:

  - Fibrinógeno, que aparece como una banda en la región beta-2.

  - PCR (proteína C reactiva), que migra en la región beta-2 casi gamma, y a veces puede estar muy elevada por la presencia de un proceso reactivo.

  - Tratamientos con anticuerpos monoclonales.

- Falsos negativos, que nos impiden ver un pico monoclonal:

  - Componente monoclonal débil superpuesto a una banda.

  - Hipogammaglobulinemias

  - Crioglobulinas: son Igs que precipitan cuando el suero se enfría por debajo de la temperatura corporal y se redisuelven a 37 °C. Por ello, si el proteinograma no se realiza con la muestra caliente, la Ig se encontrará precipitada y no correrá en la electroforesis, dando lugar a un falso negativo.

8.4 Estudio de gammapatías monoclonales

La metodología que se sigue es la siguiente:

1. **Detección del componente monoclonal** interpretando el proteinograma:

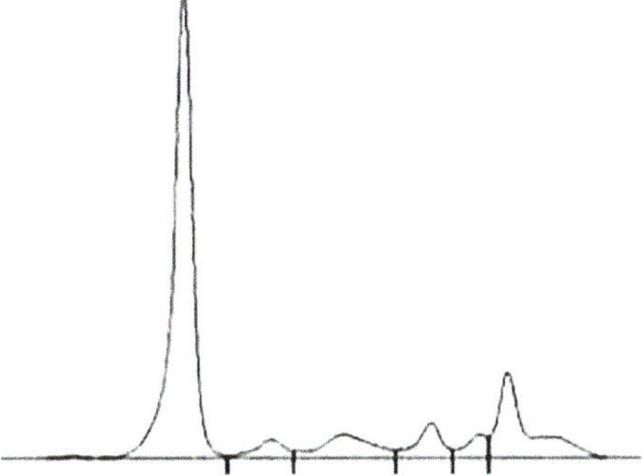

2. **Identificación o tipificación del mismo:** las Igs están formadas por una cadena pesada, que puede ser G, M, A, D y E, y una cadena ligera, que puede ser k (Kappa) o λ (Lambda). Este paso consiste en la caracterización de la cadena ligera y pesada que constituyen la Ig monoclonal. Para ello se usan antisueros específicos para cada cadena, mediante los siguientes métodos:

- **Inmunofijación en gel de agarosa:** es el método de referencia. Permite que una proteína quede anclada al sitio donde migró durante la electroforesis por medio de la formación de un complejo insoluble con un anticuerpo. Para ello, tras la separación de las proteínas por electroforesis, se adicionan antisueros y soluciones fijadoras que solamente precipitan el complejo proteína-antisuero. Si la proteína frente a la que se ha puesto un antisuero está presente, quedará fijada. Si no, se irá con el lavado posterior. Las proteínas fijadas después se tiñen. En cada carril se pone un antisuero.

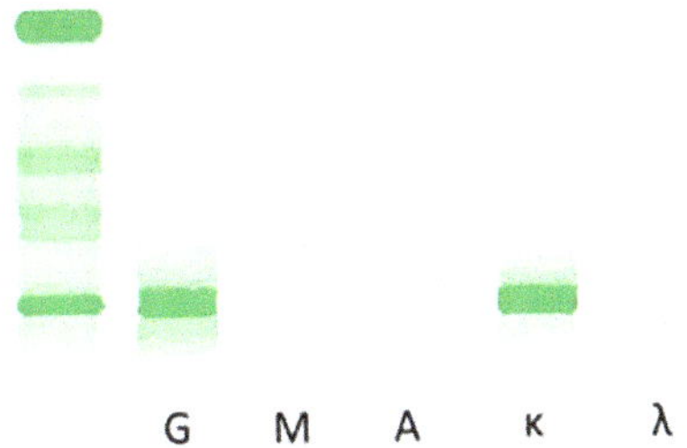

En la imagen, la primera columna es el perfil electroforético completo. En la segunda columna se ha puesto un suero anti-G, en la siguiente anti-M y así sucesivamente. Las cadenas que están presentes porque han quedado ancladas en el gel son la G y la k, por lo que se trata de una gammapatía IgG Kappa.

- **Inmunotipado o inmunosustracción:** es la adaptación de la inmunofijación a la electroforesis capilar. Se hacen 5 electroforesis capilares para la misma muestra en 5 pocillos. Previamente en cada pocillo, se ha añadido un antisuero que hace precipitar la proteína correspondiente. De esta forma, el pocillo en el que haya *desaparecido* la banda es el que corresponde al tipado (porque al haber precipitado la proteína, desaparece en la electroforesis).

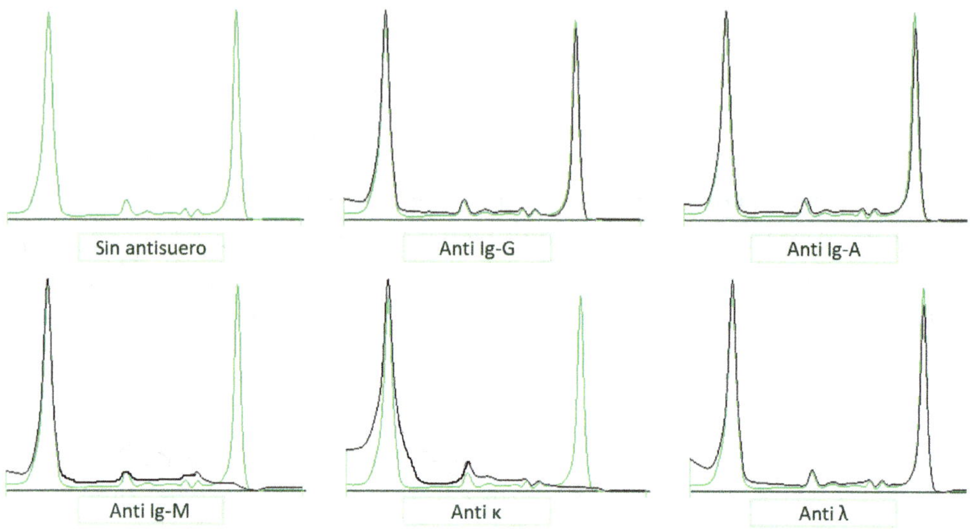

En este caso, se trataría de una gammapatía IgM Kappa.

3. **Cuantificación,** por densitometría o elución, o marcando el pico mediante un programa informático (en caso de que se utilice la electroforesis capilar automatizada).

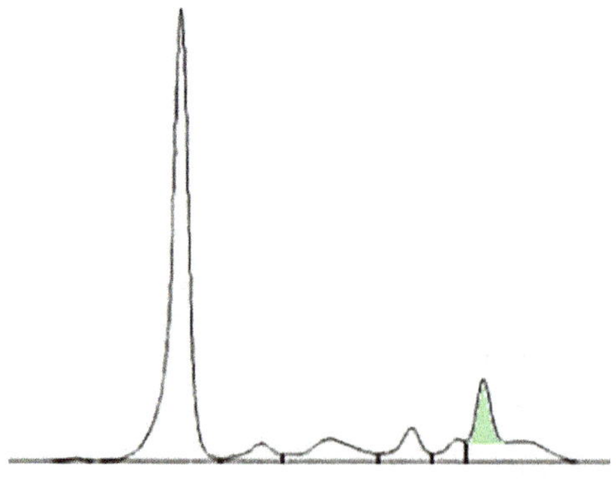

4. **Estudio de cadenas ligeras libres monoclonales** (proteína de Bence-Jones o proteína M). En ocasiones en las gammapatías monoclonales se sintetizan solamente cadenas ligeras en lugar de Igs completas (que tienen cadenas ligeras pero no están libres, sino unidas a las cadenas pesadas). Las cadenas lige-

ras libres son de muy bajo peso molecular y aparecerán en orina (se verá un pico en el proteinograma en orina), siendo además altamente nefrotóxicas.

Se detectan igual que el resto de Igs, pues existen antisueros específicos para ellas. El problema es que en el suero normalmente existirá una hipogammaglobulinemia, debido a la acusada eliminación que sufren por orina. Por ello, para no pasar inadvertidos estos posibles falsos negativos, es útil realizar en suero el cociente k/λ. Si una de las dos se está sobreproduciendo, el cociente diferirá de su rango de normalidad.

Las cadenas ligeras libres se cuantifican principalmente por nefelometría y también por turbidimetría, y su estudio, así como el cálculo del cociente k/λ, está indicado en el diagnóstico, pronóstico y seguimiento de las gammapatías monoclonales.

5. **Estudio de la orina** (muy importante hacerlo siempre que se detecte un pico monoclonal en suero) y ha de hacerse en orina de 24 horas.

   – Proteinograma, concentrando la orina para aumentar la sensibilidad, pero no demasiado o aparecerán picos interferentes. Si la proteinuria es elevada no hará falta concentrarla, y además indicará patología (al interpretar el proteinograma ya decidiremos si renal o hematológica).

   – Inmunofijación en gel de agarosa si procede, es decir, si se ve un pico monoclonal (en orinas no se hacen inmunotipados).

   – Estudio de cadenas ligeras libres en orina, que nos ayudan a interpretar el proteinograma y la inmunofijación (pues vemos si está elevada la Kappa o la Lambda).

Resumen de los conceptos más relevantes del Tema 8

¡Recuerda!

- Las proteínas están formadas por aminoácidos, que son compuestos anfóteros que se unen entre sí mediante el enlace peptídico.

- Las proteínas pueden clasificarse de diversas formas, pero desde el punto de vista del laboratorio nos importa su localización: en el plasma, en la orina o en el líquido cefalorraquídeo, aunque también se pueden estudiar en otros líquidos corporales.

- Las proteínas plasmáticas se cuantifican por el método de Biuret, y las urinarias principalmente por turbidimetría.

- La electroforesis es un método que separa las partículas en función de su carga eléctrica y de su tamaño molecular. En el estudio de las proteínas se utilizan dos técnicas electroforéticas: la electroforesis en gel de agarosa y la electroforesis capilar. Su aplicación más importante es el estudio de las gammapatías monoclonales.

- Mediante la electroforesis se obtiene el proteinograma, que nos permite detectar la presencia de un componente monoclonal, y después este se tipifica mediante dos técnicas: la inmunofijación en gel de agarosa o el inmunotipado.

- El proteinograma en orina nos permite detectar tanto patologías hematológicas como renales, y el proteinograma en líquido cefalorraquídeo tiene como principal aplicación la detección de bandas de Igs anormales en la esclerosis múltiple.

- La albúmina es la proteína más abundante sintetizada por el hígado y la disminución de sus niveles en suero es un excelente indicador de la gravedad de una hepatopatía crónica.

- La ceruloplasmina es la proteína transportadora de cobre. Su déficit congénito origina depósitos de cobre en los hepatocitos y en el cerebro (enfermedad de Wilson).

- En caso de analizar plasma y no suero, en la región beta-2 veríamos una banda correspondiente al fibrinógeno, que es el precursor de la fibrina que interviene en el proceso de coagulación de la sangre. Esta banda puede causar confusión con una gammapatía monoclonal en la región beta, y es por eso que la muestra de elección es el suero.

**Preguntas y respuestas
Tema 8**

https://amazingbooks.es/faq-tecnicos-de-laboratorio-bloque-tematico-8

TEMA 9

LIPOPROTEÍNAS PLASMÁTICAS. COLESTEROL Y TRIGLICÉRIDOS. PRUEBAS DE LABORATORIO

Autora: Wysali Trapiello Fernández

9.1 Introducción

Los lípidos son un grupo heterogéneo con funciones diversas e importantes. Las más destacables son la función energética, el aislante térmico, la estructural (como lo es el colesterol), la coagulación, la vitamínica (K, E, D, A), la hormonal y la digestiva (ácidos biliares), entre muchas otras.

Poseen una característica común y es que en su mayoría son solubles en sustancias no polares (por ejemplo, éter) e insolubles en solventes polares (agua), aunque existen ciertas excepciones.

Clasificación de los lípidos:

- Saponificables: contienen ácidos grasos como los triglicéridos (triacilglicéridos) o fosfolípidos.

- Insaponificables: no tienen ácidos grasos. Son derivados del isopreno, como los terpenoides (vitamina A, E, K) y los esteroides (colesterol, vit. D, ácidos biliares, hormonas sexuales, glucocorticoides y mineralocorticoides).

Estos lípidos deben ser transportados hasta los tejidos donde serán almacenados o consumidos. Son transportados en el plasma en forma de lipoproteínas plasmáticas.

El ingreso de los lípidos al organismo comienza en la boca mediante una lipasa lingual. El estómago también secreta una lipasa gástrica, no obstante la mayor parte de la digestión de los lípidos se da en el duodeno gracias a la lipasa pancreática, la principal enzima implicada. Esta enzima necesita para su acción la colipasa. El producto de estas reacciones es emulsionado en el intestino delgado por los ácidos biliares gracias a su acción detergente hasta moléculas más pequeñas (ácidos grasos, colesterol y monoglicéridos) capaces de pasar por difusión pasiva.

- Los ácidos grasos de cadena corta (los que tienen menos de 10 átomos de carbono) atraviesan las células de la mucosa intestinal y pasan directamente a la sangre donde se unen a la albúmina.

- Los ácidos grasos de cadena larga una vez dentro del enterocito se reesterifican formando triglicéridos que junto al colesterol, fosfolípidos y apoproteínas constituyen los quilomicrones (QM), que pueden abandonar el enterocito para penetrar en los vasos linfáticos y pasar a la circulación sanguínea.

9.2 Estructura y función de las lipoproteínas plasmáticas

Las lipoproteínas plasmáticas son complejos macromoleculares de proteínas transportadoras específicas, denominadas apolipoproteínas, con distintas combinaciones de fosfolípidos, colesterol, ésteres de colesterol y trigliacilgliceroles.

Las apolipoproteínas ("apo" es la parte proteica) se unen a los lípidos para formar distintas clases de partículas lipoproteicas. Son complejos esféricos con lípidos hidrofóbicos en su interior y aminoácidos en la superficie. Diferentes combinaciones de lípidos y proteínas dan lugar a partículas de densidades diferentes. Estas estructuras pueden separarse por ultracentrifugación.

¡Recuerda!

Estructura de las apolipoproteínas:

- Núcleo interior hidrofílico apolar: formado por triglicéridos y ésteres de colesterol.
- Corteza exterior polar: formada por apoproteínas, colesterol libre y fosfolípidos.

La función más importante de las apolipoproteínas es el transporte y metabolismo de los lípidos.

Cada clase de lipoproteína tiene una función, un lugar diferente de síntesis, composición lipídica y contenido de apolipoproteínas. Estas se diferencian por su tamaño, densidad y reacciones con anticuerpos específicos. Los componentes proteicos actúan como señales para dirigir a las lipoproteínas a distintos tejidos o como activadores de enzimas que actúan sobre las lipoproteínas.

9.3 Principales lipoproteínas plasmáticas

9.3.1 Quilomicrones

- Transportan la grasa exógena procedente de la dieta. El 85 % de los lípidos exógenos que transporta son **triacialglicéridos.**

- La apoproteína más característica de los quilomicrones es la **ApoB-48.**

- Metabolismo:

  - **Se sintetiza en intestino** (enterocito) y sale por exocitosis a sangre (quilomicrón naciente).

  - La HDL le cede ApoC-2 y ApoE para transformarse en quilomicrón maduro.

  - Este quilomicrón maduro pasa por los capilares y por acción de la ApoC-2 cedida activa a la lipoproteína lipasa (LPL-enzima localizada en el endotelio capilar) que ya es capaz de hidrolizar los triacilglicéridos de los QM pasándolo a las células musculares para obtener energía y adiposas para almacenarlo.

  - El QM resultante interacciona con la HDL que a través de una enzima (LCAT, Lecitina-colesterol-acil-transferasa) le transfiere colesterol esterificado pasando a QM remanente rico en colesterol esterificado y pobre en triglicéridos.

  - Por último, el QM remanente, gracias a la ApoE, es reconocido por receptores específicos del hígado.

9.3.2 VLDL (Pre-beta-lipoproteína)

- Ante un exceso de energía **se sintetiza en el hígado.**
- Transporta lípidos endógenos como triglicéridos y colesterol a otros tejidos.
- La apoproteína característica es **ApoB100.**
- Metabolismo:

  - VLDL naciente se transforma en VLDL maduro al recibir el ApoC-2 y ApoE cedidas por HDL.

  - Posteriormente se produce la hidrólisis de triglicéridos por la LPL endotelial.

9.3.3 IDL (beta-VLDL)

- Metabolismo:

  - La VLDL tras la acción de la LPL, interacciona con las HDL-LCAT formándose las IDL (ricas en ésteres de colesterol en un modo parecido a la formación de los QM remanentes).

  - Las apoproteínas más características son **ApoB-100 y ApoE,** esta última hace que el 50 % de las IDL regresen al hígado. El resto interacciona una vez más con la HDL-LCAT adquiriendo más ésteres de colesterol y transformándose en LDL.

9.3.4 LDL (beta-lipoproteína)

- **Es la principal forma de transporte de colesterol y otros lípidos desde el hígado hacia diferentes tejidos.**

- La apoproteína característica **ApoB-100.**

- Se sintetiza en plasma a partir de las IDL reenriquecidas con ésteres de colesterol.

- Hay dos tipos de metabolismo de las LDL:

  - Degradación de LDL vía receptores ApoB-100/E de alta afinidad en tejidos periféricos. Estos receptores se encuentran mayoritariamente en tejidos con células adrenocorticales (síntesis de las hormonas esteroideas). El colesterol esterificado pasa a colesterol libre intracelular e inhibe la HMG-CoA reductasa. Esta enzima es el punto limitante de la síntesis del colesterol. No se sintetiza más colesterol puesto que se está recibiendo de la dieta.

  - Existen vías secundarias de degradación o "depuración" de las LDL. Una de las más importantes es la endocitosis por macrófagos que cuando es excesiva forma las células espumosas (inicio de la placa de ateroma→**arterioesclerosis**).

9.3.5 HDL (alfa-lipoproteína)

- Se sintetiza en **hígado e intestino.**

- Se conocen dos fracciones o subclases importantes de HDL, la HDL2 y HDL3.

- Las HDL son las lipoproteínas con **mayor contenido proteico (mayor densidad).** Las apoproteínas más características son:

  - ApoC-2: se ceden a los QM y VLDL durante su metabolismo. Activan la LPL.

  - ApoA-1: apoproteínas más abundantes en las HDL y se encarga de activar a la enzima lecitín-colesterol-acil-transferasa (LCAT, esterifica el colesterol libre en sangre). Gracias a ello, la HDL interacciona con QM y VLDL-IDL en su metabolismo, transfiriéndole el colesterol esterificado. En este proceso participa la ApoD que es exclusiva de las HDL.

  - ApoE: sintetizado en el hígado principalmente. Actúa como ligando para los receptores de lipoproteína. Existen 3 isoformas mayoritarias de las cuales la ApoE2 es la más importante, ya que está relacionada con hiperlipoproteinemia tipo III. Esta isoforma no es captada con eficacia por los receptores hepáticos. Aumentan los niveles de IDL circulante en sangre.

- El metabolismo del HDL es el responsable del **"transporte reverso del colesterol"**, esto significa que el colesterol sale del tejido periférico hacia el hígado.

- Las HDL nacientes toman colesterol libre desde los tejidos periféricos.

- Las HDL son procesadas por la LCAT para generar HDL enriquecidas con ésteres de colesterol que puede ser o transferido a los QM y VLDL-IDL o se entrega ese colesterol al hígado y tejidos esteroidogénicos.

Funciones de las apolipoproteínas:

- ApoA-1: activación de la LCAT (esterifica colesterol en plasma).

- ApoB-48: pertenece a los QM y transporta TAG exógenos.

- ApoB-100 (VLDL y LDL): transporta lípidos endógenos.

- ApoC-2: activa la LPL (que hidroliza los TAG de lipoproteínas como QM y VLDL en tejido muscular y adiposo).

- ApoD: ésteres de colesterol de HDL a otras lipoproteínas. Es exclusiva de HDL.

- ApoE: unión a receptores específicos (generalmente hepáticos).

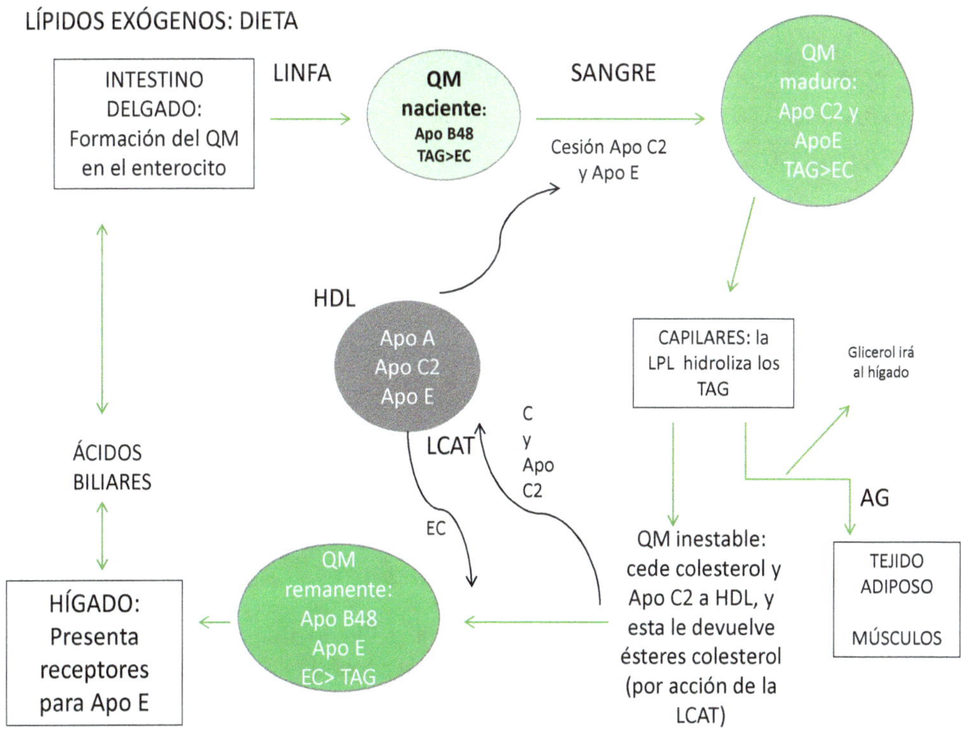

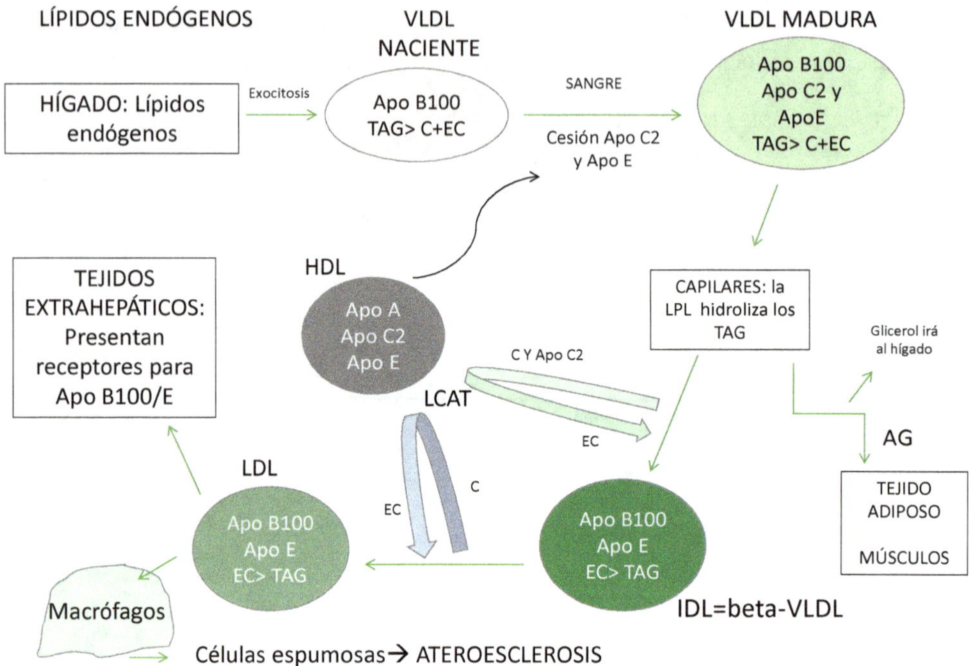

9.4 Lipidograma electroforético

Se trata de una prueba similar al proteinograma que sirve para evaluar cualitativamente cómo se encuentran las bandas lipoproteicas, así como la aparición de bandas anómalas. El gel que usa es acetato o agarosa y las lipoproteínas se tiñen con negro o rojo de Sudán.

Posición de las bandas y consideraciones. La separación se da en función del peso molecular y la carga de las lipoproteínas.

QM	LDL	IDL	VLDL	HDL	NEFA*
origen	beta	**Beta-ancha**	Pre-beta	alfa	Pre-alfa

*NEFA (ácidos grasos libres)

Los QM y IDL no aparecen en individuos sanos pues estos parámetros se realizan en condiciones de ayunas.

¡Recuerda!

La principal indicación del lipidograma es la tipificación de dislipemias, especialmente la hiperlipoproteinemia tipo III que cursa con aumento de IDL que se localiza entre beta y pre-beta→ aparece una característica banda "beta-ancha" en el lipidograma.

Alteración en el metabolismo de las lipoproteínas, dos tipos:

¡Recuerda!

Hiper-lipoproteinemias: clasificación de Fredrickson:

Fenotipo	Lipoproteína aumentada	Colesterol y TAG	Causa primaria	Observaciones
I (muy raro)	QM	Aumenta TAG* (Col: N o aumenta)	Disminuye LPL o Disminuye ApoC2	Hiperquilomicronemia
IIa	LDL	Col. aumenta	Defecto en receptor LDL	Hipercolesterolemia familiar
IIb	LDL/VLDL	Col. Aumenta TAG aumenta	Variada	Hipercolesterolemia mixta o combinada
III	IDL	" "	Predominio de ApoE2	Dis-beta-lipoproteinemia familiar o Enf. banda beta ancha
IV (70%)	VLDL	TAG aumenta Col. N o aumenta	Desconocido	Hipertriglicemia familiar
V	VLDL/QM	TAG y Col. aumenta	Desconocido	Hiperlipidemia mixta o combinada
–	HDL		Desconocido	Hiper-alfa-lipoproteinemia

*TAG (triacilglicéridos)

Causas secundarias o adquiridas de hiperlipoproteinemia son diabetes, alcoholismo, obesidad, hipotiroidismo, pancreatitis, insuficiencia renal.

Hipolipoproteinemias: se distinguen dos tipos, alfa y beta y dentro de cada tipo hay dos subtipos con A-ausencia o HIPO-niveles disminuidos.

Fenotipo	lipoproteína	Causa primaria	observaciones
A-alfa-lipoproteinemia **(enf. de TANGIER)**	HDL	Bajos niveles de ApoA1	Acúmulo de ésteres de col. en tejidos y bajo el col. sérico
Hipo-alfa-lipoproteinemia			
A-beta-lipoproteinemia	LDL y LDLD	Disminución de la síntesis de ApoB	Disminuye el colesterol (< 50 mg/dl)
Hipo-beta-lipoproteína			

Causas secundarias de hipolipoproteinemias: hipertiroidismo e insuficiencia hepática.

Sintomatología:

- En las alfas: aumenta el riesgo de enfermedades cardiovasculares (debido al aumento de colesterol en los tejidos, enfermedad de Tangier).

- En las betas: disminuye el riesgo de enfermedades cardiovasculares (disminuye el colesterol en sangre).

9.6 Técnicas de análisis de colesterol

Características del colesterol:

1) Esteroide de 27 carbonos con un grupo –OH que hace que tenga una cola polar donde se esterifica con los ácidos grasos. Tiene una cadena hidrocarbonada ramificada (cola apolar). Se dice que el colesterol es una molécula **anfipática.**

2) El origen del colesterol es doble: ¼ exógeno (alimentos) y el restante y mayoritario es mediante la biosíntesis, especialmente en hígado, intestino y tejidos que forman productos esteroideos como glándulas suprarrenales y gonadales.

3) Sus niveles normales en sangre son 140-200 mg/dl. A lo largo del día tienes un ritmo circadiano, con un pico máximo 6 horas antes de anochecer.

4) **Precursor fisiológico de todos los esteroides como:** progesterona y estradiol (hormonas femeninas), androstendiona y testosterona (hormonas masculinas), cortisol (hormona glucocorticoide-estrés) y aldosterona (hormona mineralocorticoide que favorece retención de Na^+ y H_2O-hipernatremia).

5) Es transportado en sangre principalmente por LDL.

6) Se elimina por síntesis de ácidos biliares.

7) Junto a los fosfolípidos, forma parte de la membrana celular haciendo que la membrana sea más rígida. No puede ser utilizado como fuente de energía.

Detección analítica del colesterol: la determinación del colesterol se emplea para tratar enfermedades con niveles elevados de colesterol o trastornos de los metabolismos lipídico y lipoproteico. Además, sirve para cribar el riesgo ateroesclerótico.

La determinación se puede llevar a cabo en suero o plasma. Cuando hay una elevada concentración de QM en la muestra el suero, presenta una capa cremosa en su superficie.

- Métodos colorimétricos: el más conocido es el de Liebermann-Burchard.

¡Recuerda!

- Método enzimático para el análisis del colesterol: el más empleado (el de referencia). Utiliza una mezcla de enzimas acopladas.

    1º Colesterol esterasa (hidrolasa) hidroliza los ésteres de colesterol en colesterol libre y ácidos grasos.

    2º Colesterol oxidasa oxida el colesterol libre a colestenona y peróxido de hidrógeno (H_2O_2).

    3º Peroxidasa y el H_2O_2 que reaccionan con un cromógeno (4-aminofenazona+fenol), dando un compuesto (la quinoneimina) con color rojo y por tanto que absorbe en la zona visible (máximo a 546 nm).

    4º La intensidad cromática del colorante formado es directamente proporcional a la concentración de colesterol. Se determina midiendo el aumento de la absorbancia.

Formación de ácidos biliares:

- Es la principal **vía de degradación del colesterol** en los animales. Aproximadamente la mitad del colesterol eliminado es excretado por las heces a través de las sales biliares.

- Favorecen la emulsión-solubilización de las grasas, **mejorando la absorción de los lípidos.**

- La enzima limitante de la formación de los ácidos biliares es: **colesterol-7-alfa-hidroxilasa hepática.**

- Las sales biliares son secretadas al intestino (duodeno) durante la digestión de los alimentos, y su absorción intestinal se produce en el íleon.

9.7 Análisis de triglicéridos

Los triglicéridos son ésteres del glicerol con 3 ácidos grasos. Una parte son sintetizados por el hígado y otra parte se ingieren. Son la mayor reserva energética del cuerpo.

La determinación de los triglicéridos se emplea para diagnosticar y tratar pacientes con diabetes *mellitus*, obstrucción hepática, trastornos del metabolismo lipídico.

¡Recuerda!

Principio del test para análisis de triglicéridos: test enzimático colorimétrico.

- El método para su determinación usa una lipasa lipoproteica para hidrolizar completamente los triglicéridos a ácidos grasos y glicerol que se oxida a dihidroxiacetonafosfato y peróxido de hidrógeno (H_2O_2).

- El peróxido de hidrógeno formado reacciona bajo la acción de la peroxidasa con la 4-aminofenazona y 4-cloreofenol para formar un colorante rojo en una reacción de punto final.

- La intensidad cromática del colorante rojo es directamente proporcional a la concentración de triglicéridos y puede medirse fotométricamente, cuya lectura se hace a 340 nm.

Los valores normales de los triglicéridos: < 150-200 mg/dl.

Interpretación clínica según las recomendaciones de la Sociedad Europea de Ateroesclerosis:

	mg/dl	Trastorno del metabolismo
Colesterol	< 200	No
Triglicéridos	< 200	
Colesterol	200-300	Sí, si el c-HDL < 35mg/dl
Colesterol	> 300	Sí
Triglicéridos	> 200	

9.8 Método analítico para estudio de HDL y LDL

HDL: su función principal es el transporte inverso del colesterol de los tejidos periféricos al hígado. La determinación del colesterol HDL es importante desde el punto de vista clínico porque existen una correlación inversa entre su concentración y el riesgo de sufrir ateriosclerosis.

- Valores elevados c-HDL: protegen contra cardiopatías coronarias.

- Valores reducidos c-HDL: especialmente en combinación con valores elevados de triglicéridos, implican un elevado riesgo cardiovascular.

Se dispone de diversos métodos para determinar el colesterol HDL: ultracentrifugación, electroforesis, basados tanto en la precipitación como en la **determinación directa** (esta última de rutina). La determinación directa del colesterol HDL puede ser realizada con polietilenglicol (PEG) con anticuerpos anti-ApoB y anti-ApoC3 (se trata de una **inmunoinhibición** de estas apoproteínas, de esta manera se diferencia la HDL del resto de lipoproteínas).

Principio del test: es un test colorimétrico enzimático homogéneo.

- El sulfato de dextrano forma complejos hidrosolubles, selectivamente con LDL, VLDL, y QM resistentes contra las enzimas modificadas con Polietilenglicol (PEG). **La concentración del colesterol HDL se determina enzimáticamente mediante la colesterol esterasa y colesterol oxidasa acopladas con PEG.**

- La colesterol esterasa provoca el desdoblamiento de los ésteres de colesterol a colesterol libre y ácidos grasos.

- En presencia de oxígeno, el colesterol es oxidado por la colesterol oxidasa a colestenona y peróxido de Hidrógeno (H_2O_2).

- Bajo la acción catalítica de la peroxidasa, el H_2O_2 formado reacciona con la 4-aminoantipirina y HSDA para formar un colorante purpúreo azul. La intensidad del colorante es directamente proporcional a la concentración de colesterol que se mide fotométricamente.

LDL: las lipoproteínas de baja densidad están relacionadas con la formación y el desarrollo de la ateroesclerosis. La eliminación de las LDL del plasma se efectúa en el hígado a través de receptores específicos de las LDL. Si la concentración de LDL aumenta el colesterol queda almacenado en placas ateroescleróticas.

Para la determinación del colesterol LDL se dispone de diferentes métodos tales como la ultracentrifugación como método de referencia, la electroforesis de lipoproteínas y la precipitación.

También se puede hacer por cálculo de la concentración de colesterol LDL con la fórmula de Friedewald:

$$C_{LDL}(mg/dl) = C_{Total} - (C_{HDL} + TAG/5)$$

No se puede aplicar la fórmula para concentraciones de triglicéridos superiores a 400 mg/dl.

Principio del test: método homogéneo, enzimático, colorimétrico.

- Los ésteres de colesterol (LDL) con el detergente y la colesterol esterasa producen ácidos grasos libres más colesterol libre → solubilización micelar selectiva.

- El resto de pasos son iguales a la determinación del colesterol.

Laboratorio:

El paciente debe permanecer en ayunas 12 horas antes de la extracción sanguínea.

- C-HDL (vn > 40): se calcula por métodos enzimáticos.

- C-LDL (vn < 130-150): se detecta por ultracentrifugación y más corrientemente se estima a partir de la **fórmula de Friedewall**:

  $$C_{LDL}(mg/dl) = C_{Total} - (C_{HDL} + TAG/5)$$

- Si la [TAG] es alta (> 400mg/dl) no se puede estimar con la fórmula.

- TAG (vn < 150): se detecta mediante un ensayo enzimático acoplado.

- Colesterol: método enzimático.

- Riesgo de aterogenicidad: directamente proporcional a las LDL, e inversamente proporcional a HDL. Se mide como cociente A1/B100 (similar a HDL/LDL), una disminución del cociente sugiere riesgo cardiovascular.

- Triada de alto riesgo→

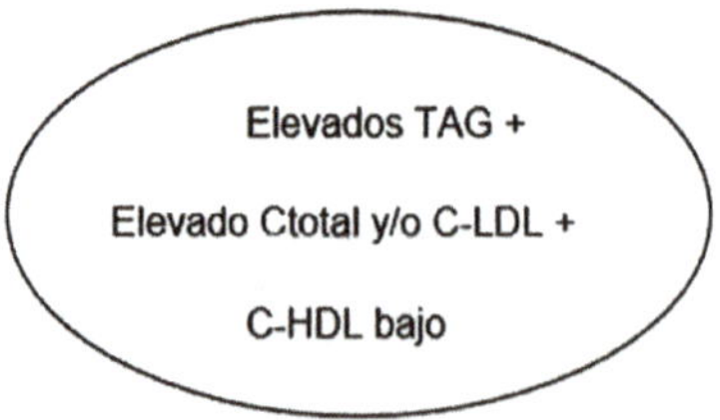

¡Recuerda!

- Estructura de las apolipoproteínas:

    - Núcleo interior hidrofílico apolar: formado por triglicéridos y ésteres de colesterol

    - Corteza exterior hidrofílico polar: formada por apoproteínas, colesterol libre y fosfolípidos.

- La función más importante de las apolipoproteínas es el transporte y metabolismo de los lípidos.

- La principal indicación del lipidograma es la tipificación de dislipemias, especialmente la hiperlipoproteinemia tipo III que cursa con aumento de IDL que se localiza entre beta y pre-beta→ aparece una característica banda "beta-ancha" en el lipidograma.

Hiper-lipoproteinemias: clasificación de Fredrickson:

Fenotipo	Lipoproteína aumentada	Colesterol y TAG	Causa primaria	Observaciones
I (muy raro)	QM	Aumenta TAG* (Col: N o aumenta)	Disminuye LPL o Disminuye ApoC2	Hiperquilomicronemia
IIa	LDL	Col. aumenta	Defecto en receptor LDL	Hipercolesterolemia familiar
IIb	LDL/VLDL	Col. Aumenta TAG aumenta	Variada	Hipercolesterolemia mixta o combinada
III	IDL	" "	Predominio de ApoE2	Dis-beta-lipoproteinemia familiar o Enf. banda beta ancha
IV (70%)	VLDL	TAG aumenta Col. N o aumenta	Desconocido	Hipertriglicemia familiar
V	VLDL/QM	TAG y Col. aumenta	Desconocido	Hiperlipidemia mixta o combinada
–	HDL		Desconocido	Hiper-alfa-lipoproteinemia

*TAG (triacilglicéridos)

Lipoproteína (densidad)	Lugar síntesis	Transporta principalmente	PM	Diámetro	Apo típica
QM	Intestino	TAG EXÓGENOS	↑	↑	B-48 y C-III
VLDL	Hígado	TAG ENDÓGENOS			B-100
IDL	Hígado	TAG y colesterol			B-100
LDL	Hígado	Colesterol esterificado (la q más 60 %)			B-100
HDL	Intestino e hígado	Fosfolípidos (50 %) y apoproteínas			A-1 y ApoC, D y E

- Método enzimático para el análisis del colesterol: el más empleado (el de referencia). Utiliza una mezcla de enzimas acopladas.

    1° Colesterol esterasa (hidrolasa) hidroliza los ésteres de colesterol en colesterol libre y ácidos grasos.

    2° Colesterol oxidasa oxida el colesterol libre a colestenona y peróxido de hidrógeno (H_2O_2).

    3° Peroxidasa y el H_2O_2 que reaccionan con un cromógeno (4-aminofenazona+fenol), dando un compuesto (la quinoneimina) con color rojo y por tanto que absorbe en la zona visible (máximo a 546 nm).

    4° La intensidad cromática del colorante formado es directamente proporcional a la concentración de colesterol. Se determina midiendo el aumento de la absorbancia.

- Principio del test para análisis de triglicéridos: test enzimático colorimétrico.

    - El método para su determinación usa una lipasa lipoproteica para hidrolizar completamente los triglicéridos a ácidos grasos y glicerol que se oxida a dihidroxiacetonafosfato y peróxido de hidrógeno (H_2O_2).

    - El peróxido de hidrógeno formado reacciona bajo la acción de la peroxidasa con la 4-aminofenazona y 4-cloreofenol para formar un colorante rojo en una reacción de punto final.

    - La intensidad cromática del colorante rojo es directamente proporcional a la concentración de triglicéridos y puede medirse fotométricamente, cuya lectura se hace a 340 nm.

 GUÍA PRÁCTICA PARA TÉCNICO SUPERIÓR DE LABORATORIO DE DIAGNÓSTICO CLÍNICO Y BIOMÉDICO

- Para la determinación del colesterol LDL se dispone de diferentes métodos tales como la ultracentrifugación como método de referencia, la electroforesis de lipoproteínas y la precipitación.

- También se puede hacer por cálculo de la concentración de colesterol LDL con la fórmula de Friedewald:

$$C_{LDL}(mg/dl) = C_{Total} - (C_{HDL} + TAG/5)$$

- No se puede aplicar la fórmula para concentraciones de triglicéridos superiores a 400 mg/dl.

- Principio del test: método homogéneo, enzimático, colorimétrico:

  - Los ésteres de colesterol (LDL) con el detergente y la colesterol esterasa producen ácidos grasos libres más colesterol libre → solubilización micelar selectiva.

  - El resto de pasos son iguales a la determinación del colesterol.

[***Preguntas y respuestas
Tema 9***]

https://amazingbooks.es/faq-tecnicos-de-laboratorio-bloque-tematico-9

FISIOLOGÍA Y CINÉTICA ENZIMÁTICA

Autora: Wysali Trapiello Fernández

10.1 Introducción

Las enzimas son proteínas involucradas en multitud de acciones vitales como son la conducción nerviosa, la contracción muscular o la digestión de los alimentos, entre otras.

¡Recuerda!

Las enzimas son catalizadores biológicos cuya función es que las reacciones metabólicas ocurran a la mayor velocidad. Además, proporcionan un medio para regular las velocidades de las rutas metabólicas del cuerpo. Las enzimas son altamente específicas, ya que cada una cataliza una reacción bioquímica concreta.

Las reacciones catalizadas por enzimas transcurren molécula a molécula y tiene tres pasos básicos:

1. Unión del sustrato a la enzima: $E + S \leftrightarrow ES$

1. Conversión del sustrato unido a producto unido: $ES \leftrightarrow EP$

1. Liberación del producto: $ES \leftrightarrow E + P$

$$E + S \rightarrow ES \rightarrow E + P$$

Para que ocurra una reacción, el sustrato debe estar activado. Un sustrato necesita menor energía de activación en presencia de su enzima, por lo que la reacción se da a mayor velocidad.

¡Recuerda!

Los catalizadores disminuyen la energía de activación para que la reacción se pueda dar a mayor velocidad.

10.2 Estructura de las enzimas

La **conformación tridimensional específica** de la proteína enzimática es indispensable para que esta desempeñe su función. Esta estructura resulta de la secuencia única y específica de aminoácidos que adquiere una forma específica en el espacio. Para catalizar una reacción química, la enzima forma un complejo enzima-sustrato en su sitio catalítico activo.

¡Recuerda!

Existen tres partes funcionales en una enzima:

- **Centro de fijación del sustrato:** determina la especificidad de la enzima. Es un sitio de reconocimiento de sustrato y puede estar integrado en el centro activo.

- **Centro activo:** cataliza la reacción. Es una hendidura dentro de la enzima donde participan cofactores y grupos funcionales de la cadena polipeptídica para trasformar el sustrato unido a producto.

- **Centro alostérico:** regulación de la actividad enzimática. La unión de moléculas específicas a este centro dará lugar a la inhibición o activación de la enzima.

¡Recuerda!

La holoenzima es la molécula enzimática completa o conjugada:

- **Apoenzima:** es la fracción proteica. Se considera la parte activa catalíticamente.
- **Cofactor:** fracción no proteica, que puede estar formada por:
  - Una molécula inorgánica (ion metálico-metaloenzima) → cobre, magnesio, potasio, zinc, hierro, calcio, selenio...
  - Moléculas orgánicas → coenzima (por ejemplo, vitaminas). Dos tipos:
    - Grupo prostético: unido íntimamente a la enzima.
    - Cosustrato: unido débilmente.

10.3 Actividad enzimática

La actividad enzimática está afectada por los siguientes factores:

1. **Fuerza osmótica:** las concentraciones de sal muy altas no permiten el funcionamiento correcto de la mayoría de las enzimas.

2. **pH:** la mayoría de las enzimas son sensibles al pH, presentando un rango específico en el que tienen actividad máxima. Tienen un **pH óptimo** de actividad, que suele ser el pH fisiológico (7,35-7,45). Existen rangos diferentes:

- Pepsina: pH 1-2 (como en el estómago).

- Enzimas pancreáticas: pH 8 (que se produce en el intestino).

3. **Temperatura:** la velocidad de las reacciones catalizadas por enzimas se incrementa con la temperatura, suele ser máxima alrededor de los 37 °C. No obstante, por encima o por debajo de esta temperatura la actividad decrece bruscamente, ya que las proteínas de la enzima se pueden desnaturalizar.

4. **Concentración de la enzima:** a saturación de la concentración de sustrato, la reacción solo dependerá de la enzima (necesario para medir actividades o cinéticas enzimáticas).

5. **Concentración de sustrato:** a saturación de la concentración de enzima, la reacción solo dependerá del sustrato.

   La actividad enzimática se expresa en unidades internacionales/L (UI/L).

10.4 Cinética enzimática

La cinética enzimática estudia la velocidad de las reacciones catalizadas por enzimas.

Las características de un catalizador biológico son las siguientes:

- Aumenta la velocidad de reacción.

- Disminuye la energía de activación para alcanzar el estado de activación.

- La enzima no se modifica y se puede volver a reutilizar: no se consume.

- No modifica el estado de equilibrio (Keq) de la reacción.

10.4.1 Modelo de Michaelis-Menten

Es el modelo que siguen las reacciones enzimáticas irreversibles de un solo sustrato.

La representación gráfica de la ecuación de Michaelis-Menten (velocidad frente a concentración de sustrato) → v frente a [S] es una curva hipérbola.

$$Vo = Vmax \times [S] / Km + [S]$$

- La velocidad corresponde al valor máximo al que tiende la curva, la Vmax se alcanza cuando todos los centros activos están ocupados con el sustrato.

- La Km corresponde a la concentración de sustrato a la cual la velocidad de la reacción es la mitad de la Vmax. Nos indica afinidad.

- La velocidad de una reacción catalizada (V) nos indica la cantidad de sustrato consumido, o producto formado, por unidad de tiempo. Rasgo característico: es la saturación por sustrato. La velocidad de la reacción no se incrementará más (ya que se hace constante) a pesar de seguir aumentando la concentración de sustrato, debido a que todos los centros activos estarían ocupados.

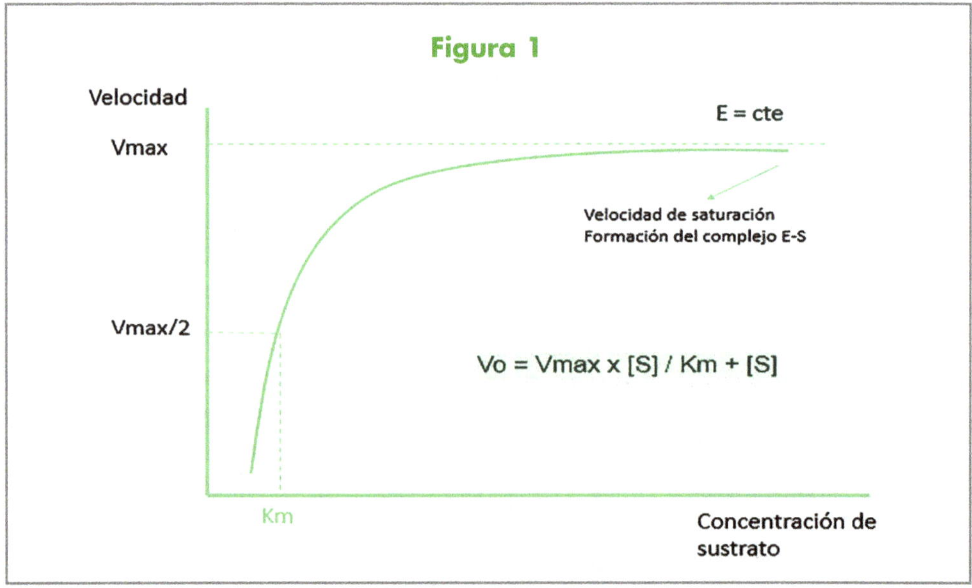

Variación de la velocidad (V) en función de la [S], para una enzima determinada.

1. **La primera parte de la curva:** vemos que a medida que aumenta la concentración de sustrato [S] aumenta la velocidad. Esta parte de la curva se hace lineal en la que velocidad y [S] son directamente proporcionales.

 GUÍA PRÁCTICA PARA TÉCNICO SUPERIOR DE LABORATORIO DE DIAGNÓSTICO CLÍNICO Y BIOMÉDICO

2. **La segunda parte de la curva:** al aumentar la [S] no aumenta más la velocidad de reacción, que es máxima (Vmax). El sistema está saturado.

¡Recuerda!

La constante de Michaelis-Menten (Km) es un parámetro cinético:

- Km es la concentración de sustrato para la cual la velocidad de reacción es la mitad de la velocidad máxima.

- El valor de Km da idea de la afinidad de la enzima por el sustrato: a menor Km, mayor afinidad de la enzima por el sustrato. A mayor Km, menor afinidad.

- La Km del sustrato natural es menor que la de los sustratos análogos.

Según la concentración de sustrato la cinética de la reacción será:

- A baja concentración de sustrato, la reacción o cinética es de orden 1, ya que Vo es casi proporcional a la [S].

- A alta concentración de sustrato (saturación), la reacción se vuelve de orden 0, siendo la velocidad independiente de la [S]. Esto quiere decir que la velocidad de la reacción no depende de la concentración de sustrato, sino de la cantidad de enzima que haya en la reacción. Se trata de una condición obligatoria para determinar la actividad de una enzima.

10.5 Activación e inhibición enzimática

Activadores: puede ser de dos tipos:

- Esenciales: son moléculas necesarias para que la reacción tenga lugar.

- No esenciales: no son imprescindibles pero activan.

Inhibidores:

1. **Reversible:** que presenta varios subtipos de inhibición.

   A. Inhibición reversible competitiva (dentro del sitio activo): el inhibidor tiene estructura similar al sustrato y compite por fijarse al centro activo de la enzima. Reacciones monosustrato. Aumenta Km.

   B. Inhibición no competitiva: el inhibidor no compite con el sustrato, porque no se une al mismo centro de fijación al sustrato. Reacciones alostéricas. Km constante.

C. Inhibición acompetitiva: el inhibidor se une al complejo ES, pero no a la enzima libre, mejorará la reacción. Reacciones de ping-pong. Disminuye Km y la velocidad máxima.

2. **Irreversible:** inactivación de la enzima cuando se une el inhibidor. Un ejemplo son las reacciones o sustratos suicidas: modifican el centro activo de la enzima, convirtiéndolo en afuncional. Por ejemplo, los pesticidas o gases de guerra inhiben la acetilcolinesterasa.

10.6 Regulación enzimática

- **Regulación mediante cambios en la cantidad de enzima.** Las células regulan la velocidad de síntesis y la degradación de las proteínas. En la ecuación de Michaelis-Menten, la tasa de reacción es proporcional a la cantidad de enzima presente.

- **Regulación de las vías metabólicas.** Las vías metabólicas son reacciones secuenciales en las que el producto de una reacción se transforma en el sustrato de la siguiente.

  - **Enzima reguladora.** Es la que participa en el paso limitante de la velocidad de la vía, por lo que será la que catalice con una Vmax más baja. Suele situarse al comienzo o ramificaciones de la vía.

  - **Isoenzimas.** Son distintas formas moleculares de una misma enzima que presentan o muestran especificidad por el mismo sustrato. Se adaptan a las peculiaridades de un órgano. La heterogeneidad molecular de las enzimas confiere a los organismos plasticidad, versatilidad y precisión en sus funciones metabólicas. Se diferencian por electroforesis.

  - **Zimógenos (proenzimas).** Son enzimas inactivas que al sufrir una reacción de hidrólisis o proteolisis se activan. Por ejemplo, tripsinógeno → tripsina, en la cascada de coagulación y algunas proteínas del complemento.

- **Regulación mediante cambios conformacionales.** Los reguladores cambian la estructura tridimensional de una enzima de manera que afecta al sitio catalítico y a la velocidad de sus reacciones.

  - **Modificación alostérica.** Los activadores e inhibidores alostéricos son compuestos que se unen al centro alostérico (diferente del centro activo y centro de fijación) y producen un cambio conformacional que afecta a la afinidad de la enzima por el sustrato. Generalmente, una enzima alostérica está formada por varias subunidades que pueden ser activadas o inactivadas.

La modificación alostérica se da en la mayoría de regulaciones rápidas y puede ser tanto positiva (efectores positivos → incrementa la actividad-cinética), como negativa (efectores negativos → disminuyen la actividad). No sigue cinética Michaelis-Menten, y su representación de actividad y sustrato es sigmoidal.

10.7 Clasificación internacional de enzimas

Importante identificar enzima con el tipo al que pertenece y el nombre del tipo.

¡Recuerda!

TIPO I : OXIDOREDUCTASAS (participan en transferencia de electrones)	• Deshidrogenasas: LDH • Oxidasas • Catalasas • Peroxidasas • Oxigenasas
TIPO II: TRANSFERASAS (transfieren grupos funcionales entre un dador y un aceptor)	• Transaminasas (aminotransferasas) • Quinasas • Fosforilasas • Fosfomutasas
TIPO III: HIDROLASAS (reacciones de hidrólisis)	• Proteasas • Peptidasas • Esterasas • Fosfatasas
TIPO IV: LIASAS (quitan o ponen dobles enlaces mediante adición o eliminación de grupos)	• Descarboxilasas • Sintasas: no requieren ATP • aldolasas
TIPO V: ISOMERASAS (transfieren grupos dentro de una misma molécula)	• epimerasas • racemasas • isomerasas • mutasas (no todas)
TIPO VI: LIGASAS (unen dos moléculas, usando enlace fosfato de alta energía: ATP)	• sintetasas: (no confundir con sintasas!) • carboxilasas: piruvato carboxilasa • (ping-pong)

- Deshidrogenasas: **sustrato + NAD⁺ → producto + NADH₂**.

- Oxidasas: **trasfieren electrones desde un dador al O_2 formando H_2O.**

- Catalasas: capaz de desdoblar el peróxido de hidrógeno en oxígeno y agua

$$H_2O_2 \rightarrow \tfrac{1}{2} \, O_2 + H_2O.$$

- Peroxidasas: usan el **H_2O_2 como oxidante** (por ejemplo, en la formación de puentes entre dos sulfuros).

- Oxigenasas: incorpora oxígeno a un sustrato.

Resumen de los conceptos más relevantes del Tema 10

¡Recuerda!

Las enzimas son catalizadores biológicos cuya función es que las reacciones metabólicas ocurran a la mayor velocidad. Además, proporcionan un medio para regular las velocidades de las rutas metabólicas del cuerpo. Las enzimas son altamente específicas, ya que cada una cataliza una reacción bioquímica concreta.

Los catalizadores disminuyen la energía de activación para que la reacción se pueda dar a mayor velocidad.

Existen tres partes funcionales en una enzima:

- **Centro de fijación del sustrato:** determina la especificidad de la enzima. Es un sitio de reconocimiento de sustrato y puede estar integrado en el centro activo.

- **Centro activo:** cataliza la reacción. Es una hendidura dentro de la enzima donde participan cofactores y grupos funcionales de la cadena polipeptídica para trasformar el sustrato unido a producto.

- **Centro alostérico:** regulación de la actividad enzimática. La unión de moléculas específicas a este centro dará lugar a la inhibición o activación de la enzima.

La holoenzima es la molécula enzimática completa o conjugada:

- Apoenzima: es la fracción proteica activa. Se considera la parte activa catalíticamente.

- Cofactor: fracción no proteica, que puede estar formada por:

  - Puede Una molécula inorgánica (ion metálico-metaloenzima) → cobre, magnesio, potasio, zinc, hierro, calcio, selenio…

  - Puede Moléculas orgánicas → coenzima (por ejemplo, vitaminas). Dos tipos:

    - Grupo prostético: unido íntimamente a la enzima.

    - Cosustrato: unido débilmente.

La representación gráfica de la ecuación de Michaelis-Menten (velocidad frente a concentración de sustrato → v frente a [S] es una curva hipérbola.

$$V_o = V_{max} \times [S] / K_m + [S]$$

- La velocidad corresponde al valor máximo al que tiende la curva, la V_{max} se alcanza cuando todos los centros activos están ocupados con el sustrato.

- La K_m corresponde a la concentración de sustrato a la cual la velocidad de la reacción es la mitad de la V_{max}. Nos indica afinidad.

- La velocidad de una reacción catalizada (V) nos indica la cantidad de sustrato consumido, o producto formado, por unidad de tiempo. Rasgo característico: es la saturación por sustrato. La velocidad de la reacción no se incrementará más (ya que se hace constante) a pesar de seguir aumentando la concentración de sustrato, debido a que todos los centros activos estarían ocupados

La constante de Michaelis-Menten (K_m) es un parámetro cinético:

- K_m es la concentración de sustrato para la cual la velocidad de reacción es la mitad de la velocidad máxima.

- El valor de K_m da idea de la afinidad de la enzima por el sustrato: a menor K_m, mayor afinidad de la enzima por el sustrato. A mayor K_m, menor afinidad.

- La K_m del sustrato natural es menor que la de los sustratos análogos.

TIPO I : OXIDOREDUCTASAS (participan en transferencia de electrones)	• Deshidrogenasas: LDH • Oxidasas • Catalasas • Peroxidasas • Oxigenasas
TIPO II: TRANSFERASAS (transfieren grupos funcionales entre un dador y un aceptor)	• **Transaminasas (aminotransferasas)** • **Quinasas** • **Fosforilasas** • **Fosfomutasas**
TIPO III: HIDROLASAS (reacciones de hidrólisis)	• Proteasas • Peptidasas • Esterasas • Fosfatasas
TIPO IV: LIASAS (quitan o ponen dobles enlaces mediante adición o eliminación de grupos)	• Descarboxilasas • Sintasas: no requieren ATP • aldolasas
TIPO V: ISOMERASAS (transfieren grupos dentro de una misma molécula)	• epimerasas • racemasas • isomerasas • mutasas (no todas)
TIPO VI: LIGASAS (unen dos moléculas, usando enlace fosfato de alta energía: ATP)	• sintetasas: (no confundir con sintasas!) • carboxilasas: piruvato carboxilasa • (ping-pong)

[**Preguntas y respuestas**
Tema 10]

https://amazingbooks.es/faq-tecnicos-de-laboratorio-bloque-tematico-10

ENZIMAS DE DIAGNÓSTICO CLÍNICO. PATRONES DE ALTERACIÓN ENZIMÁTICA

Autora: Wysali Trapiello Fernández

11.1 Mediciones enzimáticas

En los ensayos enzimáticos que miden la actividad de una enzima es imprescindible trabajar bajo condiciones de saturación de sustrato, para que la única variable del sistema sea la enzima.

Tipos de ensayos para medir enzimas:

1. **Métodos espectrofotométricos:** miden la luz absorbida por la solución. Para ello el sustrato o el producto deben poder absorber luz a una longitud de onda determinada, y que sea la única molécula de la reacción que lo hace. Así se puede determinar el aumento o disminución de la absorbancia.

    A. **Método colorimétrico**: la luz absorbida se encuentra dentro del espectro visible.

    B. **Método ultravioleta**: la absorción se produce en el espectro del ultravioleta (UV). **Permite monitorizar reacciones en las que participan NADH, NADPH o FADH$_2$** (coenzimas que participan en muchas reacciones bioquímicas y que absorben luz UV en la forma reducida = NADH, pero no en la forma oxidada = NAD+). La actividad de una enzima que use NADH puede ser monitorizada siguiendo el descenso de la absorbancia a 340 nm a medida que se consume el NADH.

Por ejemplo, la actividad de LDH (lactato deshidrogenasa) es proporcional al (NADH) gastado que puede ser cuantificado mediante la ecuación de **Lambert-Beer**:

$$\text{Absorbancia} = \varepsilon(\text{cte}) \times L\ (1\ \text{cm}) \times \text{Concentración}$$

¡Recuerda!

La ley Lambert-Beer es una relación matemática teórica que indica que la concentración de una sustancia es directamente proporcional a la cantidad de luz absorbida.

Esta ley expresa la relación entre **absorbancia** de luz monocromática y **concentración** en solución. La absorbancia de una solución es directamente proporcional a:

- **Su concentración (C):** a mayor número de moléculas, mayor interacción de la luz con ellas.

- También depende de la **distancia que recorre la luz por la solución (L).**

- Depende de ε, una constante de proporcionalidad, denominada **coeficiente de extinción,** que es específica de cada sustancia.

  C. **Ensayos acoplados:** cuando la reacción enzimática no produce ningún cambio de absorbancia. En este caso, **el producto de la reacción se usa como sustrato de una segunda reacción.** Por ejemplo, actividad de la hexoquinasa, usando un ensayo acoplado con otra enzima. La actividad de la hexoquinada es proporcional al NADPH generado en la segunda reacción.

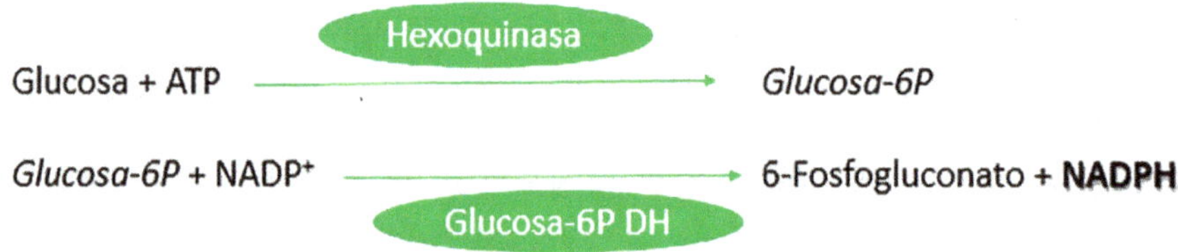

2. **Fluorimétricos:** diferencia en la fluorescencia entre producto y sustrato para mediar la reacción enzimática. Suelen ser mucho más sensibles que los espectrofotométricos, aunque pueden presentar más interferencias.

3. **Calorimétricos**

4. **Quimioluminiscencia:** ciertas reacciones enzimáticas emiten luz que puede ser medida. Es un ensayo muy sensible.

5. **Radiométricos:** miden la liberación de radiactividad.

6. **Cromatográficos:** se separan los componentes de la reacción por cromatografía. Normalmente, se lleva a cabo mediante HPLC.

¡Recuerda!

Para la medida de la cantidad de enzima (proteína) presente en la muestra se utilizan métodos inmunológicos, mientras que para la medida de la actividad catalítica correspondiente a la enzima se utilizan métodos espectrofotométricos mayoritariamente.

11.2 Isoenzimas de interés clínico

Las isoenzimas son enzimas que catalizan la misma reacción. Se adaptan a las peculiaridades de un órgano.

11.2.1 Lactato deshidrogenasa (LDH)

Enzima tipo I (oxidorreductasa) se encuentra en el interior de muchos tejidos-células (sobre todo, reticulocitos y en hematíes maduros). Cataliza la siguiente reacción:

$$Piruvato + NADH \longrightarrow Lactato + NAD$$

Existen 5 isoenzimas en diferentes tejidos y se identifican por electroforesis:

- LDH_1: en corazón y hematíes.

    - Está **aumentado en el IAM** (infarto agudo de miocardio): es un parámetro no específico porque también está en hematíes.

    - Está **aumentado en hemólisis intravascular:** aumentan niveles de K^+ y LDH ya que salen a sangre al romperse el hematíe.

- LDH_5: en músculo esquelético e hígado.

- LDH_2: mayoritario en plasma (en glóbulos blancos).

- LDH_3: en pulmones.

- LDH_4: en riñones y páncreas.

¡Recuerda!

La LDH pasa a sangre cuando hay daño tisular (efecto traumático, infeccioso o neoplásico), por lo que su elevación en suero es un signo inespecífico de que un órgano-tejido ha sido lesionado. Niveles elevados de LDH pueden indicar: cardiopatía (IAM), enfermedad hematológica (anemia), hepatopatía, neoplasia.

11.2.2 Creatinquinasa (CK) o creatina fosfoquinasa (CPK)

Es una enzima tipoII (transferasa).

$$Creatina\text{-}P + ADP \leftrightarrow Creatina + ATP$$

Se encuentra en grandes cantidades en músculo estriado y, en menor cantidad, en cerebro y músculo cardiaco.

Tres isoenzimas:

- **CK-BB:** en cerebro (menos importante).

- **CK-MB:** en corazón → aumentado en IAM (igual que troponinas y miglobinas).

- **CK-MM:** en músculo → aumentado en enfermedades degenerativas musculares (miositis). Está relacionado con la cantidad de masa muscular, por lo que los deportistas presentan niveles elevados.

11.2.3 Fosfatasa alcalina (FAlc)

Es una enzima tipo III (hidrolasa). Está presente en diversos tejidos. Hay varias isoenzimas:

- **Isoforma HEPÁTICA:** aumentada en colestasis (también la GGT).

- **Isoforma ÓSEA:** aumentada en las alteraciones de los huesos: enfermedad de Paget, raquitismo, osteomalacia, tumores/metástasis óseas (enzima sale a plasma).

- **Isoforma placentaria:** elevada fisiológicamente en embarazo y en niños.

- Otras minoritarias: intestinal, renal, leucocitaria o granulocítica (en neutrófilos está aumentada en policitemia vera y disminuida en LMC).

- Isoenzima Regan: forma atípica, es una isoenzima carcinoplacentaria que se usa como marcador tumoral intestinal.

La fosfatasa alcalina de forma fisiológica está aumentada en niños por el desarrollo óseo, en mujeres mayores de 50 años debido a las alteraciones óseas y en el embarazo debido al desarrollo placentario.

11.2.4 Fosfatasa ácida (FAc)

Presente en los lisosomas:

- **F. ácida prostática:** indicador de carcinoma de próstata (aunque es mejor el Antígeno Prostático Específico o PSA).

- **F. ácida ósea:** aumentado en algunas enfermedades óseas.

- **F. ácida eritrocitaria** (en eritrocitos) **y f. ácida leucocitaria** (elevado en la tricoleucemia).

11.3.1 Enzimas cardiacas

Son marcadores presentes en la lesión de las fibras musculares del miocardio. Son estructuras proteicas que se encuentran dentro de las estas células y en situación de daño cardiaco como el producido en el infarto agudo de miocardio (IAM), donde las células musculares mueren por falta de oxígeno, las enzimas cardiacas pasan a sangre:

- CK total: no es del todo específico, ya que también se eleva en lesión muscular. Cuando la CK total es muy alta se pasa a medir la CK-MB. Es la primera en elevarse a las 6 horas, también es la primera en descender. No obstante el primer marcador para el diagnóstico precoz del infarto es la mioglobina.

- CK-MB: en cantidades mayores del 5 % del total de CK o más de 10 U/L indica infarto de miocardio. La CK-MB se eleva rápidamente al inicio del IAM.

- GOT: alcanza su máximo valor tras la elevación de la CK. Se observa un aumento moderado de la enzima a las 6 u 8 horas de ocurrido el episodio, alcanza niveles máximos alrededor de las 48 horas y retorna a la normalidad entre el 4° y el 6° día.

- LDH: indicativo de lesión es uno de los últimos en elevarse. Es un marcador más inespecífico.

11.3.2 Enzimas hepáticas

El hígado es el gran regulador del metabolismo. Sus funciones en el metabolismo de glúcidos, lípidos y proteínas son esenciales para la homeostasis del organismo. Es capaz de generar la mayor parte de las moléculas necesarias para otros tejidos.

Patologías hepáticas:

- Citolisis/necrosis. Es debida a un daño celular del hepatocito bien de origen tóxico o inmune. La muerte de las células se traduce en un aumento de la permeabilidad de la membrana con salida del contenido citosólico. Se detecta un aumento de las transaminasas.

- Disfunción hepatocelular. Es la resultante de un daño celular, pero que no comporta la muerte de los hepatocitos. Es el resultado también de la disminución del parénquima funcional hepático

- Colestasis. Alteración del flujo biliar a distintos niveles.

- Cirrosis. Es el estadio final de un gradual deterioro (disminución) del parénquima funcional, como consecuencia de una reacción inflamatoria crónica. La clínica está asociada a un aumento de la hipertensión portal.

Las concentraciones séricas de enzimas intracelulares relacionadas con la INTEGRIDAD de los hepatocitos:

- GOT (AST-aspartato aminotransferasa): está en el hígado, miocardio... Es mayor en hepatitis alcohólica, cirrosis, colestasis extrahepática. **Presenta isoenzimas mitocondriales y citosólicos**. Para medir la actividad de la enzima se usan ensayos acoplados que mide la disminución de NADH.

$$\text{L-aspartato + 2-oxoglutarato} \xrightarrow{\text{GOT}} \text{oxalacetato + L-glutamato}$$

$$\text{oxalacetato + NADH + H}^+ \xrightarrow{\text{MDH}} \text{L-malato + NAD}^+$$

- GPT (ALT-alanina aminotransferasa): es más sensible y específica ya que se encuentra en concentraciones mucho más elevadas en el hígado que en los demás tejidos. Se aumenta en hepatitis aguda (viral), colestasis intrahepática. **Es una enzima exclusivamente citosólica**.

$$\text{Alanina} + \alpha\text{-Cetoglutarato} \Leftrightarrow \text{Piruvato + Glutamato}$$

¡Recuerda!

Las transaminasas (o aminotransferasas) son enzimas transferasas que catalizan la reacción de transferencia del grupo amino (-NH2). Estas enzimas son importantes en la producción de varios aminoácidos. El piridoxal fosfato (vitamina B6) actúa como coenzima en las reacciones de transaminación de estas enzimas.

- LDH: amplia distribución celular. Aumento masivo en hepatitis isquémica.

- GGT (gamma-glutamil transpeptidasa): **colestasis → principal marcador**. También en los carcinomas hepáticos. Valores normales de GGT en sangre sugieren con mucha probabilidad que el hígado está sano. No presenta isoenzimas.

- Fosfatasa alcalina: colestasis → 2º marcador. También en los carcinomas hepáticos. Aumenta en la ictericia obstructiva, neoplasias de vías biliares, cirrosis biliar primaria.

11.3.3 Enzimas musculares

Las enzimas de interés de las enfermedades musculares son CK, LDH, GOT, GPT.

- CK: está elevada en las distrofias musculares. Esta enzima es la más sensible en las miopatías.
- Si hay necrosis de las fibras musculares se elevan como en quemaduras, traumatismo o shock eléctrico en los que se produce un aumento de CK, LDH y GOT.

11.3.4 Enzimas en líquidos biológicos

- **Orina:** amilasa en orina para el diagnóstico y seguimiento de la pancreatitis aguda.
- **LCR:** LDH que aumenta en tumores cerebrales, meningitis bacteriana y traumas cerebrales.
- **Sinovial:** LDH aumenta en artritis agudas.
- **Pleural:** ADA (Adenosina Desaminasa) es útil para los derrames tuberculosos.
- **Semen:** fosfatasa ácida como medida de función prostática.

Resumen de los conceptos más relevantes del Tema 11

¡Recuerda!

- La ley Lambert-Beer es una relación matemática teórica que indica que la concentración de una sustancia es directamente proporcional a la cantidad de luz absorbida.

- Para la medida de la cantidad de enzima (proteína) presente en la muestra se utilizan métodos inmunológicos, mientras que para la medida de la actividad catalítica correspondiente a la enzima se utilizan métodos espectrofotométricos mayoritariamente.

- Las isoenzimas son enzimas que catalizan la misma reacción. Se adaptan a las peculiaridades de un órgano.

- La LDH pasa a sangre cuando hay daño tisular (efecto traumático, infeccioso o neoplásico), por lo que su elevación en suero es un signo inespecífico de que un órgano-tejido ha sido lesionado. Niveles elevados de LDH pueden indicar: cardiopatía (IAM), enfermedad hematológica (anemia), hepatopatía, neoplasia.

- Las transaminasas (o aminotransferasas) son enzimas transferasas que catalizan la reacción de transferencia del grupo amino ($-NH2$). Estas enzimas son importantes en la producción de varios aminoácidos. El piridoxal fosfato (vitamina B6) actúa como coenzima en las reacciones de transaminación de estas enzimas.

ENZIMAS	UTILIDAD CLÍNICA	OBSERVACIONES
Amilasa	Pancreatitis Parotiditis	
Lipasa	Pancreatitis	Más específica que amilasa
Tripsina	Pancreatitis	Autodigestión del tejido pancreático en la pancreatitis aguda
Creatinquinasa (CK)	IAM (CK-MB) Miositis (CK-MM)	Mioglobina y troponinas son más precoces en IAM
LDH	-↑IAM (LDH1) -↑↑Anemia megaloblástica -↑↑↑Leucemias -↑Hepatitis (LDH5)	
GOT (ASAT)	-↑En IAM -Alcoholismo	Coeficiente de Ritis: GOT/GPT>2 → hepatopatía alcohólica
GPT (ALAT)	-↑En daño hepático -Otros: IAM, miositis	Buen marcador de función hepática
GGT	-Colestasis (1°) -Alcoholismo	
Fosfatasa alcalina	-Enfermedades óseas -Colestasis (2°)	Fisiológicamente aumentado en crecimiento y embarazo
Fosfatasa ácida	-↑Alteración prostática -↑Alteración ósea -↑Tricoleucemia	PSA es más específico de próstata
Aldolasa	-Enfermedad muscular (isoforma A) -Intolerancia a lactosa (isoforma B)	
Colinesterasa	-↓En intoxicación por organofosforados. -Usado en control preoperatorio*	*Si la colinesterasa no funciona bien, la succinilcolina se acumula → apnea

**Preguntas y respuestas
Tema 11**

https://amazingbooks.es/faq-tecnicos-de-laboratorio-bloque-tematico-11

TEMA 12

ESTUDIO DE LOS MARCADORES TUMORALES

Autora: Raquel Moreno Mayordomo

12.1 Introducción

12.1.1 El cáncer

El cáncer es una patología que consiste en el crecimiento y división incontrolada de un grupo de células del organismo. Esta proliferación desorganizada conduce a la formación de una masa tumoral que invade los tejidos circundantes. Normalmente, empieza de forma localizada y después se disemina a otros tejidos (metástasis).

Actualmente, el cáncer es la segunda causa de muerte en el mundo occidental, siendo solo superado por las enfermedades cardiovasculares.

En general conduce a la muerte del paciente si no recibe tratamiento, y se conocen más de 200 tipos diferentes de cáncer. De estos, los más prevalentes por orden son el de mama en mujeres, el de pulmón y el de próstata en hombres, y el colorrectal en ambos.

12.1.2 El proceso de la carcinogénesis

El proceso por el que se produce el cáncer, denominado carcinogénesis, se debe a que en un momento dado se producen anormalidades en las células que pueden afectar a las siguientes estructuras o funciones:

- Núcleo celular: En el ADN normal existen unos genes llamados *protooncogenes* que, en determinadas circunstancias, pueden sufrir mutaciones y transformarse en *oncogenes,* que codificarán la síntesis de proteínas anómalas.

- Membrana celular: Entre otras cosas, los oncogenes codifican proteínas que actúan como receptores de membrana y provocan en la célula una respuesta aumentada a factores de crecimiento y multiplicación.

- Ciclo celular: Durante la división celular normal el ADN se replica, y, a veces, se producen errores. Sin embargo, poseemos proteínas de reparación del ADN, codificadas por los genes RAS y p53. Si se producen alteraciones en estos genes, las proteínas de reparación no ejercerán correctamente su función y no se corregirán los defectos producidos en el ADN. Esto dará lugar al acúmulo de mutaciones que puede derivar en un proceso tumoral.

Estas anormalidades que se producen en las células pueden ser hereditarias o adquiridas por la exposición a determinados agentes carcinógenos, como:

- La radiación UVA o la radiación ionizante

- Los productos químicos, como el tabaco

- La contaminación

- La infección por agentes como el virus del papiloma humano o el de la hepatitis B

12.1.3 Diagnóstico, pronóstico y seguimiento del cáncer

El cáncer se diagnostica mediante una biopsia del tejido, que se realiza para confirmar una sospecha producida por unos síntomas o unos hallazgos, como puede ser la presencia de sangre oculta en heces o de un marcador tumoral muy elevado en suero, pero es importante recordar que los marcadores tumorales no diagnostican un cáncer. Pueden orientar a su diagnóstico, pero no son determinantes en el mismo. La positividad de un marcador tumoral puede sugerir la presencia de un tumor, pero la negatividad no lo excluye.

La utilidad de los marcadores tumorales radica en la valoración del pronóstico del cáncer o para hacer un seguimiento de su evolución o monitorizar la respuesta al tratamiento.

12.2 Los marcadores tumorales

Un marcador tumoral es cualquier molécula producida por las células neoplásicas, que pueda relacionarse con su crecimiento o su actividad y que permita conocer la presencia, evolución o respuesta al tratamiento de un tumor maligno.

12.2.1 Especificidad y sensibilidad

La definición anterior *no indica que los MT sean específicos de cáncer*, ya que la mayoría de ellos *son sintetizados y liberados también por las células sanas, de ahí que establezcamos valores normales*. La especificidad de los MT no está por tanto en su presencia, sino en su concentración. Una concentración muy elevada indicará con más probabilidad que existe un tumor que una concentración baja, que puede darse en otros muchos procesos benignos, como una insuficiencia renal o una hepatopatía, en las que los MT no se metabolizan o eliminan normalmente.

En cuanto a su sensibilidad, los MT poseen escasa capacidad de detección de un tumor en estadios iniciales, porque el tamaño del tumor será pequeño, y por tanto, el número de células productoras de MT será bajo. Por el contrario, una concentración muy elevada significará que habrá un gran número de células productoras y la sensibilidad diagnóstica será muy buena. Sin embargo, en estos casos el cáncer se encontrará en un estadio muy avanzado, y precisamente en esta patología interesa la detección precoz.

Por todo lo expuesto, los MT no tienen utilidad diagnóstica.

¡Recuerda!

La sensibilidad es la capacidad de detectar la enfermedad en individuos realmente enfermos. La especificidad es la capacidad de detectar casos negativos en individuos realmente sanos.

12.2.2 Características que deberían tener todos los marcadores tumorales

El MT ideal debería cumplir los siguientes requisitos:

* Que sea producido solo por el tejido tumoral (ya hemos visto que en la realidad esto no es así y las células sanas también pueden producirlos).

* Que pueda detectarse mediante técnicas sencillas, y cuando el tumor aún se encuentra en estadios iniciales (es decir, que tenga alta sensibilidad).

* Que tenga especificidad por un órgano determinado.

* Que su concentración en sangre u otros fluidos corporales tenga una relación directa con el número de células tumorales totales.

* Que sus niveles sean considerablemente distintos en individuos sanos, en enfermedades benignas y en procesos malignos.

12.2.3 Cómo interpretar correctamente los marcadores tumorales

Debido a la inespecificidad que presentan los MT, resulta complejo discriminar si su elevación se debe a un proceso benigno o maligno. Para realizar una correcta interpretación, tendremos en cuenta los siguientes criterios:

- *¿Existe una patología benigna que eleve el MT?* Si la respuesta es sí, habrá que interpretar la elevación con prudencia, o directamente ignorarla, según el caso. Veamos las patologías benignas que elevan los MT:

  – Enfermedad hepática: la mayoría de MT se metaboliza en el hígado. Si existe una insuficiencia hepática, la falta de degradación elevará los niveles de los MT.

  – Insuficiencia renal: la mayoría de MT se elimina principalmente por vía renal. En estos casos, se elevarán los niveles de los MT por acumulación.

  – Prostatitis e hiperplasia benigna de próstata: eleva los niveles de PSA.

- *Niveles séricos del MT:* Si se trata de una patología benigna, los aumentos suelen ser moderados. A mayores concentraciones de MT, mayores probabilidades de tratarse de un tumor maligno.

- *Evolución de los niveles del MT:* Unos niveles moderadamente elevados de un MT en una analítica aislada apenas tiene utilidad, pues existen individuos que, por alguna característica que posean, tienen un rango de normalidad superior al resto de la población. Por ello, debe realizarse un estudio secuencial y, si las cifras van aumentando con el tiempo, es muy probable que el origen sea tumoral. Cada individuo ha de ser su propio control.

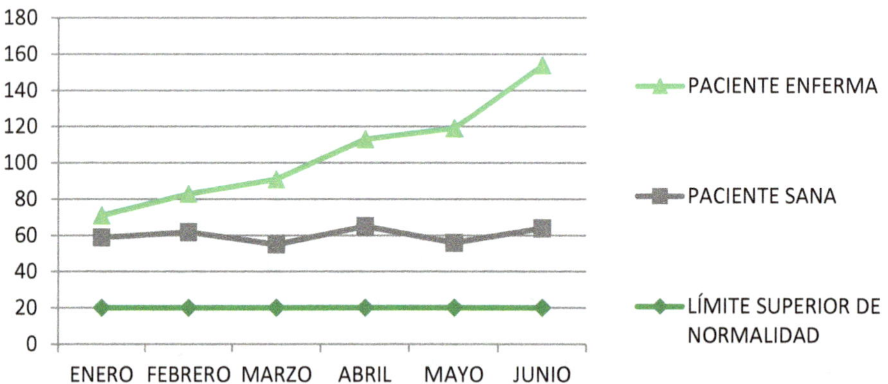

La evolución de los niveles de los MT en función del tiempo permite también detectar de forma precoz las recidivas al tratamiento, antes incluso de que empeore el paciente. En la recidiva suele elevarse el mismo marcador que estaba elevado al inicio de la enfermedad.

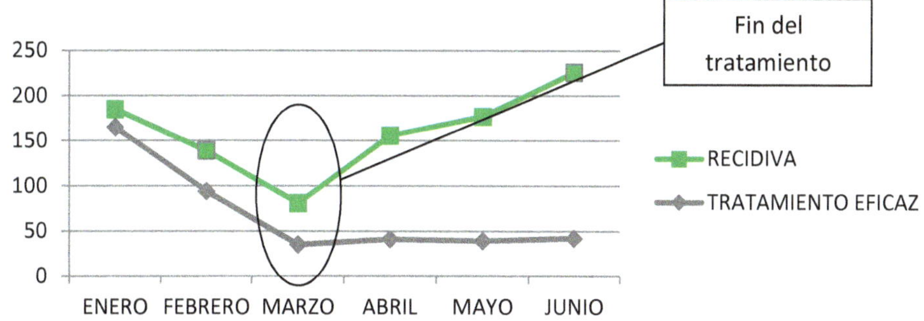

12.3 Clasificación de los marcadores tumorales en función de su origen

Son muy numerosas las moléculas que pueden considerarse marcadores tumorales, con funciones fisiológicas muy dispares, que incluyen, entre otras:

- Glicoproteínas:

    - Antígenos carbohidratados (CA): 125, 19.9, 15.3.

    - Antígenos oncofetales: antígeno carcinoembrionario (CEA), alfafetoproteína (AFP).

    - Antígenos oncoplacentarios: subunidad ß de la gonadotropina coriónica humana (ß-hCG).

    - Oncoproteínas codificadas por oncogenes: HER2/neu.

- Enzimas, como la enolasa neuroespecífica, la fosfatasa ácida prostática o el PSA.

- Hormonas, como la calcitonina.

¡Recuerda!

Los marcadores tumorales que son enzimas terminan siempre en -asa (enolasa neuroespecífica o fosfatasa ácida prostática), excepto el antígeno prostático específico.

12.4 Clasificación de los marcadores tumorales en función de su utilidad clínica

En la siguiente figura se muestra un resumen de los principales tipos de cánceres para los que existen marcadores tumorales de utilidad; posteriormente, se detallarán uno por uno.

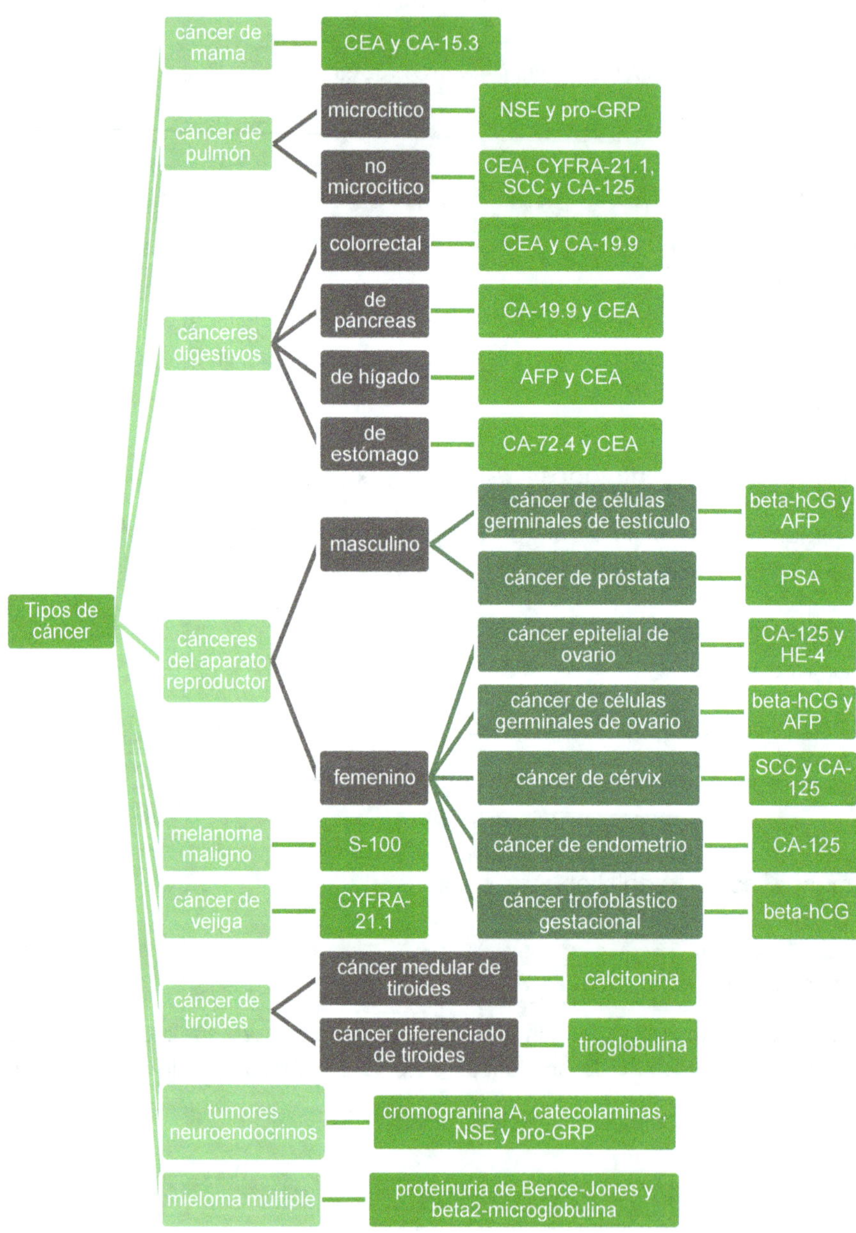

 GUÍA PRÁCTICA PARA TÉCNICO SUPERIOR DE LABORATORIO DE DIAGNÓSTICO CLÍNICO Y BIOMÉDICO

12.4.1 Cáncer de mama

Es la neoplasia más frecuente en mujeres. Los MT más empleados son:

- **Antígeno carcinoembrionario (CEA):** Se utiliza en diversos tumores epiteliales, como los de pulmón no microcíticos, los de colon y los de mama, pero es el marcador por excelencia en cánceres digestivos.

- **CA-15.3:** Aunque no es específico del cáncer de mama, pues también se eleva en el cáncer de ovario, en el de endometrio y en el de pulmón, sí es el marcador más sensible y utilizado, y es de elección en el diagnóstico precoz de recidiva, aunque su eficacia aumenta si se usa conjuntamente con el CEA.

Hay otros marcadores que se pueden emplear en algunos subgrupos muy concretos de pacientes, como:

- **CYFRA-21.1:** es una citoqueratina.

- **HER2/neu:** es una oncoproteína muy específica de un tipo de cáncer de mama muy agresivo.

- **Receptores de estrógenos y progesterona:** en los cánceres de mama hormono-dependientes.

¡Recuerda!

Cuando se habla de cáncer epitelial no significa que sea cáncer de piel o melanoma, significa que es una tumoración del epitelio que recubre un determinado órgano.

12.4.2 Cáncer de pulmón

Es la neoplasia más frecuente en hombres, y la de más tardío diagnóstico. El principal factor de riesgo es el tabaquismo. Hay dos tipos:

Carcinoma de células pequeñas o microcítico

En este tipo de cáncer se utilizan dos marcadores que se sintetizan principalmente en las neuronas y en las células neuroendocrinas, por lo que son también de elección en los tumores neuroendocrinos. Ambos se utilizan de forma conjunta:

- **Enolasa neuroespecífica (NSE):** es muy específica, pero, como se encuentra también en el interior de los eritrocitos, la hemólisis es causa de falsos positivos.

- **Pro-GRP:** se denomina péptido asociado a la gastrina. De forma individual posee una mayor sensibilidad y especificidad que la NSE.

Carcinoma no microcítico

Los MT de elección son:

- **CEA**

- **CYFRA-21.1:** Es el más sensible. Predomina también en los carcinomas escamosos, como el de vejiga. En suero es bastante inespecífico y se encuentra elevado en múltiples patologías benignas.

- **SCC:** También predomina en los carcinomas escamosos, como son los de vulva, cérvix, esófago y piel, siendo de utilidad en estas neoplasias. Presenta falsos positivos en caso de patologías dermatológicas como la psoriasis o los eccemas.

- **CA-125:** En menor medida.

12.4.3 Cánceres digestivos

El MT por excelencia en los cánceres digestivos en general es el CEA. Sin embargo, algunos tipos de neoplasias digestivas poseen algún marcador más organoespecífico.

Cáncer colorrectal

Se trata de la tercera neoplasia más frecuente en el mundo, y produce un síntoma muy típico que es la aparición de sangre oculta en heces, por lo que su detección se utiliza como cribado poblacional. Aquellos pacientes que presenten un resultado positivo serán sometidos a una colonoscopia para realizar el diagnóstico.

Por tanto, recordamos que los MT no se usan en el diagnóstico, sino en el seguimiento del cáncer. En el caso del cáncer colorrectal se usan principalmente:

- **CEA:** es el de elección.

- **CA-19.9**

Cáncer de páncreas

Es una de las neoplasias más letales. El MT de elección es:

- **CA-19.9:** Aunque es de elección, no es útil para el diagnóstico precoz, y también se eleva en otras neoplasias gastrointestinales, y a veces en las de pulmón y ovario. Las principales causas de falsos positivos son la pancreatitis y las hepatopatías.

- **CEA**

Cáncer de hígado

Existen factores de riesgo que aumentan la predisposición a padecer un cáncer hepático, como la infección por los virus de las hepatitis B o C, la exposición a toxinas o el alcoholismo.

El MT de elección es:

- **Alfa-fetoproteína (AFP):** Se sintetiza en el hígado del feto, por lo que, en el embarazo, alcanza concentraciones muy elevadas, siendo de utilidad en el cribado prenatal de malformaciones fetales, en las que sus niveles se ven alterados. También es de utilidad en los cánceres germinales de testículo y ovario.

  La causa más frecuente de falsos positivos son las hepatopatías.

- **CEA**

Cáncer de estómago

Los principales factores de riesgo que aumentan la predisposición a sufrir un cáncer gástrico son la infección por *Helicobacter pylori*, el abuso de tabaco, el abuso de alcohol y el tipo de dieta.

Los MT de elección son:

- **CA-72.4 (TAG-72):** Es el que presenta mayor sensibilidad y especificidad. Sin embargo, presenta falsos positivos con fármacos muy comunes como el omeprazol.

- **CEA**

- **CA-19.9**

12.4.4 Cánceres del aparato reproductor masculino

Cáncer de células germinales de testículo

Se trata de la segunda neoplasia más frecuente entre jóvenes, por detrás de las leucemias. Los MT de elección son:

- **β-hCG**: La hCG es una hormona sintetizada por la placenta, cuya función es preservar el cigoto en la fase inicial del embarazo. Está formada por dos subunidades α y β. Su síntesis se inicia en los primeros días del embarazo (por ello se usa como prueba de embarazo), y alcanza su pico máximo a las 12 semanas de gestación. Posteriormente, descienden sus niveles.

Una alteración de sus niveles normales durante la gestación es indicativa de que existe algún desorden del embarazo o un tumor trofoblástico. Una elevación de sus niveles en una mujer no embarazada o en un hombre es sugestivo de la existencia de una neoplasia germinal de ovario o de testículo.

- **AFP**
- **LDH:** Es una enzima sumamente inespecífica que sale a la sangre cuando hay destrucción de un tejido. Se eleva también en caso de hemólisis, anemia perniciosa, infartos agudos y enfermedades musculoesqueléticas, entre otras.

Cáncer de próstata

Se trata del segundo cáncer más común en varones. Los MT de elección son:

- **Antígeno prostático específico (PSA):** Es una enzima muy específica, sintetizada por la glándula prostática y secretada al líquido seminal, donde tiene acción fluidificante.

  El límite superior de normalidad es de 4 ng/mL. Por debajo de este valor se asume que el riesgo de cáncer es bajo, y por encima de 10 ng/mL se asume que la probabilidad de cáncer es muy elevada. Pero ¿qué pasa entre los valores de 4 y 10? En este rango intermedio es muy difícil discernir si el aumento de PSA se debe a cáncer o a otras patologías benignas, que son causa de falsos positivos (prostatitis, hipertrofia benigna de próstata).

  Por ello, para mejorar la eficacia del PSA, se usa el cociente PSA libre/PSA total en aquellos pacientes que se encuentran en este rango. Si el cociente es < 10 %, se asume que el riesgo de cáncer de próstata es muy elevado.

  Otra causa de falsos positivos es la estimulación de la próstata, por ejemplo, en un tacto rectal, en un masaje prostático o en una biopsia, así que estas técnicas no deben emplearse en los días anteriores a la determinación del PSA.

- **Fosfatasa ácida prostática (PAP):** Muchísimo menos utilizada.

12.4.5 Cánceres del aparato reproductor femenino

Cáncer epitelial de ovario

Para su estudio se utilizan dos MT de forma combinada, pues así aumenta su eficacia.

La combinación se realiza mediante el algoritmo ROMA, que es un cálculo que mediante los valores séricos de estos marcadores, la edad de la mujer y su estatus menstrual, predice el riesgo de padecer cáncer de ovario.

- **CA-125:** Aunque se trata de uno de los MT con mayor número de falsos positivos y también aumenta en otros cánceres como los de endometrio y pulmón, su principal uso es en el cáncer de ovario, siendo altamente efectivo en combinación con el HE-4.

- **HE-4:** Es más sensible y específico, aunque también se eleva en neoplasias pulmonares y de endometrio.

Cáncer de células germinales de ovario

Son idénticos a los de testículo, así que los marcadores de utilidad son los mismos:

- β-hCG

- AFP

- LDH

Cáncer de cérvix

También llamado cáncer de cuello de útero, posee dos factores de riesgo muy importantes: la infección por papilomavirus (VPH) y los embarazos precoces. Hay dos tipos histológicos de neoplasias de este tipo:

- Escamosos: el MT de elección es:

  - SCC

- Adenocarcinomas: aunque no hay ningún marcador de elección, el más empleado es:

  - CA-125

Cáncer de endometrio

Al igual que en el caso anterior, no hay ningún marcador de elección, aunque el más empleado es:

- CA-125

Cáncer trofoblástico gestacional

Son tumores que se desarrollan durante el embarazo, y hay varios tipos: la mola hidatiforme, el coriocarcinoma y el tumor de placenta. El MT ideal es:

- β-hCG

12.4.6 Melanoma maligno

Se origina en los melanocitos, células productoras de melanina de la piel. Posee una alta mortalidad debido a su elevada capacidad metastásica, y el principal factor de riesgo es la exposición al sol, sobre todo en la infancia. El MT de elección es:

- **S-100:** Es una proteína que se encuentra en los melanocitos y también en células del sistema nervioso, por lo que en caso de patologías del sistema nervioso o daño cerebral podrían existir falsos positivos.

12.4.7 Cáncer de vejiga

Existe un importante factor de riesgo en el desarrollo de este cáncer, que es el tabaquismo, por lo que es más frecuente en varones. Aunque no existen MT específicos, se suele emplear:

- CYFRA-21.1

12.4.8 Cáncer de tiroides

Se trata del cáncer endocrinológico más común y se divide en dos entidades distintas, que se exponen a continuación.

Cáncer medular de tiroides

El MT de elección en esta patología es:

- **Calcitonina:** Es una de las hormonas que regula el metabolismo fosfocálcico, produciendo hipocalcemia. Aparte de en el cáncer medular de tiroides, también se pueden detectar incrementos (pero discretos) en enfermedades tiroideas autoinmunes (tiroiditis de Hashimoto y enfermedad de Graves).

Cáncer diferenciado de tiroides

Es más común que el anterior y el MT de elección es:

- **Tiroglobulina:** Es la proteína precursora de las hormonas tiroideas y se utiliza como MT en este cáncer. Sin embargo, posee muchos falsos positivos con otras patologías tiroideas no cancerosas, como la tiroiditis o el adenoma tóxico. Su principal utilidad es la detección precoz de recidivas después de la cirugía.

Sus valores normales dependen del área geográfica, pues varían con el consumo de yodo.

12.4.9 Tumores neuroendocrinos

Son aquellos que liberan hormonas. Incluyen: tumores del páncreas endocrino (insulinomas, glucagonomas), gastrinomas, feocromocitomas, neuroblastomas y tumores carcinoides, que son tumores intestinales productores de serotonina. Los cánceres de tiroides pertenecen a este grupo, pero por su importancia se han separado.

Los MT que se usan son:

- **Cromogranina A:** Es una glicoproteína presente en las células neuroendocrinas y es de elección en este tipo de cánceres. Donde se encuentra en mayor cantidad es en la médula adrenal.

- **Catecolaminas y sus metabolitos, serotonina y otros neurotransmisores secretados por las células neuroendocrinas.**

- NSE

- Pro-GRP

12.4.10 Mieloma múltiple

Es una proliferación descontrolada de células plasmáticas productoras de un solo clon de inmunoglobulinas anormales, denominadas paraproteínas. Muchas veces lo que se produce de forma monoclonal no son inmunoglobulinas enteras sino cadenas ligeras libres (proteínas de Bence-Jones), que se eliminan por la orina y son altamente nefrotóxicas. En base a esto pueden emplearse como MT los siguientes analitos:

- **Proteinuria de Bence-Jones:** Cuantificación directa de las cadenas libres en orina.

- **β2-microglobulina:** Es una proteína que indica daño en los túbulos renales, aunque es muy poco específica.

A continuación, se muestra un resumen de los principales MT y su utilidad terapéutica:

MARCADOR TUMORAL	UTILIDAD TERAPÉUTICA
Alfa-fetoproteína (AFP)	Tumores de células germinales, cáncer hepático
Antígeno carcinoembrionario (CEA)	Cánceres digestivos, sobre todo colorrectales, cáncer de mama, cáncer de pulmón
CA-15.3	Cáncer de mama
CA-19.9	Cáncer de páncreas, cáncer colorrectal, cáncer gástrico
CA-72.4 (TAG-72)	Cáncer gástrico
CA-125	Cáncer de ovario, cérvix, endometrio y pulmón no microcítico
Calcitonina	Cáncer medular de tiroides
Cromogranina A (CgA)	Tumores neuroendocrinos
CYFRA-21.1	Cáncer de pulmón no microcítico, cáncer de vejiga y cáncer de mama
Enolasa neuroespecífica (NSE)	Cáncer microcítico de pulmón y tumores neuroendocrinos
HE-4	Cáncer de ovario
HER2/neu	Cáncer de mama
LDH	Tumores de células germinales
Pro-GRP	Cáncer microcítico de pulmón y tumores neuroendocrinos
PSA	Cáncer de próstata
S-100	Melanoma maligno
SCC	Cáncer de cérvix y de pulmón no microcítico
Subunidad beta de la gonadotropina coriónica humana (β-hCG)	Tumores trofoblásticos gestacionales, tumores de células germinales
β2- microglobulina	Mieloma múltiple
Tiroglobulina	Cáncer diferenciado de tiroides

¡Recuerda!

- La sensibilidad es la capacidad de detectar la enfermedad en individuos realmente enfermos. La especificidad es la capacidad de detectar casos negativos en individuos realmente sanos.

- Los marcadores tumorales que son enzimas terminan siempre en -asa (enolasa neuroespecífica o fosfatasa ácida prostática), excepto el antígeno prostático específico.

- Cuando se habla de cáncer epitelial no significa que sea cáncer de piel o melanoma, significa que es una tumoración del epitelio que recubre un determinado órgano.

- El trofoblasto es el tejido que rodea al embrión, que se convertirá en placenta y sintetizará la gonadotropina coriónica (hCG).

Preguntas y respuestas
Tema 12

https://amazingbooks.es/faq-tecnicos-de-laboratorio-bloque-tematico-12

TEMA 13

ESTUDIO DE LA FUNCIÓN HEPÁTICA Y PANCREÁTICA

Autora: Raquel Moreno Mayordomo

13.1 Introducción

En este tema estudiaremos la anatomía y las funciones del hígado y del páncreas, así como las pruebas de laboratorio que se utilizan en el diagnóstico de las principales enfermedades que les afectan.

13.2 Anatomía hepática

El hígado es un órgano situado en la parte derecha del abdomen, que posee dos lóbulos y está rodeado por una cápsula fibrosa.

13.2.1 Vascularización

Se trata de un órgano muy vascularizado que recibe sangre por dos vías:

- La arteria hepática (25 %): Le suministra sangre oxigenada procedente de la arteria aorta.

- La vena porta (75 %): Transporta hacia el hígado toda la sangre cargada de nutrientes procedente de los diversos órganos que participan en la digestión. En el hígado, los nutrientes serán metabolizados y, si existe algún tóxico, este será destruido antes de pasar a la circulación general.

El hígado posee circulación entero-hepática, es decir, algunas sustancias que el hígado sintetiza, tales como los ácidos biliares, se vierten al intestino para ejercer una acción digestiva, y posteriormente serán absorbidos y transportados por la vena porta de nuevo al hígado. Una vez allí, volverán a verterse al intestino, y así sucesivamente.

La sangre sale del hígado por las venas suprahepáticas (derecha e izquierda) que desembocan en la vena cava inferior.

13.2.2 Histología

Histológicamente, en el hígado pueden distinguirse:

- Células hepáticas, llamadas *hepatocitos*, que pueden almacenar grandes cantidades de glucógeno en su citoplasma y sintetizan la bilis. La bilis se compone de sales biliares, bilirrubina, colesterol, fosfolípidos, electrolitos y agua, y su función es emulsionar las grasas en el intestino, favoreciendo su digestión.

- Elementos vasculares: vasos sanguíneos, vasos linfáticos y vías biliares. Estas últimas se muestran en la Figura 1 y tienen la función de conducir la bilis desde el hígado hasta el duodeno. La vesícula biliar almacena la bilis formada en los períodos interdigestivos y la vierte al duodeno durante la digestión.

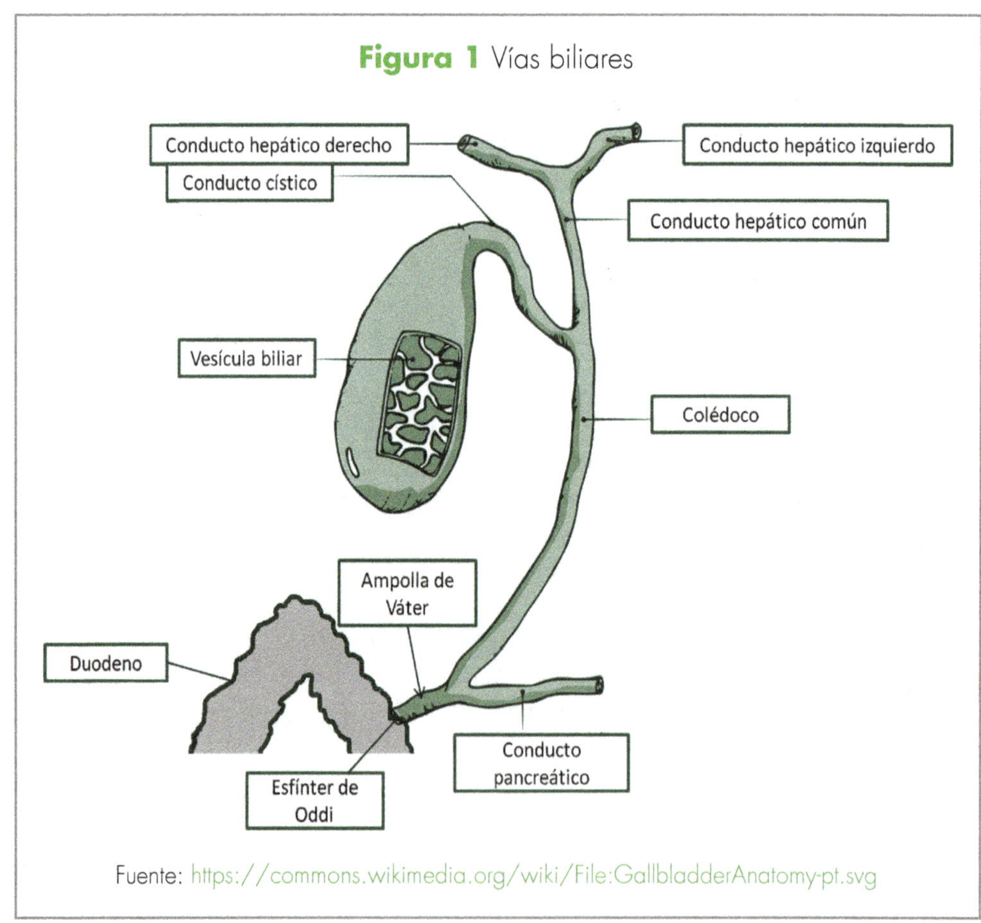

Figura 1 Vías biliares

Fuente: https://commons.wikimedia.org/wiki/File:GallbladderAnatomy-pt.svg

Las alteraciones más frecuentes de las vías biliares se producen a causa de una obstrucción por cálculos. Los cálculos se forman cuando existe un desequilibrio en la composición normal de la bilis, por exceso de algún componente, que precipita y se solidifica. Los cálculos más frecuentes son de colesterol y, en segundo lugar, de bilirrubina (estos últimos se denominan cálculos pigmentarios).

- Parénquima hepático: Es el tejido hepático propiamente dicho, formado por lobulillos hepáticos, que se consideran las unidades estructurales básicas del hígado. Cada lobulillo posee forma hexagonal y está formado por un entramado de hepatocitos, dispuestos en capas de una sola célula de espesor para facilitar que el contacto con la sangre que circula por los capilares hepáticos (llamados sinusoides) sea máximo.

En el interior de los sinusoides hay células de Kupffer, macrófagos que forman parte del sistema inmunitario encargados de fagocitar microorganismos o elementos extraños que provengan de la vena porta.

También en contacto con cada capa unicelular de hepatocitos están los capilares biliares, que recogen la bilis sintetizada por los hepatocitos para transportarla a conductos más grandes que desembocarán en el conducto hepático.

En la Figura 2 se muestra una porción del hexágono que forma un lobulillo:

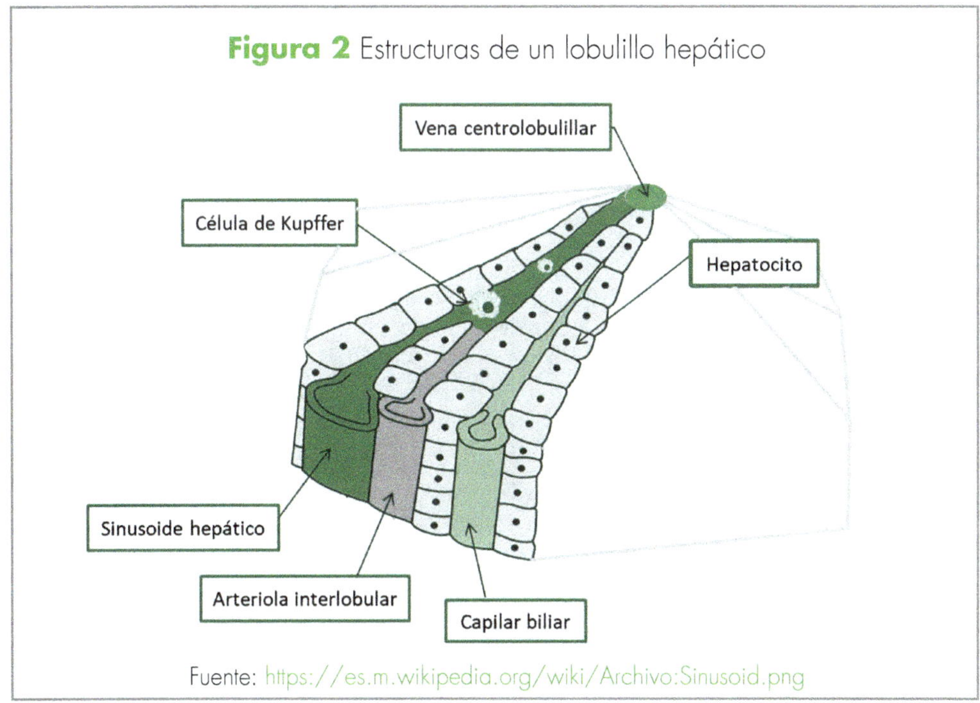

Figura 2 Estructuras de un lobulillo hepático

Fuente: https://es.m.wikipedia.org/wiki/Archivo:Sinusoid.png

13.3 Función hepática

El hígado realiza las principales transformaciones metabólicas del organismo, interviniendo en los procesos que se desarrollan a continuación.

13.3.1 Metabolismo de principios inmediatos

Hidratos de carbono

- Justo después de las comidas: Hay glucosa en exceso, por lo que el hígado se encarga de almacenarla. En primer lugar, la transforma en glucógeno (la transformación se llama *glucogénesis o glucogenogénesis*). Si hemos comido más de lo que debemos, los depósitos de glucógeno del interior de los hepatocitos se llenan, y entonces la glucosa empieza a almacenarse en forma de grasa (*lipogénesis*).

- Entre las comidas: El nivel de glucemia siempre ha de mantenerse en unos niveles concretos, y para ello, cuando no existe aporte, ocurre lo siguiente:

  - En primer lugar, el hígado va descomponiendo el glucógeno, proporcionando glucosa a la sangre en los periodos interdigestivos (*glucogenólisis*).

  - Si el ayuno es prolongado y se agota el glucógeno, sintetiza glucosa a partir de compuestos no glucídicos mediante un proceso llamado *gluconeogénesis*. En primer lugar, utiliza las grasas (por eso, si no se come se adelgaza), y, si no hubiera reservas de grasa, utilizaría en último lugar los aminoácidos de las proteínas.

Lípidos

- Sintetiza ácidos grasos, que se utilizarán en la producción de triglicéridos.

- Sintetiza colesterol, necesario, por ejemplo, para formar parte de la bilis o para formar hormonas esteroideas.

Proteínas

- Sintetiza aminoácidos gracias a las transaminasas, y también los degrada. En esta destrucción se genera amoniaco, que es tóxico, y es también el hígado el encargado de transformarlo en un producto inocuo: la urea.

- Sintetiza la mayoría de proteínas plasmáticas: globulinas transportadoras, albúmina, factores de la coagulación, etcétera.

13.3.2 Síntesis y regeneración sanguínea

En el feto, las células sanguíneas no se producen en la médula ósea como en el adulto, sino que se producen en el hígado. En el adulto, este órgano forma parte, junto con el bazo, la propia médula ósea y los ganglios linfáticos, del sistema retículo-endotelial (SRE), donde se destruyen las células sanguíneas.

13.3.3 Biotransformación de tóxicos

El hígado es capaz de eliminar mediante biotransformación productos tóxicos para el organismo, tanto endógenos (bilirrubina, amoniaco), como exógenos (tóxicos, fármacos). Todos ellos sufren en el hígado alguna de las siguientes reacciones:

- Reacciones en fase I: Las realizan las enzimas del citocromo P450 con el fin de modificar la actividad, reducir la toxicidad o aumentar la solubilidad de los tóxicos para facilitar su eliminación por vía biliar o renal. Son reacciones de oxidación e hidrólisis, entre otras.

- Reacciones en fase II: Son reacciones de conjugación con compuestos endógenos muy solubles (ácido glucurónico, sulfato o glutatión, entre otros), que facilitarán la eliminación del tóxico.

Metabolismo de la bilirrubina

La bilirrubina tiene su origen en la degradación de ciertas enzimas como los citocromos y, sobre todo, en la degradación de la hemoglobina por destrucción de los eritrocitos en el sistema retículo-endotelial (Figura 3).

Al degradarse la hemoglobina, da lugar al grupo hemo y a la globina (que es una proteína de la que se reutilizarán los aminoácidos). El hemo por un lado libera el átomo de Fe^{2+} que contiene, que pasa a la sangre y sirve para sintetizar nueva hemoglobina, y por otro lado se degrada, transformándose en biliverdina, que posteriormente se transformará en bilirrubina.

La concentración normal de bilirrubina en suero es de 0,3-1 mg/dL.

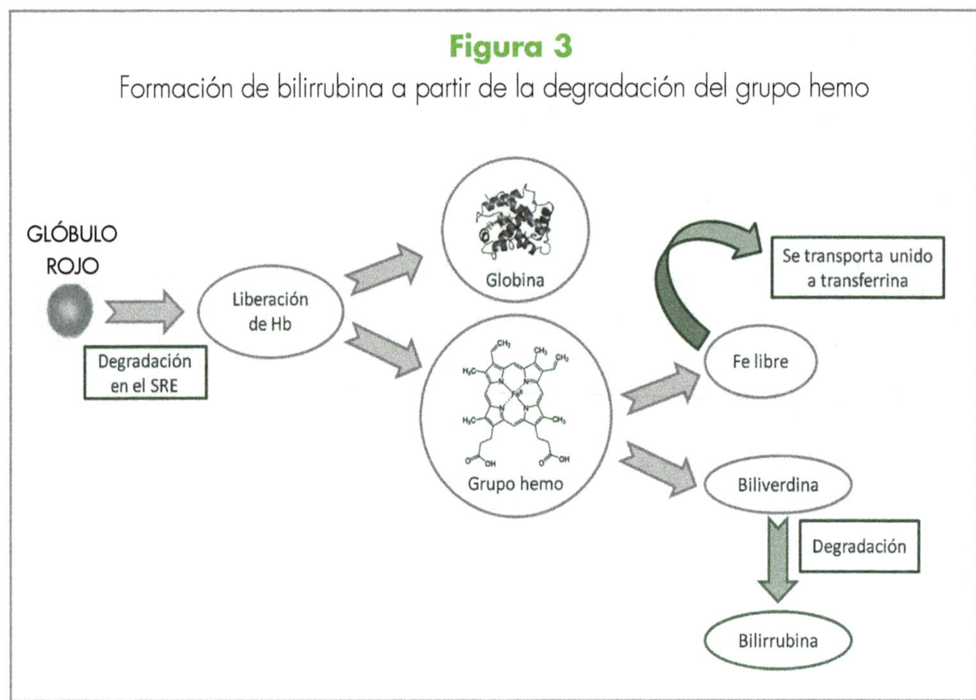

La bilirrubina recién incorporada al torrente sanguíneo es insoluble y se la conoce como *bilirrubina indirecta, libre, no conjugada, liposoluble o no esterificada*, y circula unida a la albúmina. No puede ser excretada por vía biliar ni urinaria y, en casos de excesiva acumulación (por ejemplo, en caso de hemólisis masiva), se acumula en zonas del organismo ricas en lípidos (cerebro, tejido subcutáneo) originando importantes trastornos. Una vez en el hígado, la bilirrubina libre se separa de la albúmina y en el hepatocito se conjuga con ácido glucurónico (gracias a la acción de una enzima llamada glucuroniltransferasa), transformándose así en *bilirrubina hidrosoluble, conjugada, directa o esterificada*. Una pequeña parte de esta última regresa al torrente circulatorio, pero la mayor parte accede al intestino delgado en el seno de la bilis. En el intestino, por acción de la flora intestinal, una parte de la bilirrubina conjugada se transforma en estercobilinógeno, que se transforma finalmente en estercobilina (pigmento que se elimina por las heces y que les confiere su color característico).

El resto de la bilirrubina conjugada, llamada urobilinógeno, se reabsorbe en el intestino, llegando nuevamente al hígado por la vena porta. Desde ahí, una parte volverá a cerrar el circuito de la circulación enterohepática pasando nuevamente al intestino, y otra pequeña parte saldrá a la circulación general, siendo eliminada por la orina.

13.3.4 Fagocitosis de agentes extraños

Las células de Kupffer, que pertenecen al sistema monocito-macrófago o retículo-endotelial, son las encargadas de realizar esta función en el hígado.

13.3.5 Formación de la bilis

La bilis es una secreción formada básicamente por sales biliares, bilirrubina, colesterol, fosfolípidos, electrolitos y agua. Sus funciones son las siguientes:

- Servir de vehículo para la eliminación de sus componentes.

- Mantener disuelto el colesterol.

- Facilitar la digestión y absorción de las grasas a nivel intestinal.

El principal componente de la bilis son las sales biliares, formadas a partir de ácidos biliares. Los principales son el ácido cólico y quenodesoxicólico, que se encuentran formando sales con taurina y glicina. Estas sales biliares son las encargadas de emulsionar las grasas en el intestino para que puedan actuar las lipasas pancreáticas y así digerirlas.

Las sales biliares sufren circulación enterohepática, reabsorbiéndose en el íleon tras haber realizado su función. Por ello, la concentración de ácidos biliares en plasma es buen indicador de la función de transporte hepático, y son útiles en el estudio de las enfermedades hepatobiliares, en las cuales aparecerán aumentados en suero.

13.4 Trastornos de la función hepática (hepatopatías)

Pueden deberse a alteraciones en el parénquima hepático (localización intrahepática), en las vías biliares (enfermedades hepatobiliares) o en la circulación sanguínea hepática.

Como consecuencia, el hígado va a ser incapaz de desarrollar adecuadamente sus funciones fisiológicas (insuficiencia hepática).

13.4.1 Trastornos en el metabolismo de los principios inmediatos

Hidratos de carbono

- *Hiperglucemia* (sin diabetes): puede deberse a la incapacidad del hígado para metabolizar glucosa.

- *Hipoglucemia:* solo aparece en insuficiencias hepáticas graves, como consecuencia de la incapacidad del hígado para sintetizar glucosa (gluconeogénesis), almacenarla (glucogenogénesis o glucogénesis) y liberarla (glucogenólisis) al torrente sanguíneo.

Lípidos

En caso de insuficiencia hepática, es posible que exista un déficit de ciertas enzimas que intervienen decisivamente en el metabolismo lipídico.

Como pruebas rutinarias lipídicas de función hepática se usan:

- La determinación de los niveles de colesterol libre y esterificado: sus niveles aparecen elevados en la ictericia obstructiva y muy bajos en hepatitis o cirrosis (porque no se sintetiza).

- La determinación de triglicéridos: sus niveles aumentan en la ictericia obstructiva, alcoholismo y pancreatitis.

¡Recuerda!

La cirrosis se origina a causa de la destrucción de las células hepáticas y su sustitución por cicatrices de tejido fibroso no funcionante. Las causas más comunes de cirrosis son el alcoholismo y las hepatitis.

Proteínas

- *Incapacidad de formar urea*

$$H_2N-\underset{\underset{\displaystyle}{}}{\overset{\overset{\displaystyle O}{\|}}{C}}-NH_2$$

La urea se sintetiza en el hígado a partir de bicarbonato y amonio, y una deficiencia hepática puede afectar este proceso, provocando:

- Encefalopatía hepática como consecuencia del acúmulo de amoníaco en el cerebro.

- Alcalosis metabólica por un aumento de bicarbonato, que no se usaría para formar urea.

- *Incapacidad para sintetizar proteínas*

Cualquier alteración en la síntesis de proteínas de origen hepático afectará a todos aquellos procesos en los que dichas proteínas intervengan. Por ejemplo, alteraciones de tipo hemorrágico debidas a un fallo de la síntesis de factores de la coagulación.

13.4.2 Trastornos en la función biliar

Ictericia

Coloración amarillenta de piel y mucosas (especialmente visible en la esclerótica del ojo) producida por la acumulación de bilirrubina en los tejidos. Aparece cuando los niveles en sangre son superiores a 2 mg/dL.

Puede ser consecuencia de una hemólisis (causa prehepática), una lesión hepatocelular (causa hepática) o una obstrucción de las vías biliares (causa posthepática). En la ictericia prehepática y en la hepática aumenta la bilirrubina no conjugada. En la posthepática aumenta la conjugada, puesto que ya ha pasado por el hígado.

¡Recuerda!

Una anemia hemolítica da lugar a una ictericia prehepática (aumento de bilirrubina no conjugada).

En la ictericia obstructiva se observa acolia/hipocolia (ausencia de coloración o baja coloración de las heces).

¡Recuerda!

La estercobilina es el pigmento que da color a las heces y proviene de la transformación de la bilirrubina por la flora intestinal. Si existiera una obstrucción de las vías biliares, la bilirrubina no llegaría al intestino y las heces serían incoloras.

La cantidad de bilirrubina en sangre se conoce como bilirrubinemia y sus variaciones como hiper o hipobilirrubinemia.

Las causas de hiperbilirrubinemia pueden ser:

* *Fisiológicas*

    - En el recién nacido: por rápida destrucción de la hemoglobina fetal y por inmadurez de la glucuroniltransferasa.

    - Por permanencia a grandes alturas: el déficit de oxígeno hace que se sintetice más hemoglobina, que cuando se degrade dará lugar a más bilirrubina.

* *Patológicas*

    - Ictericia (prehepática, hepática o posthepática).

– Defectos hereditarios en las enzimas que conjugan la bilirrubina con ácido glucurónico (las glucuroniltransferasas): enfermedad de Gilbert y síndrome de Crigler-Najjar. En ambas, aumenta la concentración de bilirrubina no conjugada.

Una hipobilirrubinemia puede aparecer en las anemias intensas, tanto ferropénicas como aplásicas.

Colestasis

Es la alteración del flujo de la bilis hacia el duodeno, que puede ser de origen intrahepático o extrahepático (por obstrucción de las vías biliares). Como resultado, aumentan los componentes de la bilis en el plasma, provocando las siguientes manifestaciones clínicas: ictericia, coluria, hipocolia o acolia y prurito. Posteriormente, si la colestasis se prolonga, aparece esteatorrea (exceso de grasa en las heces) y síndrome de malabsorción (principalmente de vitaminas liposolubles A, D, E y K).

Las pruebas de laboratorio (en suero) que ayudan al diagnóstico de la colestasis son la bilirrubina, la GGT y la fosfatasa alcalina.

13.4.3 Trastornos en la capacidad de destoxificación por biotransformación

Las sustancias que, debido a una insuficiencia hepática, no pueden ser degradadas (fármacos o compuestos endógenos como el amoniaco) se acumulan y llegan a provocar múltiples e importantes lesiones.

13.4.4 Trastornos en el metabolismo de hormonas y vitaminas

El hígado resulta imprescindible para la actividad de determinadas hormonas. Por ejemplo, la hormona del crecimiento (GH) actúa por medio de somatomedinas de síntesis hepática. En caso de insuficiencia hepática se observarían alteraciones del desarrollo. Asimismo, la vitamina D sintetizada en la piel (colecalciferol) debe sufrir una activación en el hígado (y posteriormente otra en el riñón) para convertirse en calcitriol y poder llegar a regular los niveles de calcio en el organismo. Otro ejemplo a destacar es que las hormonas esteroideas se degradan en el hígado, por lo que una insuficiencia hepática daría lugar a un exceso de actividad de las mismas.

Los marcadores bioquímicos o pruebas funcionales hepáticas aportan una valiosísima información en el estudio de las distintas hepatopatías, pues permiten determinar la capacidad del hígado para llevar a cabo sus principales funciones. Sin embargo, no debemos olvidar que deben complementarse con una exploración, que puede ser física o instrumental.

Los principales marcadores bioquímicos de enfermedad hepática son:

13.5.1 Albúmina

Una lesión hepática puede provocar una disminución de los niveles séricos de aquellas proteínas cuya síntesis se realice únicamente en el hígado (albúmina, globulinas, protrombina, fibrinógeno, factores de la coagulación, lipoproteínas, urea).

La albúmina es la proteína más abundante sintetizada por el hígado, y *la disminución de sus niveles en suero es un excelente indicador de la gravedad de una hepatopatía crónica.*

Sin embargo, la determinación de la albuminemia presenta algunos inconvenientes:

- Su descenso sérico no es específico de la enfermedad hepática, pues existen otras patologías, como el síndrome nefrótico, en las que se pierde albúmina.

- No permite distinguir entre las distintas hepatopatías.

13.5.2 Ion amonio

Evalúa la capacidad destoxificadora hepática, es decir, su capacidad de eliminar de la sangre sustancias nocivas para el organismo. El ion amonio es un desecho de la degradación de los aminoácidos de las proteínas, y el hígado se encarga de transformarlo en urea, que es inocua. Su elevación en el plasma puede indicar que el hígado no está realizando correctamente el ciclo de la urea y desencadenar como consecuencia una encefalopatía hepática.

13.5.3 Bilirrubina

Su elevación en plasma puede indicar un defecto en la captación o en la excreción hepática de diversas sustancias, tanto endógenas como exógenas: bilirrubina, urobilinógeno, ácidos biliares o fármacos, entre otros.

13.5.4 Gammaglobulinas

Un aumento policlonal de gammaglobulinas puede indicar un funcionamiento anormal de las células de Kupffer. Cuando ciertos antígenos procedentes del intestino acceden al hígado, son normalmente neutralizados por la acción de las células del sistema monocito-macrofágico a nivel hepático (células de Kupffer). Cuando esta función no puede ser realizada correctamente, se estimula la síntesis de anticuerpos específicos frente a dichos antígenos, pudiendo detectarse entonces un aumento de las γ-Globulinas (Figura 4).

En casos de cirrosis, aparece en el proteinograma algo característico que se muestra en la Figura 5: un puente beta-gamma.

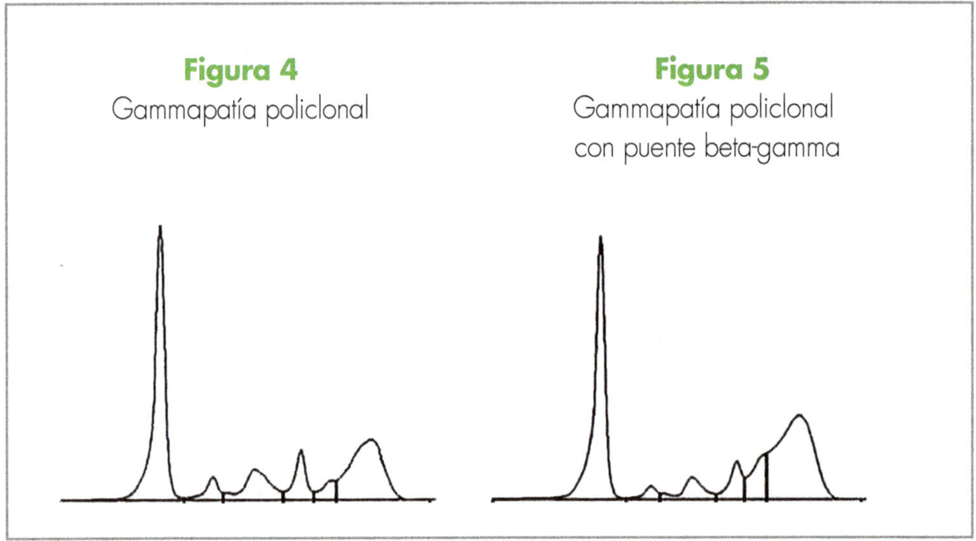

13.5.5 Enzimas

La alteración del nivel de enzimas hepáticas a nivel sérico puede reflejar la presencia, gravedad y evolución de una enfermedad hepática, aunque estas son, en su mayoría, inespecíficas (otros órganos influyen en los resultados obtenidos).

Algunas de las más utilizadas en la actualidad son:

- **Transaminasas:** Su función es transferir grupos amino entre aminoácidos y α-cetoácidos, para formar nuevos aminoácidos en función de las necesidades fisiológicas. Se encuentran en el interior de los hepatocitos y su aumento plasmático puede indicar que existe una lesión o necrosis que hace que salgan al exterior. Las más utilizadas son:

- **GPT (Alanina-aminotransferasa o ALAT):** Se encuentra solo en el hígado, por lo que es muy específica, tanto que constituye el mejor indicador de lesión hepatocelular. Además, aumenta en todas las lesiones hepáticas, incluso leves, por lo que posee también elevada sensibilidad.

- **GOT (Aspartato-aminotransferasa o ASAT):** Es necesario que la lesión sea más grave para que se eleven sus niveles. Se halla también en corazón, músculo esquelético, riñón y cerebro, por lo que es mucho menos específica que la GPT.

- **Fosfatasa alcalina (ALP):** Posee varias isoenzimas, una hepática, otra ósea y otra placentaria. Su concentración en sangre se encuentra aumentada de forma fisiológica en el embarazo o en los niños en crecimiento, y de forma patológica en dos tipos de procesos:

  - Las alteraciones óseas (enfermedad de Paget, osteomalacia).

  - Las alteraciones hepáticas:

    - Su utilidad principal es en los trastornos obstructivos de las vías biliares (colestasis), en los que también estarán elevados los niveles de GGT, manteniéndose normales los niveles de transaminasas.

    - También se eleva en la cirrosis y en las lesiones que ocupan espacio en el hígado, como los tumores.

  Unos niveles séricos de ALP inferiores a los normales pueden hallarse en personas que sufren hipotiroidismo y en niños que presentan retraso en el crecimiento.

- **Leucín-aminopeptidasa y 5'-Nucleotidasa:** Se elevan en las enfermedades hepáticas y no en las de otro origen, por lo que aumentan la especificidad de la fosfatasa alcalina.

- **Gamma-glutamiltransferasa (GGT o γ-GT):** Es el marcador más sensible de lesión en las vías biliares (indica tanto citolisis como colestasis). Cuando su valor plasmático es normal, la probabilidad de que no haya ninguna alteración a nivel hepático es muy elevada.

También se utiliza en combinación con la ALP para diferenciar el origen hepático u óseo de una alteración.

Se eleva mucho con sustancias que inducen el metabolismo hepático, como el alcohol, así que se usa para controlar la abstinencia alcohólica.

- **Lactato deshidrogenasa (LDH):** Presente en la mayor parte de las células del organismo, está formada por varias isoenzimas, de las cuales la LDH-5 es la de localización hepática. Su aumento plasmático es indicativo de necrosis hepatocelular o de carcinoma metastásico de hígado.

13.5.6 Otros indicadores bioquímicos de enfermedad hepática

- Alfa-fetoproteína: Aumenta en el carcinoma hepatocelular.

- Ceruloplasmina: Proteína transportadora de cobre. Su déficit congénito se denomina enfermedad de Wilson y origina depósitos de cobre en los hepatocitos y en los núcleos lenticulares del cerebro.

- Hierro y ferritina: Un incremento muy elevado puede indicar hemocromatosis y hemosiderosis, que son enfermedades que afectan al metabolismo del hierro, provocando un depósito excesivo en distintos órganos, como el hígado.

13.6 Anatomía y función pancreática

El páncreas es un órgano mixto, con dos tipos de tejido:

- Endocrino: Se agrupa en islotes de Langerhans, que son cúmulos de células secretoras de hormonas. Estos cúmulos de células son de varios tipos:

Tipo celular	Sustancia producida	Efecto
Células Alfa	Glucagón	Aumenta la glucemia en respuesta a un descenso, promoviendo la glucogenólisis y la gluconeogénesis
Células Beta	Insulina	Disminuye la glucemia en respuesta a un aumento, promoviendo la glucíogénesis y la lipogénesis
Células Delta	Somatostatina	Inhibe la secreción de insulina y glucagón
Células F	Polipéptido pancreático	Regula la función secretora (endocrina y exocrina) del páncreas

- Exocrino: Se agrupa en acinos pancreáticos, que segregan enzimas digestivas (amilasa, lipasa, proteasas). Estas enzimas conforman el jugo pancreático que pasa al intestino delgado.

13.7 Enfermedades pancreáticas y marcadores bioquímicos de utilidad

13.7.1 Pancreatitis

La pancreatitis es un proceso inflamatorio que ocurre en el páncreas como consecuencia de la liberación de enzimas digestivas dentro de la glándula y no fuera. Puede ser aguda (muy grave y dolorosa) o crónica. Para diagnosticarla, se determinan dos enzimas que se encontrarán elevadas:

- Amilasa en suero o en orina: Su utilidad principalmente radica en la pancreatitis aguda, aunque tiene muchos falsos positivos (insuficiencia renal, por ejemplo). Por ello, se usa en combinación con la lipasa. Es poco específica, puesto que las glándulas salivales también producen amilasa.

- Lipasa en suero: Es más específica.

13.7.2 Diabetes mellitus

La diabetes es una enfermedad que se caracteriza por la presencia de una glucemia elevada de forma persistente y crónica. El rango de normalidad de la glucemia en suero es de 80-110 mg/dL.

Existen dos tipos de diabetes en función de su etiología:

- Diabetes tipo I, juvenil o insulino-dependiente: Es de origen autoinmune. El organismo produce anticuerpos frente a las células beta pancreáticas y las destruye. Se caracteriza por la ausencia total de insulina. Aparece en niños y jóvenes, que dependen del aporte de insulina exógena.

- Diabetes tipo II, del adulto o no insulino-dependiente: Estos enfermos sintetizan una cantidad normal o incluso elevada de insulina, pero los tejidos presentan resistencia a su acción, bien por defectos en los receptores o bien por un funcionamiento defectuoso de la secuencia de reacciones posteriores a la unión del receptor con la hormona. Suele poder controlarse con dieta o con fármacos antidiabéticos orales.

Cuando existe una hiperglucemia constante, la glucosa se une a los aminoácidos de las proteínas del organismo formando proteínas glicadas. Estas son muy resistentes a la degradación, por lo que se depositan en todos los tejidos, provocando graves alteraciones sobre algunas estructuras, como los riñones (nefropatía diabética), las neuronas (neuropatía diabética) o los ojos (retinopatía diabética).

La determinación de la concentración de una de estas proteínas, la hemoglobina glicosilada, nos permite seguir la evolución que ha tenido un diabético de sus niveles de glucosa en el periodo que determina su vida media (120 días). Su valor normal en personas sanas es < 6 % de la hemoglobina total. Su valor normal en diabéticos controlados es < 6,5 %.

Existe otro tipo de diabetes, la diabetes gestacional, que se produce durante el embarazo porque las hormonas producidas durante el mismo reducen la capacidad de respuesta a la insulina. Por ello, aumenta la glucemia de la madre y el feto recibe glucosa adicional, lo que hará que tenga sobrepeso.

Los criterios diagnósticos de la diabetes son los siguientes, siendo necesario que se cumpla tan solo uno de ellos para el diagnóstico:

- Síntomas de diabetes (poliuria, polidipsia, polifagia, adelgazamiento) + una glucemia > 200 mg/dL en cualquier momento del día.

- Glucemia > 126 mg/dL en ayunas.

- Glucemia > 200 mg/dL a las dos horas de una sobrecarga oral de glucosa.

- Hemoglobina glicosilada ≥ 6,5 %.

Otro hallazgo de laboratorio en un diabético sin diagnosticar o que se encuentre descompensado es el aumento de los cuerpos cetónicos, que se producen como consecuencia del aumento de la gluconeogénesis a partir de ácidos grasos libres (el organismo sí tiene glucosa en exceso, pero como esta no ingresa en los tejidos, el hígado asimila que no hay glucosa y la fabrica). Estos cuerpos cetónicos provocan cetoacidosis diabética, que cursa con acidosis, hiperglucemia, hipercetonemia y disminución de ácidos grasos libres.

13.7.3 Cáncer de páncreas

Los tumores pancreáticos son poco frecuentes pero con una elevada mortalidad. A nivel de laboratorio, el marcador tumoral de elección para su pronóstico y seguimiento es el CA-19.9.

13.7.4 Fibrosis quística

Es la enfermedad hereditaria autosómica recesiva más común en la población caucásica. Existen multitud de mutaciones que dan lugar a la enfermedad, todas ellas sobre el gen CFTR. Las consecuencias de poseer este gen en una forma afuncional dan lugar a la producción de secreciones muy viscosas. Las manifestaciones más típicas son pulmonares, pues estas secreciones favorecen la colonización de los enfermos por microorganismos patógenos. Sin embargo, también existen manifestaciones a nivel digestivo, pues las secreciones viscosas provocan obstrucciones a nivel pancreático que impiden la salida de las enzimas pancreáticas y originan malabsorción.

Resumen de los conceptos más relevantes del Tema 13

- Las células hepáticas son los hepatocitos y poseen dos características particulares: poseen depósitos de glucógeno y sintetizan bilis.

- La bilis está formada por sales biliares, bilirrubina, colesterol, fosfolípidos, electrolitos y agua, y su función es emulsionar las grasas en el intestino, favoreciendo su digestión.

- En el hígado se metabolizan los principios inmediatos (hidratos de carbono, grasas y proteínas), y es necesario saber distinguir entre los procesos de glucogénesis, gluconeogénesis y glucogenólisis.

- La urea procede de la degradación de los aminoácidos de las proteínas, y el ácido úrico procede de la degradación de los ácidos nucleicos de las células.

- El hígado es la mayor fábrica de proteínas del organismo. La proteína plasmática más abundante es la albúmina, y esta es sintetizada por el hígado. Por ello, la hipoalbuminemia es el mejor indicador de la gravedad de una hepatopatía crónica.

- La bilirrubina es el producto de degradación del grupo hemo. Antes de pasar por el hígado, esta se encuentra unida a la albúmina y se conoce como bilirrubina indirecta, libre, no conjugada, liposoluble o no esterificada. Tras entrar en el hígado, se conjuga con ácido glucurónico y se transforma en bilirrubina hidrosoluble, conjugada, directa o esterificada, que es un componente de la bilis.

- La ictericia y la colestasis son las dos principales enfermedades hepatobiliares, y los marcadores bioquímicos de colestasis son la bilirrubina, la GGT y la fosfatasa alcalina.

- La elevación de transaminasas en suero es indicativa de lesión hepática, y de ellas, la más sensible es la GPT o ALAT.

- Las células beta pancreáticas son las productoras de insulina y un defecto en la actividad de esta provoca diabetes.

- Los marcadores bioquímicos de pancreatitis son la amilasa y la lipasa.

¡Recuerda!

- El hígado es capaz de transformar el amonio tóxico resultante de la degradación proteica en un producto inocuo: la urea. Un fallo hepático impedirá al hígado realizar esta acción y dará lugar a una encefalopatía hepática por acúmulo cerebral de amonio.

- La prueba más sensible de lesión en las vías biliares es la GGT, y esta además se utiliza para controlar la abstinencia alcohólica, junto con la CDT.

- La cirrosis se origina a causa de la destrucción de las células hepáticas y su sustitución por cicatrices de tejido fibroso no funcionante. Las causas más comunes de cirrosis son el alcoholismo y las hepatitis.

- Una anemia hemolítica da lugar a una ictericia prehepática (aumento de bilirrubina no conjugada).

- La estercobilina es el pigmento que da color a las heces y proviene de la transformación de la bilirrubina por la flora intestinal. Si existiera una obstrucción de las vías biliares, la bilirrubina no llegaría al intestino y las heces serían incoloras.

- Los parámetros vistos en el tema se determinan habitualmente en el laboratorio mediante ensayos colorimétricos.

[**Preguntas y respuestas**
Tema 13]

https://amazingbooks.es/faq-tecnicos-de-laboratorio-bloque-tematico-13

TEMA 14

ESTUDIO DE LA FUNCIÓN ENDOCRINA

Autora: Raquel Moreno Mayordomo

14.1 Introducción

14.1.1 La endocrinología y el estudio de las hormonas

El sistema endocrino se encarga de regular las funciones fisiológicas a través de la síntesis y liberación de mediadores químicos denominados hormonas. Las hormonas son producidas por glándulas especializadas y secretadas directamente a la sangre (no viajan a través de conductos como las secreciones exocrinas) para influir en la actividad de células diana.

Tradicionalmente, se consideraban hormonas a las sustancias que actuaban sobre células diana localizadas en zonas alejadas de las glándulas productoras, pero hoy día también se consideran a las sustancias paracrinas, que no son secretadas a la circulación, sino que actúan sobre células adyacentes, y a las autocrinas, que actúan sobre la propia célula que las ha sintetizado.

14.1.2 Clasificación de las hormonas

Las hormonas se agrupan en tres clases según su estructura química:

- Derivadas de aminoácidos, con estructura de aminas: adrenalina y hormonas tiroideas.

- Esteroideas: son lipídicas y todas ellas derivan del colesterol. Ejercen su acción en el núcleo celular, donde modulan la transcripción de genes. Son las hormonas de la corteza suprarrenal (cortisol, aldosterona) y las sexuales (estradiol, progesterona y testosterona).

- Proteicas: la mayoría de hormonas son de este tipo. Suelen sintetizarse en forma de pro-hormona o de pre-pro-hormona (estructuras inactivas que permiten a la hormona permanecer "anclada" al citoplasma antes de liberarse) como es el caso, por ejemplo, de la insulina. De la hormona final, solo una pequeña parte, la secuencia biológicamente activa es la responsable del efecto, aunque es necesaria la presencia de toda la cadena tanto para adaptarse al receptor como para proteger al segmento activo.

14.1.3 Los receptores hormonales

Las hormonas transmiten su mensaje utilizando *receptores* ubicados en las células diana. Una vez el receptor reconoce la hormona, se desencadena la transmisión de una señal que determina un cambio en el metabolismo celular. Hay dos tipos de receptores:

- Proteicos, anclados en la membrana celular. Sobre ellos actúan hormonas proteicas hidrófilas que no pueden atravesar libremente la membrana lipídica. Cuando la hormona se une a ellos, sufren un cambio de conformación que provoca su interacción con otros componentes que se encargan de activar un segundo mensajero intracelular que será el responsable de la actividad (este proceso se conoce como transducción de señales). Hay varios tipos de segundos mensajeros, de los cuales los más importantes son el AMPc, el diacilglicerol y el calcio.

  La mayoría de receptores hormonales son de este tipo puesto que la mayoría de hormonas son proteicas.

- Intracelulares: Sobre ellos actúan hormonas lipídicas que atraviesan libremente la membrana y actúan en el citoplasma o membrana nuclear. Es el caso de las hormonas esteroideas.

14.1.4 Características de las hormonas

Las hormonas producen sus efectos a concentraciones extraordinariamente bajas y tienen gran especificidad sobre los receptores de sus células diana. Sin embargo, el periodo latente hasta que una hormona produce su efecto puede llegar a ser de horas o incluso días.

14.1.5 Regulación hormonal

Las hormonas desempeñan un papel fundamental en el mantenimiento de la homeostasis, por lo que debe existir un equilibrio hormonal en el organismo. Para ello, existen mecanismos reguladores, tanto a nivel de secreción como a nivel de eliminación.

Regulación hepática

En condiciones fisiológicas, una vez que una hormona ha cumplido su función, esta se elimina o se metaboliza, principalmente por el hígado. Así, cualquier enfermedad hepática producirá un desequilibrio por las siguientes causas:

- Porque al no metabolizarse las hormonas, aumentará su concentración.

- Porque la mayoría de las hormonas circulan por la sangre ligadas a proteínas transportadoras que son sintetizadas por el hígado. Estas proteínas no solo las transportan, sino que también regulan su actividad, ya que *mientras la hormona está ligada a su transportador no suele ser activa (es la hormona libre la que es biológicamente activa)*. Así, cuando se produce alguna alteración hepática, hay una menor síntesis de proteínas transportadoras, con el consiguiente aumento de hormonas libres.

Feed-back negativo

Las propias hormonas son capaces de regular su propia concentración en el organismo. Cuando se encuentran en cantidad suficiente en la sangre, desencadenan mecanismos que tienen como efecto que la glándula deje de segregar más hormona; por otro lado, cuando hay bajos niveles de una determinada hormona en sangre, se desencadenan mecanismos que estimulan su producción. Esta capacidad de las hormonas de provocar una respuesta opuesta a la señal que envían se conoce como *feed-back o retroalimentación negativa*.

El *feed-back* negativo no suele ejercerse sobre la propia glándula productora de la hormona, sino sobre la hipófisis o el hipotálamo, o sobre ambos, como se muestra en la Figura 1.

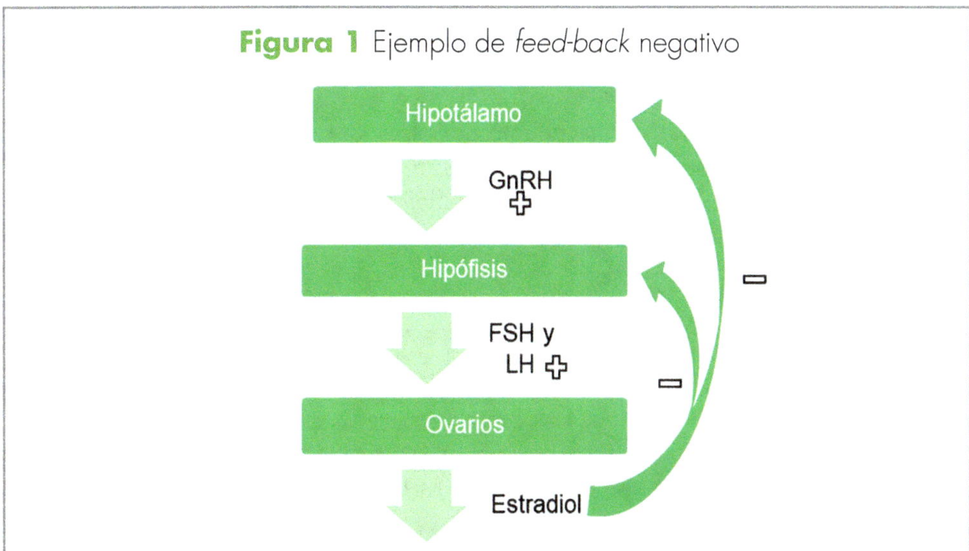

Figura 1 Ejemplo de *feed-back* negativo

El fenómeno del *feed-back* negativo permite, a nivel de laboratorio, determinar si la causa de una enfermedad proviene de:

- La propia glándula (causa primaria: es la propia glándula la que produce hormona de forma autónoma o la que no produce nada porque existe una insuficiencia).

- La hipófisis (causa secundaria: es la hipófisis la que está enviando demasiada señal estimulante o la que no está enviando ninguna señal).

Ejemplo práctico 1

Un aumento en plasma de cortisol con una ACTH baja indicará que existe una hiperproducción de cortisol por parte de las glándulas suprarrenales (causa primaria: la glándula produce hormona de forma autónoma) y que por feed-back negativo se está produciendo menos ACTH. Sin embargo, un aumento de cortisol con una ACTH alta indicará que es la hipófisis la que presenta hiperproducción de ACTH, estimulando esta a las suprarrenales para producir cortisol (causa secundaria).

Ejemplo práctico 2

Una disminución de tiroxina en plasma con una TSH alta indicará que existe un déficit en la producción de hormonas tiroideas por parte del tiroides (causa primaria: existe una insuficiencia tiroidea) y que por feed-back negativo se está produciendo más TSH. Sin embargo, una disminución de tiroxina con una TSH baja indicará que es la hipófisis la que tiene la disfunción y que no está estimulando correctamente al tiroides.

¡Recuerda!

El *feed-back* positivo sería un mecanismo por el cual el aumento de una hormona haría que aumentara aún más la síntesis de esta. Fisiológicamente, este mecanismo es mucho menos frecuente que el *feed-back* negativo.

14.2 Eje hipotálamo-hipófisis

14.2.1 Fisiología

El eje hipotálamo-hipófisis regula todo el sistema endocrino. En la Figura 2 se muestra su anatomía y en la Figura 3, todas las hormonas y factores que sintetiza.

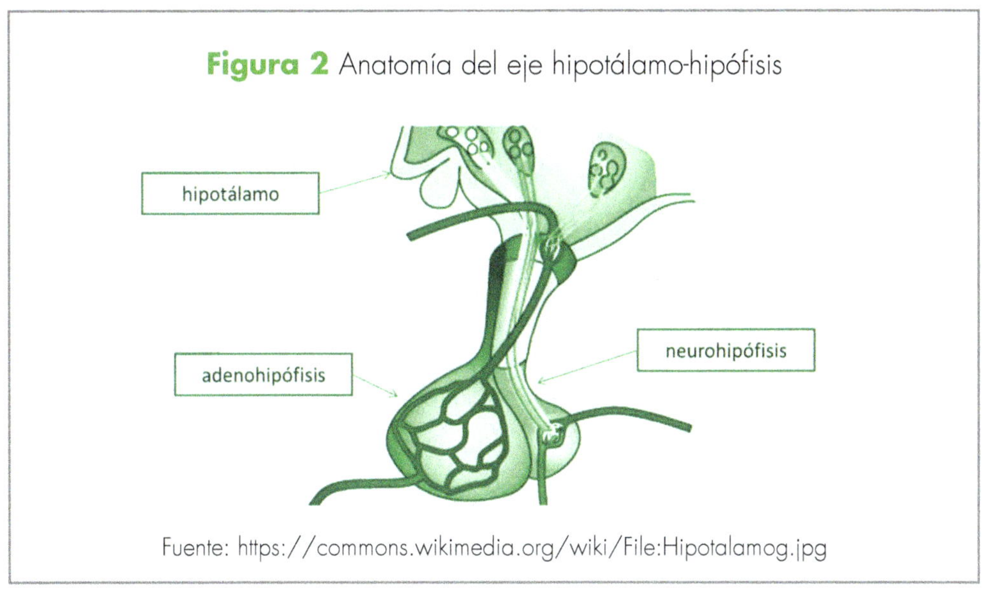

Figura 2 Anatomía del eje hipotálamo-hipófisis

Fuente: https://commons.wikimedia.org/wiki/File:Hipotalamog.jpg

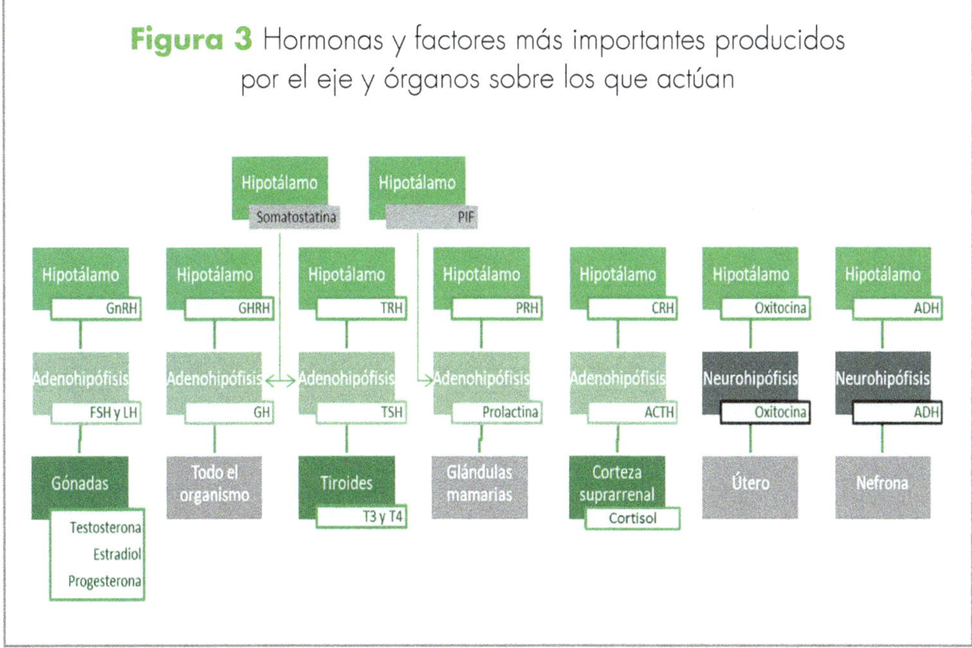

Figura 3 Hormonas y factores más importantes producidos por el eje y órganos sobre los que actúan

El hipotálamo

Produce hormonas y factores hipotalámicos, tanto liberadores como inhibidores:

- Hormonas: son dos, ambas transportadas hasta la zona posterior de la hipófisis (neurohipófisis), que constituye simplemente una zona de almacenamiento:

- La *oxitocina*: Estimula las contracciones uterinas en el parto y la secreción de leche con el estímulo de la succión del pezón.

- La *hormona antidiurética o vasopresina* (ADH): Estimula la reabsorción de agua en el túbulo colector de la nefrona en respuesta a la hipernatremia, por lo que mantiene el equilibrio hidroelectrolítico y reduce la producción de orina.

- Factores liberadores: Regulan la secreción de las hormonas sintetizadas por la zona anterior de la hipófisis (adenohipófisis). Estas a su vez se encargan de la estimulación del resto de glándulas endocrinas para que secreten sus hormonas correspondientes. Los factores liberadores son los siguientes:

  - GnRH: *factor liberador de gonadotropinas* (FSH y LH).

  - GHRH: *factor liberador de somatotropina* (GH).

  - TRH: *factor liberador de tirotropina* (TSH).

  - PRH: *factor liberador de prolactina.*

  - CRH: *factor liberador de corticotropina* (ACTH).

- Factores inhibidores de la síntesis hormonal: la *somatostatina* (que inhibe el crecimiento actuando sobre la GH y la TSH) y el *factor inhibidor de la síntesis de prolactina* (PIF).

La hipófisis o glándula pituitaria

Posee tres partes diferenciadas:

- Adenohipófisis o parte anterior: produce las siguientes hormonas trópicas tras ser estimulada por los factores liberadores del hipotálamo:

  - *Hormona folículo-estimulante o folitropina* (FSH).

  - *Hormona luteinizante o lutropina* (LH).

  - *Hormona del crecimiento o somatotropina* (GH).

  - *Hormona estimulante del tiroides o tirotropina* (TSH).

  - *Prolactina.*

  - *Hormona adrenocorticotrópica o corticotropina* (ACTH).

- Neurohipófisis o parte posterior: almacena y libera hormonas producidas en el hipotálamo (ADH y oxitocina).

- Hipófisis media: produce *melanotropina u hormona estimulante de los melanocitos* (MSH) y *lipotropina*. Ambas estimulan la síntesis de melanina para colorear la piel y el pelo.

¡Recuerda!

Las hormonas acabadas en RH son factores liberadores hipotalámicos, y las hormonas acabadas en *tropina*, son hormonas hipofisarias (aunque no todas las hormonas hipofisarias acaban en tropina).

14.2.2 Patologías relacionadas

- Hiperpituitarismo: producido por adenomas o tumores hipofisarios que pueden producir un exceso de alguna o de todas sus hormonas.

- Hipopituitarismo: disminución anormal de la secreción de alguna o de todas las hormonas hipofisarias.

- Patologías relacionadas con la ADH:

    - Diabetes insípida: secreción de ADH menor de lo normal, por lo que la orina sale en gran cantidad y extremadamente diluida.

    - Síndrome de secreción inadecuada de ADH: secreción mayor de lo normal.

14.3 Glándula tiroides

14.3.1 Fisiología

La glándula tiroidea posee dos lóbulos y está compuesta por folículos, que son las unidades funcionales tiroideas. Cada folículo está formado por una sola fila de células epiteliales rodeando una cavidad llena de una solución de proteína (coloide) llamada tiroglobulina. La tiroglobulina es la molécula precursora de las hormonas tiroideas. El proceso de síntesis de las hormonas tiroideas se muestra en la Figura 4.

El folículo capta yoduros inorgánicos y mediante la tiroperoxidasa los transforma en yodo orgánico. Este se une a la tirosina, uno de los aminoácidos que constituyen la tiroglobulina situada dentro del folículo. Dependiendo de los átomos de yodo que se le unan, se formará monoyodotironina o diyodotironina. Mediante la unión de dos de las moléculas anteriores obtendremos las dos hormonas tiroideas, T_3 (triyodotironina) y T_4 (tetrayodotironina o *tiroxina*).

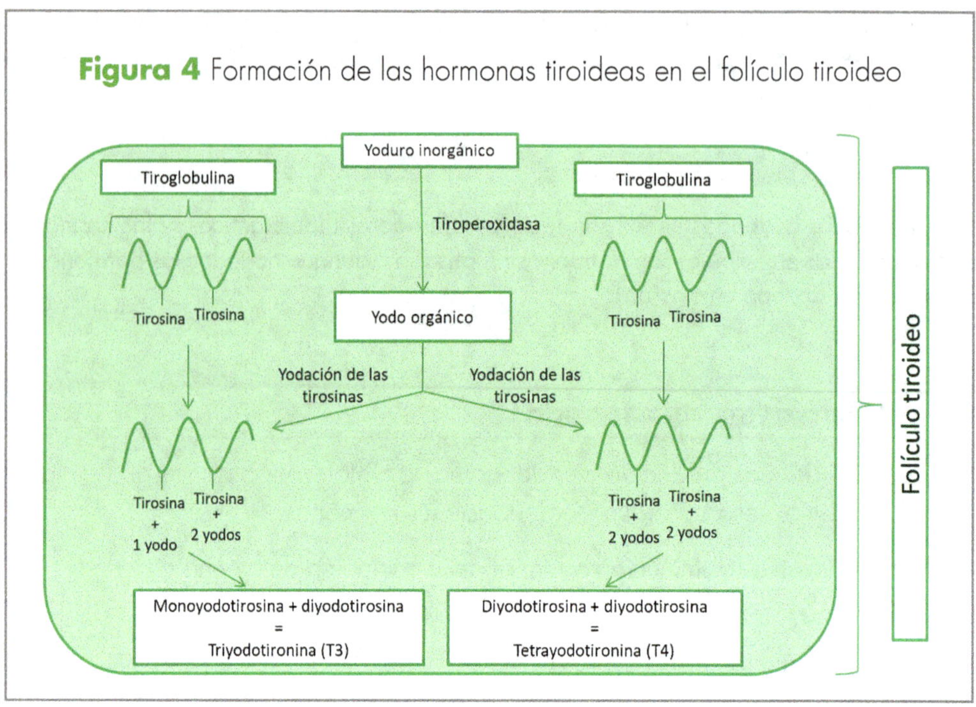

Aunque *la hormona biológicamente activa es la* T_3, del tiroides casi todo lo que sale es T_4, que es menos potente. La T_3 se forma en la célula diana a partir de la T_4, que sufre una desyodación (se considera prohormona de la T_3).

Ambas, T_3 y T_4, son insolubles, y para salir de la célula tiroidea en dirección a los órganos diana necesitan una proteína transportadora. Esta función corresponde principalmente a la TBG (*Thyroxine Binding Globulin*, sintetizada en el hígado), aunque una pequeña cantidad de ambas hormonas también es transportada por la albúmina sérica.

El principal mecanismo de regulación tiroidea es el *feed-back* que ejercen la T_3 y T_4 sobre el eje hipotálamo-hipófisis. El hipotálamo sintetiza el factor liberador de tirotropina (TRH), que estimula la hipófisis para que sintetice y libere TSH. La THS estimula la captación de yodo y la síntesis de tiroglobulina, y activa las tiroperoxidasas para que se formen las yodotironinas. Después, por un mecanismo de *feed-back* negativo, las hormonas tiroideas frenan la liberación de TSH y de TRH.

En cuanto a las acciones metabólicas de las hormonas tiroideas, estas actúan sobre las células de todos los tejidos del organismo, aumentando su metabolismo, su consumo de oxígeno y glucosa, la síntesis de proteínas (crecimiento óseo y muscular) y generando calor.

Es importante saber diferenciar entre:

- Tirosina (es un aminoácido de los que forman las proteínas).

- Tiroglobulina (es la proteína que contienen los folículos tiroideos, formada por muchos aminoácidos entre los cuales se encuentra la tirosina).

- Tiroxina: es la hormona tiroidea T4, también llamada tetrayodotironina.

14.3.2 Patologías relacionadas

Las principales enfermedades relacionadas con la glándula tiroides se relacionan a continuación:

- Bocio: aumento de tamaño del tiroides. Puede cursar con hipotiroidismo o con hipertiroidismo. La principal causa es el déficit de yodo en la dieta.

- Hipotiroidismo: insuficiente actividad de las hormonas tiroideas. Cursa con fatiga, estreñimiento, obesidad, piel seca y depresión. Posibles causas:

  - Enfermedad de Hashimoto: destrucción autoinmune del tiroides.

  - Cretinismo: deficiencia congénita de la glándula tiroidea.

- Hipertiroidismo: excesiva actividad de las hormonas tiroideas (tirotoxicosis). Cursa con pérdida de peso, ritmo cardiaco acelerado, sudoración y nerviosismo. Posibles causas:

  - Enfermedad de Graves-Basedow: enfermedad autoinmune en la que se producen anticuerpos estimulantes del tiroides.

  - Bocio multinodular tóxico: presencia de nódulos tiroideos productores de T_4.

14.3.3 Algoritmo diagnóstico del hipertiroidismo y del hipotiroidismo

La prueba de cribado ante la sospecha de una enfermedad tiroidea es la TSH. Si la TSH es normal, no existe ninguna disfunción. Si la TSH está alterada, ya se procede a estudiar la tiroxina, según se muestra en la Figura 5. El algoritmo se basa en los mecanismos de *feed-back* que ejercen las hormonas tiroideas sobre la producción de TSH. Si el tiroides no produce tiroxina, la hormona estimulante (TSH) aumentará su concentración, y lo mismo al contrario, hecho que nos permitirá distinguir entre hipotiroidismo e hipertiroidismo.

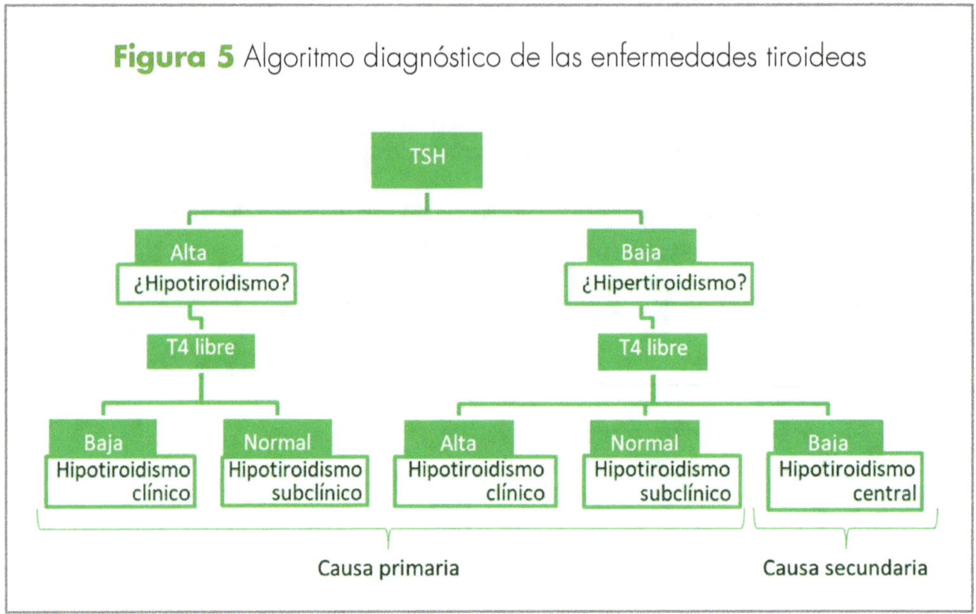

¡Recuerda!

El hipo/hipertiroidismo subclínico consiste en una concentración de hormonas tiroideas normales con una TSH aumentada/disminuida respectivamente. Esto significa que la persona aún no tiene síntomas, pero deberá recibir un estrecho seguimiento.

¡Recuerda!

Un hipotiroidismo o hipertiroidismo primario es un fallo a nivel de la glándula tiroides. Un hipo o hipertiroidismo secundario es un fallo a nivel de la hipófisis. Un fallo a nivel del hipotálamo con déficit o exceso de liberación de TRH sería un trastorno terciario.

Existen también marcadores bioquímicos que evalúan las patologías tiroideas autoinmunes. En ellas participan tres autoantígenos principales: la tiroperoxidasa, la tiroglobulina y el receptor de TSH. Así, existen 3 marcadores principales que determinan estas patologías:

- Anticuerpos anti-receptor de TSH (TSHRAb): su existencia provoca hipertiroidismo porque los anticuerpos no destruyen los receptores, sino que los estimulan (enfermedad de Graves-Basedow).

- Anticuerpos anti-tiroperoxidasa (TPOAb): su existencia provoca hipotiroidismo.

- Anticuerpos anti-tiroglobulina (TgAb): su existencia provoca hipotiroidismo.

14.4 Hormonas implicadas en el metabolismo fosfocálcico

14.4.1 Parathormona

También llamada *hormona paratiroidea* o PTH, se sintetiza en la glándula paratiroides y responde ante la hipocalcemia produciendo *hipercalcemia*, mediante estas acciones:

- A nivel óseo, aumenta la resorción, estimulando a los osteoclastos a destruir el hueso.

- A nivel intestinal, favorece la absorción de calcio.

- A nivel renal, estimula la reabsorción de calcio, intercambiándolo por fósforo, que es eliminado. También induce la activación renal de la vitamina D a calcitriol (vitamina activa). A su vez, una elevada concentración de calcitriol inhibe la secreción de PTH por un mecanismo de *feed-back* negativo.

14.4.2 Calcitonina

Reduce el nivel de calcio en sangre cuando existe hipercalcemia. Se sintetiza en las células parafoliculares (células C) del tiroides y se usa como marcador tumoral en el cáncer medular de tiroides. Ejerce las siguientes acciones:

- A nivel óseo, inhibe la resorción, por lo que se usa como tratamiento de la osteoporosis.

- A nivel intestinal, inhibe la absorción de calcio.

- A nivel renal, aumenta la excreción de calcio e inhibe la reabsorción de fosfato.

¡Recuerda!

La PTH y la calcitonina ejercen acciones contrarias en cuanto al calcio. Sin embargo, en cuanto al fósforo, ambas producen hipofosfatemia e hiperfosfaturia.

14.5 Hormona del crecimiento

14.5.1 Fisiología

La secreción de GH es pulsátil a lo largo del día, con un pico máximo en la primera fase del sueño. Ejerce su acción metabólica de dos formas:

- De forma indirecta, por medio de somatomedinas producidas principalmente en el hígado que estimulan el crecimiento esquelético, la síntesis proteica y la proliferación celular. La llamada somatomedina C o IGF-1 es la más importante. Su concentración plasmática aumenta a lo largo de la infancia y alcanza su punto máximo en la pubertad, coincidiendo con el "estirón" fisiológico.

- De forma directa, por su acción antiinsulínica que aumenta la glucemia y la lipidemia.

14.5.2 Patologías relacionadas

- Por disminución de su síntesis o defectos en sus receptores: enanismo.

- Por exceso de su síntesis:

    - Acromegalia (en adultos): consiste en un aumento de la masa muscular y ósea.

    - Gigantismo (en niños en crecimiento): provoca un aumento en la longitud de los huesos largos.

14.6 Páncreas endocrino

En los apartados 6 y 7 del Tema 13 se estudia con detalle la actividad endocrina del páncreas, así como la principal enfermedad relacionada: la diabetes mellitus. En este apartado nos centraremos exclusivamente en la fisiología de la insulina.

La insulina se sintetiza en las células beta de los islotes de Langerhans como pre-pro-insulina, que se transforma en proinsulina, y esta finalmente se rompe en insulina y péptido C. Estas dos últimas sustancias son las que salen de la célula y aparecen en sangre. La medición del péptido C es útil para evaluar la capacidad de síntesis del páncreas (la insulina como tal no se puede usar porque si el enfermo se está administrando insulina, daría positivo).

La insulina activa receptores de la membrana celular y utiliza como segundo mensajero el AMPc, que hace que se activen los transportadores de glucosa y la introduzcan en la célula. Posteriormente, si la célula durante su metabolismo no la ha consumido en su totalidad, quedará almacenada en forma de glucógeno. El lugar de depósito más importante para el glucógeno son los hepatocitos del hígado.

Por tanto, la insulina es una hormona hipoglucemiante y anabólica (estimula la síntesis de reservas de energía y no su degradación). De hecho, la insulina también hace que se almacenen ácidos grasos en el tejido graso, en forma de triglicéridos de reserva, e inhibe la hidrólisis de compuestos que podrían aportar glucosa libre al organismo, como el glucógeno (inhibe la glucogenólisis y la gluconeogénesis).

14.7 Glándulas suprarrenales

14.7.1 Fisiología

Son dos pequeñas glándulas situadas en la parte superior de los riñones y divididas en dos zonas totalmente distintas en cuanto a constitución y funciones.

- La parte interna o médula produce catecolaminas (adrenalina y noradrenalina), fundamentales en la regulación del sistema nervioso simpático. Su función principal es incrementar el suministro de oxígeno y glucosa a los tejidos mediante el incremento de la frecuencia cardiaca y el gasto cardiaco.

- La parte externa o corteza comprende tres zonas distintas, y todas ellas liberan hormonas de estructura esteroidea que se sintetizan a partir de colesterol:

  - Zona glomerular: produce *mineralocorticoides*, principalmente *aldosterona*, cuya función es regular el equilibrio hidroelectrolítico reabsorbiendo sodio y agua en el túbulo colector de las nefronas e incrementando el volumen sanguíneo y la presión arterial.

  - Zona reticular: produce *andrógenos*, principalmente *dehidroepiandrosterona*.

  - Zona fasciculada: produce *glucocorticoides*. El más importante de ellos es el *cortisol*, que posee diversas funciones como favorecer la gluconeogénesis, distribuir la grasa en el organismo o suprimir la actividad inmunológica de la serie linfoide.

La secreción de cortisol está regulada por la hormona estimulante de la corteza suprarrenal, ACTH, secretada por el lóbulo anterior de la hipófisis.

El cortisol y la ACTH muestran unos niveles muy variables a lo largo del día, fenómeno que se conoce como *ritmo circadiano*. El cortisol alcanza su nivel máximo sobre las 8 horas, y la ACTH unas 3-4 horas antes. Esto es un importante factor a tener en cuenta a la hora de determinar analíticamente estas hormonas.

14.7.2 Patologías relacionadas

- Con las catecolaminas:

  - Feocromocitoma: tumor de la médula adrenal productor de catecolaminas. Una hiperproducción de catecolaminas puede diagnosticarse cuando se encuentran elevados sus metabolitos en orina: las *metanefrinas* y el *ácido vanilmandélico*.

- Con el cortisol:

  - Hipercortisolismo o síndrome de Cushing. Posibles causas:

    - Adenoma hipofisario productor de ACTH, que provocará un aumento en la producción de cortisol.

    - Secreción ectópica de ACTH por un tumor productor.

    - Adenoma o carcinoma suprarrenal productor de cortisol.

    - Hiperplasia suprarrenal congénita.

  - Hipocortisolismo: normalmente se produce por la existencia de una insuficiencia suprarrenal, como la enfermedad de Addison.

- Con la aldosterona: hiperaldosteronismo e hipoaldosteronismo. Este último normalmente se produce por la existencia de una insuficiencia suprarrenal, como la enfermedad de Addison.

  Parámetros bioquímicos que orientan al diagnóstico de la enfermedad de Addison son: hiponatremia, hiperkaliemia y aumento de urea en plasma.

¡Recuerda!

Hemos visto tres hormonas que producen hiperglucemia: el cortisol, las catecolaminas y la GH.

14.8 Hormonas sexuales

Las hormonas sexuales en general se transportan unidas a las SBG (*Sex Binding Globulin*), siendo la hormona unida menos activa que la libre.

14.8.1 Masculinas

Son los *andrógenos*, que pueden ser sintetizados en las glándulas suprarrenales, los ovarios, y principalmente en los testículos. El más importante es la *testoste-*

rona, que regula los caracteres masculinos (estructura esquelética, vellosidad, voz, maduración testicular, espermatogénesis).

El funcionamiento de los testículos está bajo el control del eje hipotálamo-hipófisis a través de las gonadotropinas. La LH estimula las células de Leydig, productoras de testosterona, y la FSH estimula los túbulos seminíferos, encargados de la producción de espermatozoides.

14.8.2 Femeninas

Son sintetizadas por los ovarios e incluyen *estrógenos* (principalmente *estradiol*), *progestágenos* (principalmente *progesterona*) y andrógenos en menor cantidad (aunque la principal fuente de andrógenos en la mujer es la corteza suprarrenal).

- *Progesterona*: su función es mantener el embarazo mediante las siguientes acciones:

  - Hace el moco cervical permeable al semen.

  - Disminuye la contractilidad del músculo liso del útero.

  - Inhibe la respuesta inmune hacia el embrión.

- *Estradiol*: promueve la aparición de los caracteres femeninos.

El funcionamiento de los ovarios está bajo el control del eje hipotálamo-hipófisis a través de las gonadotropinas. La FSH se encarga de la maduración del óvulo, y la LH regula la síntesis de las hormonas que conducen a la ovulación.

14.8.3 El ciclo menstrual

Al principio del ciclo, empiezan a aumentar las dos gonadotropinas hipofisarias. La FSH se encarga de la maduración del óvulo y la LH, de la síntesis de las hormonas que conducirán a la ovulación el día 14 del ciclo. Este día 14, se produce un pico en la concentración de gonadotropinas, y entonces empezarán a disminuir, para dar paso a la ovulación y al aumento de la concentración de progesterona y de estradiol. La ovulación es la liberación del óvulo por parte del folículo, que ya está maduro.

Los altos niveles de progesterona frenan la síntesis de gonadotropinas. Si el óvulo es fecundado, el cuerpo lúteo producirá aún más progesterona, inhibiendo durante todo el embarazo la síntesis de gonadotropinas y desapareciendo la menstruación. Si no es fecundado, la progesterona termina por disminuir al final del ciclo el día 28, dando lugar a la menstruación.

14.8.4 Gestación

Una vez fecundado el óvulo, se produce la implantación en el útero, diferenciándose en él dos partes: el embrión y el trofoblasto, que se convertirá en placenta. Esta sintetiza *gonadotropina coriónica*, encargada de mantener el embarazo, especialmente en el primer trimestre.

La gonadotropina coriónica humana (hCG) posee dos subunidades, llamadas alfa y beta, y comienza a sintetizarse en los primeros días del embarazo, alcanzando el máximo nivel al tercer mes de la gestación, momento en el que empieza a disminuir. Un cambio en sus niveles que no coincida con la evolución normal de un embarazo puede indicar:

- Un nivel muy bajo: embarazo extrauterino.

- Un nivel muy alto: mola hidatiforme (crecimiento anormal de un embrión no viable que puede desencadenar un coriocarcinoma).

En la placenta se sintetiza también otra hormona específica del embarazo, conocida como *lactógeno placentario*, que, junto con la prolactina, prepara la mama para la lactancia.

14.8.5 Menopausia

En el momento en que en la vida de una mujer cesa la menstruación, lo que ocurre es que los ovarios dejan de liberar óvulos, así como estradiol y progesterona, con los efectos que esto conlleva. A través del mecanismo de *feed-back*, la ausencia de hormonas sexuales femeninas provoca que exista un aumento continuado de gonadotropinas, FSH y LH.

14.8.6 Patologías relacionadas con las hormonas sexuales

- Hipogonadismo: gónadas no funcionales (causa primaria) o incapacidad de la hipófisis o del hipotálamo para secretar FSH/LH o GnRH (causa secundaria o terciaria respectivamente). Los caracteres sexuales no están desarrollados y existe infertilidad o esterilidad.

- Síndrome del ovario poliquístico: causado por la hiperproducción de andrógenos en la mujer, que interfieren en el desarrollo de los óvulos y pueden causar infertilidad.

- Pubertad precoz: causada por la liberación temprana de hormonas sexuales.

14.9 Prolactina

Es una hormona segregada por la adenohipófisis que estimula la síntesis de progesterona por el cuerpo lúteo y la producción de leche en las glándulas mamarias. El estímulo que desencadena su producción en el segundo caso es la succión del pezón durante la lactancia.

La patología relacionada más relevante es la hiperprolactinemia. Suele deberse a un prolactinoma (adenoma hipofisario benigno secretor de prolactina), que cursa con galactorrea (secreción espontánea de leche fuera del periodo de lactancia).

Hay que tener en cuenta que analíticamente puede existir una falsa hiperprolactinemia debido a la presencia de macroprolactina (una molécula de prolactina más grande de lo normal, que puede dar una señal analítica falsa de la presencia de varias moléculas, cuando solo es una).

14.10 Otras glándulas y hormonas

- Glándula pineal: secreta *melatonina*, encargada del ritmo circadiano de sueño/vigilia. Su producción se estimula con la oscuridad.

- Riñón: produce *eritropoyetina*, que estimula la eritropoyesis; *trombopoyetina*, que estimula la producción de plaquetas, y *renina*, secretada en casos de hipotensión para activar el sistema renina-angiotensina-aldosterona, cuya principal función es elevar la presión sanguínea.

- Adipocitos: producen *leptina*, hormona que disminuye el apetito e incrementa el metabolismo.

- Corazón: secreta *péptidos natriuréticos*, que son hipotensores, tanto porque provocan natriuresis (excreción de Na^+), como porque actúan como vasodilatadores.

- Estómago: secreta *gastrina*, que estimula la secreción de HCl, y *pepsinógeno*.

- Hígado: secreta *trombopoyetina* al igual que el riñón, *somatomedinas* y *angiotensinógeno*, precursor de la angiotensina.

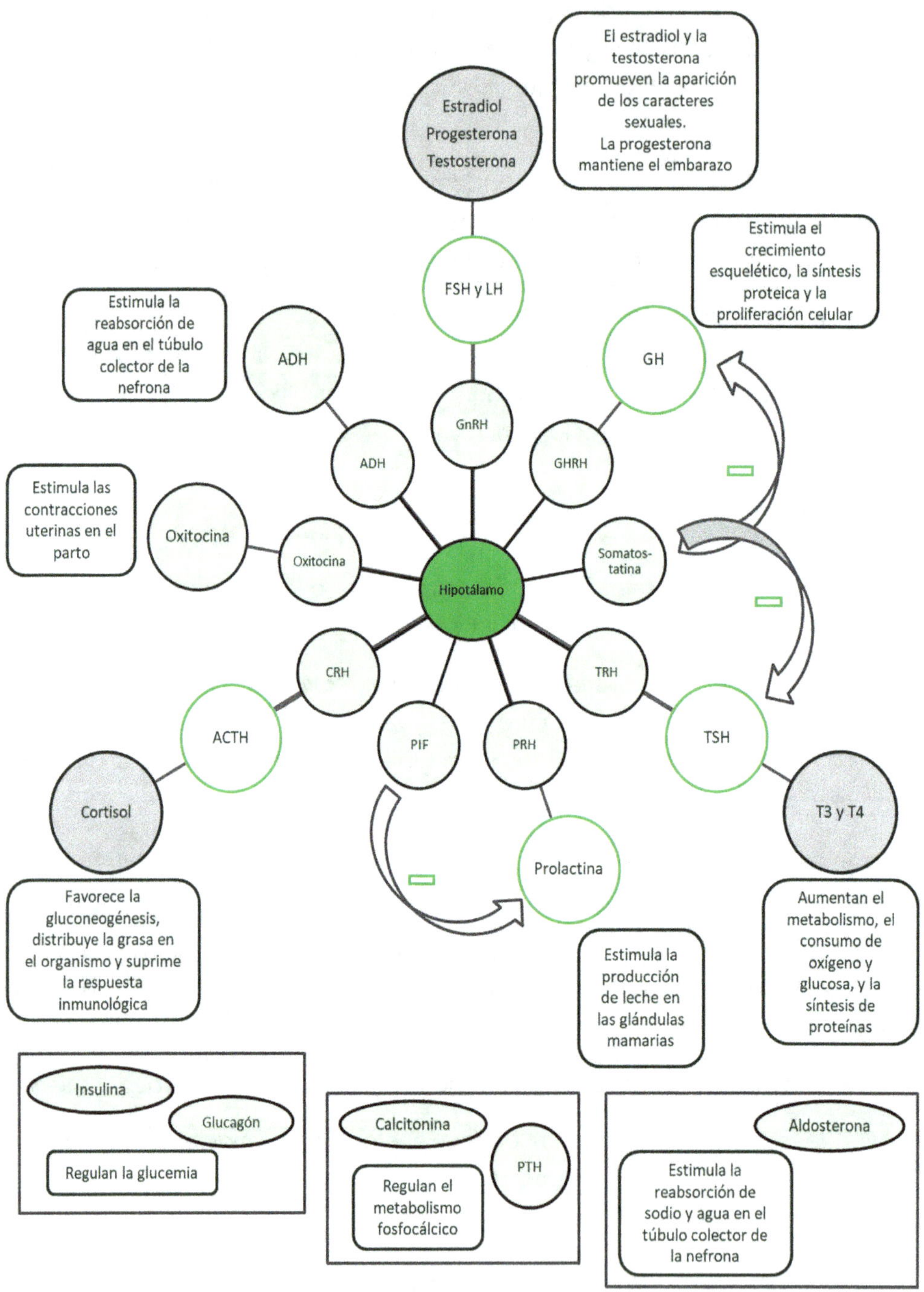
El estradiol y la testosterona promueven la aparición de los caracteres sexuales.
La progesterona mantiene el embarazo
Estradiol
Progesterona
Testosterona
Estimula el crecimiento esquelético, la síntesis proteica y la proliferación celular
FSH y LH
Estimula la reabsorción de agua en el túbulo colector de la nefrona
ADH
GH
GnRH
ADH
GHRH
Estimula las contracciones uterinas en el parto
Oxitocina
Oxitocina
Somatos-tatina
Hipotálamo
CRH
TRH
ACTH
PIF
PRH
TSH
Cortisol
Prolactina
T3 y T4
Favorece la gluconeogénesis, distribuye la grasa en el organismo y suprime la respuesta inmunológica
Estimula la producción de leche en las glándulas mamarias
Aumentan el metabolismo, el consumo de oxígeno y glucosa, y la síntesis de proteínas
Insulina
Glucagón
Regulan la glucemia
Calcitonina
PTH
Regulan el metabolismo fosfocálcico
Aldosterona
Estimula la reabsorción de sodio y agua en el túbulo colector de la nefrona

¡Recuerda!

- Las hormonas acabadas en RH son factores liberadores hipotalámicos y las hormonas acabadas en tropina son hormonas hipofisarias (aunque no todas las hormonas hipofisarias acaban en tropina).

- Es importante saber diferenciar entre:

  - Tirosina (es un aminoácido de los que forman las proteínas).

  - Tiroglobulina (es la proteína que contienen los folículos tiroideos, formada por muchos aminoácidos entre los cuales se encuentra la tirosina).

  - Tiroxina es la hormona tiroidea T_4, también llamada tetrayodotironina.

- El hipo/hipertiroidismo subclínico consiste en una concentración de hormonas tiroideas normales con una TSH aumentada/disminuida respectivamente. Esto significa que la persona aún no tiene síntomas, pero deberá recibir un estrecho seguimiento.

- Un hipotiroidismo o hipertiroidismo primario es un fallo a nivel de la glándula tiroides. Un hipo o hipertiroidismo secundario es un fallo a nivel de la hipófisis. Un fallo a nivel del hipotálamo con déficit o exceso de liberación de TRH sería un trastorno terciario.

- La PTH y la calcitonina ejercen acciones contrarias en cuanto al calcio. Sin embargo, en cuanto al fósforo, ambas producen hipofosfatemia e hiperfosfaturia.

- Hemos visto tres hormonas que producen hiperglucemia: el cortisol, las catecolaminas y la GH.

- Las hormonas actualmente se determinan en el laboratorio por inmunoanálisis electroquimioluminiscentes (ECLIA).

Preguntas y respuestas
Tema 14

https://amazingbooks.es/faq-tecnicos-de-laboratorio-bloque-tematico-14

TEMA 15

ESTUDIO DE LAS HECES

Autora: Raquel Moreno Mayordomo

15.1 Introducción

Las heces son el conjunto de desechos procedentes de la digestión y en condiciones normales están compuestas por:

- Agua

- Restos alimenticios no digeridos, como la fibra

- Restos alimenticios digeridos

- Células del epitelio intestinal que se descaman

- Microorganismos saprofitos intestinales

El agua constituye el 75 % de las heces, y los componentes sólidos, el 25 %. La proporción y la composición se modifican en diferentes situaciones patológicas que cursan, todas ellas, con diarrea. Por tanto, la diarrea es el síntoma principal ante el que está indicado el estudio de las heces.

La coprología es el estudio de las heces. En este tema la veremos desde un punto de vista macroscópico, microscópico, físico-químico e inmunoquímico.

15.2 Causas de diarrea

La diarrea es, según la definición de la OMS, la deposición de heces líquidas o semilíquidas tres o más veces al día. Las diarreas pueden ser:

- **Agudas** (duración menor de 2 semanas): son las más frecuentes y, principalmente, de etiología infecciosa, pero estas se estudiarán con detalle en los temas correspondientes.

- **Crónicas** (duración mayor de 2 semanas): aunque también pueden ser de etiología infecciosa, nos centraremos en otras posibles causas, como son las siguientes:

- **Enfermedad inflamatoria intestinal (EII)**: colitis ulcerosa, enfermedad de Crohn.

- **Alteraciones de la digestión:** por ejemplo, la malabsorción de algún nutriente, la enfermedad celiaca o la fibrosis quística.

- **Carcinoma de colon y pólipos**

- **Otras causas**: fármacos, alergias alimentarias, intolerancias, etcétera.

15.3 Análisis físico-químico de las heces

15.3.1 Características organolépticas

Color

COLOR	SIGNIFICADO
Marrón	Es el color normal, debido a la estercobilina resultante de la degradación de la bilirrubina por la flora intestinal
Verdoso	Haber comido recientemente verduras de hoja verde
Verdoso	Diarrea con un tránsito intestinal acelerado en el que no da tiempo a que se degrade la bilirrubina o deterioro de la flora
Amarillento	Esteatorrea o exceso de grasa en las heces, causada normalmente por una malabsorción de esta, lo que se da, por ejemplo, en la fibrosis quística. También aparece en la enfermedad celiaca
Negro brillante	Estas heces negras se llaman melenas, y el color es el resultado de la digestión de la sangre. Por tanto, son indicativas de que existe un sangrado en el tracto digestivo superior y que la sangre se ha digerido

Rojo sangre	Es el resultado de un sangrado en el tracto digestivo inferior. Aparece en la enfermedad inflamatoria intestinal o el cáncer de colon
Pálido-blancogrisáceo	La falta de bilurrubina y sus productos de degradación en las heces dan lugar a unas heces hipocólicas, que indican una obstrucción de las vías biliares

Olor

- Fecal: el olor normal característico, debido al indol y al escatol, dos compuestos orgánicos presentes en las heces y que se producen por la descomposición bacteriana del aminoácido triptófano.

- Rancio, agrio: aparece en la diarrea de fermentación bacteriana, por sobrecrecimiento bacteriano y fermentación de los carbohidratos.

- Inodoro: aparece en la diarrea aguda, en la que no da tiempo a que se genere indol ni escatol, y en el tratamiento con antibióticos intestinales, con los que mueren las bacterias que normalmente descomponen el triptófano.

- Amoniacal: aparece en la fístula recto-vesical.

- Fétido: aparece en los procesos que cursan con putrefacción, como el carcinoma rectal.

Cantidad

La cantidad normal de heces diarias está entre 100 y 250 gramos diarios. Esta disminuye en caso de estreñimiento, comidas astringentes o tumores con estrechamiento de la luz intestinal, y aumenta en caso de malabsorción, tránsito acelerado o hipersecreción.

Consistencia

La consistencia de las heces se estima según la escala visual de Bristol, que las clasifica en 7 tipos:

TIPO	FORMA	INTERPRETACIÓN
1		Estreñimiento importante
2		Estreñimiento moderado
3		Estreñimiento leve
4		Normal
5		Normal
6		Diarrea ligera
7		Diarrea importante

15.3.2 Presencia de fluidos y secreciones

Moco

Forma grumos o membranas viscosas, es de color blanquecino-transparente. Indica inflamación o irritación de la mucosa, especialmente del colon (lo que ocurre, por ejemplo, en caso de neoplasia o disentería bacilar).

Pus

Es un líquido de color blanco amarillento que se forma en los tejidos infectados o inflamados. Aparece en la EII, en la disentería bacilar y en los abscesos o fístulas anales.

Sangre

Aparece en procesos graves como tumores, úlceras o EII, aunque también en fístulas anales y hemorroides. Macroscópicamente, las heces pueden aparecer rojas o en melenas, dependiendo de la parte del tubo digestivo de la que proceda la sangre. También puede presentarse como sangre oculta cuando se encuentra en menor cantidad y no se ve a simple vista.

15.3.3 Estudios químicos e inmunoquímicos

pH

El pH normal de las heces es neutro (pH=7), pudiendo desviarse hasta dos décimas en función de la alimentación. Las proteínas alcalinizan las heces porque la descomposición bacteriana de los aminoácidos produce amonio, que es alcalino. Los carbohidratos las acidifican por ser fermentados por las bacterias, produciendo ácidos. Así, la determinación del pH es importante para el estudio de la digestión. Esta se realiza semicuantitativamente con papel indicador (que se muestra en la Figura 1) tras suspender las heces en agua destilada.

Figura 1 Papel indicador de pH

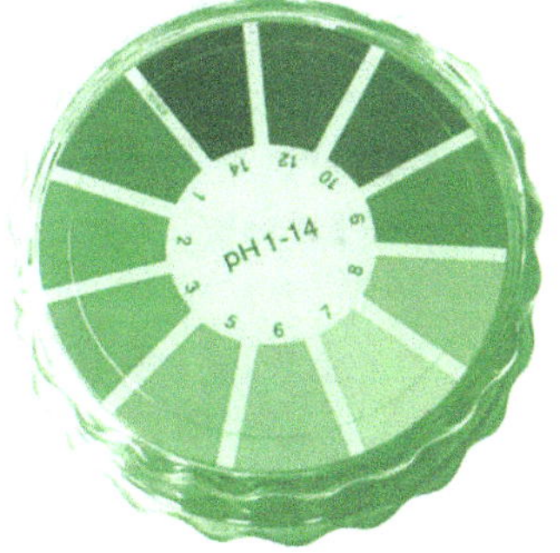

Fuente: https://ca.wikipedia.org/wiki/Indicador_de_pH#/media/File:Paper_.jpg

¡Recuerda!

Unas heces demasiado ácidas pueden indicar que existe malabsorción de azúcares y el papel indicador aparecerá de color rojo. Unas heces demasiado alcalinas pueden indicar que existe malabsorción de proteínas y el papel indicador aparecerá de color azul.

Sangre oculta

Aparece típicamente en los carcinomas intestinales y en la EII, pudiendo dar lugar a falsos positivos con el uso de fármacos antiinflamatorios. Se utiliza como cribado poblacional de cáncer de colon, de tal forma que aquellos pacientes que presenten un resultado positivo serán sometidos a colonoscopia para realizar el diagnóstico.

La prueba de sangre oculta se realiza por varias técnicas que consisten en la determinación de hemoglobina:

- Prueba del guayacol: Utiliza las peroxidasas del grupo hemo como indicadores de la presencia de hemoglobina. Para ponerlas de manifiesto, se emplea un cromógeno (guayacol) y H_2O_2. Si existe peroxidasa, ambos reaccionan en un proceso de óxido-reducción.

$$\text{Heces con peroxidasas de la hemoglobina} + H_2O_2 + \text{Cromógeno guayacol incoloro} \longrightarrow \text{Cromógeno guayacol oxidado y coloreado} + H_2O$$

- Técnicas inmunoquímicas: Emplean anticuerpos específicos frente a la Hb humana. Normalmente se usan las inmunocromatografías y, aunque son más caras que la prueba del guayacol, no requieren restricción dietética y su sensibilidad es mayor.

Calprotectina

Es una *proteína* que se encuentra en el interior de algunas células del organismo, principalmente en neutrófilos y monocitos. El número de estas células y, por tanto, el nivel de calprotectina en heces se eleva en las enfermedades inflamatorias intestinales (EII), como la colitis ulcerosa y la enfermedad de Crohn, aunque no es un marcador específico de ellas.

La calprotectina se determina por técnicas inmunoquímicas. Es resistente a la degradación bacteriana y permanece estable en heces hasta una semana a temperatura ambiente.

Quimotripsina y elastasa pancreática

Son enzimas proteolíticas (proteasas) secretadas por los acinos pancreáticos durante la digestión. Su valor disminuido en heces es un excelente marcador de la insuficiencia pancreática exocrina, siendo especialmente útiles en la fibrosis quística.

15.4 Análisis de la digestión

15.4.1 El proceso de la digestión

Los alimentos están constituidos de forma genérica por hidratos de carbono, grasas, proteínas, fibra, vitaminas, electrolitos y agua. Estos componentes podemos clasificarlos en tres grupos:

- Los que se absorben directamente en el intestino, como los electrolitos o el agua.

- Los que no son aprovechables, que se fermentarán y deshidratarán en el intestino grueso para después eliminarse en las heces, como la celulosa, que es el componente principal de la fibra alimentaria.

- Las grandes macromoléculas que necesitan hidrolizarse en moléculas más pequeñas o principios inmediatos para poder ser asimiladas, es decir, absorbidas en el intestino delgado y pasar a la sangre. Este proceso se conoce como digestión y utiliza tanto fenómenos mecánicos como bioquímicos.

Las macromoléculas que requieren ser digeridas son las siguientes:

- Hidratos de carbono: El principal es el almidón, que se empieza a digerir en la boca por la amilasa salival y finaliza su digestión en el intestino gracias a la amilasa pancreática. Estas enzimas lo transforman en azúcares simples, fácilmente absorbibles.

- Lípidos: Son digeridos en el intestino delgado por la lipasa pancreática, previa emulsión por las sales biliares, que los dividen en pequeñísimas gotitas que ofrecen mayor superficie para la acción de la lipasa. Así, se transforman en grasas más pequeñas y más fácilmente asimilables.

- Proteínas: Su digestión se realiza por la pepsina gástrica y por la tripsina y quimotripsina pancreáticas, que las transforman en aminoácidos absorbibles.

15.4.2 Alteraciones de la digestión de los nutrientes

Como hemos visto anteriormente, de forma fisiológica las heces contienen restos alimenticios digeridos (principios inmediatos), aunque en pequeña cantidad. Sin embargo, en las alteraciones digestivas, tanto estos como las moléculas de las que proceden aparecen muy aumentados en las heces, pues se produce la eliminación antes de que la digestión y la absorción se completen. Por tanto, dichos nutrientes pueden usarse para valorar el grado de digestión:

- Hidratos de carbono: En trastornos importantes de la función pancreática y en el tránsito acelerado se encuentra abundante almidón sin digerir en las heces.

- Lípidos: Aumentan en las heces de forma patológica por déficit de enzimas pancreáticas, por déficit de sales biliares (lo que ocurre en obstrucciones de las vías biliares), cuando aumenta el peristaltismo intestinal y en las diarreas.

- Proteínas: Si hay trastornos de la digestión proteica a causa de una insuficiencia pancreática, las fibras musculares se presentan sin digerir. También podemos encontrarlas en las diarreas, pues al aumentar la velocidad de evacuación, pueden estar insuficientemente digeridas.

15.4.3 Patologías que cursan con alteraciones de la digestión

Colestasis

Es la alteración del flujo de la bilis hacia el duodeno, que puede ser de origen intrahepático o extrahepático (por obstrucción de las vías biliares). Si la bilis no se vierte al duodeno, las sales biliares no emulsionarán las grasas y la lipasa pancreática no podrá actuar, por lo que las grasas no se digerirán y se producirá esteatorrea y síndrome de malabsorción (principalmente de vitaminas liposolubles A, D, E y K).

La esteatorrea es la presencia anormal de grasa en heces. Puede ser debida a una malabsorción enterógena (intestinal), pancreatógena (déficit de lipasa) o hepatógena (déficit de sales biliares).

La amilorrea es la presencia anormal de hidratos de carbono (almidón). Puede ser debida a una malabsorción enterógena o pancreatógena, por déficit de amilasa.

La creatorrea es la presencia anormal de proteínas. Puede aparecer debido a una malabsorción enterógena o pancreatógena (déficit de tripsina y quimotripsina).

Síndrome de malabsorción

Puede deberse a:

- Una función pancreática anormal, que, en función de las enzimas que no actúen, provocará malabsorción de un determinado tipo de nutrientes.

- Una función hepática anormal, ya que, si la bilis no se vierte al duodeno, no se podrán digerir las grasas.

- Un insuficiente número de células intestinales funcionales, que provocará una malabsorción generalizada de todos los tipos de nutrientes.

Sus consecuencias son:

- La aparición en las heces de productos que no se han digerido y/o absorbido.

- La malnutrición, que da lugar a manifestaciones clínicas como, por ejemplo:

    - Osteoporosis por malabsorción de calcio y vitamina D.

    - Anemia por malabsorción de hierro.

    - Hemorragias por malabsorción de vitamina K, fundamental para la síntesis de algunos factores de la coagulación.

Fibrosis quística

Es la enfermedad hereditaria autosómica recesiva más común en la población caucásica. Existen multitud de mutaciones que dan lugar a la enfermedad, todas ellas sobre el gen CFTR. Las consecuencias de poseer este gen en una forma afuncional dan lugar a la producción de secreciones muy viscosas. Las manifestaciones más típicas son pulmonares, pues estas secreciones favorecen la colonización de los enfermos por microorganismos patógenos. Sin embargo, también existen manifestaciones a nivel digestivo, pues las secreciones viscosas provocan obstrucciones a nivel pancreático que impiden la salida de las enzimas pancreáticas y originan malabsorción.

Enfermedad celiaca

En contacto con el gluten (proteína que se encuentra en la mayoría de cereales como el trigo), se produce una enfermedad infamatoria de base autoinmune que provoca el aplanamiento de las vellosidades intestinales y la reducción de la zona de absorción. Este sería un caso de malabsorción de causa enterógena.

Enfermedad inflamatoria intestinal (EII)

Se conoce con este nombre genérico a aquellas patologías intestinales crónicas que dañan la mucosa intestinal, causando inflamación, diarrea con o sin sangre, fiebre y dolor abdominal. Las dos principales entidades son la colitis ulcerosa y la enfermedad de Crohn. Ambas pueden dañar la capacidad de absorber nutrientes, alterar la flora bacteriana y disminuir el área absortiva.

15.4.4 Estudio de la digestión a nivel de laboratorio

Para estudiar las alteraciones de la digestión, en el laboratorio se investigan los nutrientes que aparecen en las heces mediante los siguientes métodos:

Métodos cualitativos

Su finalidad es comprobar si existen restos de principios inmediatos o macromoléculas no digeridas en las heces. En los informes únicamente se indicará si el resultado es normal o está alterado, y en este último caso, qué componentes son los que se ven afectados. Si se detectan otras estructuras como hematíes, leucocitos, sangre, moco, pus o parásitos, también se informará de ello.

- **Observación macroscópica de las heces:** consiste en examinar una muestra de heces, trituradas ligeramente, en busca de restos groseros de alimentos, como trozos de carne, fragmentos de féculas, tejido conjuntivo, grasa, etc. Es un estudio orientativo.

  Si la digestión es normal, se verá únicamente un líquido turbio homogéneo, acompañado de fibra, que carece de importancia diagnóstica (fibras leñosas, membranas vegetales celulósicas o semillas que no se alteran en un intestino normal).

- **Observación microscópica de las heces (en el objetivo 40x):** proporciona datos más fiables. Se utilizarán suspensiones finas y homogéneas de heces en aguadestilada depositadas entre porta y cubreobjetos. Estas preparaciones pueden visualizarse:

- En fresco: permiten observar cualquier tipo de resto de la digestión, células sanguíneas, flora bacteriana, parásitos y cristales. En cuanto a estos últimos, los de oxalato cálcico pueden aparecer en las heces ácidas, y los de fosfato amónico-magnésico en las alcalinas. Y también pueden aparecer cristales de colesterol y de bilirrubina. En ocasiones, también pueden observarse cristales de Charcot-Leyden, que provienen de la destrucción de los eosinófilos y aparecen en las heces cuando existe una reacción eosinofílica local en el tubo digestivo debido a la presencia de parásitos.

- Teñidas con colorantes específicos para cada tipo de nutriente:

    - Sudán III: tiñe las grasas selectivamente de color rojo anaranjado.

    - Lugol (disolución de yodo molecular/yoduro potásico): tiñe los almidones de color azul-violáceo o negro.

    - Solución alcohólica de eosina: tiñe las fibras musculares proteicas de color rojo-anaranjado, apreciándose claramente su característica estriación cruzada.

Métodos cuantitativos

Existen varios métodos para cuantificar los nutrientes en las heces, que se expondrán a continuación.

- **Métodos químicos:** son tradicionales y actualmente ya no se utilizan por su laboriosidad. Existen métodos de este tipo para la cuantificación de:

- Grasas: método de Van de Kamer.

- Proteínas: método de Kjeldahl. Realmente este método determina nitrógeno proteico, por lo que mediante una fórmula se puede extrapolar el contenido en nitrógeno con el contenido en proteínas.

- Agua: método de Karl Fisher. Consiste simplemente en pesar las heces antes y después de liofilizarlas. Un aumento del contenido en agua en las heces puede deberse, por ejemplo, a la presencia elevada de azúcares, que la retienen en la luz intestinal por la presión osmótica que ejercen.

- Carbohidratos: existen dos métodos cuantitativos para valorar su absorción, aunque ninguno de ellos los determina en heces:

- Test de hidrógeno espirado. Su fundamento es el siguiente: la flora intestinal, que se encuentra en el intestino grueso, es capaz de descomponer los azúcares liberando hidrógeno, que se expulsa al exterior por la respiración. Si existe un exceso de azúcares no absorbidos que llega al intestino grueso, aumentará el nivel de hidrógeno espirado, por lo que el test es útil para la detección de intolerancias y de malabsorción de azúcares.

- Prueba de la D-xilosa. Se utiliza para comprobar si el intestino está absorbiendo carbohidratos correctamente. Para ello se administra una sobrecarga oral de este glúcido disuelto en medio litro de agua, y después se determina tanto en sangre como en orina.

- **Espectroscopía infrarroja:** es un método rápido, pues no necesita reactivos, y la manipulación de la muestra es muy reducida. Permite determinar cualquier nutriente en base a su comparación con su patrón de absorción en el infrarrojo cercano.

Resumen de los conceptos más relevantes del Tema 15

- El color normal de las heces se debe a la presencia de estercobilina. Los colores que indican las alteraciones más importantes son:
    - Amarillo: presencia de grasa (esteatorrea).
    - Negro (melenas): sangrado en el tubo digestivo superior.
    - Rojo: sangrado en el tubo digestivo inferior.
    - Blanquecino: falta de bilirrubina por obstrucción de las vías biliares.
- El olor normal de las heces se debe al indol y al escatol, dos sustancias producidas por las bacterias intestinales.
- La cantidad normal de heces diarias es de entre 100 y 250 gramos, y su consistencia se estima según la escala de Bristol, que las divide en 7 grupos.
- La sangre oculta en heces aparece en los carcinomas intestinales y en la EII. Se utiliza como cribado poblacional de cáncer colorrectal y su medición se realiza por varias técnicas que consisten en la determinación de hemoglobina. De ellas, la más utilizada actualmente es la inmunocromatografía.
- La calprotectina se utiliza como marcador de enfermedad inflamatoria intestinal.
- Mediante el estudio de las heces se pueden detectar alteraciones de la digestión y la absorción.
    - Mediante la tinción de sustancias en las heces se pueden detectar de forma cualitativa:
        - Grasas: tinción con Sudán III.
        - Hidratos de carbono: tinción con lugol.
        - Proteínas: tinción con solución alcohólica de eosina.

- Mediante determinaciones químicas se pueden cuantificar:
    - Grasas: método de Van de Kamer.
    - Proteínas: método de Kjeldahl.
    - Agua: método de Karl Fisher.
- Mediante el uso de espectroscopía infrarroja se pueden cuantificar todos los nutrientes en las heces.

¡Recuerda!

- Unas heces demasiado ácidas pueden indicar que existe malabsorción de azúcares y el papel indicador aparecerá de color rojo. Unas heces demasiado alcalinas pueden indicar que existe malabsorción de proteí nas y el papel indicador aparecerá de color azul.

- La prueba del guayacol pone de manifiesto la existencia de peroxidasa, pero esto no es específico de la hemoglobina humana. Por ello, presenta muchos falsos positivos, tanto con otras hemoglobinas no humanas (presentes en carnes), como con otras proteínas con función peroxidasa (presentes en frutas y vegetales como brócoli, nabo, rábano, plátano), por lo que se requiere suprimir estos alimentos durante 3 días antes de realizar la prueba.

- Si nos metemos un trozo de pan en la boca y lo dejamos unos segundos más de lo normal, este acaba por desaparecer. Esto se debe a que la saliva contiene amilasa, que degrada el almidón. Por tanto, es importante recordar que la digestión comienza en la boca.

- La esteatorrea es la presencia anormal de grasa en heces. Puede ser debida a una malabsorción enterógena (intestinal), pancreatógena (déficit de lipasa) o hepatógena (déficit de sales biliares).

- La amilorrea es la presencia anormal de hidratos de carbono (almidón). Puede ser debida a una malabsorción enterógena o pancreatógena, por déficit de amilasa.

- La creatorrea es la presencia anormal de proteínas. Puede aparecer debido a una malabsorción enterógena o pancreatógena (déficit de tripsina y quimotripsina).

Preguntas y respuestas
Tema 15

https://amazingbooks.es/faq-tecnicos-de-laboratorio-bloque-tematico-15

TEMA 16

ESTUDIO DE LA ORINA. FISIOPATOLOGÍA DE LA ORINA Y ANÁLISIS DEL SEDIMENTO URINARIO

Autor: Jose Manuel Méndez Legaza

16.1 Introducción

El análisis de orina puede proveer una amplia variedad de datos clínicos referentes al riñón y a las enfermedades sistémicas que pueden afectar a este órgano excretor. Es posible dilucidar desórdenes estructurales (anatómicos) y funcionales del riñón y del tracto urinario inferior. El análisis de orina nos informa sobre los procesos fisiológicos y patológicos urinarios, pero también respecto a anormalidades y enfermedades sistémicas (del equilibrio ácido-base, metabólicas, endocrinas, toxicológicas, microbiológicas y tumorales).

Desde el punto de vista del laboratorio, el análisis de orina forma parte de la cartera de servicios de urgencias y de rutina. Para analizar la orina se emplea una gran diversidad de técnicas metodológicas y tecnologías debido a la gran cantidad de sustancias que se excretan a través de la orina, que implican a todas las áreas: análisis clínicos, bioquímica, inmunología, microbiología y parasitología, medicina legal y anatomía patológica.

En este tema se estudiará la información que se obtiene del aspecto de la orina, su concentración, su composición, el estudio bioquímico con la presencia de elementos "anormales" y el sedimento de la orina. También es objetivo de este tema la formación renal de la orina y la funcionalidad del riñón a través de las fórmulas de filtración glomerular y aclaramiento renal de creatinina.

¡Recuerda!

El análisis de la orina es esencial en la clínica diaria por la gran cantidad de información que aporta, desde el punto de vista fisiológico y estructural, sobre el sistema urinario, así como respecto a anormalidades y enfermedades sistémicas.

16.2 Anatomía del riñón

El riñón es un órgano par situado en la cavidad abdominal.

Se distinguen 2 partes:

- Parte externa (córtex).

- Parte interna (médula).

La unidad funcional del riñón es la nefrona. Cada uno de los riñones está formado por 1.000.000 nefronas, y cada nefrona está formada anatómicamente por:

- **Glomérulo** (corpúsculo renal o de Malpighi): este a su vez formado por un ovillo capilar envuelto por una doble membrana denominada cápsula de Bowman, que se comporta como una membrana semipermeable.

- **Sistema tubular:** es un grupo de pequeños túbulos: túbulo contorneado proximal seguido del túbulo en forma de horquilla que se denomina asa de Henle, la cual va a continuar con el túbulo contorneado distal para unirse en el tubo colector.

16.3 Formación de la orina

El riñón es el principal órgano regulador del volumen y composición de los líquidos biológicos del organismo. Mantiene el equilibrio hidroelectrolítico y contribuye de forma importante al equilibrio ácido-base.

Los riñones poseen la capacidad de seleccionar y retener las sustancias esenciales, excretando al mismo tiempo los productos de desecho del metabolismo celular y exceso de los ingeridos con la dieta. Esta función es llevada a cabo mediante la formación de la orina.

La unidad funcional del riñón es la nefrona. Las dos partes principales de la nefrona, el glomérulo renal y los túbulos renales, forman la orina por medio de tres procesos: filtración, reabsorción y secreción.

A) **Filtración glomerular**: representa la primera etapa en la formación de orina y tiene lugar en el glomérulo renal.

Aproximadamente el 25 % del volumen sanguíneo bombeado por el corazón pasa a través de los riñones, lo que supone que cada minuto circulan por el riñón de 1.000 a 1.500 ml de sangre.

El glomérulo es como un ovillo de capilares que posee una membrana basal semipermeable (cápsula de Bowman) que permite el paso de agua y electrolitos, pero es relativamente impermeable a moléculas de mayor tamaño, como las células y las proteínas plasmáticas. A medida que la sangre fluye por los capilares glomerulares, se va filtrando gran parte del plasma hacia los túbulos de la nefrona. El filtrado glomerular está compuesto básicamente por plasma sin proteínas.

En condiciones normales, la filtración glomerular es de aproximadamente 125 ml por minuto; este valor es conocido como índice de filtración glomerular.

B) **Reabsorción tubular**: consiste en el paso de sustancias desde el filtrado glomerular hacia la sangre. Se produce a lo largo de los túbulos renales por medio de mecanismos de transporte, tanto activos como pasivos.

- En el túbulo proximal se reabsorbe la glucosa y agua.

- En el túbulo distal principalmente sodio y potasio.

- En el túbulo colector se reabsorben grandes cantidades de agua (necesita la ADH: hormona antidiurética).

C) **Secreción tubular**: las células de los túbulos renales tienen la capacidad de secretar algunas sustancias. Solos pasan desde el plasma, directamente a través de las células epiteliales que revisten los túbulos, hacia el líquido de la luz tubular pasando a formar parte de la orina, para su eliminación del organismo.

En resumen, al pasar el filtrado glomerular por los túbulos, cerca del 99 % del agua y cantidades variables de solutos se reabsorben hacia el sistema vascular, mientras que también se secretan pequeñas cantidades de otras sustancias desde los capilares sanguíneos hacia el interior de los túbulos. El agua restante y las sustancias no reabsorbidas y secretadas en ella constituyen la orina.

La orina es un líquido claro, amarillo y transparente cuya composición es de un 90-95 % de agua y ciertas sustancias como urea, iones, creatinina, ácido úrico y urobilina.

¡Recuerda!

La formación de orina comprende: FILTRACIÓN + SECRECIÓN – REABSORCIÓN

16.4 Estudio de la función renal: aclaramiento de creatinina y filtración glomerular

La medida del aclaramiento renal está relacionada con la funcionalidad del riñón y con su capacidad de filtración. Conocer si la función es adecuada tiene un amplio uso clínico y especial relevancia en el seguimiento de los tratamientos con fármacos de eliminación renal, así como para el diagnóstico precoz de la enfermedad renal crónica, el seguimiento de la progresión y la previsión del inicio del tratamiento renal sustitutivo con diálisis.

La valoración de la filtración glomerular que se mide a través de la depuración o aclaramiento de una sustancia es el mejor índice para evaluar la función renal. El valor de la filtración glomerular varía en relación a la edad, el sexo y la masa corporal y se sitúa alrededor de los 125 ml/min en individuos adultos jóvenes sanos.

La mejor estimación de la filtración glomerular requiere que la sustancia que se utiliza para llevar a cabo la medición se filtre libremente, no se reabsorba, ni se secrete en el túbulo renal y, además, que no presente eliminación fuera del riñón. Se han utilizado distintas sustancias, exógenas y endógenas, para conocer la filtración glomerular a partir de su aclaramiento renal o plasmático. Entre las exógenas se encuentra la inulina, de difícil implementación en la práctica habitual debido a su laboriosidad en el procedimiento, al elevado coste económico y a la necesidad de metodología de la que no se dispone, habitualmente, en la mayoría de los laboratorios clínicos. Entre las endógenas, se utilizan la creatinina y la urea. También se han estudiado distintas proteínas de bajo peso molecular, como la cistatina.

Aclaramiento de la creatinina

En la práctica, para la estimación de la función renal se utiliza el **aclaramiento de creatinina**. La prueba de aclaramiento de creatinina compara la concentración de creatinina en una muestra de orina de 24 horas con la concentración de creatinina en sangre.

Para la realización del cálculo del aclaramiento de creatinina, se precisa de una muestra de orina de 24 horas correctamente recogida y conservada, junto con una muestra de suero recogida paralelamente. Tras la determinación de creatinina en suero y orina y con la medida del volumen de la orina recogida del paciente en 24 horas, se aplica la siguiente fórmula:

$$\text{Aclaramiento de creatinina (Ccr)} = \frac{\textit{Diuresis (orina 24h) x Creatinina orina (mg/dl)}}{\textit{1440 x Creatinina suero (mg/dl)}}$$

Estudio de la filtración glomerular

Existen actualmente diferentes ecuaciones para la estimación de la filtración glomerular como medida indirecta del aclaramiento de creatinina. Entre más de 40 ecuaciones de estimación de la filtración glomerular estudiadas hasta el momento, las más conocidas y recomendadas según distintas guías clínicas son la **ecuación de Cockroft-Gault** y las ecuaciones del estudio **MDRD** (*Modification of Diet in Renal Disease*) en adultos y **ecuación de Schwartz** en población pediátrica. Todas estas ecuaciones tratan de estimar la filtración glomerular a partir de la concentración de creatinina sérica y algunas de las siguientes variables: edad, sexo, etnia, peso y talla, sin necesidad de recoger la orina de 24 horas.

En la práctica clínica, las fórmulas que se utilizan para el cálculo del aclaramiento de la creatinina y las ecuaciones empleadas para la estimación de la filtración glomerular están implementadas en el programa informático del laboratorio clínico, de donde se toman todos los datos necesarios para los cálculos que permiten la obtención de los resultados de estos dos parámetros de forma automática.

> **¡Recuerda!**
>
> Para la estimación de la función renal existen dos parámetros universalmente aceptados:
>
> Aclaramiento de creatinina: compara la concentración de creatinina en una muestra de orina de 24 horas con la concentración de creatinina en sangre.
>
> Filtración glomerular: las ecuaciones para la estimación del filtrado glomerular tratan de obtener una estimación de este a partir de la concentración de creatinina sérica y algunas de las siguientes variables: edad, sexo, etnia, peso y talla, sin necesidad de recoger la orina de 24 horas.

16.5 Análisis de la orina

16.5.1 Recolección de la muestra de orina

La cuidadosa recolección de la orina y su pronto envío al laboratorio son factores esenciales para obtener una óptima información del análisis de orina. La orina debe recogerse en un recipiente limpio y preferiblemente estéril, con tapa hermética de rosca para evitar su derramamiento, evaporación y contaminación. Para la recolección de orina existen recipientes desechables de plástico disponibles correctamente. Los recipientes deben rotularse con el nombre del paciente, la fecha y la hora de recolección.

A) **Exámenes básicos de orina**: la primera orina de la mañana suele ser la más aconsejable para el análisis, ya que es la muestra más concentrada. Al ser la muestra más concentrada es más probable que revele las posibles anormalidades y la presencia de sustancias. Además, la primera orina de la mañana suele ser relativamente libre de influencias de la dieta y de los cambios que se producen por la actividad física, ya que se recolecta después de un periodo de ayuno y reposo. La recolección debe hacerse en condiciones asépticas y debe corresponder a la parte media de la micción (desechando el primer chorro).

B) **Examen bacteriológico:** en este caso es preciso prestar especial atención a la recogida higiénica de la muestra para evitar su contaminación con microorganismos de la uretra distal y del perineo que forman parte de la flora normal. Para ello debe limpiarse perfectamente el área adyacente al meato urinario y recoger el chorro intermedio de la micción, despreciando tanto el principio como el final de la misma. El recipiente en que se recoge la muestra debe ser estéril.

C) **Análisis cuantitativo:** se usa para medir la concentración de determinadas sustancias en la orina, que se eliminan de forma irregular a lo largo del día (proteínas, hormonas…). Es necesario recoger la muestra durante un determinado periodo de tiempo. Lo más aconsejable es la recogida de orina de 24 horas. Para este tipo de recogida se dispone comercialmente de recipientes estériles de plástico de boca ancha, tapa hermética de rosca, graduados y de tamaño adecuado. Algunas determinaciones requieren envase opaco.

Métodos especiales de recogida:

- **Sondaje uretral:** consiste en la obtención de orina mediante la introducción de una sonda en la uretra. Solo se emplea cuando el paciente no puede realizar la micción por sí mismo, o cuando ya está previamente sondado.

- **Aspiración suprapúbica:** consiste en la aspiración de la orina de la vejiga con jeringa a través de la pared abdominal por encima del pubis. Está indicada cuando se sospecha una infección de orina por anaerobios o para la recogida de muestras en ciertas situaciones problemáticas.

16.5.2 Transporte y almacenamiento de las muestras

Una vez que la orina ha sido recogida debe enviarse con prontitud al laboratorio y es recomendable que su análisis se realice dentro de las dos primeras horas, ya que la demora puede provocar alteraciones en la orina, como son la lisis de hematíes, degeneración de cilindros y leucocitos, proliferación de gérmenes, alcalinización del pH, metabolización de la glucosa, etcétera.

La refrigeración es una medida de precaución válida para conservar la orina durante algunas horas. Sin embargo, cuando las muestras no pueden ser refrigeradas y deben recorrer grandes distancias o va a demorarse mucho más tiempo su análisis, pueden utilizarse preservadores químicos. Estos deben ser utilizados con cautela, ya que pueden interferir en algunas determinaciones. Generalmente no se recomienda su uso cuando se va a realizar un análisis bacteriológico.

Algunos de los preservadores utilizados son:

- Tabletas de formaldehído: no se deben usar para análisis de glucosa ni proteínas.

- Tolueno: es uno de los más empleados. Forma una delgada película sobre la superficie de la muestra que evita el contacto con el aire e impide cambios oxidativos.

- Timol: útil para las determinaciones de 24 horas, aunque altera la concentración de proteínas al provocar su precipitación. Puede dar falsos positivos en la determinación de glucosa.

- Fluoruro sódico: suele utilizarse para conservar la glucosa en muestras de 24 horas.

- Ácido bórico: es útil para conservar hormonas, aunque dificulta la determinación de glucosa y aumenta la precipitación de los cristales de ácido úrico.

- Para mantener el pH en niveles de 7 se usa ácido acético. Es necesario para el análisis de las porfirinas.

- Para mantener el pH en niveles < 3 se usa ácido clorhídrico. Es necesario para conservar aminoácidos y el ácido vanilmandélico.

¡Recuerda!

Para el análisis bacteriológico de la orina (denominado también urocultivo) no se recomienda el uso de preservadores químicos en la orina. Se recomienda que su análisis se realice dentro de las dos primeras horas, o bien refrigerar la orina hasta poder procesarla.

16.5.3 Etapas del análisis de la orina

Los pasos que comprende al análisis básico de orina pueden dividirse en cuatro categorías: examen físico, examen químico, examen microscópico del sedimento urinario y estudio bacteriológico de la orina.

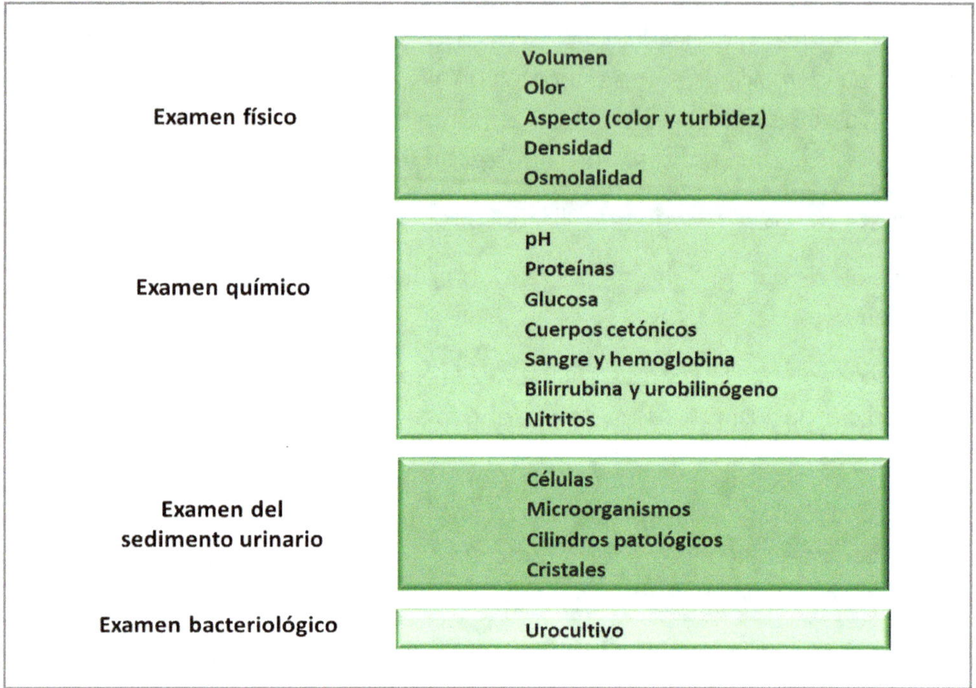

16.6 Examen físico de la orina

Es la parte inicial de un análisis de rutina. Comprende la evaluación del volumen, olor, aspecto, densidad y osmolalidad.

16.6.1 Volumen

El volumen urinario varía normalmente en función de distintos factores como son la ingestión de líquidos y las pérdidas extrarrenales (sudoración, etc.). Normalmente, un adulto excreta de 750 a 2.000 ml de orina en 24 horas, siendo el volumen promedio urinario de 1.500 ml.

Las principales alteraciones que se pueden presentar son:

A) **Poliuria**: emisión de una cantidad de orina superior a la normal (> 2.000 ml/24 h). Puede producirse como una respuesta fisiológica a la ingesta de grandes cantidades de líquidos o a la toma de diuréticos. También se produce en diferentes enfermedades como diabetes mellitus, diabetes insípida, etcétera.

B) **Oliguria**: es una disminución del volumen urinario (de 100-300 ml/24 h). Se produce cuando hay pérdidas excesivas de líquidos por vómitos, diarreas, deshidratación o en casos de insuficiencia renal.

C) **Anuria**: es la práctica supresión de la excreción de orina (< 100 ml/24 h). Se produce en patologías que llevan a una insuficiencia renal severa. No debe confundirse con la incapacidad de emitir orina, como ocurre en las obstrucciones uretrales.

D) **Poliaquiuria**: el volumen de orina emitido en 24 horas es normal, pero el número de micciones es más elevado de lo normal. Es frecuente en las infecciones urinarias.

16.6.2 Olor

La orina fresca normal tiene un olor característico, que será más intenso cuanto más concentrada esté la orina.

Si bien no es del todo significativo, el olor puede proporcionar pistas para detectar ciertas anomalías.

- La ausencia de olor puede ser debida a una insuficiencia renal en la que el riñón no puede concentrar la orina.

- Un olor intensamente amoniacal sugiere la presencia de bacterias que degradan amoníaco. Esto también puede ser indicativo de que la muestra se haya contaminado.

- Olor rancio a pescado es característico de la tirosinemia.

- Un olor dulce y denso sugiere pus o inflamación por *Pseudomonas*.

- En la fenilcetonuria huele a ratones o moho.

- El olor es importante en la detección clínica de la enfermedad de la orina con "olor a jarabe de arce" o azúcar quemado (se debe a un defecto metabólico congénito).

16.6.3 Aspecto (color y turbidez)

El color de la orina está determinado en amplio grado por su densidad. La orina normal varía ampliamente, de incolora a color amarillo. La interpretación del color es subjetiva y puede variar para cada observador.

La orina puede presentar diferentes colores como resultado de procesos patológicos o de la presencia en ella de distintos productos como pigmentos, fármacos, alimentos, etcétera.

Los diferentes colores que puede presentar la orina son:

- **Amarillo a incoloro**. Suele producirse en situaciones de poliuria.

- **Amarillo**. Es el color normal y se debe a la presencia de pigmentos urocromos.

- **Pardo-naranja**. Suele deberse a orinas muy concentradas (deshidratación), presencia de urobilina o bilirrubina directa (orina color coñac), ingesta de alimentos que contengan carotenos, ciertos fármacos, etcétera.

- **Amarilllo-verdoso**. Presencia de bilirrubina-biliverdina (ictericia), ciertos fármacos. Se asocia comúnmente a enfermedades hepáticas y obstrucción biliar.

- **Rojo-marrón**. Presencia de hematíes intactos (hematuria), hemoglobina, mioglobina, porfirinas, ingesta de alimentos como remolacha, determinados fármacos. Se asocia a hemólisis, quemaduras, enfermedad renal, enfermedad urológica o a contaminación con sangre menstrual.

- **Marrón-negra**. Presencia de porfirina, melanina, metahemoglobina, alcaptonuria (enfermedad del metabolismo de la tirosina).

- **Azul-verde**. Suele deberse a infecciones del tracto urinario especialmente por *Pseudomonas*.

- **Aspecto lechoso**. Puede ser debido a una concentración elevada de colesterol y triglicéridos por un síndrome nefrótico. Se denomina lipiduria. Puede ser también debido a la presencia de pus en la orina (piuria) o a la presencia de linfa (quiluria).

Ante la aparición de un color anormal, lo primero que se debe hacer es preguntar al paciente qué medicación está tomando y cuáles son sus hábitos alimentarios, ya que hay alimentos y fármacos que originan coloraciones anormales en la orina.

En cuanto a la **turbidez**, la orina normal fresca es clara, aunque puede enturbiarse al cabo del tiempo debido a la precipitación de diversos compuestos, como uratos, oxalatos y fosfatos.

La presencia de bacterias, hongos, hematíes, leucocitos, células epiteliales o restos de contraste radiológico también pueden producir una orina opaca o turbia.

16.6.4 Densidad

La densidad de la orina indica la relación entre las proporciones relativas de sólidos disueltos y el volumen total de la muestra. Sirve como evaluación de la capacidad del riñón para concentrar y diluir la orina en su esfuerzo por mantener el equilibrio hidroelectrolítico del organismo. Los valores normales oscilan de 1.015 a 1.025.

Métodos analíticos para determinar la densidad de la orina

- Urinómetro: es un instrumento en forma de tubo que tiene un rabillo cilíndrico con una escala calibrada para la lectura de la densidad. La orina se introduce en una probeta y se introduce el urinómetro de modo que flote libremente y no contacte con el fondo o las paredes del tubo (Figura 1). Cuando mayor sea la densidad de la orina, más alto flotará. Se lee la escala por la línea hasta donde llega la orina, a nivel de la parte inferior del menisco que se forma.

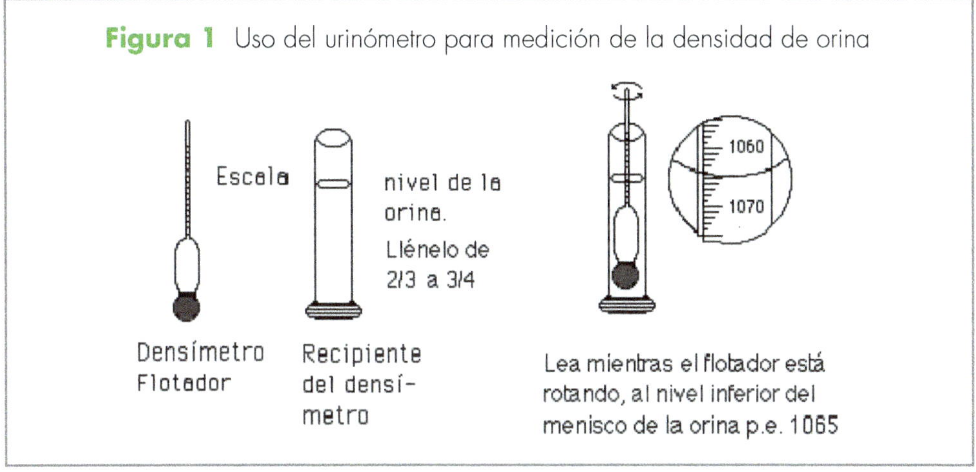

Figura 1 Uso del urinómetro para medición de la densidad de orina

- Refractómetro: mide el índice de refracción de una solución: relación entre la velocidad de la luz en el aire y la velocidad de la luz en la solución. Solo requiere unas gotas de orina. El instrumento se coloca hacia arriba hacia una fuente de luz, de modo que el haz de luz al entrar en la solución (de la orina) se desvía y el grado de desviación o refracción es proporcional a la cantidad de solutos que contenga esa solución (Figura 2). La lectura se realiza en una escala calibrada localizada en la pieza ocular del aparato. Los refractómetros están calibrados en términos de peso específico (densidad) para sólidos totales en orina y para niveles de proteínas en suero.

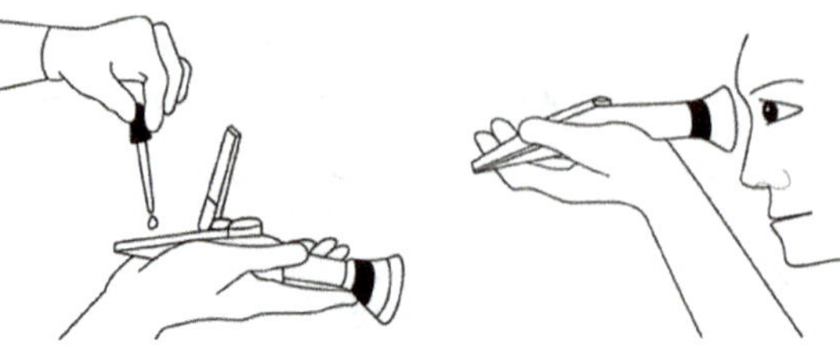

Figura 2 Uso del refractómetro para medición de la densidad de orina

- Tiras reactivas (Figura 3): además de determinar parámetros como el pH, glucosa y demás analitos, estas tiras reactivas dan información también de la densidad urinaria. Es el método más usado en el laboratorio.

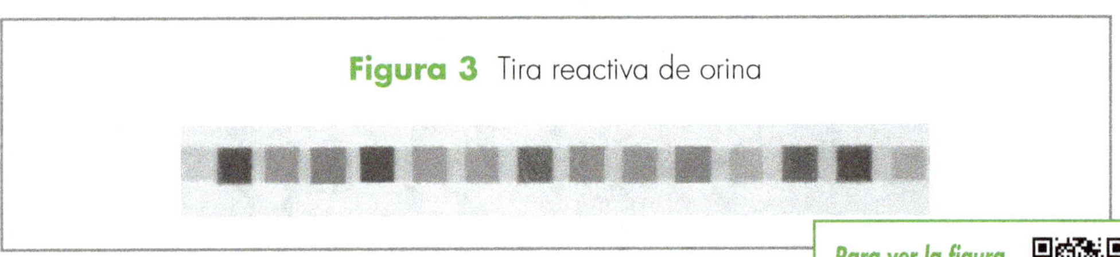

Figura 3 Tira reactiva de orina

Significado clínico de la densidad de la orina

- Hipostenuria: densidad menor de 1.007. Indica la existencia de una incapacidad renal de concentrar la orina. Se observa en la diabetes insípida (enfermedad debida a un trastorno o déficit de la hormona antidiurética ADH, lo que da lugar a la eliminación de un gran volumen de orina de baja densidad), uso de diuréticos, polidipsia (ingesta excesiva de líquidos).

- Hiperestenuria: orina de densidad alta. Se produce en situaciones de deshidratación, o cuando se pierden por orina solutos que aumentan la densidad, como son proteínas (proteinuria), glucosa (glucosuria), etcétera.

- Isostenuria: es una orina de densidad fija, de aproximadamente 1.010. Indica un daño renal severo, con alteración tanto en la capacidad de concentración como en la dilución.

16.6.5 Osmolalidad

La osmolalidad se define como el número de partículas de soluto por kg de disolvente y es por tanto una medida del número de partículas presentes en una solución. No depende de la masa del soluto lo que la diferencia de la densidad, ni de la naturaleza de los mismos, sino únicamente del número de partículas que hay en una solución. El riñón es capaz de producir orina con un intervalo de osmolalidad de 500 a 1.200 miliosmoles por kg de disolvente (mOsm/kg).

Métodos analíticos para determinar la osmolalidad de la orina

- **Crioscopio**: mide el punto de congelación de una solución. La muestra es enfriada por debajo de su punto de congelación y posteriormente es cristalizada. A medida que se produce la cristalización, se genera calor de fusión y la temperatura de la solución aumenta hasta alcanzar un nivel estable que es inferior al punto de congelación. Esta temperatura es medida por un termómetro electrónico y la lectura de la temperatura es convertida en mOsm/kg de osmolalidad.

- **Osmómetro de presión de vapor o punto de condensación.** Mide los descensos producidos en la presión de vapor o descenso del punto de condensación. Es menos preciso que el crioscopio.

Significado clínico de la osmolalidad de la orina

- Aumento de la osmolalidad. Se produce en deshidratación y síndrome de secreción inapropiada de ADH (SIADH), que es un cuadro producido por el exceso de hormona antidiurética, lo que lleva a que el riñón reabsorba mucha agua, pero no solutos, con lo que aumenta la osmolalidad de la orina.

- Disminución de la osmolalidad. Se produce en diabetes insípida y en la insuficiencia renal, en la que el riñón pierde la capacidad de concentrar la orina y emite una orina muy diluida.

16.7 Examen químico de la orina

Son varios los componentes químicos analizados rutinariamente en los laboratorios clínicos. El análisis químico básico de orina suele realizarse empleando tiras reactivas. Se trata de unas tiras de plástico a las que están fijadas varias almohadillas de celulosa, cada una de las cuales está impregnada de buffer y varios reactivos químicos empleados en una determinación química correcta. Cuando se humedecen en orina, en cada almohadilla se produce una reacción química que responde a los compuestos químicos específicos presentes en la muestra.

Se dispone comercialmente de un gran número de tiras reactivas que pueden tener una o numerosas zonas reactivas. Las zonas reactivas, una vez impregnadas de orina, se comparan con las escalas colorimétricas proporcionadas por el fabricante.

Si se obtienen resultados anómalos en cualquiera de las reacciones estudiadas deben ser confirmados y, en caso necesario, cuantificados por métodos más específicos.

16.7.1 pH

El pH de la orina es una medida de la concentración de iones de hidrógeno en la misma. La orina normal tiene un pH que oscila entre 4,5 y 8, con un valor medio de 6.

Métodos analíticos para la determinación del pH en orina

- Tiras reactivas: contiene como indicadores rojo de metilo y azul de bromotimol que según el pH de la orina proporcionan una gama de colores de naranjas a verdes y azules. Al reaccionar los iones de la orina con los reactivos de la tira liberan hidrogeniones (H+) produciendo un descenso del pH de la tira y la consiguiente reacción coloreada será proporcional a la fuerza iónica de la orina. La orina debe ser fresca, ya que con el paso del tiempo de la orina tiende a alcalinizarse debido principalmente a la conversión de la urea en amoníaco por la acción de bacterias.

- PHmetro: es un medidor de pH (electrodo de vidrio sensible a los H+). No suele utilizarse de forma rutinaria, sino en aquellas situaciones en las que se requiere una medida más exacta del pH urinario.

Significación clínica del pH en orina

- Orina ácida: se produce en dietas de alto contenido proteico, ayuno prolongado, acidosis metabólica y respiratoria.

- Orina alcalina: se observa en alcalosis metabólica y respiratoria y en la acidosis tubular renal (en la cual el riñón es incapaz de acidificar la orina). También la presencia en la orina de bacterias productoras de ureasa, que generan amoníaco tras la lisis de la urea, produce una alcalinidad (aumento del pH) de la orina.

16.7.2 Proteínas

Recordar que la membrana de los capilares glomerulares no permite el paso de moléculas grandes como las proteínas. En condiciones normales solo pasan a los túbulos renales cantidades muy pequeñas de proteínas, la mayor parte de las cuales son reabsorbidas.

La concentración media de proteínas en orina de 24 horas es inferior a 150 mg (< 10 mg/dl). De estas proteínas un tercio lo constituye la mucoproteína de Tamm

Horsfall, que es secretada por los túbulos renales, y el resto está constituido por albúmina y pequeñas globulinas.

Métodos analíticos para la determinación de proteínas en orina

- Tiras reactivas: la tira reactiva se encuentra impregnada con azul de tetrabromofenol. Este indicador cambia de color en relación con la concentración de proteínas en la muestra de amarillo a verde-azulado. Su principal inconveniente es que detecta casi exclusivamente albúmina, por lo que si se sospecha la presencia de orina de otro tipo de proteínas debe recurrirse a métodos específicos.

- Métodos turbidimétricos: se utilizan ácidos, como el ácido tricloroacético (ATA) o ácido sulfosalicílico (ASS), que actúan como precipitantes de proteínas dando lugar a una turbidez que se cuantifica en un espectrofotómetro. El ASS proporciona mayor sensibilidad, pero tiene el inconveniente de producir mayor turbidez con la albúmina que con las globulinas, efecto que no se produce con el ATA.

- Método de Dhommée: se basa en la precipitación de las proteínas en presencia de reactivo de Dhommée. Para una determinación cualitativa basta poner en contacto unos 5 ml de orina con unas gotas de reactivo. Si hay precipitación, la prueba es positiva.

  Se puede hacer cuantitativo: 10 ml de orina + 5 ml de reactivo. Dejar reposar 15 minutos y centrifugar a 2.000 rpm 3-5 minutos. Comprobar la altura del precipitado en el tubo y comparar la altura del precipitado con la tabla de Dhommée para estimar la cantidad de proteínas presentes.

- Técnica de Biuret: Es el mismo método que para proteínas séricas. El reactivo del Biuret (sulfato de cobre) reacciona con los enlaces del péptido y cambia el color tornándose violeta. Cuanta más cantidad de proteína esté presente en la solución, más oscuro será el color.

Significación clínica de proteínas en orina

El resultado normal es negativo. La presencia de proteínas en orina en cantidades anormalmente altas se denomina proteinuria. Puede deberse a:

- Lesión de los capilares glomerulares que permiten el paso de moléculas de gran tamaño como las proteínas. Ejemplos: glomerulonefritis, diabetes *mellitus*. En estos casos la proteinuria suele ser muy intensa (> 4 g/24 horas).

- Lesión tubular, lo que conlleva la disminución de la reabsorción tubular de las proteínas de pequeño tamaño que normalmente están en el filtrado glomerular.

- Proteinuria por rebosamiento. Se debe a la pérdida por el riñón de hemoglobina o cadenas de inmunoglobulinas, por ejemplo, la proteinuria de Bence-Jones de los mielomas.

- Proteinuria fisiológica. Puede producirse un aumento transitorio y reversible de las pérdidas de proteínas en orina tras ejercicio físico intenso, estrés emocional, etcétera.

16.7.3 Glucosa

La glucosa es el azúcar que se busca normalmente en orina, aunque también puede ser significativa la presencia de otros azúcares.

La glucosa es filtrada a nivel del glomérulo renal, pero la práctica totalidad de la glucosa filtrada es reabsorbida en los túbulos renales, por lo que su presencia en orina (glucosuria) es casi siempre consecuencia del aumento de los niveles de glucosa en sangre, donde los riñones no son capaces de reabsorber todo el azúcar y se pierde una parte en la orina. Se produce glucosuria, en general, cuando la glucemia es superior a 180-200 mg/dl.

El valor normal de la glucosa en orina es de 2-20 mg/dl.

Métodos analíticos para la determinación de glucosa en orina

- Métodos reductores: se basan en el análisis con sustancias reductoras, las cuales reducen el cobre provocando un cambio de color en la reacción.

Su inconveniente es que no es específico para la glucosa, ya que detecta la presencia de compuestos como: azúcares reductores (lactosa, fructosa, galactosa), vitamina C, tetraciclinas, etc. pudiendo dar lugar a falsos positivos.

- Métodos enzimáticos: se utilizan tiras reactivas que portan enzimas y detectan específicamente glucosa mediante las siguientes reacciones:

DETERMINACIÓN DE GLUCOSA POR PRUEBA ENZIMÁTICA

$$\text{D-glucosa} + O_2 \xrightarrow{\text{Glucosa Oxidasas}} \text{ácido D-glucónico} + H_2O_2$$

$$H_2O_2 + \text{cromógeno} \xrightarrow{\text{Peroxidasa}} \text{compuesto coloreado} + H_2O$$

Puede dar un resultado falso negativo la presencia de concentraciones elevadas de ácido ascórbico.

- Test de Fehling: actualmente está en desuso. Consiste en mezclar los reactivos de Fehling A y B con 0,5 ml de muestra, calentar a ebullición y comprobar la aparición de precipitado.

Significación clínica de glucosa en orina

- Glucosuria con hiperglucemia. La causa más importante es la diabetes *mellitus*. También es posible en: hipertiroidismo, acromegalia, síndrome de Cushing (exceso de cortisol).

- Glucosuria sin hiperglucemia. Puede ocurrir en disfunción tubular renal y en el embarazo.

16.7.4 Creatinina

En la práctica, para la estimación de la función renal y filtración glomerular se utiliza el aclaramiento de creatinina. La prueba de aclaramiento de creatinina compara la concentración de creatinina en una muestra de orina de 24 horas con la concentración de creatinina en sangre.

¡Recuerda!

A fines prácticos en el laboratorio, la mejor estimación de la filtración glomerular es el parámetro aclaramiento de creatinina.

Métodos analíticos para la determinación de la creatinina

- Método enzimático: se basa en la conversión de la creatinina a glicina, formaldehído y peróxido de hidrógeno por la acción de la creatininasa, la creatinasa y la sacrosina oxidasa. El peróxido de hidrógeno liberado reacciona con ciertas sustancias formando un cromógeno cuya intensidad cromática del cromógeno formado es directamente proporcional a la concentración de creatinina en la mezcla de reacción.

Significación clínica de la creatinina

Los resultados anormales de la creatinina en orina y de la depuración de creatinina a menudo son inespecíficos. No obstante, valores anormales pueden deberse a cualquiera de las siguientes afecciones: glomerulonefritis, dieta rica en carne, insuficiencia renal, distrofia muscular (etapa tardía), miastenia grave, pielonefritis, flujo sanguíneo renal reducido (como en shock o insuficiencia cardíaca congestiva), rabdomiolisis, obstrucción de las vías urinarias y un largo etcétera.

16.7.5 Cuerpos cetónicos

Los cuerpos cetónicos se forman durante la degradación de los ácidos grasos. La aparición de cuerpos cetónicos (acetona, ácido acetoacético y ácido hidroxibutírico) en orina recibe el nombre de cetonuria.

El valor normal de cuerpos cetónicos en orina es de 17-40 mg/dl.

Métodos analíticos para la determinación de cuerpos cetónicos en orina

- Tiras reactivas: contienen como reactivo nitroprusiato sódico (NPS) que reacciona con los cuerpos cetónicos y produce un color púrpura. Es el método más usado.

- Reacción de cloruro férrico: se coloca orina (unos 5 ml) en un tubo de ensayo y se añade cloruro férrico al 10 % gota a gota; la prueba es positiva si se forma un color rojo.

- Método de Rothera: se colocan unos 5 ml de orina en un tubo de ensayo y se añaden 2-3 gotas de nitroprusiato sódico al 10 % y 1 gramo de sulfato de amonio. Se mezcla bien, se inclina el tubo y se deja caer por la pared 1 ml de amoníaco concentrado. Se esperan 90 segundos y la prueba es positiva si aparece un anillo de color rosa-púrpura. Si no aparece o es de otro color, prueba negativa.

Significación clínica de cuerpos cetónicos en orina

Se produce cetonuria en patología hepática, ayuno prolongado, diabetes mellitus. Pueden obtenerse resultados falsos positivos en pacientes que toman salicilatos, como la aspirina.

16.7.6 Nitritos

La detección de nitritos es un método indirecto para el diagnóstico de bacteriuria (presencia de bacterias en orina).

Los organismos comunes que producen infecciones urinarias (*E. coli*, *Proteus*, *Klebsiella*, *Enterobacter*, *Citrobacter*, etc.) contienen enzimas que reducen los nitratos a nitritos.

La prueba debe hacerse inmediatamente después de emitida la orina para evitar el crecimiento de microorganismos contaminantes que puedan dar una prueba falsamente positiva.

Métodos analíticos para la determinación de nitritos en orina

- Tiras reactivas: se basan en la reacción de los nitritos formados con una amina aromática para dar lugar a un compuesto de diazonio, que posteriormente se une a un cromógeno formando un compuesto coloreado rosado.

¡Recuerda!

Un resultado negativo nunca permite descartar la existencia de infección ya que todos los microorganismos responsables de infección urinaria no tienen esa capacidad de reducir nitratos. Si la prueba es positiva se debe realizar un cultivo microbiológico de la orina.

16.7.7 Hematíes y hemoglobina

Una orina puede contener algunos hematíes. La hematuria es la presencia de hematíes en orina, algunos intactos y otros ya rotos que liberan hemoglobina. La hematuria visible implica hemorragia o sangre reciente, pero en ocasiones pueden producirse microhemorragias que no son detectadas macroscópicamente. Un resultado positivo de esta prueba requiere la confirmación microscópica de la presencia de los hematíes.

Métodos analíticos

- Tiras reactivas: se basan en la actividad peroxidasa de la hemoglobina o mioglobina, que en presencia de un cromógeno, de ser la reacción positiva, da una coloración.

Significación clínica

- Hematuria: puede ser debida a una patología nefrológica (glomerulonefritis, tumores cálcicos, etc.). En individuos sanos, después de ejercicio físico intenso o consumo de tabaco puede producirse microhematuria.

- Hemoglobinuria: debe sospecharse cuando la prueba química es positiva y no se observan hematíes en el examen microscópico (o existen pero no en número significativo). Generalmente se debe a una destrucción de hematíes en la sangre (hemólisis).

- Mioglobinuria: cuando se produce una destrucción brusca e importante de fibras musculares (rabdomiolisis). Se libera mioglobina, que se excreta en la orina en forma de pigmento pardo-rojizo. Puede producirse en traumatismos e isquemia muscular.

16.7.8 Bilirrubina y urobilinógeno

La bilirrubina es un producto de la degradación de la hemoglobina. En condiciones normales, pequeñas cantidades de bilirrubina conjugada pueden ser eliminadas por la orina (no suele detectarse con las técnicas rutinarias).

Métodos analíticos para la determinación de bilirrubina en orina

- Método de determinación rápida de bilirrubina: pueden emplearse tiras reactivas o tabletas que se basan en una reacción de acoplamiento de la bilirrubina a la 2,4-dicloroanilina para formar un compuesto coloreado (marrón). Se realiza mediante una reacción de diazotación: reacción química que usa al óxido nitroso (N_2O) para formar un complejo de color.

- Método de Fouchet: se usa reactivo de Fouchet. La prueba es positiva si aparece coloración verdosa.

- Método de determinación rápida de urobilinógeno: se emplean tiras reactivas que contiene una sal de diazonio que al reaccionar con el urobilinógeno produce un color de amarillo (negativo) a marrón oscuro (positivo intenso).

- Reacción cualitativa de Ehrlich: el urobilinógeno reacciona con el reactivo de Ehrlich dando lugar a la producción de un compuesto coloreado (rojo cereza).

Significación clínica de bilirrubina en orina

Cuando aumenta el nivel de bilirrubina se produce una acumulación en piel y mucosas que adquieren un color amarillo (ictericia). La causa puede ser prehepática, hepática o posthepática.

Equipos automatizados de lectura de tiras reactivas

Existen actualmente diversos sistemas semiautomáticos de lectura de tiras reactivas diseñados con el propósito de optimizar el flujo del trabajo y los datos, contando con un lector de código de barras. El rápido procesamiento de las tiras reactivas acelera el análisis al tiempo que presenta una alta calidad.

16.8 Examen microscópico de la orina

El examen microscópico de orina se hace generalmente con el sedimento obtenido tras centrifugación. Para ello se mezcla bien la muestra de orina y se colocan 10 ml en un tubo de centrífuga cónico. Se centrifuga durante 5 minutos a 1.500-2.000 rpm, se decanta el sobrenadante dejando una pequeña cantidad y se resuspende en él el sedimento. Se coloca una gota sobre un portaobjetos y se tapa con un cubre. A continuación, se examina al microscopio inicialmente con poco aumento (10x) y después se pasa a mayor aumento (40x) examinando varios campos (al menos 12).

El estudio microscópico del sedimento suele utilizarse en fresco (sin teñir), pero pueden usarse coloraciones para resaltar más los detalles celulares. Una de las tinciones más ampliamente utilizada es cristal violeta-safranina para leucocitos. Coloraciones como el azul de metileno o azul de toluidina pueden ser también útiles. Puede realizarse la tinción de Gram para la diferenciación de microorganismos.

El sedimento obtenido mediante centrifugación de la orina contiene todos aquellos materiales insolubles (llamados elementos formes) que se han acumulado en la orina durante el proceso de formación de la misma (células, microorganismos, cilindros, cristales, etcétera).

Los tipos celulares hallados normalmente en la orina incluyen unos pocos hematíes, leucocitos y células epiteliales. Las células se cuantifican habitualmente examinando varios campos de gran aumento y calculando el promedio, de modo que se informan como número de células/campo.

16.8.1 Hematíes

La orina normal no debe contener nunca más de unos pocos hematíes por campo de gran aumento (1-2/campo). Se identifican al examen microscópico como discos redondos de color débilmente amarillo rojizo, con doble contorno.

La concentración de la orina puede modificar la forma de los hematíes. En orinas hipertónicas (alta osmolaridad) son más pequeños y se arrugan, mientras que en orinas hipotónicas se hinchan y son más grandes.

La hematuria puede deberse a trastornos renales, del tracto urinario o trastornos extrarrenales por lesiones vasculares de carácter inflamatorio (enfermedad prostática, cistitis hemorrágica, etcétera).

En ocasiones la aparición de hematíes puede deberse a una recogida traumática de la muestra (aspiración suprapúbica traumática) o a contaminación con sangre menstrual.

16.8.2 Leucocitos

El número normal de leucocitos en la orina es de 3-5 por campo de gran aumento. Al examinar un sedimento urinario de una persona sana, pueden detectarse hasta 5 leucocitos por campo de 400x, sin que esto tenga significado patológico.

Son células de tamaño mayor a los hematíes y menor a las células epiteliales, con presencia de núcleo y segmentado, pero la identificación del tipo de leucocitos requiere tinciones específicas.

Su presencia en orina en número elevado se denomina leucocituria o piuria y se asocia a la inflamación, con frecuencia de origen infeccioso en riñón (pielonefritis), vejiga (cistitis) o uretra (uretritis). También puede ser debido a tumores o cálculos renales.

16.8.3 Células epiteliales

Son de mucho mayor tamaño que los hematíes y los leucocitos. Pueden proceder del riñón o de la vía urinaria. Puede ser difícil determinar su procedencia, lo cual requiere de cierta experiencia. Según su procedencia pueden ser:

Células epiteliales escamosas o de epitelio plano

Son elementos frecuentes en el sedimento urinario. Proceden de los genitales externos o de la porción externa de la uretra y del tracto genital femenino. Su valor diagnóstico es muy reducido. Son células planas, las más grandes que se encuentran en la orina. Su núcleo es pequeño y redondo, pudiéndose observarse en forma frecuente un repliegue parcial en el borde celular.

Tienen poco valor clínico significativo, pero la observación de grandes acúmulos de células epiteliales escamosas en un sedimento de orina puede indicar la presencia de una cervicotrigonitis (inflamación en la base de la vejiga y el orificio de salida de la vejiga). Se suele observar cervicotrigonitis en muchas infecciones de orina.

Células epiteliales escamosas o de epitelio plano

Se originan desde la pelvis renal, uréter y vejiga hasta la uretra. Estas células son más pequeñas que las del epitelio plano, son redondeadas y a veces con cola (células en raqueta). Si aparecen en gran cantidad, incluso acompañado de leucocituria, indica inflamación de la vía descendente.

- De origen uretral

Aspecto fusiforme típico de las células transicionales de origen uretral. Los núcleos son aparentemente grandes y da la impresión de que ocupan toda la célula debido a la gran elongación citoplasmática que estrecha su diámetro.

Un enorme acúmulo de células uretrales podría corresponder a un fenómeno usualmente observado en lesiones mecánicas de uretra (colocación de sondas vesicales) o en infecciones agudas de localización uretral (gonococia).

- De origen vesical

Aspecto ovalado con tendencia a ser redondeado, tamaño menor que las anteriores y con núcleo conservado o profuso. Los leucocitos que rodean a la célula vesical sirven como referencia de su tamaño mayor a estos.

El hallazgo de pequeños acúmulos de células transicionales de vejiga, más o menos conservadas, es un fenómeno muy frecuente en erosiones mecánicas por colocación de la sonda urinaria (de forma similar con las células transicionales de origen uretral).

Células tubulares renales

Son células pequeñas y redondeadas, aunque de mayor tamaño que los leucocitos, y presentan granulaciones. Su núcleo, de difícil visualización es grande y redondo.

La presencia más de dos células renales por campo de gran aumento indica daño activo o lesión tubular renal (pielonefritis, glomerulonefritis, nefropatías tóxicas, etcétera).

Las células de epitelio tubular que contienen gotas de grasa muy refringentes en el protoplasma, se conocen como células granulosas o cuerpos grasos ovales. Se asocian con lipiduria y su presencia sugiere la existencia de un síndrome nefrótico.

Células glandulares prostáticas

No son nada fáciles de distinguir si no se posee experiencia previa. Puede sospecharse su hallazgo frente a la visión en un varón de células redondas, granulosas, tamaño similar a una célula vesical transicional y que en ocasiones dan la impresión de ser bi o trinucleadas.

Células de descamación tumorales

La presencia de células tumorales puede ser sospechada en fresco con contraste de fases al observar células monstruosas con núcleos prominentes y a veces nucléolos. Es de gran tamaño comparándolo con respecto a un leucocito. Debe quedar claro que solo es un aviso y bajo ningún concepto es diagnóstico.

El gran tamaño del núcleo, el tipo de cromatina densa y la existencia de nucléolos indican un proceso de malignización.

16.8.4 Espermatozoides

No tienen significación clínica. Se ven en la orina del hombre tras eyaculación y en la orina de la mujer como contaminante vaginal tras el coito. Únicamente sería una señal de alarma observar espermazoides en población pediátrica y habría que alertar al médico peticionario.

16.8.5 Microorganismos

Bacterias

La orina normal es estéril. Una orina muy alcalina, con bacterias y muy pocos leucocitos es sospechosa de estar contaminada. Si existe bacteriuria, solamente el cultivo nos dará un diagnóstico evidente de infección urinaria.

Hongos

El más frecuentemente encontrado es *Candida albicans*. Se observa en forma levaduriforme, muy refringente. Se pueden confundir con hematíes pero al contrario que estos, los hongos no se tiñen con eosina y no se lisan por sustancias ácidas (líquido de *Turk*). En orinas con glucosuria es frecuente observar hongos.

Parásitos

Su aparición en orina indica contaminación vaginal o fecal. El más frecuentemente encontrado es el flagelado *Trichomonas vaginalis*, que en la mujer produce vaginitis y en el hombre, uretritis.

16.8.6 Cilindros

Son conglomerados alargados compuestos de material proteico (mucoproteína de *Tamm-Horsfall*) que se forma en los túbulos renales. Su estructura longitudinal se corresponde con la luz de los túbulos. Por lo general, la cilindruria cursa con proteinuria, ya que los cilindros se originan por el espesamiento de las proteínas o su precipitación sobre todo en el túbulo distal, y a parte luego contienen además de proteínas, diferentes elementos.

Cilindros hialinos

Están constituidos por mucoproteína de *Tamm-Horsfall*, que se produce y elimina en cantidades muy pequeñas en condiciones normales. Son transparentes, incoloros y poco refringentes. Su presencia es inespecífica, pudiendo observarse en diversos trastornos renales, así como tras ejercicio o en situaciones de deshidratación o fiebre. Suelen estar relacionados con proteinuria.

Pueden aparecer de forma aislada en personas sanas o tras la administración de diuréticos potentes como la furosemida, sin embargo, su número aumenta drásticamente durante el curso del síndrome nefrótico.

No es raro detectar cilindros hialinos con inclusiones celulares (eritrocitos, leucocitos, epitelio tubular) lo que determina la presencia de enfermedad del parénquima renal.

Cilindros epiteliales

Son poco frecuentes. Contienen células epiteliales intactas o necróticas y son signos de daño tubular renal. Están compuestas de células de epitelio tubular descamado. Su presencia se aprecia especialmente en la fase de recuperación de la diuresis luego de una falla renal aguda por necrosis tubular isquémica o tóxica.

Cilindros granulosos

Su presencia es inespecífica ya que puede observarse en diversos procesos renales y tras ejercicio intenso. Son semitransparentes y de aspecto granular, con granulaciones finas o gruesas. Suelen ser más grandes que los cilindros hialinos y presentar inclusiones granulares. Pueden ser debidos a la degeneración de células de los cilindros epiteliales o a la acumulación de proteínas plasmáticas.

Cilindros hemáticos

Su aspecto es semitransparente o granular y contienen hematíes bien definidos. Se componen de eritrocitos hinchados que se adhieren a una sustancia fundamental hialina. Son indicativos de lesión glomerular o de hemorragia renal.

Cilindros leucocitarios

De aspecto transparente o granular, se caracterizan por contener leucocitos. Se producen cuando ocurre una exudación intensa de leucocitos y al mismo tiempo se eliminan proteínas por el túbulo. Indican la existencia de inflamación renal, especialmente pielonefritis.

Cilindros céreos

Son cilindros con inclusiones lipídicas. Se diferencian de los cilindros epiteliales por la inclusión de gotas de grasa en las células tubulares. Son muy refringentes y de coloración amarillenta. Suelen ser más anchos que los hialinos y en su borde presentan hendiduras. Su presencia indica una enfermedad renal crónica grave en pacientes con insuficiencia renal avanzada, pero en ocasiones puede observarse en la fase de recuperación de la diuresis luego de un periodo de anuria.

Son hallazgos comunes en el sedimento urinario. Su formación aumenta con la concentración de la orina, cambios de temperatura y pH. Cuando la orina está sobresaturada con algún compuesto cristalino en particular o cuando las propiedades de solubilidad, temperatura o pH urinarios se encuentran alterados se produce la formación de los mismos. Solo ocasionalmente tienen significación clínica, pudiendo asociarse a la formación de cálculos y dar lugar a manifestaciones clínicas de obstrucción del flujo urinario.

Los tipos de cristales formados dependen del pH de la orina:

- pH ácido: uratos y cristales de ácido úrico, cistina, tirosina, leucina.

- pH alcalino: fosfatos amorfos, fosfatos triples y carbonato cálcico.

- pH variable: oxalato cálcico, colesterol.

Según la significación clínica se clasifican en:

A) Cristales poco significativos: uratos amorfos, ácido úrico, carbonato cálcico, oxalato cálcico, fosfato triple y fosfato amorfo.

B) Cristales significativos: cistina, colesterol, tirosina, leucina y formas cristalinas de fármacos.

Cristales de urato amorfo

Los uratos amorfos se presentan como granulaciones oscuras. Son solubles en álcalis y a 60 °C. Macroscópicamente aparecen como un precipitado rojo-pardo "polvo de ladrillo". Son frecuentes en orina concentrada y en la fiebre.

Cristales de ácido úrico

Presentan morfología muy variable (romboides, rectangulares, forma de prisma). Son solubles en álcalis. Pueden ser normales o asociarse a trastornos en el metabolismo del ácido úrico (gota) o producirse tras quimioterapia.

Cristales de carbonato cálcico

Su morfología típica es en forma de pesa o de ocho. Son solubles en ácidos, desprendiéndose burbujas.

Cristales de oxalato cálcico

Característicamente tienen forma de sobres de carta (cuadrado con una X en su interior) o forma octaédrica. Son solubles en ácido clorhídrico. Su presencia puede ser normal, relacionada con la ingesta de alimentos ricos en oxalato (tomates, repollo, espárragos, naranja, ajo, etc.) o puede asociarse a hepatopatías (por cálculos biliares) y aparecer en la oxalosis primaria familiar (enfermedad congénita en la que no se puede digerir el oxalato).

Cristales de fosfato

- De fosfato triple (fosfato amónico magnésico). Se les define morfológicamente por presentar forma típica de ataúd. Son solubles en ácido acético. Carecen de interés clínico.

- De fosfato amorfo: se presentan como unas granulaciones incoloras en forma de acumulaciones o masas. Son solubles en ácido acético y clorhídrico, pero no con el calor.

Cristales de cistina

Aparecen en orinas ácidas. Se presentan como prismas hexagonales e incoloros. Son solubles en HCl y amoníaco. Su presencia es poco habitual y se produce en la cistinuria (trastorno congénito de la reabsorción tubular de cistina). Hay que estudiarlos en orina fresca ya que las bacterias acaban rápidamente con ellos.

Cristales de colesterol

Aparecen como placas incoloras de bordes dentados. Son solubles en cloroformo y éter. Su presencia es poco frecuente e indica daño renal o patología de los conductos linfáticos, que puede deberse a obstrucción (tumores, adenopatías) o a rotura (cirugía, traumatismos).

Cristales de tirosina

Se presentan en forma de varillas o agujas. Indican generalmente un daño hepático severo. Cristaliza en orina ácida.

Cristales de leucina

Se desarrollan en la orina ácida. Suelen presentar formas esferoides con estriaciones. Su significado es semejante al de los cristales de tirosina, pudiendo presentarse juntos en la orina y presentar color amarillo por la presencia de bilirrubina.

Formas cristalinas de fármacos

Diversos fármacos (sulfamidas, salicilatos, cafeína, etc.) pueden precipitar y dar lugar a la formación de cristales. Carecen de significado clínico, aunque pueden tener interés cuando se sospecha una intoxicación farmacológica

> **¡Recuerda!**
>
> Los cristales se presentan normalmente en todas las orinas, lo más importante es saber diferenciar cristales normales de la orina con aquellos que están asociados con alguna patología.

> **¡Recuerda!**
>
> Los cristales pueden tomar diferentes formas que dependen del compuesto químico y del pH de la orina. Se observan cristales amorfos de uratos, ácido úrico y oxalatos de calcio en orinas ácidas, mientras que los de fosfatos siempre se encuentran en orinas alcalinas.

16.9 Examen bacteriológico de la orina (urocultivo)

La muestra ideal es la primera orina de la mañana debido a que el recuento bacteriano es mayor al ser la orina más concentrada. Se requiere de 3 a 5 ml de orina en un recipiente estéril. Las muestras para urocultivo no se deben mostrar en bolsas recolectoras de orina que forman parte del sistema de drenaje a través de una sonda.

Se llevará la orina al laboratorio y se procede lo antes posible. De no ser así, la orina se puede refrigerar hasta 2 horas antes de someterla a cultivo.

Para confirmar una bacteriuria, se pueden tomar dos muestras sucesivas del chorro medio de la micción y se recolecta la muestra en condiciones higiénicas tras un lavado previo de la zona genital con agua y jabón y un aclarado con abundante agua.

Las muestras se deben obtener antes de un tratamiento con antibióticos.

El estudio bacteriológico de la orina (urocultivo) tiene por objeto:

- Diagnóstico de certeza de infecciones del tracto urinario (ITU).

- Identificar el agente causal de la ITU.

- Conocer su sensibilidad antimicrobiana.

En el examen de cultivo bacteriológico de orina se requiere un estudio cuantitativo de la muestra, por lo que solo debe sembrarse con un asa calibrada o por otro método que permita conocer exactamente el volumen sembrado y en un medio que permita la cuantificación de las colonias.

16.9.1 Métodos de recuento de bacterias viables en el cultivo de orina o urocultivo

(Se ve con mayor detalle en el Tema 24. Características del crecimiento bacteriano. Características y clasificación de los medios de cultivo. Técnicas de inoculación y aislamiento bacteriano).

Existen tres métodos para el recuento de bacterias viables en placa.

Recuento estándar en placa

Consiste en sembrar una serie de placas Petri con 1 ml de la muestra y sus diluciones. A continuación, se agregan de 10 a 12 ml de agar nutritivo estéril fundido y enfriado a 45 °C. Se mezcla por rotación y, una vez solidificado, se incuba placas durante el tiempo y temperatura adecuados y se efectúa el recuento.

Para calcular el número de colonias se eligen placas que contengan entre 30 y 300 colonias. Las placas con recuentos inferiores o superiores se descartan. Basta multiplicar el número de colonias obtenido en la placa por la dilución respectiva para obtener el recuento bacteriano en la muestra de origen.

Siembra en placa por extensión

Consiste en extender sobre la superficie del agar de una placa Petri un volumen no superior a 0,1 ml de la dilución correspondiente. Para ello se utiliza una espátula de Drigalsky estéril. A continuación, se incuba a 37 °C y se realiza el recuento del mismo modo que el método anterior.

Técnica en estría primaria

Se usan asas de siembra calibradas que inoculan volúmenes conocidos. Se sumerge el asa en la muestra o en la dilución correspondiente de la misma y se aplica sobre la superficie del agar solidificado como una única estría que constituya uno de los diámetros de la placa. A continuación, sobre la estría inoculada se realizan estrías en forma de zigzag con el asa de siembra. Luego se gira la placa unos 90° y se vuele a diseminar el inóculo mediante un segundo movimiento de zigzag. Después de incubar el tiempo y a la temperatura adecuados, se cuenta el número de colonias que aparecen en las placas.

16.9.2 Interpretación de los resultados del cultivo bacteriológico de orina

Los resultados del estudio cuantitativo para el urocultivo se informarán de la siguiente manera:

- No existe crecimiento bacteriano.

- En caso de existir crecimiento bacteriano, se informa el microorganismo indicando el recuento bacteriano (UFC) referido a 1 ml de orina.

Si el cultivo determina un recuento inferior a 10^4-10^5 UFC/ml, un recuento bajo como este pudiera no ser condicionante clínicamente de una infección urinaria.

Entre 10^4 y 10^5 UFC/ml la infección urinaria es probable, causada por el microorganismo aislado en el urocultivo.

Se considera **bacteriuria significativa** a partir de recuentos mayores de **10^5 UFC/ml**.

Con recuentos inferiores o en presencia de dos o tres tipos de colonias distintas, debe valorarse la clínica del paciente para poder realizar un diagnóstico de certeza de infección del tracto urinario. La presencia de dos o más tipos de bacterias es sospechosa de contaminación artificial.

Cuando se obtienen varios urocultivos positivos para un microorganismo sucesivos con un recuento de más de 10^5 UFC/ml, la probabilidad de infección urinaria por dicho microorganismo es muy alta.

16.9.3 Microorganismos considerados principales patógenos en infección urinaria

Escherichia coli es el principal patógeno gram negativo implicado en infecciones de orina. Otros microorganimos gram negativos frecuentemente relacionados con esta infección son: *Klebsiella*, *Enterobacter*, algunas especies de *Serratia*, algunas especies de *Proteus* y *Pseudomonas aeruginosa*.

Como cocos gram positivos frecuentemente implicados en infección urinaria destacan los enterococos y *Staphylococcus saprophyticus* (en mujeres jóvenes).

También pueden verse implicadas levaduras como *Candida abicans*.

Resumen de los conceptos más relevantes del Tema 16

¡Recuerda!

- El análisis de la orina es esencial en la clínica diaria por la gran cantidad de información que aporta, desde el punto de vista fisiológico y estructural, sobre el sistema urinario, así como respecto a anormalidades y enfermedades sistémicas.

- La formación de orina comprende: FILTRACIÓN + SECRECIÓN – REABSORCIÓN

- Para la estimación de la función renal existen dos parámetros universalmente aceptados:

  Aclaramiento de creatinina: compara la concentración de creatinina en una muestra de orina de 24 horas con la concentración de creatinina en sangre.

  Filtración glomerular: las ecuaciones para la estimación del filtrado glomerular tratan de obtener una estimación de este a partir de la concentración de creatinina sérica y algunas de las siguientes variables: edad, sexo, etnia, peso y talla, sin necesidad de recoger la orina de 24 horas.

- Para el análisis bacteriológico de la orina (denominado también urocultivo) no se recomienda el uso de preservadores químicos en la orina. Se recomienda que su análisis se realice dentro de las dos primeras horas, o bien refrigerar la orina hasta poder procesarla.

- A fines prácticos en el laboratorio, la mejor estimación de la filtración glomerular es el parámetro aclaramiento de creatinina.

- Un resultado negativo nunca permite descartar la existencia de infección ya que todos los microorganismos responsables de infección urinaria no tienen esa capacidad de reducir nitratos. Si la prueba es positiva se debe realizar un cultivo microbiológico de la orina.

- La presencia aislada de cilindros en orina no indica necesariamente patología renal, aunque, en general, la presencia numerosa de cilindros en un sedimento es significativa de enfermedad renal. No obstante, la evidencia de alguno de ellos (cilindros hialinos y granulosos) puede encontrarse en personas sanas tras grandes esfuerzos físicos. Por lo general, la cilindruria cursa con proteinuria.

- Los cristales se presentan normalmente en todas las orinas, lo más importante es saber diferenciar cristales normales de la orina con aquellos que están asociados con alguna patología.

- Los cristales pueden tomar diferentes formas que dependen del compuesto químico y del pH de la orina. Se observan cristales amorfos de uratos, ácido úrico y oxalatos de calcio en orinas ácidas, mientras que los de fosfatos siempre se encuentran en orinas alcalinas.

**Preguntas y respuestas
Tema 16**

https://amazingbooks.es/faq-tecnicos-de-laboratorio-bloque-tematico-16

BLOQUE TEMÁTICO II

Hematología

TEMA 17

HEMATIMETRÍA Y ESTUDIO DE LOS ERITROCITOS

Autora: Raquel Moreno Mayordomo

17.1 Introducción

En este tema estudiaremos la sangre y las células más abundantes que se encuentran en ella: los eritrocitos o hematíes. Nos centraremos en la fisiología de estas células y en las alteraciones que se pueden producir en ellas, que dan lugar a patologías muy prevalentes en el mundo. También veremos qué técnicas se usan en el laboratorio para su diagnóstico y seguimiento.

17.2 La sangre

17.2.1 Composición

La sangre se considera un tejido conectivo del organismo y está compuesta por:

- Plasma (supone el 46-63 % de toda la sangre): a su vez está formado por agua (90 %), proteínas (7 %) y otros componentes como grasa, glucosa, vitaminas, hormonas, etcétera.

- Elementos formes: son las plaquetas, los leucocitos y los hematíes, comprendiendo estos últimos el 96 % de todos los elementos formes. Un adulto humano tiene entre 4,5 y 6 litros de sangre y su color rojo característico se debe al pigmento hemoglobínico del interior de los eritrocitos.

17.2.2 Funciones

Las funciones de la sangre son muy variadas:

- Transporte de gases respiratorios, nutrientes, metabolitos, hormonas, enzimas, etcétera.

- Regulación hormonal y de la temperatura.

- Protección: mantenimiento de la hemostasia (a través de la agregación plaquetaria y la coagulación), de la inmunidad (gracias a los leucocitos, anticuerpos, citoquinas y complemento) y de la homeostasis en general (mantenimiento del medio interno).

Es la formación de las células sanguíneas. En el feto, estas principalmente se producen en el hígado. En el periodo posnatal ya se empiezan a producir en la médula ósea. En el adulto, se producen concretamente en el tejido esponjoso de los huesos planos (cráneo, vértebras, pelvis, esternón), y en los canales medulares de los huesos largos (fémur, húmero).

Los tejidos u órganos hematopoyéticos son aquellos que intervienen tanto en la producción como en la maduración y en la destrucción de las células sanguíneas: médula ósea, timo, bazo, hígado y sistema fagocítico mononuclear.

En la Figura 1 se muestra un esquema general de la hematopoyesis. Como puede verse, todas las células sanguíneas surgen a partir de células madre indiferenciadas pluripotenciales.

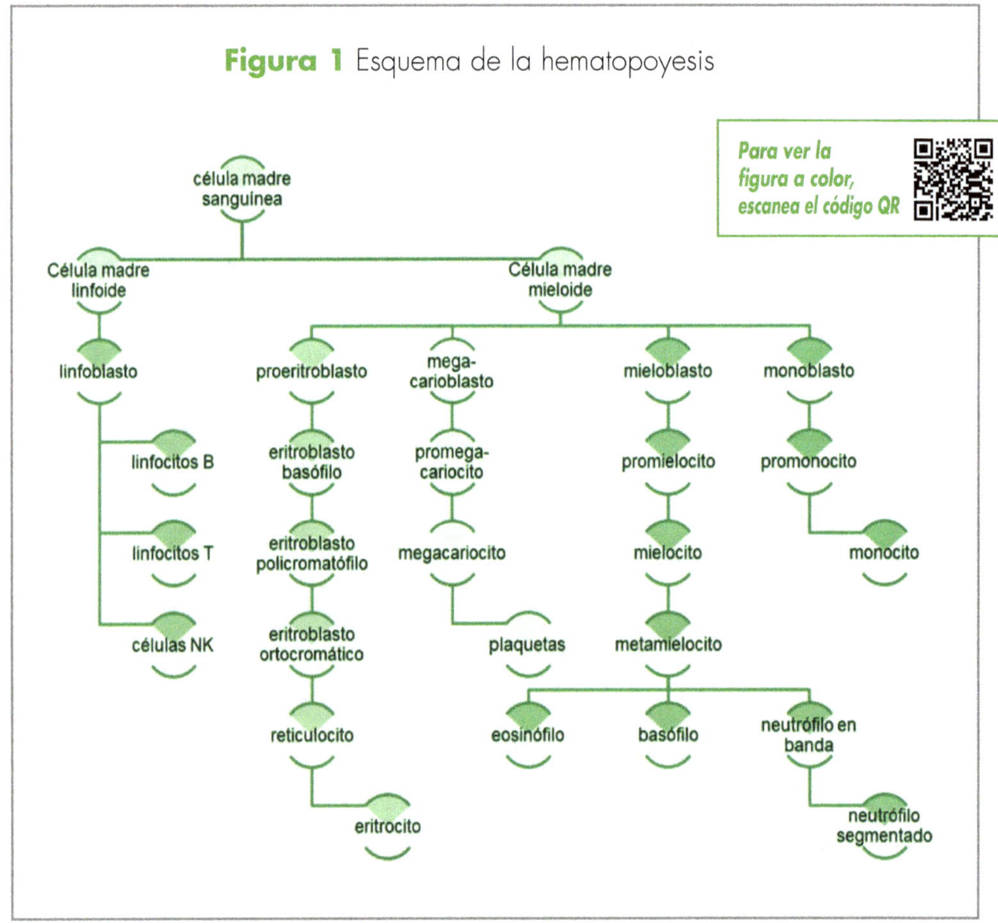

Figura 1 Esquema de la hematopoyesis

17.2.4 Estudio de las células sanguíneas

La técnica que se emplea es el examen citológico, frotis sanguíneo o extensión de sangre periférica (o de médula ósea), que consta de las siguientes etapas:

1. Extracción de sangre en tubo con anticoagulante EDTA.

2. Mezcla suave de la muestra.

3. Realización de la extensión. Se coloca una gota de sangre cerca de un extremo de un portaobjetos y con el borde de otro, se desliza la gota con un movimiento rápido y uniforme, en ángulo de 45 grados.

4. Secado.

5. Fijación con metanol.

6. Tinción con May-Grümwald-Giemsa.

La observación debe realizarse en aquella zona donde los hematíes casi se toquen. Será una zona entre el cuerpo y la cola, en las "barbas" de la extensión.

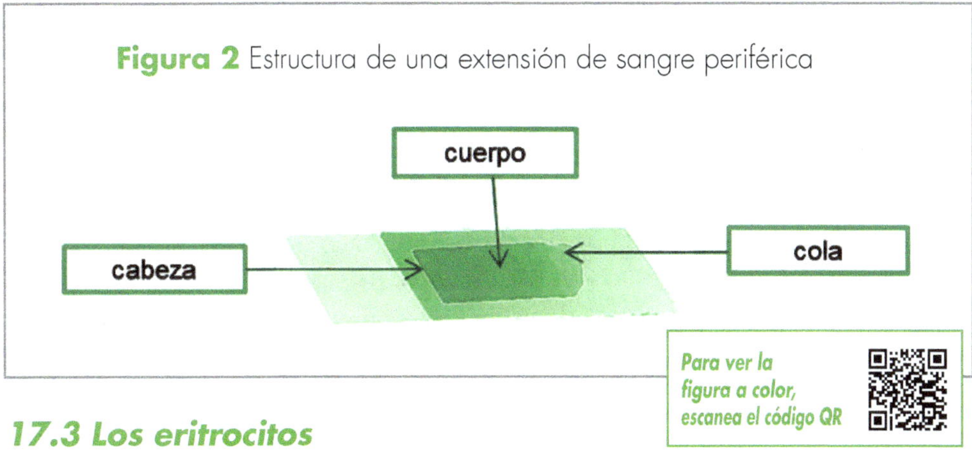

Figura 2 Estructura de una extensión de sangre periférica

17.3 Los eritrocitos

17.3.1 Morfología

El eritrocito, hematíe o glóbulo rojo es una célula muy peculiar, pues carece de núcleo y de orgánulos citoplasmáticos. Tiene un diámetro de 6-8 micras, presenta forma de disco bicóncavo y se puede considerar una membrana lipoproteica que rodea a una solución concentrada de hemoglobina (Hb). Dicha membrana presenta una carga electrostática negativa y la proteína de membrana responsable del mantenimiento de la forma eritrocitaria es la espectrina.

17.3.2 Funciones

- Recoger O_2 en los capilares pulmonares y llevarlo a todos los tejidos.

- Recoger CO_2 de los tejidos y llevarlo a los pulmones para su eliminación.

- Amortiguar el pH sanguíneo por medio de dos tampones que hay en su interior: la Hb y el tampón bicarbonato/ácido carbónico. Este último funciona gracias a que los eritrocitos poseen la enzima anhidrasa carbónica, capaz de convertir CO_2 en ácido carbónico.

17.3.3 Eritropoyesis

Es la hematopoyesis de la serie eritroblástica. Los distintos estadios de maduración se muestran a continuación:

Célula madre mieloide	Proeritroblasto	Eritroblasto basófilo	Eritroblasto policromatófilo	Eritroblasto ortocromático	Reticulocito	Eritrocito
Médula ósea					Sangre periférica	

Los hechos que caracterizan la maduración de esta serie son:

- La hemoglobinización progresiva: en los ribosomas del eritroblasto basófilo empieza a formarse la Hb y progresivamente las células van adquiriendo más (se vuelven más rojizas).

- La reducción del tamaño celular y nuclear hasta el punto de perder completamente el núcleo. La última célula nucleada es el eritroblasto ortocromático. El reticulocito ya sale a la sangre y aún tiene restos de ribosomas, que duran unas 24 horas antes de perderse y transformarse el reticulocito en eritrocito.

- Está estimulada por la eritropoyetina (EPO), que es una hormona de origen principalmente renal secretada en respuesta a la hipoxia tisular.

La eritropoyesis dura 6 días, y la vida media del hematíe es de 120 días, momento en el cual empieza a sufrir cambios en su membrana que lo harán sensible a la fagocitosis por parte de la propia médula ósea o del sistema fagocítico mononuclear del hígado y del bazo.

17.3.4 Metabolismo

Los eritrocitos no poseen mitocondrias, por lo que obtienen su energía a través de la glucólisis anaerobia (vía de Embden-Meyerhof) y la vía de las pentosas fosfato. Deficiencias hereditarias de alguna de las enzimas que intervienen en estos procesos producirán hemólisis, como por ejemplo el déficit de glucosa-6P-deshidrogenasa, que es una enfermedad ligada al cromosoma X que se caracteriza por la aparición de cuerpos de Heinz y que puede agravarse por la ingestión de fármacos o de habas (favismo).

17.4 La hemoglobina: síntesis, estructura y función

La hemoglobina (Hb) es prácticamente el único componente que hay en el interior de los eritrocitos. Se trata de una proteína encargada de fijar el O_2 y el CO_2 para su transporte por la sangre. Cuando está unida al oxígeno se llama oxihemoglobina (O_2Hb); la forma no unida a él se llama desoxihemoglobina (HHb).

La Hb se compone de cuatro cadenas polipeptídicas que forman un complejo proteico llamado globina. Cada una de las cadenas contiene un grupo hemo, como se muestra en la Figura 3. El grupo hemo es una protoporfirina que posee en su interior un átomo de Fe^{2+}. Cada grupo hemo es capaz de fijar una molécula de O_2 y, por tanto, cada Hb puede fijar hasta 4 moléculas de O_2 (una por cada grupo hemo).

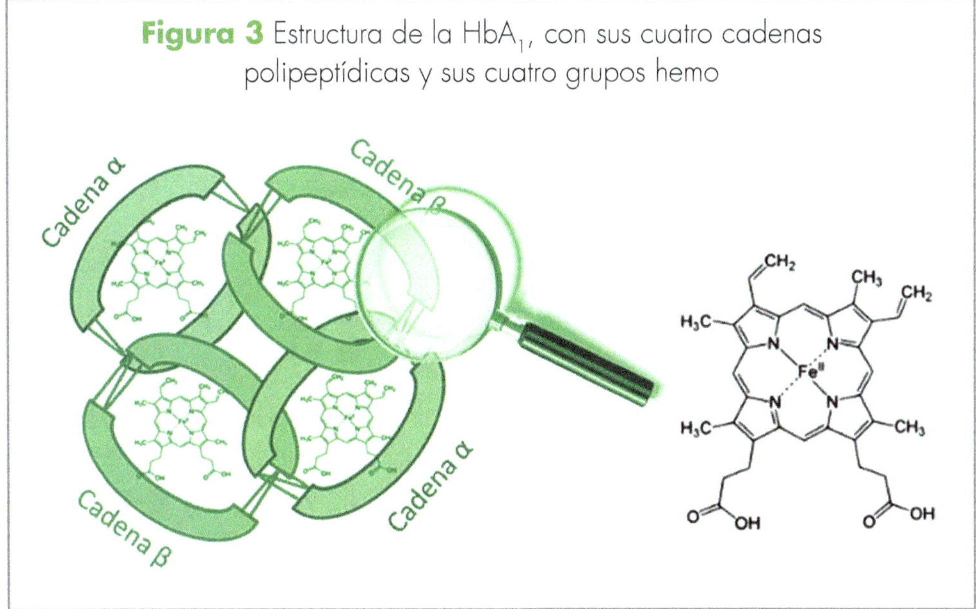

Figura 3 Estructura de la HbA$_1$, con sus cuatro cadenas polipeptídicas y sus cuatro grupos hemo

La Hb más abundante en un adulto humano (97 %) es la hemoglobina A_1 (HbA$_1$), con dos cadenas de tipo α y dos cadenas de tipo β ($\alpha_2\beta_2$). Prácticamente toda la Hb restante es de tipo HbA$_2$ (2,5 %), con dos cadenas α y dos δ ($\alpha_2\delta_2$), y un pequeñísimo porcentaje (0,5 %) es de hemoglobina fetal (HbF). Esta HbF posee dos cadenas α y dos γ ($\alpha_2\gamma_2$) y al nacer se va destruyendo y siendo reemplazada por la HbA$_1$.

La globina y el grupo hemo se sintetizan por separado. Las enfermedades que afectan a la síntesis del grupo hemo se llaman porfirias; las que afectan a la síntesis de las cadenas de globina, pueden ser hemoglobinopatías o talasemias.

17.5 Metabolismo del hierro

La mayoría del hierro presente en el cuerpo humano (alrededor del 70 %) se encuentra formando parte de la Hb, donde tiene una función importantísima, pues cada átomo de hierro presente en cada grupo hemo es fundamental para la unión del O_2. Pero para poder unirlo, el hierro debe estar en estado reducido (Fe^{II} o Fe^{2+}). Si está oxidado (Fe^{III} o Fe^{3+}), como en el caso de la metahemoglobina, baja su afinidad por el O_2. Es el glutatión del interior de los hematíes el encargado de mantener el hierro en estado reducido.

El hierro se obtiene mediante aporte dietético, que se estima que debe ser de unos 10 mg diarios en varones y de 18 mg en mujeres, por las pérdidas que ocurren durante el sangrado menstrual y el embarazo.

La absorción del hierro se produce principalmente en el duodeno y en el yeyuno. Se absorbe en forma ferrosa (Fe^{2+}) y en el plasma se transporta unido a la transferrina. Se almacena en forma de ferritina en el hígado y el bazo y, si la cantidad de ferritina no es suficiente para almacenarlo, el hierro se deposita en forma de pequeños gránulos de óxido de hierro denominados hemosiderina.

17.6 Pruebas analíticas utilizadas para el estudio de los eritrocitos

El hemograma es el informe resultante de un análisis cualitativo y cuantitativo de diversas variables sanguíneas. Es una prueba que se realiza en sangre total suavemente homogeneizada, en tubo con anticoagulante EDTA. Aunque en un hemograma también se determinan parámetros leucocitarios y plaquetarios, en este tema nos centraremos en las variables relacionadas con el estudio de los eritrocitos.

17.6.1 Pruebas analíticas básicas

- Recuento de hematíes (RBC): su valor normal es de 4,8 millones en la mujer y 5,4 millones en el varón, por microlitro.

- Hematocrito: volumen que representan los hematíes del total de la sangre. Su valor normal es del 45 %.

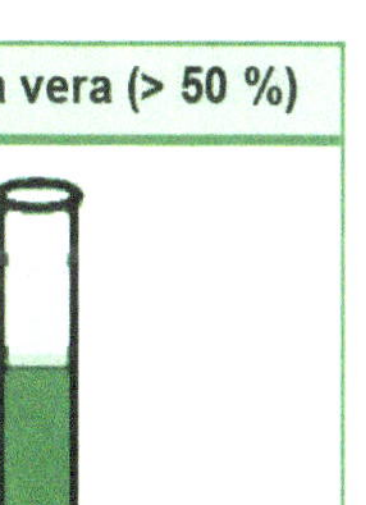

Hematocrito normal (45 %)	Anemia (< 40 %)	Policitemia vera (> 50 %)

- Concentración de hemoglobina: su determinación es fundamental para el diagnóstico de las anemias. El método de referencia es el método colorimétrico de la cianmetahemoglobina. Se expresa en g/dL, siendo sus valores normales de 13-16 g/dL en el varón y 12-15 g/dL en la mujer. Su cantidad es proporcional a la cantidad y calidad de los hematíes. En el recién nacido, sus valores normales son de 14 a 20 g/dL.

- Recuento de reticulocitos: su utilidad reside en diferenciar entre anemias regenerativas y arregenerativas. Si el porcentaje de reticulocitos está elevado, la anemia es regenerativa (puede ser debida a hemorragia intensa, anemia hemolítica, esplenectomía o tratamiento de anemias carenciales). Si es bajo, es arregenerativa. Su rango de normalidad es del 0,5-1,5 % de los hematíes totales.

17.6.2 Índices eritrocitarios

- Volumen corpuscular medio (VCM): es el volumen o tamaño medio de los hematíes y se calcula: VCM = hematocrito/eritrocitos. Se expresa en femtolitros (fL). Rango de normalidad: 89±5 fL.

- Hemoglobina corpuscular media (HCM): es el promedio de Hb por eritrocito y ayuda a diferenciar si la anemia es normocrómica, hipocrómica o hipercrómica. Se calcula: HCM = Hb/número de eritrocitos. Se expresa en picogramos. Rango de normalidad: 29±2 pg.

- Concentración de hemoglobina corpuscular media (CHCM): es la concentración media de Hb en un volumen de células. Se calcula dividiendo la Hb entre el hematocrito y multiplicando por 100. Rango de normalidad: 33±2 g/dL.

- Curva de distribución eritrocitaria respecto al tamaño (RDW o ADE, amplitud de distribución eritrocitaria): es un método de estimación de la anisocitosis. Este parámetro nos permite diferenciar entre una anemia ferropénica y una talasemia, ya que ambas producen anemia microcítica e hipocrómica. En el caso de la talasemia todos los eritrocitos son iguales, no hay anisocitosis, y el ADE es normal, mientras que en el caso de la ferropenia el ADE estaría aumentado.

- Velocidad de sedimentación globular (VSG): consiste en medir la velocidad con la que sedimentan los hematíes en una hora. Aumenta, por ejemplo, en caso de elevado VCM (macrocitosis) o de inflamaciones y disminuye en caso de que existan formas anómalas de eritrocitos. La prueba se lleva a cabo por el método de Westergreen y el anticoagulante utilizado puede ser citrato sódico en proporción 1:4 o EDTA.

17.6.3 Tinciones

- May-Grümwald-Giemsa y Wright: ambas emplean colorante ácido (eosina) y básico (azul de metileno) que colorean de rojo y azul los componentes acidófilos y basófilos respectivamente. Por ejemplo, la Hb, ácida, se tiñe de rojo, así como la granulación de los eosinófilos. Las estructuras basófilas como los ácidos nucleicos del interior de los leucocitos se teñirán de azul.

- Azul de cresil brillante: hace precipitar y tiñe los restos de ARN y ribosomas que aún contienen los reticulocitos (también puede usarse azul de metileno).

- Tinción de Perls (con azul de Prusia): tiñe depósitos de hierro en el interior del hematíe (que cuando contiene estos depósitos se denomina siderocito) o de sus precursores. Estos gránulos de hierro se encuentran en forma de hemosiderina, que es un derivado de la Hb. Es útil en la anemia ferropénica (disminución) y en la sobrecarga férrica (aumento).

- Tinción de la gota gruesa (es una tinción con Giemsa): para observar *Plasmodiums*.

17.7 Alteraciones de la hemoglobina

17.7.1 Cualitativas, estructurales o hemoglobinopatías

Existe mucha variedad de hemoglobinas con alteraciones cualitativas y todas ellas dan lugar a anemias hemolíticas crónicas. Para su diagnóstico, se utiliza la electroforesis de Hb y la cromatografía HPLC.

La hemoglobinopatía más importante clínicamente y mejor conocida es la anemia falciforme, una anemia hemolítica causada por la presencia de *hemoglobina S*. Esta hemoglobina se produce debido a la adquisición de una mutación que, cuando se hereda de forma autosómica recesiva, provoca un cambio estructural en la cadena β de la Hb, haciendo que esta polimerice y disminuya su solubilidad, formándose largos cristales que le dan al hematíe la forma característica de drepanocito.

17.7.2 Cuantitativas o talasemias

- Talasemia α: frecuente en individuos de raza negra, hindú y china. Se hereda de forma autosómica dominante y se produce por la deleción de todos o algunos de los genes que codifican las cadenas α de la globina. Hay varias formas:

  - Deleción de los 4 genes: forma más grave. La ausencia total de cadena α hace que predomine la hemoglobina Bart (γ_4), que presenta gran afinidad por el O_2 y lo libera difícilmente.

– Deleción de 3 genes: los enfermos presentan hemoglobina H (β_4) e indicios de hemoglobina Bart (γ_4).

– Deleción de 2 genes (rasgo talasémico): presentan anemia microcítica leve.

– Deleción de 1 gen (portadores ocultos).

- Talasemia β: se hereda de forma autosómica recesiva y se produce por la deleción de uno o de los dos genes que codifican las cadenas β de la globina. Se distinguen:

– Talasemia mayor (anemia de Cooley): ausencia total de cadena β. Los enfermos presentan HbF ($\alpha_2\gamma_2$) y en menor proporción HbA$_2$ ($\alpha_2\delta_2$).

– Talasemia menor: los enfermos presentan un porcentaje más elevado de lo normal de HbA$_2$.

17.8 Alteraciones de los eritrocitos

Las alteraciones de los eritrocitos se pueden clasificar dependiendo de si son en el tamaño, en la forma, en el color o en la forma en que se presentan al observar el frotis.

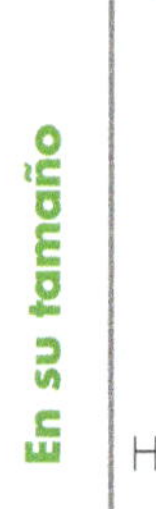

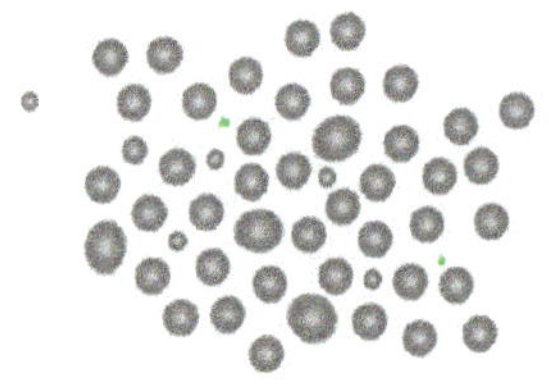	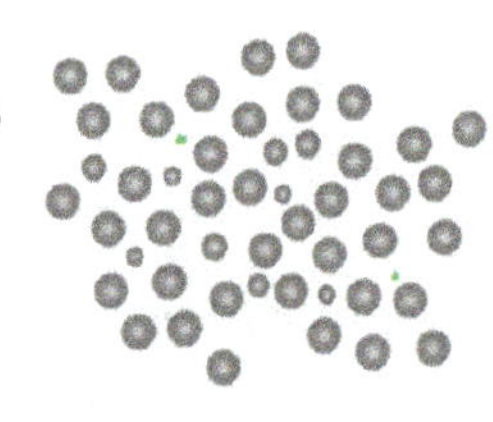	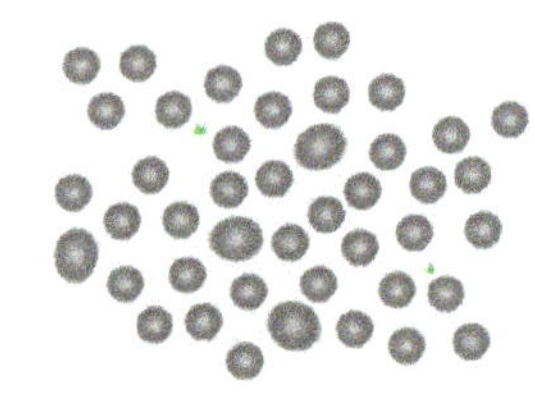
Anisocitosis	**Microcitosis**	**Macrocitosis**
Hematíes de distintos tamaños.	Hematíes de menor tamaño que el normal (VCM<80fL). Causas más frecuentes: anemia ferropénica y talasemias.	Hematíes de mayor tamaño que el normal (VCM>100 fL). Causas más frecuentes: anemia megaloblástica, anemia aplásica, hepatopatías crónicas.

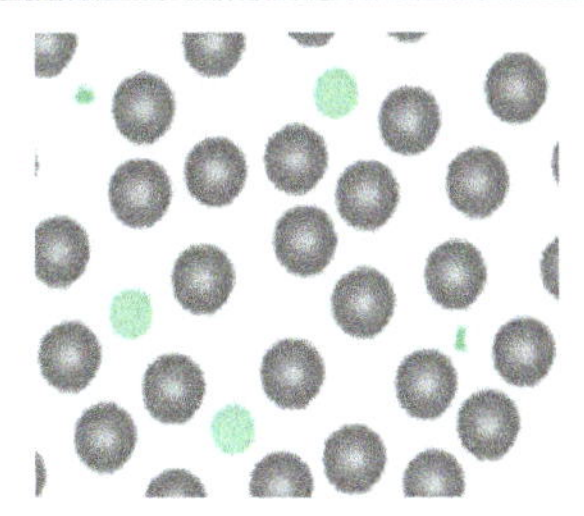

Esferocitos

Son hematíes esféricos que han perdido la forma de disco bicóncavo. Presentan alto contenido de Hb y dan lugar a anemia hemolítica por fragilidad. La esferocitosis hereditaria se produce por una mutación en los genes que codifican la espectrina.

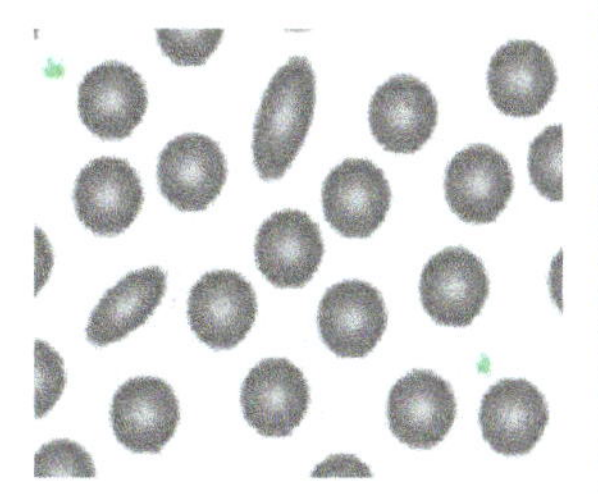

Eliptocitos

También se producen por mutaciones en los genes de la espectrina, que producen alteraciones de la membrana eritrocitaria dando lugar a la eliptocitosis hereditaria.

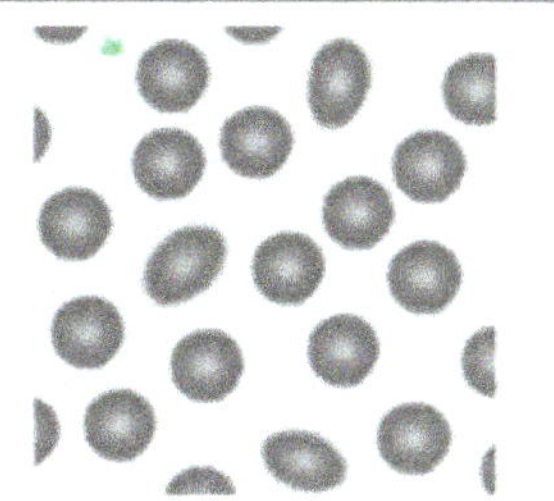

Ovalocitos

Se observan en la anemia megaloblástica.

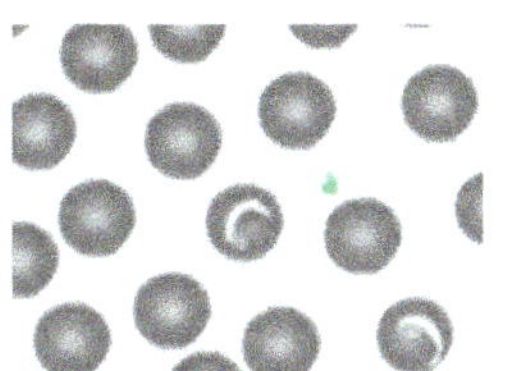

Estomatocitos o xerocitos

Tienen una depresión central con forma de boca y exceso de agua. Se observan en la estomatocitosis congénita (produce anemia hemolítica).

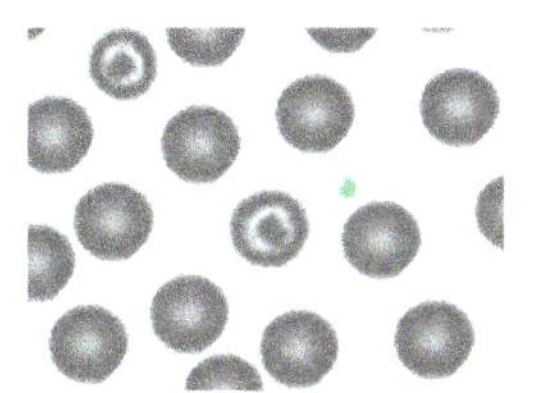

Dianocitos o codocitos

Se producen en la anemia ferropénica, en la talasemia y en las hepatopatías.

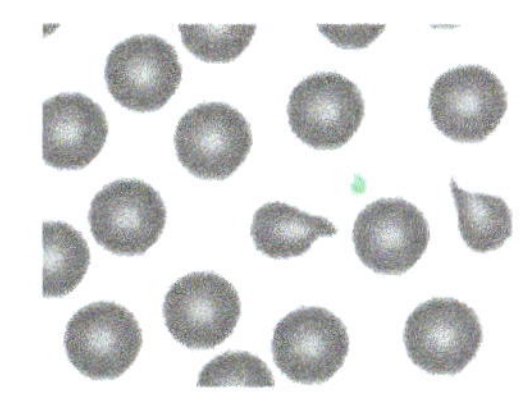

Dacriocitos

Tienen forma de lágrima. Se observan en la mielofibrosis y en la anemia megaloblástica.

Esquistocitos o esquizocitos

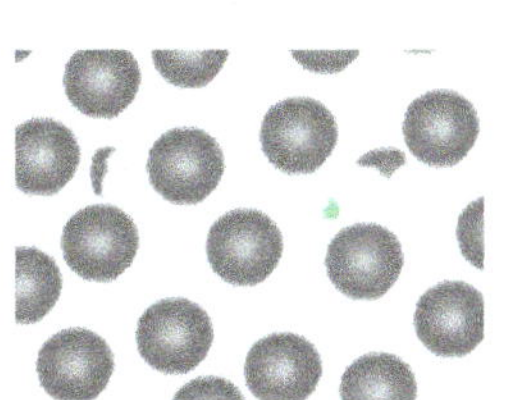

Fragmentos de hematíes que indican la presencia de hemólisis. Aparecen en la anemia hemolítica microangiopática y en la coagulación intravascular diseminada.

Hematíes espiculados

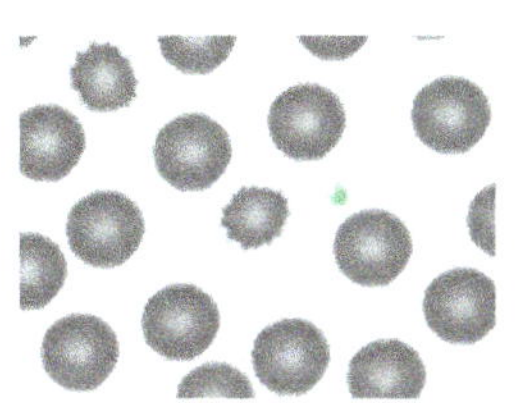

Equinocitos

Poseen espículas cortas repartidas por toda la superficie forma de erizo. Se observan en la insuficiencia renal y también cuando observamos sangre no fresca.

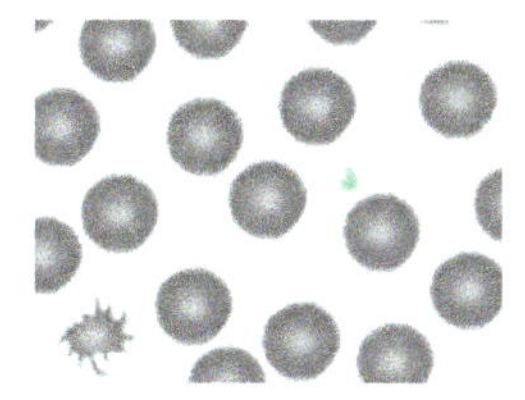

Acantocitos

También llamados células espolón.

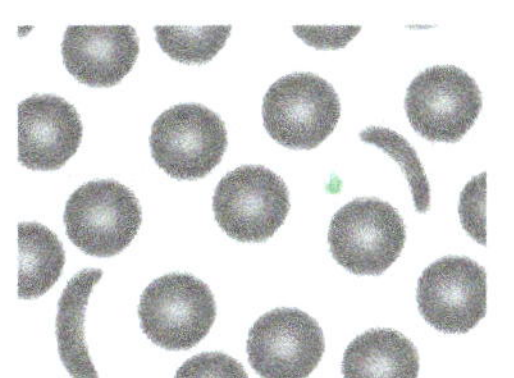

Drepanocitos (hematíes falciformes)

Con forma de hoz, semiluna o banana, contienen HbS y son característicos de la anemia falciforme.

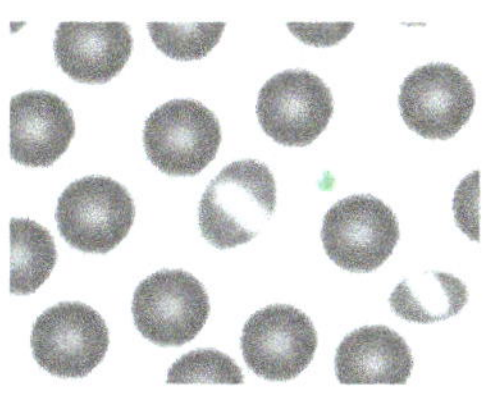

Excentrocitos

Con una distribución irregular de la Hb, se observan en la estomatocitosis congénita y en el favismo.

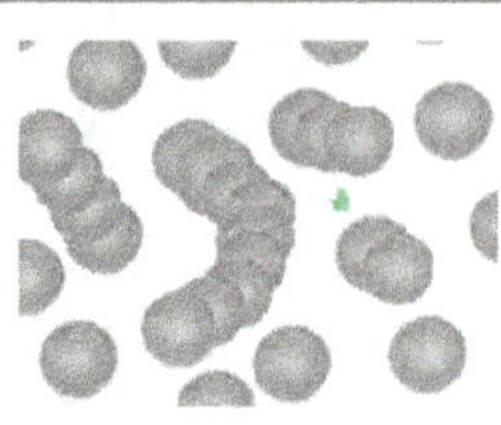

Fenómeno de Rouleaux o hematíes en pilas de monedas

Aparece cuando aumenta la concentración de proteínas anómalas en sangre (paraproteinemia del mieloma o de la macroglobulinemia de Waldenström) o en frotis mal hechos.

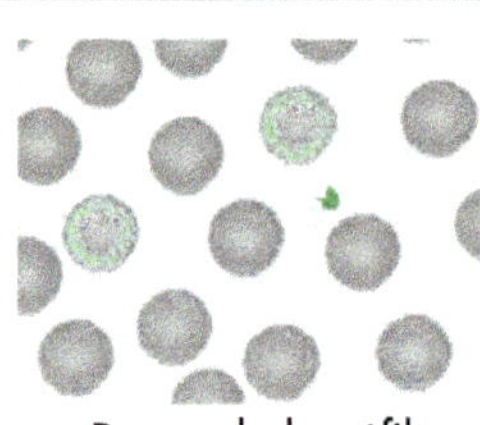

Punteado basófilo

Aparece debido a la agregación de ribosomas o cadenas globínicas libres. Es característico de reticulocitos, de las talasemias y de la intoxicación por plomo (saturnismo).

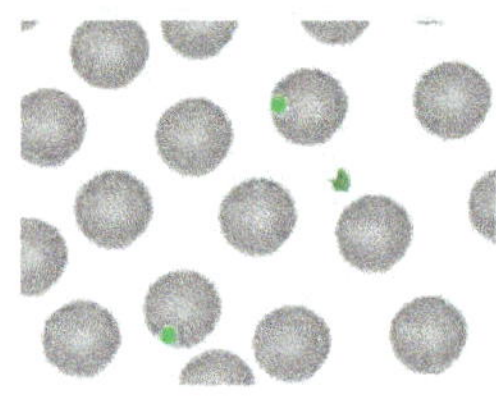

Cuerpos de Howell-Jolly

Son residuos del núcleo celular. Aparecen en esplenectomizados y en la anemia megaloblástica.

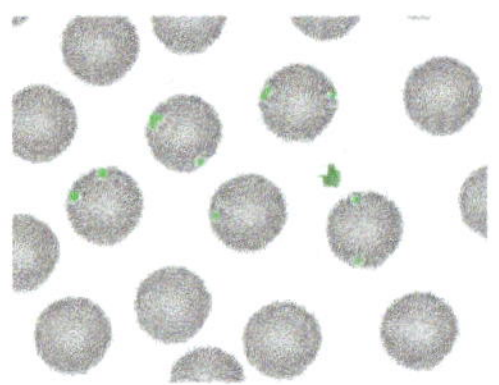

Cuerpos de Heinz

Hb desnaturalizada u oxidada que precipita cerca de la membrana. Aparecen en enfermedades congénitas con Hb inestables.

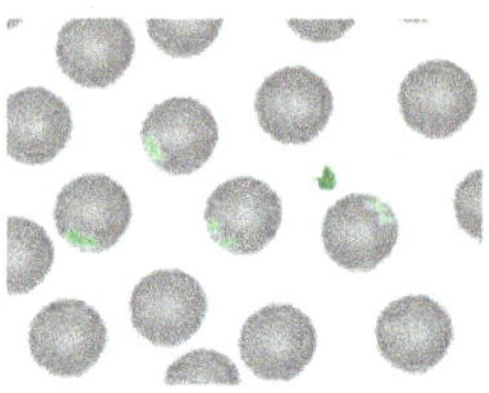

Cuerpos de Pappenheimer

Son acúmulos de hemosiderina. Aparecen en la anemia sideroblástica.

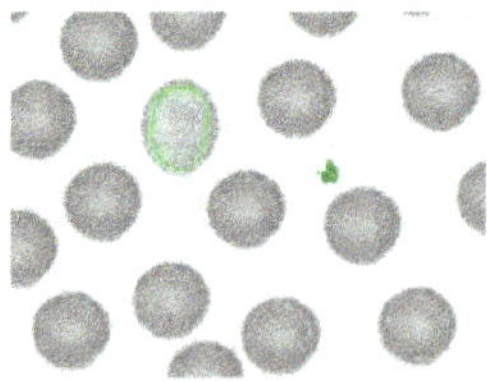

Anillos de Cabot

Son residuos de microtúbulos o de la membrana nuclear. Su presencia indica anormalidades en la producción de los hematíes. Aparecen en anemias megaloblásticas.

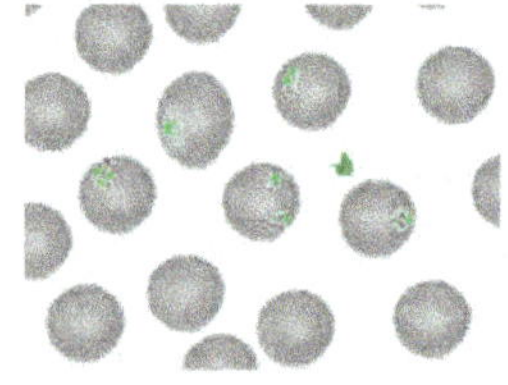

Inclusiones parasitarias

Las más típicas son las que se encuentran en los hematíes parasitados por las distintas especies de *Plasmodium*.

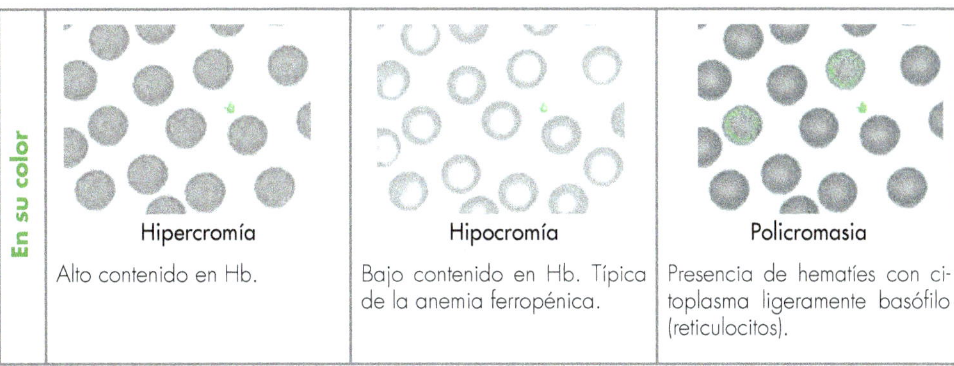

17.9 Las anemias

La anemia es la disminución de la concentración de Hb en sangre periférica. En el hombre existe anemia por debajo de 13 g/dL de Hb, y en la mujer, por debajo de 12 g/dL.

Hay dos tipos de clasificaciones posibles para las anemias:

17.9.1 Clasificación morfológica

Se realiza en base a los parámetros VCM y CHCM.

- Anemia normocítica normocroma. Formas más frecuentes:

  - Anemias hemolíticas.

  - Aplasia medular.

  - Pérdidas de sangre.

- Anemia microcítica hipocroma. Formas más frecuentes:

  - Anemia ferropénica.

  - Talasemias.

  - Anemia sideroblástica.

- Anemia macrocítica. Formas más frecuentes:

  - Anemia megaloblástica.

  - Alcoholismo y hepatopatías crónicas.

17.9.2 Clasificación etiopatogénica

Anemias arregenerativas o centrales

- **Por insuficiencia medular:** anemias aplásicas. Se producen como consecuencia de la destrucción de células madre pluripotenciales medulares, por lo que suelen manifestarse con pancitopenia. Son anemias normocíticas y normocromas, con reticulopenia. Pueden ser:

  - Congénitas: anemia de Fanconi.

  - Adquiridas: producidas por fármacos, sustancias químicas, radiaciones o infecciones.

- **Por déficit de factores eritropoyéticos:** para que se produzca la eritropoyesis se requiere hierro, ácido fólico y vitamina B12. En caso de déficit de hierro, se producirá menos Hb. En caso de déficit de ácido fólico o cobalamina (vitamina B12), la síntesis de DNA será deficiente y la maduración nuclear irá retrasada respecto a la citoplasmática.

  - **Anemia ferropénica:** se debe a una eritropoyesis deficiente por falta de hierro y se acompaña de un escaso contenido hemoglobínico eritrocitario. La causa más frecuente en nuestro medio es la pérdida crónica de pequeñas cantidades de sangre, aunque también puede originarse por déficit del aporte de hierro, por aumento de las necesidades (adolescencia, embarazo) o por disminución en la absorción.

    Los datos de laboratorio que se observan en la anemia ferropénica son:

    - Hematíes microcíticos hipocrómicos con anisopoiquilocitosis.

    - Índice de reticulocitos bajo.

    - Ferritina disminuida.

    - Transferrina aumentada.

- Índice de saturación de la transferrina disminuido.

- Nivel sérico de hierro (sideremia) disminuido.

- **Anemia megaloblástica o perniciosa:** es la principal anemia macrocítica. Se debe a un trastorno madurativo de la línea eritropoyética: trastorno de la síntesis de DNA por déficit de ácido fólico y/o cobalamina. El resultado son macrocitos con una menor vida media que los hematíes normales, por lo que existe hemólisis.

  - Déficit de cobalamina: la vitamina B12 abunda en alimentos de origen animal (carnes y lácteos). Se absorbe en el íleon gracias a que en el yeyuno se une al factor intrínseco, que es una proteína segregada por el estómago. Su déficit puede ser debido principalmente a:

    - El déficit de cobalamina propiamente dicho, por aporte insuficiente (por ejemplo, en vegetarianos estrictos) o por síndromes de malabsorción.

    - La ausencia de actividad o falta de producción de factor intrínseco (enfermedades autoinmunes).

    - Para determinar si una anemia megaloblástica se debe a un déficit de cobalamina o de factor intrínseco se realiza un test de Schilling, que en caso de ser positivo demuestra que la anemia se debe a la malabsorción de vitamina B12.

  - Déficit de ácido fólico: abunda en los vegetales y su absorción se realiza en el duodeno. Su carencia puede producirse por aporte insuficiente, necesidades aumentadas (adolescencia, embarazo), malabsorción o presencia de fármacos antagonistas.

Los datos de laboratorio que se observan en la anemia megaloblástica son:

- Hematíes macrocíticos e hipercrómicos con anisopoiquilocitosis.

- Índice de reticulocitos bajo.

- Trombopenia y leucopenia, con neutrófilos anormalmente grandes e hipersegmentados, con 5 o más lóbulos.

Anemias regenerativas o periféricas: anemias hemolíticas

En ellas la vida media de los hematíes se reduce. Se caracterizan por la presencia de síntomas de hiperdestrucción e hiperregeneración, como el aumento del nivel de bilirrubina, el aumento del porcentaje de reticulocitos, el aumento de la LDH y la disminución de la haptoglobina (proteína plasmática que se une a la Hb libre para conducirla hasta el hígado).

Las anemias hemolíticas son normocíticas y normocrómicas. La hemólisis puede ser intravascular (cursa con hemoglobinemia, hemoglobinuria y hemosiderinuria) o extravascular (cursa con bilirrubinemia). Pueden diagnosticarse mediante la prueba de la fragilidad osmótica. A su vez estas anemias pueden ser:

- Intracorpusculares o congénitas, que pueden ser causadas por:

  - Membranopatías, como la esferocitosis o la eliptocitosis.

  - Enzimopatías, como el déficit de glucosa-6P-DH.

  - Hemoglobinopatías, como la anemia falciforme.

- Extracorpusculares o adquiridas, se clasifican en:

  - Autoinmunitarias (AHAI): por ejemplo, la enfermedad de las crioaglutininas es un tipo de anemia hemolítica que se produce por anticuerpos fríos que hacen que los glóbulos rojos se agrupen y se destruyan prematuramente.

  - Aloinmunitarias (enfermedad hemolítica del recién nacido).

  - No inmunitarias: la hemólisis puede ser de origen mecánico, tóxico, farmacológico o infeccioso (como el síndrome hemolítico urémico), o por destrucción masiva de hematíes (por ejemplo, en hepatopatías crónicas).

¡Recuerda!

Existe una excepción a la clasificación de las anemias hemolíticas, pues la hemoglobinuria paroxística nocturna (HPN) provoca una hemólisis que es intracorpuscular, pero adquirida. Una mutación adquirida provoca un defecto en la membrana de los eritrocitos, que hace que activen el sistema del complemento y éste los destruya, provocando hemólisis. Su diagnóstico se realiza mediante citometría de flujo o mediante la prueba de la hemólisis en medio ácido (prueba de Ham-Dacie).

17.10 La policitemia vera

También llamada poliglobulia o eritrocitosis, es un trastorno en el que aumenta el hematocrito, es decir, la producción de hematíes por volumen sanguíneo. Es la enfermedad opuesta a la anemia y se debe a una anomalía en la médula ósea. A veces, la eritrocitosis también se acompaña de un aumento de leucocitos y plaquetas. Se trata de una enfermedad mieloproliferativa, ya que las células precursoras de los hematíes son de origen mieloide.

- Las células más abundantes de la sangre son los eritrocitos, hematíes o glóbulos rojos, cuya función principal es llevar oxígeno a todos los tejidos del organismo.

- Los hematíes son de origen mieloide y los estadios de maduración por los que pasan en la médula ósea son: proeritroblasto, eritroblasto basófilo, eritroblasto policromatófilo, eritroblasto ortocromático y reticulocito. Este último se encuentra en la médula pero ya pasa a la sangre, donde solo dura 24 horas antes de transformarse en eritrocito.

- Los reticulocitos se tiñen con azul de cresil brillante. Un aumento de los mismos indica que la anemia es regenerativa (puede ser debida a hemorragia intensa, anemia hemolítica o tratamiento de anemias carenciales). Una disminución de reticulocitos indica que la anemia es arregenerativa (aplásica, ferropénica o megaloblástica).

- Los eritrocitos en su interior prácticamente solo contienen hemoglobina, una proteína formada por 4 cadenas polipeptídicas y 4 grupos hemo. Cada grupo hemo contiene un átomo de Fe^{2+} y cada átomo de Fe^{2+} es capaz de fijar una molécula de O_2. En función de las cadenas polipeptídicas de la globina, las hemoglobinas se clasifican de la siguiente forma:

Nombre de la Hb	Cadenas polipeptídicas que posee	Patología relacionada
HbA_1	$\alpha_2\beta_2$	Es la Hb del adulto
HbA_2	$\alpha_2\delta_2$	Aumenta en la beta-talasemia menor
HbF	$\alpha_2\gamma_2$	Aparece en la beta-talasemia mayor
Hb Bart	γ_4	Aparece en la alfa-talasemia
HbH	β_4	Aparece en la alfa-talasemia

- Las patologías más importantes relacionadas con los hematíes y la Hb son las siguientes:

Tipo de alteración	Patología	Causa	Qué le ocurre al hematie
Hemoglobinopatía (alteración cualitativa de la Hb)	Anemia falciforme	HbS	Forma de hoz, drepanocito
Alteración cuantitativa de la Hb	Talasemia	Deleción de genes que codifican las cadenas α o β de la Hb	Microcitosis, hipocromía
Disminución de la concentración de Hb: anemias arregenerativas	Anemia aplásica	Destrucción de células madre	Hay menos de lo normal
	Anemia ferropénica	Pérdidas de sangre o déficit en el aporte de hierro	Microcitosis, hipocromía
	Anemia megaloblástica o perniciosa	Déficit de ácido fólico o de cobalamina	Macrocitosis, hipercromía
Disminución de la concentración de Hb: anemias regenerativas	Anemia hemolítica	Intracorpusculares o congénitas, que pueden ser causadas por membranopatías, enzimopatías o hemoglobinopatías o extracorpusculares (adquiridas).	Disminuye su vida media por debajo de 120 días
Aumento del número de hematíes y la concentración de Hb	Policitemia vera	Anomalías en la médula ósea	Hay más de lo normal

¡Recuerda!

La degradación de la Hb da lugar, por un lado, a los grupos hemo y, por otro, a la globina (que es una proteína de la que se reutilizarán los aminoácidos). Los hemo, por un lado, liberan el átomo de Fe^{2+} que contienen, que pasa a la sangre y sirve para sintetizar nueva hemoglobina, y, por otro, lado se degradan, transformándose en biliverdina, que posteriormente se transformará en bilirrubina.

Por este motivo, al degradarse de forma masiva la HbF en el recién nacido aumenta la bilirrubina.

- La hemocromatosis es una enfermedad genética que afecta al metabolismo del hierro, provocando un acúmulo excesivo de este metal en distintos órganos, como el hígado

- La anemia sideroblástica es un trastorno en el que la médula ósea produce sideroblastos en lugar de eritrocitos normales. Lo que ocurre es que el hierro no puede incorporarse a la Hb, por lo que se encuentran aumentados sus niveles. Aparecen cuerpos de Pappenheimer y los depósitos de hemosiderina pueden verse al teñir con azul de Prusia.

- Existe una excepción a la clasificación de las anemias hemolíticas, pues la hemoglobinuria paroxística nocturna (HPN) provoca una hemólisis que es intracorpuscular, pero adquirida. Una mutación adquirida provoca un defecto en la membrana de los eritrocitos, que hace que activen el sistema del complemento y este los destruya, provocando hemólisis. Su diagnóstico se realiza mediante citometría de flujo o mediante la prueba de la hemólisis en medio ácido (prueba de Ham-Dacie).

Preguntas y respuestas
Tema 17

https://amazingbooks.es/faq-tecnicos-de-laboratorio-bloque-tematico-17

TEMA 18

ESTUDIO DE LOS LEUCOCITOS

Autora: Raquel Moreno Mayordomo

18.1 Introducción

En este tema estudiaremos la clasificación de los leucocitos y sus funciones y las alteraciones que se pueden producir en los mismos, que darán lugar a las principales patologías leucocitarias, como son las leucemias, los linfomas o el mieloma múltiple. Además, veremos qué técnicas se utilizan en el laboratorio para realizar el estudio de los leucocitos en el seno de estas enfermedades.

18.2 Los leucocitos

Los leucocitos o glóbulos blancos son células nucleadas encargadas fundamentalmente de la protección del organismo frente a agentes extraños o infecciosos. Forman parte del sistema inmune.

18.2.1 Clasificación y funciones

Granulocitos o polimorfonucleares				Agranulocitos o mononucleares		
Neutrófilo segmentado	Neutrófilo en banda	Eosinófilo	Basófilo	Monocito	Linfocito	Linfocito grande granular

Granulocitos o polimorfonucleares

Presentan gránulos en su citoplasma y su núcleo está lobulado.

- **Neutrófilos:** tienen un núcleo polilobulado que contiene entre 2 y 5 lóbulos.

Su función principal es la defensa del organismo frente a infecciones. Se originan en la médula ósea y después pasan a sangre periférica, donde permanecen solo unas horas antes de migrar a los tejidos inflamados o infectados. Allí fagocitan y destruyen a los agentes responsables por medio de las siguientes etapas:

- Quimiotaxis (el neutrófilo es atraído hacia el lugar de la infección).

- Fagocitosis (de microorganismos, moléculas unidas a inmunoglobulinas o células recubiertas de complemento).

- Desgranulación: vertido del contenido de sus gránulos para la destrucción del antígeno.

Los neutrófilos en cayado o en banda son aquellos en los que el núcleo no está segmentado. Son formas más jóvenes de neutrófilos. Su valor normal es de un 2-5 % de los leucocitos totales. Un porcentaje aumentado se asocia a procesos inflamatorios o infecciosos agudos y se conoce como desviación a la izquierda.

- **Eosinófilos:** presentan gránulos específicos que se tiñen de rojo-naranja con las tinciones habituales. Su núcleo está segmentado en dos lóbulos.

  Sus principales funciones son:

  - Modulación de la reacción anafiláctica, neutralizando las sustancias liberadas por los mastocitos y los basófilos.

  - Control de la infección por helmintos (parásitos), por adherencia a los mismos y citotoxicidad.

- **Basófilos:** son los granulocitos de menor tamaño y poseen una granulación basófila que se tiñe de azul muy intenso y no deja ver el núcleo. Actúan como mediadores en las respuestas inflamatorias y cuando migran a los tejidos se denominan mastocitos.

Agranulocitos o mononucleares

No presentan gránulos en su citoplasma y su núcleo no está lobulado.

- **Monocitos:** son las células de mayor tamaño en sangre periférica. Su vida media es de 4-10 horas y después migran hacia los tejidos, donde se transforman en histiocitos o macrófagos, constituyendo el sistema mononuclear fagocítico (SMF).

  Su función principal es la fagocitosis (presentan vacuolas blancas fagocíticas), aunque también participan de más formas en la respuesta inmune:

- Son células presentadoras de antígeno.

- Sintetizan IL-1, que estimula a los linfocitos T.

- Secretan sustancias como citoquinas o interferones.

- **Linfocitos:** existen dos tipos de linfocitos, que no se diferencian al microscopio:

    - **Linfocitos T:** son aproximadamente el 70 % del total de linfocitos. Presentan memoria inmunológica desde el momento en que contactan con un antígeno. Son los responsables de la **inmunidad celular.**

        Existen varios tipos:

        - Supresores: inhiben la diferenciación de linfocitos B.

        - Colaboradores: facilitan la diferenciación de linfocitos B. Presentan en su superficie los antígenos CD3+ y CD4+.

        - Citotóxicos: presentan en su superficie los antígenos CD3+ y CD8+. Destruyen células infectadas.

    - **Linfocitos B:** presentan en su superficie los antígenos CD19 y CD20, y de su maduración surgen las células plasmáticas, cuya función principal es la síntesis de inmunoglobulinas o anticuerpos, por lo que son los responsables de la **inmunidad humoral.** Las células plasmáticas se encuentran en los tejidos, no en sangre periférica. Si las vemos en sangre periférica, es patológico, sugestivo de la existencia de una neoplasia de células plasmáticas.

- **Células natural killer (NK):** son linfocitos grandes granulares. Su función consiste en destruir células cancerosas o infectadas por virus.

18.2.2 Leucopoyesis

Es la hematopoyesis de la serie leucocitaria, que tiene lugar en la médula ósea. A continuación, veremos por separado la maduración de las tres líneas leucocitarias: la granulocítica, la monocítica y la linfocítica.

Maduración de la serie granulocítica

También se llama granulopoyesis y está estimulada por la IL-3 y la IL-6. Los granulocitos se originan en la médula ósea y cuando son maduros pasan a sangre periférica.

Los distintos estadios de maduración de los granulocitos se muestran a continuación:

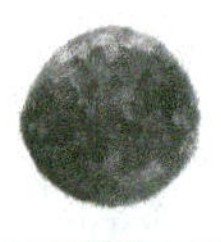
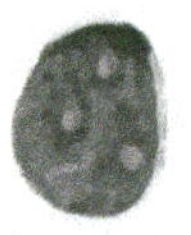
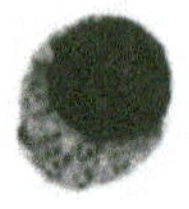
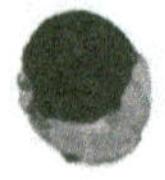
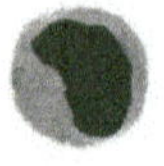
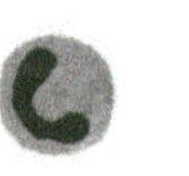
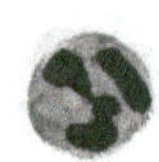
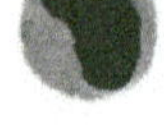

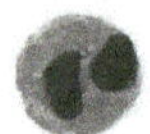
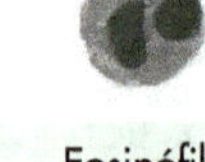

Los hechos que caracterizan la maduración de esta serie son:

- Reducción progresiva del tamaño celular.

- Reducción progresiva de la relación núcleo/citoplasma.

- Segmentación nuclear y condensación de la cromatina progresivas.

- Pérdida progresiva de granulación azurófila inespecífica y adquisición de la granulación específica (neutrofílica, eosinofílica y basofílica).

Maduración de la serie monocítica

También está estimulada por la IL-3 y la IL-6. Los distintos estadíos de maduración de los monocitos se muestran a continuación:

Célula madre mieloide – monoblasto – promonocito – monocito.

Maduración de la serie linfocítica

Los diferentes tipos de linfocitos provienen de una célula madre linfoide común que se encuentra en la médula ósea (órgano linfoide primario) y que da lugar a los linfoblastos.

Los linfocitos B adquieren su competencia inmunológica en la médula ósea, pero cuando salen a sangre periférica y pasan a los órganos linfoides secundarios (ganglios linfáticos, bazo, amígdalas) experimentan una estimulación dependiente de antígeno que muchas veces los conducirán a transformarse en células plasmáticas productoras de anticuerpos.

Los linfocitos T adquieren su competencia inmunológica a su paso por el timo, que también es un órgano linfoide primario.

18.2.3 Fórmula leucocitaria

El rango de normalidad del recuento de leucocitos en sangre periférica en un adulto es de 4.500-11.000 por mm^3 o microlitro. Para conocer los porcentajes de cada tipo de leucocito hay que realizar un recuento diferencial, que nos dará la fórmula leucocitaria. Para ello, se cuentan 100 leucocitos, de forma manual o automatizada. La fórmula en un adulto sano, en orden de mayor a menor porcentaje, es la siguiente:

	Porcentaje	Valor absoluto/mm^3
Neutrófilos segmentados	50-65 %	3.000-5.000
Linfocitos	25-40 %	1.500-4.000
Monocitos	4-10 %	100-500
Neutrófilos en banda o cayados	3-5 %	150-400
Eosinófilos	1-5 %	20-350
Basófilos	0-2 %	10-60

¡Recuerda!

En niños pequeños existe leucocitosis de forma fisiológica. Esta puede llegar a 18.000/mm^3 en el recién nacido y va disminuyendo hasta la adolescencia.

18.3 Alteraciones de los leucocitos

18.3.1 Alteraciones cuantitativas

En general, podemos hablar de leucocitosis cuando en un adulto la cifra de leucocitos es >11.000/mm^3, y de leucopenia cuando es < 4.500/mm^3. Si hay más de 25.000/mm^3 se habla de reacción leucemoide.

¡Recuerda!

Cuando hay leucopenia acompañada de anemia y trombopenia se dice que hay pancitopenia.

A continuación, veremos las posibles causas de alteraciones cuantitativas en cada tipo de leucocito:

- En el número de neutrófilos:

    - Neutrofilia (> 5.500/mm^3): principalmente se debe a infecciones bacterianas, inflamaciones, síndromes mieloproliferativos como la LMC o la policitemia vera, enfermedades autoinmunes y neoplasias.

    - Neutropenia (< 3.000/mm^3): las causas más frecuentes son algunas anemias, infecciones víricas o quimioterapia.

> **¡Recuerda!**
>
> **Se denomina agranulocitosis a la situación caracterizada por una disminución muy intensa de los granulocitos neutrófilos (< 5 %), que normalmente se debe a ciertos tratamientos farmacológicos como la quimioterapia.**

- En el número de eosinófilos:

    - Eosinofilia (> 350/mm^3): aparece en casos de asma y otras reacciones alérgicas, parasitosis, linfomas y síndromes mieloproliferativos como la LMC y la policitemia vera.

- En el número de basófilos:

    - Basofilia (> 60/mm^3): en síndromes mieloproliferativos como la LMC.

- En el número de monocitos:

    - Monocitosis (> 500/mm^3): puede ser fisiológica en el recién nacido, y es frecuente en la fase de recuperación postquimioterapia. De forma patológica, puede deberse a infecciones como la tuberculosis o la brucelosis, o a leucemias monocíticas.

- En el número de linfocitos:

    - Linfocitosis: aumento de la cifra de linfocitos. De forma fisiológica se observa en los niños pequeños. La linfocitosis patológica puede ser policlonal, lo que ocurre en las infecciones víricas, o monoclonal, cuya principal causa son las leucemias linfoides.

    - Linfopenia: las posibles causas son inmunodeficiencias congénitas o adquiridas (como la infección por VIH), tumores o quimioterapia.

18.3.2 Alteraciones cualitativas

Alteraciones del núcleo

- **Núcleo hipersegmentado:** los neutrófilos presentan más de 5 lóbulos. Se asocia con la anemia megaloblástica.

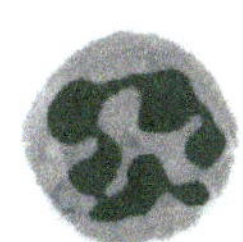

- **Núcleo bilobulado (anomalía de Pelger-Hüet):** alteración congénita en la que los núcleos de los neutrófilos presentan menos lóbulos de lo normal. También puede aparecer, de forma adquirida, en leucemias o infecciones graves.

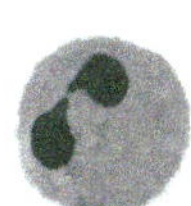

- **Núcleo mellado:** aparece en linfomas linfocíticos.

- **Núcleo cerebriforme (síndrome de Sézary):** aparece en la fase leucémica de la micosis fungoide (linfoma de células T que afecta a la piel).

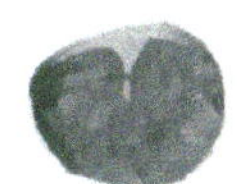

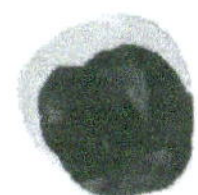

Alteraciones del citoplasma

- **Linfocitos reactivos o activados:** su observación en un porcentaje > 5 %, acompañada de una linfocitosis, suele deberse a una mononucleosis infecciosa o a una toxoplasmosis. Tienen la cromatina poco condensada y el citoplasma muy basófilo.

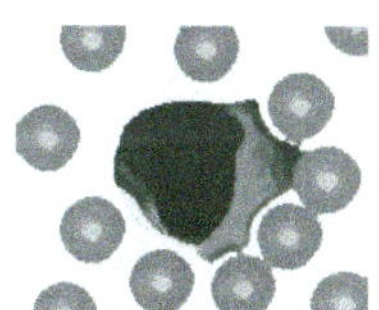

- **Proyecciones citoplasmáticas con aspecto de pelos:** aparecen en la tricoleucemia o leucemia de células peludas.

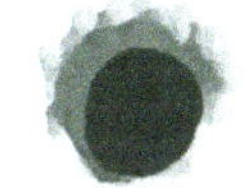

- **Bastones de Auer:** se observan en los blastos de la leucemia mieloide aguda (LMA).

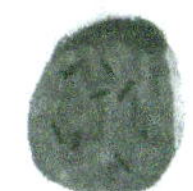

- **Cuerpos de Döhle:** inclusiones de color azul en los neutrófilos, que se asocian a procesos inflamatorios o a la anomalía de May-Hegglin.

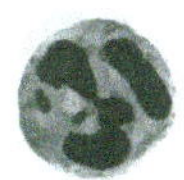

- **Desgranulación de los neutrófilos o los basófilos:** signo de displasia medular.

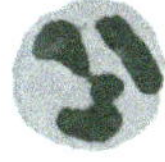

- **Hiperbasofilia:** hace referencia a linfocitos muy basófilos, con una coloración azul muy intensa, que aparece en las infecciones víricas.

- **Hipergranulación o granulación tóxica de los neutrófilos:** es un aumento en la intensidad del color y del tamaño de los neutrófilos, signo de inflamación o infección.

18.4 Patologías leucocitarias

Se clasifican en los siguientes grupos:

18.4.1 Leucemias

Son el resultado de una alteración genética en una célula madre hematopoyética, que desencadena la producción clonal de un tipo celular, que puede ser de origen mieloide o linfoide. Dicha alteración genética suele ser adquirida y de origen cromosómico. Las leucemias suelen acompañarse de anemia, trombopenia y neutropenia, además de la aparición de formas celulares inmaduras (blastos). Todo esto conlleva la aparición de fiebre, infecciones, hemorragias e infiltración de órganos.

- **Agudas:** son mortales si no se tratan y se caracterizan por la presencia, tanto en médula como en sangre periférica, de blastos.

  - LMA (leucemia mieloide aguda): su incidencia es mayor en la edad adulta y se caracteriza por la presencia de blastos en sangre periférica, con una elevada relación núcleo-citoplasma, con nucleolos y con bastones de Auer. Hay varios tipos de leucemia mieloide aguda, según la clasificación FAB:

    - LMA_0: sin diferenciación

    - LMA_1: mieloblástica inmadura

    - LMA_2: mieloblástica madura

    - LMA_3: promielocítica

    - LMA_4: mielomonocítica

    - LMA_5: monocítica

    - LMA_6: eritroide

    - LMA_7: megacarioblástica

  - LLA (leucemia linfoide aguda): su incidencia es más alta en niños y puede ser de tipo T o B, siendo esta última más frecuente.

- **Crónicas:** cursan con leucocitosis y se caracterizan por la proliferación de células maduras y bastante diferenciadas.

  - LMC (leucemia mieloide crónica): en el 90-95 % de los casos se debe a una traslocación entre los cromosomas 22 y 9 que conlleva la fusión de los genes BCR-ABL y la formación del cromosoma Philadelphia. Cursa en tres etapas: la fase crónica, la fase de aceleración y la crisis blástica, muy parecida a una leucemia aguda.

La incidencia de esta leucemia es más elevada a edades medias y avanzadas de la vida. Cursa con leucocitosis de tipo granulocítico acompañada de trombopenia y anemia.

- LLC: es la leucemia de mayor incidencia en los adultos. Se trata de una proliferación de linfocitos B de aspecto maduro, pero con un defecto en la apoptosis (no mueren cuando les corresponde). Por ello se observa un aumento de linfocitos en sangre periférica con hemoglobina y plaquetas normales o disminuidas. Estos linfocitos son más frágiles de lo normal, por lo que se rompen con mucha facilidad, dejando unos rastros que se denominan sombras de Gumprecht.

Los linfocitos B de la LLC expresan el antígeno CD5, lo cual es característico de esta leucemia.

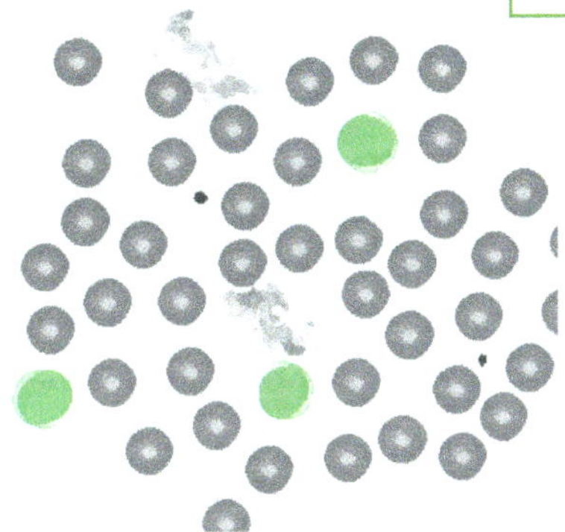

- Tricoleucemia: es una leucemia de linfocitos B que presentan un mayor tamaño del normal y unas vellosidades muy típicas que les dan aspecto de pelos (también se llama leucemia de células peludas).

18.4.2 Linfomas

Son neoplasias que afectan al tejido linfoide. Se distinguen dos tipos de linfomas:

- **Enfermedad de Hodgkin:** es el linfoma más frecuente. Su célula característica es la de Reed-Sternberg. Se caracteriza por linfopenia y elevada VSG.

- **Linfomas no Hodgkinianos (LNH):** se asocian con determinados virus como el de Epstein-Barr o el VIH.

18.4.3 Otros síndromes mieloproliferativos

- **Mielofibrosis idiopática:** aparece fibrosis medular y disminuye el tejido hemato-poyético en la médula, pero surge una hematopoyesis extramedular.

- **Síndrome hipereosinofílico primario:** el contenido de sus gránulos puede pro-vocar daño en células y tejidos.

18.4.4 Neoplasias de células plasmáticas

Las dos más comunes son el mieloma múltiple y la macroglobulinemia de Waldenström. En ellas se produce una proliferación clonal de células plasmáticas que, si es muy intensa, pueden acabar apareciendo en sangre periférica además de invadir la médula ósea.

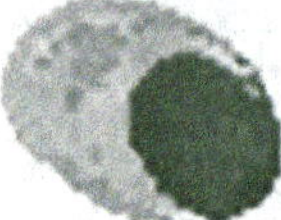

> **¡Recuerda!**
>
> Las células plasmáticas malignas segregan inmunoglobulinas anormales denomina-das paraproteínas, que aparecerán como un pico monoclonal en el proteinograma, normalmente en la región gamma. Por ello su presencia se denomina gammapatía monoclonal.

18.5 Pruebas analíticas utilizadas para el estudio de los leucocitos

18.5.1 Frotis

Puede ser tanto de sangre periférica como de médula ósea. Consiste en realizar una extensión de una gota de tejido para analizarla al microscopio óptico, previa tinción con los correspondientes colorantes.

18.5.2 Recuento

Para el recuento leucocitario, hace años se utilizaba la cámara de Neubauer (se sigue utilizando en el recuento de leucocitos en líquido cefalorraquídeo), pero hoy día se usan los contadores automáticos.

18.5.3 Tinciones citoquímicas

Se utilizan para la identificación de células sanguíneas. Las de más interés en el estudio de los leucocitos utilizan:

- **Reacción de PAS (ácido periódico de Schiff):** los granulocitos y las plaquetas son positivos para esta reacción. Se emplea en el diagnóstico diferencial de las leucemias agudas, pues las linfoblásticas son positivas y las mieloblásticas, negativas.

- **Reacción de la mieloperoxidasa (MPO):** se basa en la acción oxidante de las enzimas peroxidasas, que se encuentran en todos los granulocitos. Por tanto, estos serán positivos a esta tinción. Los linfocitos carecen de esta actividad.

- **Negro Sudán B:** con la misma utilidad que la reacción de la MPO, la reacción es positiva para granulocitos. Este tinte tiñe sustancias lipídicas.

- **Fosfatasa alcalina:** es positiva para los granulocitos. Es útil para el diagnóstico diferencial de la LMC (bajo índice) respecto a otros síndromes mieloproliferativos (alto índice).

- **Fosfatasa ácida:** es positiva para la mayoría de células hematopoyéticas excepto los linfocitos B. La tricoleucemia presenta una positividad intensa.

- **Esterasas:** su positividad es variable en unas series o en otras en función de la esterasa utilizada.

18.5.4 Técnicas inmunológicas

Estas técnicas utilizan anticuerpos marcados con fluorocromos, que serán capaces de unirse a los antígenos de superficie de los diferentes leucocitos (moléculas CD). Cada tipo de anticuerpo se marcará con un fluorocromo distinto para que emita un color diferente. De esta forma, en función del color que emitan los anticuerpos si es que se han unido, podemos identificar y clasificar los leucocitos, es decir, podemos conocer el inmunofenotipo de las células.

Para ello, es necesario utilizar un citómetro de flujo.

Citometría de flujo

La citometría de flujo es una técnica que consiste en hacer que las células vayan pasando de una en una frente a un haz de luz que las atraviesa. Al pasar, se mide:

- La emisión de las múltiples fluorescencias que produzcan los anticuerpos que se hayan unido a los antígenos de superficie de las células.

- La dispersión que sufra el haz de luz, que dependerá de la forma y tamaño celular entre otros factores, por lo que es capaz de distinguir entre todo tipo de partículas presentes en el núcleo y citoplasma celular.

Así pues, esta técnica es capaz de distinguir los antígenos CD de la membrana leucocitaria, por lo que es de gran utilidad diagnóstica en las leucemias y permite también realizar un seguimiento de la respuesta terapéutica.

18.5.5 Técnicas genéticas

- Biología molecular: permite el estudio de mutaciones puntuales en los genes que codifican proteínas hematológicas.

- Citogenética: el estudio de los cromosomas permite identificar alteraciones en grandes fragmentos, como por ejemplo la traslocación 22-9, típica de la LMC. Fundamentalmente, se emplean el bandeo G y la FISH.

Resumen de los conceptos más relevantes del Tema 18

- Clasificación y características de los leucocitos:

	Granulocitos polimorfonucleares			Agranulocitos mononucleares	
	Neutrófilos	**Eosinófilos**	**Basófilos**	**Monocitos**	**Linfocitos**
Origen	Mieloide				Linfoide
Fórmula leucocitaria	50-65 %	1-5 %	0-2 %	4-10 %	25-40 %
Característica principal	Núcleo polilobulado	Granulación ácida	Granulación básica	Células grandes con vacuolas	Núcleo redondeado que ocupa la mayor parte del citoplasma
Función principal	Defensa frente a infecciones	Modulación de la reacción anafiláctica y defensa frente a helmintos	Mediadores en la inflamación	Fagocitosis	Inmunidad celular y humoral
Alteraciones cuantitativas	Neutrofilia: en infecciones, inflamaciones / Neutropenia: en infecciones víricas, quimioterapia	Eosinofilia: en reacciones alérgicas	Basofilia: en síndromes mieloproliferativos	Monocitosis: en infecciones y leucemias	Linfocitosis: en infecciones víricas y leucemias / Linfopenia: en inmunodeficiencias

- Clasificación y características de los principales tipos de leucemias:

	Leucemia mieloide		Leucemia linfoide	
	Aguda (LMA)	**Crónica (LMC)**	**Aguda (LLA)**	**Crónica (LLC)**
Edad de aparición	Adultos	Adultos	Niños	Adultos
Característica principal	Blastos con nucleolos y bastones de Auer	Traslocación 22 y 9, fusión de los genes BCR-ABL y formación del cromosoma Philadelphia	Más frecuente la de tipo B	Sombras de Gumprecht

¡Recuerda!

- En niños pequeños existe leucocitosis de forma fisiológica. Esta puede llegar a 18.000/mm^3 en el recién nacido y va disminuyendo hasta la adolescencia.

- Cuando hay leucopenia acompañada de anemia y trombopenia se dice que hay pancitopenia.

- Se denomina agranulocitosis a la situación caracterizada por una disminución muy intensa de los granulocitos neutrófilos (< 5 %), que normalmente se debe a ciertos tratamientos farmacológicos como la quimioterapia.

- Las células plasmáticas malignas segregan inmunoglobulinas anormales denominadas paraproteínas, que aparecerán como un pico monoclonal en el proteinograma, normalmente en la región gamma. Por ello su presencia se denomina gammapatía monoclonal.

*Preguntas y respuestas
Tema 18*

https://amazingbooks.es/faq-tecnicos-de-laboratorio-bloque-tematico-18

TEMA 19

ESTUDIO DE LAS PLAQUETAS

Autora: Raquel Moreno Mayordomo

19.1 Fisiología de la hemostasia

La hemostasia es el proceso por el cual se evita que se pierda un excesivo volumen de sangre tras la producción de una lesión vascular. Es un mecanismo de defensa del organismo y forman parte de él múltiples procesos que actúan en conjunto, como son:

- El mantenimiento de la integridad de las paredes vasculares.

- Las plaquetas, que son responsables de la hemostasia primaria.

- Los factores de la coagulación, que se encuentran en el plasma sanguíneo y son responsables de la hemostasia secundaria.

En este tema nos centraremos en la hemostasia primaria.

19.1.1 La hemostasia primaria

Cuando se produce un sangrado, en primer lugar, se produce una vasoconstricción del vaso sanguíneo afectado. Inmediatamente después, se produce una acumulación de plaquetas en el lugar afectado. Estas plaquetas forman lo que se denomina el tapón plaquetario. Veremos el proceso más a fondo en los apartados sucesivos.

19.2 Las plaquetas

19.2.1 Morfología

Las plaquetas o trombocitos son corpúsculos celulares sin núcleo, con forma de disco de 2-4 micras de diámetro. Cuando se activan se transforman en esferas irregulares con pseudópodos.

19.2.2 Trombopoyesis

La trombopoyesis es la formación y maduración de las plaquetas y sus células precursoras, que es estimulada por la IL-3 y la trombopoyetina de origen renal.

La maduración de la serie megacariocítica plaquetar incluye los siguientes estadios:

 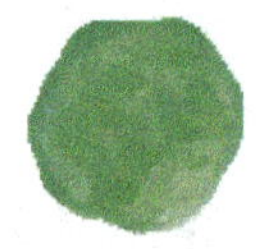 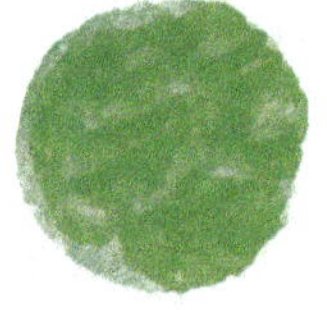 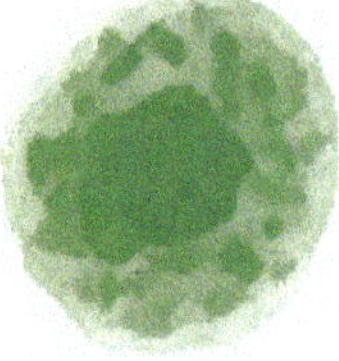 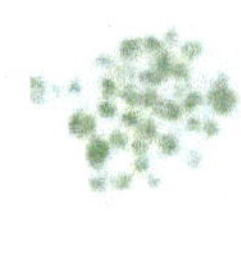

Célula madre mieloide	Megacarioblasto	Promegacariocito	Megacariocito	Trombocitos

Las plaquetas proceden de la fragmentación del citoplasma de los megacariocitos, que son células que se encuentran en la médula ósea. A partir de cada megacariocito se generan unas 2.000-3.000 plaquetas y, una vez salen a sangre periférica, permanecen allí entre 8 y 12 días. Después, son destruidas por el SMF.

Al contrario que en los leucocitos, el tamaño va aumentando gradualmente hasta el megacariocito, que al final se rompe dando lugar a pequeños trombocitos (plaquetas, de diámetro 2-3 micras).

19.2.3 Composición

Las plaquetas están constituidas por fragmentos de citoplasma y no tienen núcleo. O sea, que solo contienen componentes citoplasmáticos. Están formadas por:

- **Membrana:** se trata de una bicapa lipídica que presenta glucoproteínas incrustadas. Estas en su conjunto se llaman glucocálix y le confieren a la superficie carga negativa. Dichas glucoproteínas actúan como receptores en los procesos de activación plaquetaria. Los receptores glucoproteicos más importantes son:

- el Ib (GPIb), que se une al factor de von Willebrand, siendo responsable de la adhesión.

- el IIb-IIIa (GPIIb-IIIa), que une fibrinógeno y activa la agregación plaquetaria.

- **Orgánulos,** principalmente:

  - Mitocondrias: aportan la energía necesaria para la función plaquetaria.

  - Lisosomas: contienen enzimas hidrolíticas.

  - Gránulos de dos tipos:

    - Gránulos densos: contienen calcio, serotonina, ADP y ATP.

    - Gránulos α: contienen factor de crecimiento plaquetario, fibrinógeno y factor von Willebrand.

- **Sistema contráctil:** análogo al de las células musculares, contiene actina, miosina y tropomiosina. Permite la contracción de los agregados plaquetarios y la formación del tapón hemostático.

19.2.4 Función

La función principal de las plaquetas es la hemostasia primaria y la iniciación de la coagulación. Se encargan del mantenimiento de la integridad de los vasos sanguíneos y de la formación de tapones hemostáticos. Además, activan el proceso de la coagulación.

En circunstancias normales, las plaquetas circulan libremente y no se adhieren a las células endoteliales que recubren la pared de los vasos, debido a las fuerzas de repulsión negativas que existen en la superficie de sus membranas y a la prostaciclina liberada por las células endoteliales. Sin embargo, ante una lesión en la pared vascular, comienza el proceso de la hemostasia primaria en la que se suceden las siguientes fases:

1. Adhesión al subendotelio: las plaquetas sí son capaces de unirse al colágeno del subendotelio dañado, y es el factor de von Willebrand (fvW) el encargado de mantener esta unión, a pesar de las fuerzas repulsivas. El fvW se une concretamente al receptor GPIb de las plaquetas.

Colágeno – fvW – GPIb plaquetario

2. Agregación: cuando las plaquetas se adhieren, se produce un reordenamiento de las proteínas del sistema contráctil y se generan pseudópodos para aumen-

tar la superficie de contacto y facilitar la interacción entre unas plaquetas y otras. Además, las plaquetas empiezan a producir agentes agregantes con el objetivo de establecer puentes de fibrinógeno entre las plaquetas. El receptor del fibrinógeno es el receptor GPIIb-IIIa.

GPIIb-IIIa plaquetario – fibrinógeno – GPIIb-IIIa plaquetario

3. Activación de la coagulación (hemostasia secundaria): la coagulación se inicia sobre la superficie de las plaquetas previamente activadas en el proceso de la hemostasia primaria.

19.3 Alteraciones de las plaquetas

19.3.1 Cuantitativas

El valor normal de plaquetas en sangre periférica es de 150.000-450.000/mm^3.

Trombopenias

Consisten en una disminución de la cifra de plaquetas por debajo de 150.000/mm^3. Las principales causas son:

- Trombopenias centrales (el problema se encuentra en la médula ósea). Posibles causas:

  - Defecto en su producción (déficit de megacariocitos por la exposición a radiaciones o a infecciones, por ejemplo).

  - Déficit de maduración (en anemias megaloblásticas).

  - Infiltración de la médula por células leucémicas.

- Trombopenias periféricas (el problema se encuentra fuera de la médula ósea, que las produce con normalidad, pero por algún motivo se consumen o destruyen):

  - Púrpura trombopénica idiopática o autoinmune (PTI): trastorno autoinmune que cursa con la producción de anticuerpos antiplaquetarios, que con su unión provocan la destrucción de las mismas en el SMF. Puede ser inducida por medicamentos.

  - Púrpura trombótica trombocitopénica (PTT): se trata de una trombopenia por consumo de plaquetas, por agregación o coagulación intravascular diseminada (CID).

  - Otras causas: infecciones, esplenomegalia, toxicidad farmacológica…

Pseudotrombopenias

Son falsas trombopenias obtenidas en los resultados de un analizador automático. Realizando un frotis no las obtendríamos. Pueden deberse a las siguientes causas:

- **Pseudotrombopenia inducida por EDTA:** habitualmente el recuento de plaquetas se hace en un hemograma, en tubo EDTA. Sin embargo, ciertas personas poseen anticuerpos EDTA-dependientes, que en presencia de este anticoagulante provocan la aglutinación de las plaquetas, dando un valor falsamente bajo. En estos casos, para poder obtener un resultado adecuado con un autoanalizador, deberá repetirse el recuento, utilizando como anticoagulante citrato sódico. Al resultado obtenido en el tubo con citrato, habrá que sumarle un 20 % debido a la dilución que habrá sufrido la muestra con el anticoagulante, que es líquido.

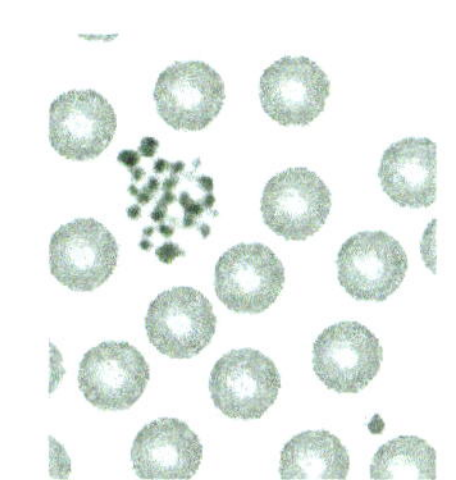

- **Satelitismo plaquetario:** adherencia de las plaquetas a leucocitos.

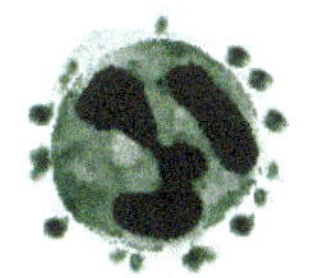

- **Macrotrombocitos:** son tan grandes que el sistema los confunde con otras células, por lo que no los contabilizaría como plaquetas.

Trombocitosis

Aumento de la cifra de plaquetas por encima de 450.000/mm³, que puede ser debida a:

- Trombocitemia esencial (que es un síndrome mieloproliferativo): se debe a una transformación neoplásica de una célula madre que provoca una expansión clonal en la serie megacariocítica.

- Secundariamente a determinados procesos como infecciones, ferropenia, hemorragias o intervenciones quirúrgicas.

19.3.2 Cualitativas o trombopatías

Suelen deberse a anomalías en la membrana. Pueden ser:

Adquiridas

- **Plaquetas gigantes o macrotrombocitos:** aparecen en los síndromes mieloproliferativos y además estas plaquetas han perdido funcionalidad.

- **Dismorfia plaquetaria:** en síndromes mielodisplásicos.

Congénitas

- **Síndrome de Bernard-Soulier:** las plaquetas están disminuidas en número y aumentadas de tamaño. La adhesión se encuentra alterada por déficit de la proteína GPIb, receptor del fvW.

- **Tromboastenia de Glanzmann:** las plaquetas son normales en cuanto a morfología y número, pero tienen un déficit de GPIIb-IIIa, receptor de fibrinógeno. Por tanto, hay una alteración de la agregación.

- **Trombopatías por déficit de uno o más gránulos de almacenamiento**, lo que causa disminución de la agregación plaquetaria. Las más importantes son:

  - Síndrome de la plaqueta gris: carecen de gránulos α.

  - Hermansky-Pudlak.

  - Chediak-Higashi.

  - Wiscott-Aldrich.

Otras patologías

- **Enfermedad de von Willebrand:** es de herencia autosómica dominante y consiste en la alteración cualitativa, cuantitativa o ambas, del factor de von Willebrand, lo que puede afectar tanto a la coagulación plaquetaria como a la plasmática (hemostasia primaria y secundaria respectivamente).

- **Trombosis:** consiste en la formación de una masa de fibrina, plaquetas, eritrocitos y leucocitos que interfieren en el flujo normal de la sangre. Puede deberse a alteraciones en la hemostasia primaria o en la secundaria, pero aquí solo nos referiremos a las primeras. Así, los trombos pueden deberse a un exceso de activación plaquetaria, favorecida por factores de riesgo como el tabaquismo, la hipercolesterolemia o los anticonceptivos orales.

  Un ejemplo de fármaco inhibidor de la agregación plaquetaria (que no es lo mismo que anticoagulante) es la aspirina (ácido acetilsalicílico).

19.4 Pruebas analíticas utilizadas para el estudio de las plaquetas

19.4.1 Tiempo de hemorragia

Para la evaluación de la hemostasia primaria se utiliza el tiempo de hemorragia (TH), que mide el tiempo que tarda en cesar una hemorragia. Mediante esta técnica se puede estudiar la adhesión de las plaquetas al endotelio vascular y la agregación y formación del trombo. Si existe trombopenia o alguna alteración plaquetaria, aumentará el tiempo de hemorragia.

Se utilizan varias técnicas, cada una de las cuales tendrá un rango de normalidad distinto:

- Duke: se realiza una incisión en el lóbulo de la oreja.

- Ratnoff: se realiza una incisión en la yema del dedo.

- Ivy: se realiza una incisión en el antebrazo.

¡Recuerda!

En un paciente con historia de trombopenia pueden aparecer como datos de laboratorio:

- Disminución de plaquetas en sangre periférica.

- Tiempo de retracción del coágulo prolongado.

- Tiempo de hemorragia prolongado.

19.4.2 Índices plaquetarios

En un hemograma normal (tubo EDTA), se determinan de forma rutinaria en los autoanalizadores los siguientes parámetros plaquetarios:

- Recuento de plaquetas.

- Volumen plaquetario medio (VPM).

- Amplitud de distribución de plaquetas en función de su tamaño (PDW): nos da idea de si existe anisotrombocitosis (plaquetas de distintos tamaños).

19.4.3 Frotis

En un frotis sanguíneo se pueden contar las plaquetas de forma indirecta mediante el método de Fonio, en el que se cuentan las plaquetas que hay por cada 1.000 hematíes, y mediante una serie de cálculos podremos saber cuántas plaquetas hay por microlitro.

Además, como ya vimos anteriormente, el frotis nos permite visualizar:

- El tamaño de las plaquetas: si existe macrotrombocitosis o anisotrombocitosis.

- Su forma: si existe dismorfia.

- Su distribución: si hay agregados plaquetarios o satelitismo.

19.4.4 Citometría de flujo

A pesar de que el límite inferior de normalidad del recuento de plaquetas es de $150.000/mm^3$, no existe peligro grave de hemorragia hasta que el recuento no está por debajo de $20.000/mm^3$. En estos casos es muy importante saber exactamente cuántas plaquetas tiene el paciente, y es por ello que la citometría de flujo, que cuenta y diferencia las células una por una, es el método más fiable.

Los fundamentos de esta técnica se explican en el Tema 18.

- Las plaquetas son los elementos formes más pequeños de la sangre y son las responsables de la hemostasia primaria.

- La maduración de la serie megacariocítica plaquetar incluye los siguientes estadios: célula madre indiferenciada pluripotencial – célula madre mieloide – megacarioblasto – promegacariocito – megacariocito – trombocitos.

- La composición de las plaquetas es la siguiente:

  - Membrana, que posee dos importantes receptores glucoproteicos:

    - GPIb, que se une al factor de von Willebrand y es responsable de la adhesión plaquetaria.

    - GPIIb-IIIa, que une fibrinógeno y activa la agregación plaquetaria.

  - Orgánulos, principalmente:

    - Mitocondrias.

    - Lisosomas.

    - Gránulos de dos tipos:

      - Gránulos densos: contienen calcio, serotonina, ADP y ATP.

      - Gránulos α: contienen factor de crecimiento plaquetario, fibrinógeno y factor von Willebrand.

  - Sistema contráctil.

- El valor normal de plaquetas en sangre periférica es de 150.000-450.000/mm3. Un valor más bajo dará lugar a una trombopenia y un valor más alto a una trombocitosis.

- El recuento de plaquetas suele realizarse en analizadores automáticos, pero estos presentan la dificultad de que no permiten detectar las pseudotrombopenias. En el frotis no existe este problema, además en él podemos analizar otros parámetros como la forma, el tamaño o la distribución de las plaquetas.

- Las plaquetas poseen pseudópodos o prolongaciones del citoplasma que se estiran y se contraen provocando su movimiento.

- El fibrinógeno posteriormente se transformará en fibrina mediante el proceso de la coagulación (hemostasia secundaria).

- El orden en el que suceden los acontecimientos para el mantenimiento de una hemostasia normal es el siguiente:

  Adhesión a la pared vascular – agregación plaquetaria – coagulación – fibrinólisis.

- En un paciente con historia de trombopenia pueden aparecer como datos de laboratorio:

  - Disminución de plaquetas en sangre periférica.

  - Tiempo de retracción del coágulo prolongado.

  - Tiempo de hemorragia prolongado.

[**Preguntas y respuestas**
Tema 19]

https://amazingbooks.es/faq-tecnicos-de-laboratorio-bloque-tematico-19

TEMA 20

FISIOLOGÍA Y METABOLISMO DE LA COAGULACIÓN. PATOLOGÍA, DIAGNÓSTICO Y SEGUIMIENTO DE LAS ALTERACIONES DE LA HEMOSTASIA. PRUEBAS DE LABORATORIO

Autora: Wysali Trapiello Fernández

20.1 Introducción hemostasia

Conjunto de mecanismos y procesos que mantienen la fluidez de la sangre y la integridad del árbol vascular.

Al producirse un daño en un vaso sanguíneo, se suceden distintos fenómenos en los que intervienen: el endotelio vascular, las plaquetas y sistemas enzimáticos de la coagulación y la fibrinólisis. La coagulación es el proceso en el que el fibrinógeno soluble pasa a ser fibrina insoluble capaz de polimerizarse y entrecruzarse.

20.2 Hemostasia primaria

20.2.1 Vasoconstricción vascular

Tras una lesión, el vaso sanguíneo se contrae, inicialmente, por un reflejo nervioso del sistema nervioso central y, posteriormente, por vasoconstrictores como la serotonina liberadas por las plaquetas.

20.2.2 Tapón plaquetario

Características de las plaquetas o trombocitos:

- Son discos redondos u ovalados de 2-4 micras de diámetro sin núcleo (son las células más pequeñas de la sangre).

- Valores normales en sangre periférica: 150-400.000/ul aproximadamente y su vida media de 8-12 días.

- Se forman en médula ósea por fragmentación del megacariocito. Su producción es estimulada por la trombopoyetina.

- Constituyentes de las plaquetas:

  - **Membrana: Gp Ib-IX y Gp Ia-IIa** (se unen solo a los vasos lesionados).

  - Gránulos:

    - Alfa: proteínas como FvW, factor plaquetario de crecimiento de fibroblastos…

    - Densos: ADP, Serotonina, tromboxanos A2 (TXA_2), ATP, Ca^{2+}, FXIII.

Adhesión plaquetar al subendotelio

La sangre entra en contacto con las fibras de colágeno del endotelio y se libera el factor de von Willebrand (FvW). Las plaquetas se unen a la zona lesionada gracias a la glicoproteína de membrana GpIb-IX (Gp Ia-IIa actúa como refuerzo), el FvW actúa como puente entre ellos.

Activación y liberación

Se activan de este modo las plaquetas adquiriendo forma globular con pseudópodos y liberan el contenido de sus gránulos:

- ADP es el pro-agregante plaquetar más potente.

- FvW, que favorecen la adherencia.

- Serotonina.

- TXA2 es un potente pro-agregante y vasoconstrictor.

- PAF o factor activador plaquetar.

- Las plaquetas activadas expresan Gp IIb-IIIa.

Agregación plaquetar

Fibrinógeno y FvW plasmáticos actúan como puente entre plaquetas, uniéndose al GpIIb-IIIa por los extremos. Se forma una estructura tridimensional formada por plaquetas llamada tapón plaquetar o coágulo blanco. El coágulo blanco junto a la vasoconstricción constituyen la hemostasia primaria.

¡Recuerda!

Factor von Willebrand: liberado del endotelio y del interior de las plaquetas, también circula en plasma en bajas cantidades. Transporta el factor VIII de la coagulación que colabora con el factor IXa junto con el calcio para la activación del factor X.

Receptor de glucoproteína IIb/IIIa: principal receptor de la membrana de las plaquetas que reconoce y fija cadenas de fibrinógeno y FvW.

20.3 Hemostasia secundaria

Comienza en un plazo de pocos segundos a varios minutos. Está formado por diversas sustancias de la pared del vaso lesionado y las plaquetas activadas, así como proteínas plasmáticas. Los factores de la coagulación circulan en el plasma en estado inactivo e iniciada la cascada de activación comienzan el proceso de coagulación.

El activador de protrombina es un complejo enzimático formado por el factor Xa, iones Ca^{2+}, fosfolípidos de origen tisular o plaquetario y el factor V. La formación de este complejo se puede alcanzar por dos vías diferentes:

¡Recuerda!

- La vía extrínseca: que se desencadena por factores tisulares al lesionarse las células del tejido cercano.

- La vía intrínseca: debido al contacto del factor XII de la coagulación y las fibras de colágeno de la pared vascular.

Común: activación del factor X hasta la formación del coágulo. La formación del activador de protrombina es necesaria para las siguientes fases del proceso, esto es, la conversión de la protrombina en trombina.

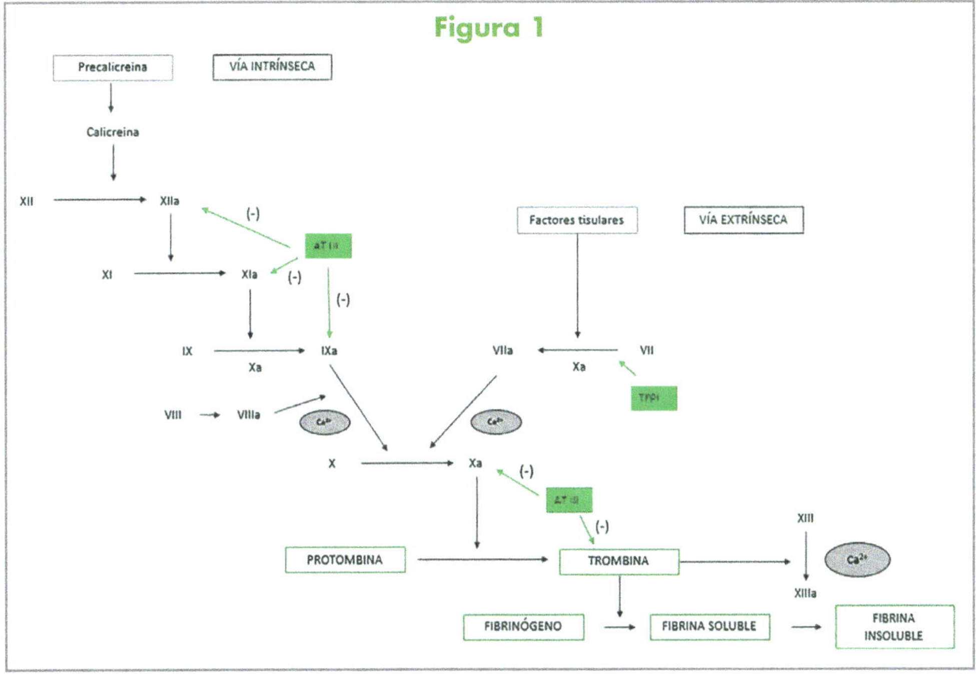

Figura 1

20.3.1 Vía extrínseca

Para que la hemostasia secundaria se inicie, debe existir lesión endotelial que permita al plasma entrar en contacto con el factor tisular expresado en las membranas celulares. Al factor tisular también se le conoce como tromboplastina o factor III. El factor VII es una proteína dependiente de vitamina K, producida en el hígado, es la única que circula en forma activada y no activada. El factor VII puede ser activado por distintos factores (IXa, Xa, XIIa, trombina, plasmina…).

El factor VIIa actúa junto al Ca^{2+} que transforma el factor X en Xa (activado). Además, el Xa hidroliza el complejo VII lo que constituye un proceso de retroalimentación positiva de gran interés. Es una vía de tipo explosivo por la rapidez de actuación.

20.3.2 Vía intrínseca

Tras la activación del factor XII se comienza una reacción en cascada de activaciones de diversos factores de coagulación que concluye con la formación del factor Xa que con fosfolípidos plaquetarios Ca^{2+} y factor V constituyen el activador de protrombina. Se trata de una vía más lenta que la anterior.

20.3.3 Vía común

La trombina se forma a partir de la escisión de la molécula de protrombina. La acción del factor Xa en presencia Ca^{2+} pero sin la participación de otros cofactores es muy lenta, necesita del factor Va y fosfolípidos. El factor V debe ser activado mediante la acción proteolítica limitada de la propia trombina, del factor Xa o de ambos. La trombina formada puede catalizar la conversión del fibrinógeno en fibrina.

¡Recuerda!

La mayoría de los factores de la coagulación son de origen hepático.

- ¡Excepto! Los factores: III, VIII, XIII, IV (este último es el calcio).

Los factores X, IX, II, VII → son vitamina K dependientes.

¡Recuerda!

Factores plasmáticos de la coagulación			
Factor de coagulación	**Otra denominación**	**Dependiente de vitamina K**	**De origen hepático**
Factor I	Fibrinógeno	No	Sí. Factor sensible a trombina
Factor II	Protrombina	Sí	Sí
Factor III	Factor tisular de trombo-plastina	No	No
Factor IV	Calcio	No	No
Factor V	Proacelerina, factor de Leiden	No	Sí. Factor sensible a trombina
Factor VII	Proconvertina	Sí	Sí. Factor sensible a trombina
Factor de von Willebrand		No	No
Factor VIII	Factor antihemofílico-A	No	No
Factor IX	Factor Christmas	Sí	Sí
Factor X	Factor Stuart	Sí	Sí
Factor XI	Antecedente tromboplas-mático	No	Sí. Factor de contacto
Factor XII	Factor de Hageman	No	Sí. Factor sensible a trombi-na. Factor de contacto
Precalicreina	Factor de Fletcher	No	No. Factor de contacto
Cininógeno de alto peso molecular	Factor de Fitzgerald	No	No. Factor de contacto
Factor XIII	Factor estabilizante de fibrina	No	No

¡Recuerda!

Hemostasia primaria

- Vasoconstricción vascular
- Tapón plaquetario. Las plaquetas activadas expresan Gp IIb-IIIa

Hemostasia secundaria

- La vía extrínseca: que se desencadena por factores tisulares al lesionarse las células del tejido cercano. Factor VII.
- La vía intrínseca: debido al contacto del factor XII de la coagulación y las fibras de colágeno de la pared vascular.
- Común: activación del factor X hasta la formación del coágulo. La formación del activador de protrombina es necesaria para las siguientes fases del proceso, esto es, la conversión de la protrombina en trombina. Factores I, II, V, X.

Anticoagulantes

- Fisiológicos:

    - Inhibidores de serínproteasas: antitrombina III (inhibidor de la trombina).

    - Inhibidores de los factores Va y VIIIa:

        - Proteína C: serinproteasa vitamina K dependiente, que debe ser activada por la trombina y unirse a la proteína S.

        - Proteína S: también vitamina K dependiente.

    - Inhibiodor de la vía del factor tisular (TFPI): inhibe al factor VIIa.

    - No fisiológicos: como citrato, EDTA, fluoruros y fármacos como la heparina o la aspirina.

Anticoagulantes intravasculares patológicos

- Anticoagulantes antifosfolípidos (en la enfermedad como lupus eritematoso sistémico, artritis reumatoide):

    - Anticoagulante lúpico: relacionado con abortos de repetición y trombocitopenias.

    - Anticoagulantes anticardiolipinas: este marcador es el más usado para el diagnóstico del síndrome antifosfolípido (puede causar la formación de coágulos sanguíneos en las arterias o las venas, así como complicaciones en el embarazo, como aborto espontáneo y muerte fetal).

20.4 Sistema de la fibrinólisis

Tras la formación del coágulo este debe disolverse para repermeabilizar el vaso sanguíneo. En la reparación, el tejido lesionado y endotelio vascular liberan t-PA (activador del plasminógeno tisular) para convertir el plasminógeno en plasmina. La plasmina es capaz de romper los coágulos de fibrina y fibrinógeno.

Los productos de degradación de la fibrina y fibrinógeno son los PDF y los de la fibrina insoluble son el dímero D. La cuantificación del dímero D es útil en el diagnóstico de coagulación intravascular diseminada y la trombosis venosa profunda.

¡Recuerda!

El plasma tiene fibrinógeno y fibrina.

El plasma sin fibrinógeno, fibrina y algunos factores de coagulación es suero.

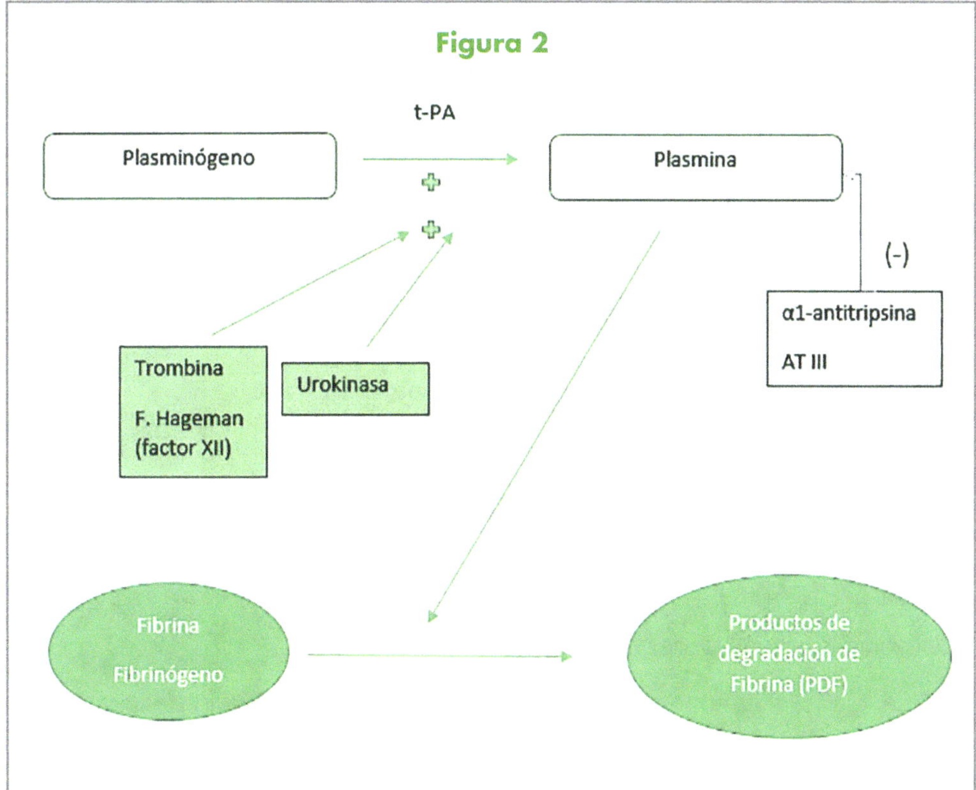

20.5 Evaluación de la hemostasia

La cuantificación de un factor específico del sistema de la coagulación se puede realizar por medio de la evaluación de su actividad funcional por métodos cromogénicos, o más comúnmente, por algún método coagulante antes mencionado. También, se puede evaluar el nivel de proteína circulante por métodos inmunológicos como: ELISA, pruebas de aglutinación, inmunoelectroforesis, entre otros.

Prueba de Rumpel-Leede

Para diagnosticar la **fragilidad capilar** de un paciente, usamos la llamada prueba de Rumpel-Leede, también conocida como prueba del lazo o torniquete. Esta prueba muestra fragilidad capilar. Se aplica **presión/succión** en distintas áreas del cuerpo mediante un manguito de presión arterial. La fragilidad capilar se refleja en el número de petequias que aparecen en determinadas áreas.

Tiempo de sangría o de hemorragia (técnica de Duke e Ivy)

Está alterado en patologías de la **hemostasia primaria,** como la trombocitopenia, trombocitopatías y en la **enfermedad de von Willebrand.** Estos tiempos están alargados también en presencia de antiagregantes plaquetarios.

La técnica de Duke consiste en la medición de la duración de la hemorragia producida por la punción hecha en el lóbulo de la oreja con una lanceta, normalmente dura de tres a siete minutos. En una forma muy general permite evaluar la retracción del capilar, la cantidad y calidad de las plaquetas

Tiempo de tromboplastina parcial activada (TTPA)

También se llama tiempo de cefalina. Mide el tiempo en el que tarda en aparecer fibrina tras coagular el plasma citratado en contacto con calcio y fosfolípidos. La sangre se mezcla suavemente en tubos de plástico con citrato de sodio al 3,8 % en una proporción 1:9 e inmediatamente se centrifuga a 4 °C a 1400 g durante 15 o 20 minutos. Las pruebas se deben realizar lo más rápido posible (sobre todo, si se evalúan factores lábiles como el factor VIII o factor V).

Mide la vía intrínseca y la común. Es una prueba que mide la deficiencia de todos los factores de la coagulación (en especial de los factores VIII y IX) (excepto el factor III, VII, y XIII).

Se trata de la prueba utilizada para el tratamiento con heparina no fraccionada.

En la enfermedad de la hemofilia se encuentra alargado.

El tempo de coagulación (Lee-White) es similar al TTPA pero menos fiable y reproducible.

Tiempo de protombina o Índice de Quick

Mide el tiempo de coagulación del plasma citratado en presencia de calcio y factor tisular.

Evalúa la vía extrínseca (factor VII) y la común (I, II, V, X). Se encuentra alargado en déficits de vitamina K y en las hepatopatías. Otras indicaciones del Tiempo de Protrombina es el control preoperatorio.

Se usa para evaluar el tratamiento con anticoagulantes orales dicumarínicos.

INR (razón de normalización internacional que es plasma problema/plasma control) que estandariza los valores de TP interlaboratorios. ISI (Índice de Sensibilidad

Internacional) está definido para cada reactivo por la casa comercial suministradora comparando la sensibilidad de su producto con una tromboplastina humana de referencia.

En los trastornos de la vía común de la coagulación se verán alargados los tiempos de protrombina, TTPA y coagulación.

Tiempo de trombina

Estudia el paso del fibrinógeno a fibrina. Se alarga en patologías en las que hay un exceso de antitrombina III o un aumento de PDF. La heparina sódica altera el tiempo de trombina.

Tiempo de reptilasa: es un tiempo de coagulación similar al tiempo de trombina pero donde el coágulo es producido por la acción de una enzima (reptilasa) del veneno de víbora denominada reptilasa que activa y transforma al fibrinógeno. La reptilasa tiene una acción similar a la de la trombina.

El tiempo de reptilasa no es inhibido por la heparina y puede utilizarse en lugar del tiempo de trombina en la evaluación del fibrinógeno en pacientes heparinizados. Cuando se evalúan estados de hipercoagulabilidad, un resultado normal del tiempo de reptilasa excluye la presencia de fibrinógeno anormal. Método coagulométrico.

Utilidad clínica: diagnóstico diferencial entre hipofibrinogenemias y contaminación con heparina o productos de degradación de la fibrina.

Solubilidad del coágulo en urea

Estudia la actividad del factor XIII.

Evaluación de la agregación plaquetaria

Esta prueba se realiza en presencia de distintas sustancias proagregantes como cológeno, ADP, adrenalina, ristocetina.

Estudio del fibrinógeno

Técnica de von Clauss: es una técnica que mide el tiempo de coagulación de un plasma diluido adicionado de una solución de trombina concentrada. El tiempo medido es inversamente proporcional a la cantidad de fibrinógeno. Otras técnicas inmunológicas que también pueden usarse son inmunodifusión radial, nefelometría, turbidimetría o ELISA.

Dosificación del PDF

Técnica inmunológica (aglutinación de partículas látex en placa, ELISA) con anticuerpos específicos.

Dosificación del dímero D

Técnica inmunológica (aglutinación de partículas látex en placa, ELISA) con anticuerpos monoclonales específicos de los dímeros D. Se hace en plasma.

Factores específicos

La cuantifcación de un factor específco del sistema de la coagulación se puede realizar por medio de la evaluación de su actividad funcional por métodos cromogénicos, o más comúnmente, por algún método coagulante antes mencionado. También, se puede evaluar el nivel de proteína circulante por métodos inmunológicos como: ELISA, pruebas de aglutinación, inmunoelectroforesis, entre otros.

Evaluación de la hemostasia

Prueba	Qué mide	Uso
Tiempo de hemorragia	Hemostasia primaria	Enfermedad de von Willebrand
TTPA	Vía intrínseca y común	• Control de tratamiento con heparina • Hemofilias
Tiempo de protrombina (TP)	Vía extrínseca y común	• Déficit vitamina K y hepatopatías • Tratamiento con anticoagulantes dicumarínicos
Tiempo de trombina	Fibrinólisis	• Alteraciones del fibrinógeno

Problemas en estudio de coagulación

Muestras mal enrasadas: variaciones de un 10 % en el enrase no alteran los resultados: por encima de esta cota se debe valorar la aceptación de la muestra.

Muestra hemolizadas: la primera decisión es valorar su procesamiento ya que en la mayoría de los casos indica una extracción deficiente, ya por dificultades de la vía o por mala técnica.

Muestras con altos hematocritos: pueden dar resultados de coagulación prolongados, porque la reacción plasma/citrato se reduce. La solución es un tubo nuevo, retirar el citrato sódico en proporción a la disminución teórica de plasma (calcularlo por el valor hematocrito) y realizar una nueva extracción.

20.6 Patología de la hemostasia

Diátesis hemorrágicas: sangrado excesivo y espontáneo o por traumatismos mínimos debido a alteraciones del sistema de la hemostasia.

20.6.1 Diátesis angiopática

La alteración se encuentra en la pared vascular (alterándose el tiempo de hemorragia) produciendo hemorragias espontáneas.

- Enfermedades: Ehlers-Danlos, avitaminosis C, déficit de síntesis de colágeno…

- Las pruebas de la hemostasia 1ª, 2ª y número de plaquetas son normales.

20.6.2 Diástesis trombóticas

La alteración en la hemostasia se debe a las plaquetas.

Trombopenias

Disminución del número de plaquetas debido a distintas causas (aumenta el tiempo de hemorragia):

- Tras hemorragia masiva no se reponen las plaquetas, por inflamación del bazo, en hipoproducción de precursores y progenitores hematopoyéticos.

- **Enfermedad de Werlhof o PTI** (púrpura trombopénica idiopática) se destruyen las plaquetas al producirse autoanticuerpos contra ellas.

- Coagulación intravascular diseminada (CID), Púrpura trombocitopénica trombótica (PTT) y el síndrome hemolítico urémico (SHU).

Trombopatías

Se trata de una alteración funcional. El tiempo de hemorragia está aumentado pero el número de plaquetas son normales. Pueden ser **hereditarias** como la enfermedad de Bernard-Soulier o la enfermedad de Glanzmann o adquiridas por fármacos (AINE), insuficiencia renal...

- **Enfermedad de Bernard-Soulier:** se produce por un déficit de glucoproteína Ib-IX. Es una alteración hereditaria que afecta a la adhesión plaquetar.

- **Enfermedad de Glanzmann:** alteración hereditaria que afecta a la agregación plaquetaria debido a un déficit de **glucoproteína IIb-IIIa.**

> **¡Recuerda!**
>
> **Trombopenias: alargamiento del tiempo de hemorragia con disminución de plaquetas.**
>
> **Trombopatías: alargamiento del tiempo de hemorragia con número normal de plaquetas.**
>
> **Ambas patologías pueden presentar hemorragias espontáneas en la piel como púrpura, petequias y equimosis.**

Trombocitosis

Se producen en los síndromes mieloproliferativos.

20.6.3 Diástesis hemorrágica plasmopática

La alteración se encuentra en los factores de coagulación. Son hemorragias que se producen por trauma previo. Se localiza en órganos internos y son más tardías (horas o días). Alteraciones de TTPA y/o TP.

Deficiencia de los factores de coagulación

- **Hemofilias:** se trata de una deficiencia de factores de coagulación con herencia recesiva ligado al cromosoma X. Los hombres tienen únicamente un cromosoma X, de tal forma que si el gen del factor en ese cromosoma es defectuoso tendrán hemofilia. Como manifestaciones más importantes destacan los hemartros o sangre en las articulaciones, equimosis, hematuria... Existen varios tipos diferentes:

  - Hemofilia A con déficit de factor VIII, que se da en la mayoría de las hemofilias.

  - Hemofilia B con déficit de factor IX.

  - Hemofilia C con déficit de factor XI.

- **Para su diagnóstico:** aumento de TTPA (vía intrínseca), TP normal (vía extrínseca) y tiempo de sangría normal.

- **Enfermedad de von Willebrand:** trastorno relacionado con el factor von Willebrand circulante. Este factor actúa en la **adhesión plaquetaria** al endotelio vascular y además como proteína transportadora del factor VIII. Las manifestaciones más importantes son las mococutáneas, a diferencia de la hemofilia. El tiempo de hemorragia está alargado y el TTPA puede ser normal o estar alargado dependiendo de la cantidad de factor VIII circulante.

- **Insuficiencia hepática.**

- **Déficit de vitamina K:** afecta a los factores II, VII, IX, X y proteínas C y S.

Consumo excesivo de factores

Se produce en la coagulación intravascular diseminada (CID): es un trastorno grave en el cual se forman trombos de forma acelerada, lo que conlleva un consumo de plaquetas y factores de coagulación (es por ello por lo que también se le llama coagulopatía de consumo). Se produce una alteración de la hemostasia primaria y secundaria, lo que activa la fibrinólisis de manera secundaria.

Causas: se forman pequeños coágulos de sangre en los vasos sanguíneos. Algunos de estos coágulos pueden taponar los vasos y cortar el riego sanguíneo a diversos órganos, como el hígado, el cerebro o el riñón. Se puede deber a infecciones por gram positivos, veneno de serpientes. También puede darse por persistencia de activadores de la coagulación en la circulación por insuficiencia hepática.

Consecuencias: al aumentar el consumo de plaquetas y factores de coagulación, el plasma se convierte en suero. Fragmentación de hematíes con isquemia en los tejidos. Fibrinólisis parcialmente activada (Dímero D y fibrina) aunque no suficiente.

Se pueden llevar a cabo los siguientes exámenes:

- Conteo de plaquetas.

- Productos de degradación de la fibrina.

- Tiempo parcial de tromboplastina (TTPA).

- Tiempo de protrombina (TP).

- Fibrinógeno.

➜ Todos los tiempos están alargados.

20.6.4 Diátesis hemorrágica hiperfibrinolítica

Aumento de la fibrinólisis que produce hemorragias por disolución del coágulo. Puede ser por aumento de los activadores del plasminógeno o por deficiencia de inhibidores de la plasmina. Se elevan PDF y el dímero D es normal.

20.7 Tratamiento anticoagulante

20.7.1 Anticoagulantes orales

Los anticoagulantes orales del grupo cumarínico son los fármacos más común-mente utilizados en la profilaxis a largo plazo de patologías tromboembólicas como son la valvulopatía reumática, prótesis valvulares, arritmias cardiacas, IAM complicado, tromboembolismo venoso, etc. Se trata de unos pocos fármacos (en España, Acenocumarol=Sintrom y Warfarina=Aldocumar).

Dabigatrán es un anticoagulante oral, inhibidor de la trombina.

Mecanismo de acción: inhiben el paso de la vitamina K desde su forma oxidada a la reducida. La forma reducida es el cofactor esencial para la síntesis hepática de las denominadas proteínas vitamina-K dependientes (protrombina, VII, IX, X) y también proteínas anticoagulantes (proteína C, proteína S y ATIII). Estos fármacos inducen síntesis defectuosa de todas las proteínas vitamina K dependientes. Su efecto anticoagulante se debe principalmente a la disminución de los niveles plasmáticos de protrombina funcional.

20.7.2 Heparina

Se trata de un anticoagulante de acción indirecta ya que su acción se lleva a cabo uniéndose a la antitrombina III.

Heparina no fraccionada: se une a antitrombina III (ATIII) produciendo un cambio conformacional que aumenta la capacidad inhibitoria de esta enzima sobre los factores de coagulación: trombina, Xa y IXa. Para que la inactivación de trombina sea acelerada debe formarse un complejo terciario de ATIII + hepa-rina + trombina.

Se debe realizar un control estricto de la terapia para evitar la mala dosifica-ción. Se pueden monitorizar directamente los niveles plasmáticos de heparina por titulación con protamina o midiendo la actividad anti-Xa del suero heparinizado. En clínica se utiliza el TTPA, que mide los tres factores inhibidos.

Heparinas de bajo peso molecular (HBPM): dependiendo de la técnica de fraccionamiento utilizada se obtienen distintos tipos de HBPM, cuyas propiedades farmacocinéticas son también distintas.

Mecanismo de acción: aceleran la inhibición del factor Xa y la trombina por ATIII, con la que forman un complejo. Las HBPM inhiben más al factor Xa que a la trombina. El complejo HBPM+ATIII, al igual que el complejo de heparina no fraccionada con ATIII, tampoco puede inhibir al factor Xa que ya está unido al coágulo.

Test laboratorio: el TTPA no sirve para el control. Por su buena farmacocinética no requiere de monitorización, excepto en nefropatías, en los que se puede determinar su actividad anti-Xa. El principio se basa en la determinación de la inhibición mediante la concentración del factor Xa ("antitrombina-heparina"), usando una curva de referencia. Para medirlo se usan métodos coagulométrico y cromogénico.

Resumen de los conceptos más relevantes del Tema 20

¡Recuerda!

Factor von Willebrand: liberado del endotelio y del interior de las plaquetas, también circula en plasma en bajas cantidades. Transporta el factor VIII de la coagulación que colabora con el factor IXa junto con el calcio para la activación del factor X.

Receptor de glucoproteína IIb/IIIa: principal receptor de la membrana de las plaquetas que reconoce y fija cadenas de fibrinógeno y FvW.

- La vía extrínseca: que se desencadena por factores tisulares al lesionarse las células del tejido cercano.

- La vía intrínseca: debido al contacto del factor XII de la coagulación y las fibras de colágeno de la pared vascular.

Común: activación del factor X hasta la formación del coágulo. La formación del activador de protrombina es necesaria para las siguientes fases del proceso, esto es, la conversión de la protrombina en trombina.

La mayoría de los factores de la coagulación son de origen hepático.

- ¡Excepto! Los factores: III, VIII, XIII, IV (este último es el calcio).

Los factores X, IX, II, VII → son vitamina K dependientes.

Factores plasmáticos de la coagulación

Factor de coagulación	Otra denominación	Dependiente de vitamina K	De origen hepático
Factor I	Fibrinógeno	No	Sí. Factor sensible a trombina
Factor II	Protrombina	Sí	Sí
Factor III	Factor tisular de tromboplastina	No	No
Factor IV	Calcio	No	No
Factor V	Proacelerina, factor de Leiden	No	Sí. Factor sensible a trombina
Factor VII	Proconvertina	Sí	Sí. Factor sensible a trombina
Factor de von Willebrand		No	No
Factor VIII	Factor antihemofílico-A	No	No
Factor IX	Factor Christmas	Sí	Sí
Factor X	Factor Stuart	Sí	Sí
Factor XI	Antecedente tromboplasmático	No	Sí. Factor de contacto
Factor XII	Factor de Hageman	No	Sí. Factor sensible a trombina. Factor de contacto
Precalicreina	Factor de Fletcher	No	No. Factor de contacto
Cininógeno de alto peso molecular	Factor de Fitzgerald	No	No. Factor de contacto
Factor XIII	Factor estabilizante de fibrina	No	No

Hemostasia primaria

- Vasoconstricción vascular

- Tapón plaquetario. Las plaquetas activadas expresan Gp IIb-IIIa

Hemostasia secundaria

- La vía extrínseca: que se desencadena por factores tisulares al lesionarse las células del tejido cercano. Factor VII.

- La vía intrínseca: debido al contacto del factor XII de la coagulación y las fibras de colágeno de la pared vascular.

- Común: activación del factor X hasta la formación del coágulo. La formación del activador de protrombina es necesaria para las siguientes fases del proceso, esto es, la conversión de la protrombina en trombina. Factores I, II, V, X.

El plasma tiene fibrinógeno y fibrina.

El plasma sin fibrinógeno, fibrina y algunos factores de coagulación es suero.

En los trastornos de la vía común de la coagulación se verán alargados los tiempos de protrombina, TTPA y coagulación.

Evaluación de la hemostasia

Prueba	Qué mide	Uso
Tiempo de hemorragia	Hemostasia primaria	Enfermedad de von Willebrand
TTPA	Vía intrínseca y común	- Control de tratamiento con heparina - Hemofilias
Tiempo de protrombina (TP)	Vía extrínseca y común	- Déficit vitamina K y hepatopatías - Tratamiento con anticoagulantes dicumarínicos
Tiempo de trombina	Vía común	- Alteraciones del fibrinógeno

Trombopenias: alargamiento del tiempo de hemorragia con disminución de plaquetas.

Trombopatías: alargamiento del tiempo de hemorragia con número normal de plaquetas.

Ambas patologías pueden presentar hemorragias espontáneas en la piel como púrpura, petequias y equimosis.

Patología	TP	TTPA	T. de trombina	T. de hemorragia	Nº de plaquetas
Hemofilias A y B	N	A	N	N	N
Enfermedad de von Willebrand	N	A o N	N	A	N
CID	A	A	A	A	B
Deficiencia vit. K	A	A	N	N	N
Insuficiencia hepática	A	A	A	N	N o B
Alteraciones trombopáticas	N	N	N	A	N
Alteraciones trombopénicas	N	N	N	A	B
Anteraciones angiopáticas	N	N	N	N	N

Enfermedad de Bernard-Soulier: se produce por un déficit de glucoproteína Ib-IX. Es una alteración hereditaria que afecta a la adhesión plaquetar.

Enfermedad de Glanzmann: alteración hereditaria que afecta a la agregación plaquetaria debido a un déficit de glucoproteína IIb-IIIa.

Hemofilia:

- Hemofilia A con déficit de factor VIII.

- Hemofilia B con déficit de factor IX.

Enfermedad de von Willebrand: alteración en adhesión plaquetar por déficit de factor FvW. Manifestaciones mococutáneas.

CID: alteración de la hemostasia primaria y secundaria lo que activa la fibrinólisis de manera secundaria. Consumo de plaquetas y factores de coagulación.

Preguntas y respuestas
Tema 20

https://amazingbooks.es/faq-tecnicos-de-laboratorio-bloque-tematico-20

TEMA 21

ANTÍGENOS Y ANTICUERPOS ERITROCITARIOS, LEUCOCITARIOS Y PLAQUETARIOS. SISTEMA ABO Y RH. FRACCIONAMIENTO Y CONSERVACIÓN DE HEMODERIVADOS

Autora: Wysali Trapiello Fernández

21.1 Sistema ABO

Los grupos sanguíneos son caracteres heredados, están localizados en estructuras polimórficas de la membrana de los eritrocitos, y son reconocidos por anticuerpos específicos. La importancia clínica de los grupos sanguíneos se debe a los aloanticuerpos (siempre dirigidos contra antígenos no presentes en el individuo que los produce) que pueden destruir los hematíes transfundidos o atravesar la placenta y producir hemólisis en el feto.

¡Recuerda!

Genotipo: conjunto de alelos heredados provenientes de un determinado gen (por ejemplo, BB, BO).

Fenotipo: producto reconocible de estos alelos.

Antígenos antitéticos: producidos por diferentes alelos de un determinado locus.

El sistema ABO fue descubierto por Landsteiner en 1900 y actualmente sigue siendo el sistema más importante en la transfusión sanguínea y en trasplante. Estos anticuerpos pueden producir reacciones hemolíticas intravasculares graves cuando se transfunden hematíes ABO incompatibles.

Los antígenos ABO están ampliamente distribuidos en el organismo. Se encuentra en los hematíes, linfocitos, plaquetas y en la mayoría de tejidos endoteliales y epiteliales, y en algunos órganos como los riñones.

El gen ABO se sitúa en el cromosoma 9 que posee tres alelos (A, B y O) que determinan especificidades de las enzimas para las cuales codifican. Y un gen H situado en un locus separado que codifica la sustancia precursora.

- Los genes A y B son dominantes y codifican para unas enzimas que catalizan la reacción que permite la unión de determinados carbohidratos a precursores glicoproteicos. Transforman la sustancia H, presente en todos los hematíes en los antígenos A y B.

- El gen O es recesivo y no expresa ningún producto antigénico.

En función de la presencia o ausencia de antígenos (aglutinógenos) del sistema ABO hay cuatro tipos de grupos sanguíneos: el A, el B, el AB y el O. Hay un grupo especial llamado Grupo Bombay al que pertenecen los individuos que no heredan el gen H (genotipo hh). Presentan los genes A, B aunque no pueden expresarlos. Al hacerse el estudio del suero muestra la presencia de anti-H, además de anti-A, anti-B y anti-AB.

21.1.1 Formación de la estructura de los antígenos ABO

La sustancia precursora presenta azúcares (galactosa o N-acetilgalactosaminsa) terminal y en la biosíntesis se añade Fucosa → Antígeno H + Fucosa:

- Alelo A: codifica la enzima transferasa A que cataliza la N-acetilgalactosamina de antígeno H dando lugar al Antígeno A. Grupo sanguíneo A tiene Fucosa + Acetilgalactosamina.

- Alelo B: codifica la enzima transferasa B que cataliza la D-Galactosa del antígeno H dando lugar al Antígeno B. Grupo sanguíneo B tiene Fucosa + Galactosa.

- Alelo O: codifica una transferasa O que es inactiva quedando el antígeno H sin modificarse. Grupo sanguíneo O tiene Fucosa.

- Grupo sanguíneo AB tiene (Fucosa + Acetilgalactosamina) + (Fucosa + Galactosa).

21.1.2 Subgrupos del sistema ABO

En la raza caucásica, los grupos O y A son los más frecuentes (45 % y 40 %, respectivamente), seguidos del grupo B (11 %) y del grupo AB (4 %).

- Principales subgrupos de A: A1 y A2 son clasificados por la cantidad de antígeno y esta cantidad disminuye en el siguiente orden A1, A2, A3, Ax, Aend, Am. Los subgrupos varían en las distintas poblaciones.

- Principales subgrupos de B: también son clasificados por la cantidad de antígeno B y disminuye en el orden B3, Bx, Bm, Bel.

21.1.3 Anticuerpos del sistema ABO

Los anticuerpos del sistema ABO se forman tras la exposición *in utero* a antígenos A o B (transferencia placentaria). A los 3-6 meses de vida ya son detectables y suelen ser adquiridos por transferencia placentaria (IgG). La producción de anticuerpos se incrementa entre los 5-10 años y disminuye posteriormente en adultos de edad avanzada.

- EL grupo A y B son predominantemente IgM.

- El grupo O son predominantemente IgG.

Aloinmunización ABO durante el embarazo: la incompatibilidad por ABO se presenta cuando los eritrocitos del niño tienen antígenos A/B y el suero de la madre contiene el correspondiente anticuerpo (cuando la madre es por ejemplo O).

21.1.4 Antígenos ABO

¡Recuerda!

Grupo A AA - AO	Grupo B BB – BO	Grupo AB AB	Grupo O OO
Aglutinógenos A	Aglutinógenos B	Aglutinógenos A-B	Sin aglutinógenos
Aglutininas B	Aglutininas A	Sin aglutininas	Aglutininas A-B

21.1.5 Determinación del sistema ABO

Existen dos procedimientos:

- Hemático o en porta: el grupo hemático consiste en enfrentar hematíes del paciente con antisueros específicos Anti-A, Anti-B, Anti-AB.

- Sérico o en tubo: el grupo sérico consiste en enfrentar suero del paciente con hematíes A y B. La presencia de anti-A y Anti-B en dicho suero presentará una aglutinación específica.

Grupo sanguíneo	A	B	AB	0
En la membrana	Antígeno A	Antígeno B	Antígeno A y B	No antígenos
En el plasma	Anti-B	Anti-A	No anticuerpos	Anti-A y anti-B

21.2 Otros sistemas eritrocitarios

21.2.1 Sistema Rhesus (Rh)

Hay dos nomenclaturas:

- **Nomenclatura de Fisher-Race:** denomina a los antígenos por separado y los haplotipos resultantes se expresan por la conjunción de tres letras. Es la nomenclatura D, d, C, c, E, e (deriva de la idea de la existencia de tres genes Rh). La presencia o ausencia del antígeno D determina si un individuo es Rh (+) o Rh (-). Los individuos que heredan los antígenos C o E pero no el D, se clasifican como Rh (-).

- **Nomenclatura de Wiener (Rh-Hr):** se apoya en la existencia de un solo gen procedente de cada progenitor y cada gen tendría una estructura que comprendería un número variable de antígenos. El gen R1 codifica (C, D y e) y el r codifica (c, e).

Determinación de D débil: es una variante débil del antígeno D. Se comportan como receptores como Rh (-) y como donantes Rh (+). Se puede diagnosticar realizando un test de Coombs indirecto.

El antígeno Anti-D puede causar reacciones transfusionales hemolíticas, en algunas ocasiones de carácter grave y enfermedad hemolítica del recién nacido

(EHRN). Las gestantes portadoras de una variante de D que se sensibilizan pueden producir EHRN cuando el feto es portador de un antígeno D completo. Si se conoce que la gestante es portadora de una de estas variantes, y da a luz a un recién nacido D positivo, la gestante es candidata a recibir la dosis preceptiva de gammaglobulina anti-D.

21.2.2 Sistema Kell (k)

El antígeno Kell es un anticuerpo responsable de EHRN. Los antígenos más importantes de este sistema son: K, k, Kpa, Kpb, Kpc, Jsa y Jsb. Todos de importancia clínica. El anti-K es el anticuerpo más común después del anti-D, pues puede causar reacciones transfusionales y EHRN. Es un anticuerpo IgG.

21.2.3 Sistema Duffy (Fy)

Los principales antígenos son: Fya y Fyb (Fy3, Fy4, Fy5 son poco frecuentes). Todos ellos causantes de reacciones transfusionasles y de EHRN.

Existe un fenotipo nulo que se denomina Fy que no produce Fya o Fyb, común en la raza negra. Los hematíes de los individuos **Fy** (a-b-) son **resistentes al *Plasmodium vivax***, aunque otras subespecies de *Plasmodium* sí son capaces de infectar al hematíe.

21.2.4 Sistema Kidd (JK)

Los tres fenotipos más corrientes están definidos por dos genes alélicos, JKa y Jkb, se supone que el fenotipo raro JK (a- b-) lo presenta los individuos homocigotos para el alelo silencioso JK.

Los antígenos JKa y JKb son inmunogenos débiles.

Los anticuerpos son de clase IgG y son capaces de fijar complemento, se forman como resultado de la recepción de sangre Kidd positiva, mediante transfusión o embarazo.

El título de anticuerpos de este sistema desciende después de su formación hasta niveles no detectables, por consiguiente, puede pasar desapercibidos en las pruebas de compatibilidad, pueden dar lugar a reacciones transfusionales retardadas, también pueden ser causa de EHRN.

21.2.5 Sistema I

Los antígenos I e i se hallan en los hematíes y sus anticuerpos son IgM naturales. En los adultos el más abundante es el I y en los recién nacidos abunda el i. El cambio de uno a otro se da en los primeros 18 meses de vida.

En las infecciones por *Mycoplasma pneumoniae* se produce un aumento en título de anti-I. Los anti-i no se suelen encontrar en individuos sanos, solo aumentan sus niveles en enfermedades de origen vírico como la mononucleosis infecciosa.

21.2.6 Sistema MNSs

Anti-S	Anti-s	Anti-M y Anti-N
• Actúan a 37 °C • Son de tipo IgG • Clínicamente significativos • Pueden producir EHRN-Necesitan de periodo de sensibilización-Pacientes politransfundidos	• Actúan a 37 °C • Son de tipo IgG o IgM • Clínicamente significativos • Pueden producir EHRN	• Actúan a 4 °C (fríos) • Son Ac de origen natural • Mayoría de IgM • No fijan complemento • No son clínicamente significativos • No producen reacciones postransfusionales ni EHRN

21.2.7 Sistema P

Los antígenos son: P1, PK y P.

• El antígeno P1 se encuentra en los glóbulos rojos de la mayor parte de la población. Las personas que no tienen P1, se les denomina P2. Si se carece de P1, Pk y P se llama p.

• El anticuerpo que reacciona contra P, P1, y PK es el anticuerpo anti-Tja (IgG), con capacidad de producir EHRN, abortos espontáneos y reacciones postransfusionales.

• Los anticuerpos P2 son IgM y tienen una reacción óptima de 4 °C, no sobrepasan barrera placentaria y no producen EHRN.

21.2.8 Sistema Lewis

Se forma por dos genes alelos denominados Le. Los dos antígenos se denominan Lea y Leb. El antígeno "le" es un gen silente o amorfo, por lo que los individuos "le-le" no producen antígenos Lea ni Leb. Por esta razón, la ausencia o presencia del antígeno depende de si el individuo ha heredado un gen Le o dos Le.

Estos antígenos son solubles procedentes del plasma siendo absorbidos posteriormente por los hematíes. Los anticuerpos solo se presentarán en individuos Le (a- b-), siendo casi siempre IgM.

Estos anticuerpos no atraviesan barrera placentaria y no se relacionan con EHRN. Tampoco suelen ocasionar daños postransfusionales.

21.2.9 EHRN: enfermedad hemolítica del recién nacido

Actualmente se da un caso por cada mil nacidos vivos. Se produce cuando los eritrocitos fetales heredan algún antígeno del padre que no posee la madre. En este caso acceden a la circulación materna formándose los anticuerpos específicos (isoinmunización). Tras la inmunización los anticuerpos IgG atraviesan la placenta uniéndose a los hematíes fetales para destruirlos.

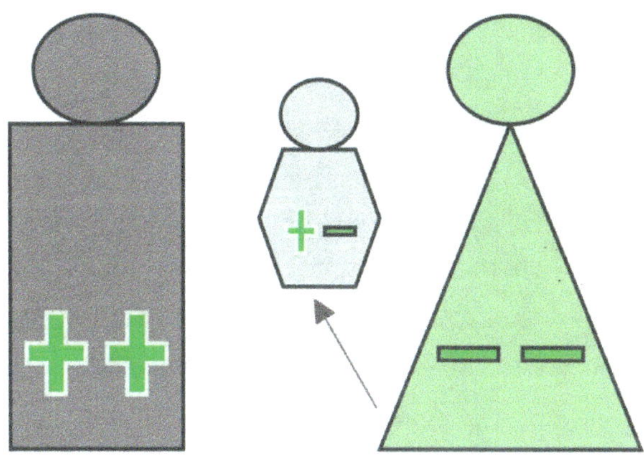

- El **antígeno D** suele ser la causa más común.

- Le siguen otros sistemas como Kidd, Duffy y Kell.

- En el sistema ABO no produce este efecto en el feto, aunque su reacción posnatal es leve-moderada.

  Para el diagnóstico se hacen estudios a la madre:

- Un grupo sanguíneo.

- Rh.

- *Screening* de anticuerpos, mediante un test de Coombs indirecto.

- **Sensibilización:** es el proceso en el que un anticuerpo se une al antígeno de un hematíe que considera ajeno. Ante sustancias extrañas, el organismo responde mediante la producción de anticuerpos o mediante respuesta celular mediante linfocitos T.

<table>
<tr><th colspan="1">Factores que influyen</th></tr>
</table>

- La proporción entre antígeno y anticuerpo.
- Es necesario un pH óptimo de 6,5-7,5.
- Temperatura: Anticuerpos fríos (temperaturas entre 4 °C y 22 °C).

  Anticuerpos calientes (temperatura de 37 °C).

- **Aglutinación:** el anticuerpo fijado se une a hematíes adyacentes formando grumos. Para ello es necesario que tanto la fracción variable como la fracción Fab se pueda unir a los eritrocitos.

  - Los anticuerpos de clase IgM (pentaméricos) son capaces de sensibilizar los hematíes suspendidos cuando reconocen un antígeno específico en su membrana, y producir posteriormente aglutinación directa de los hematíes adyacentes (anticuerpos completos).

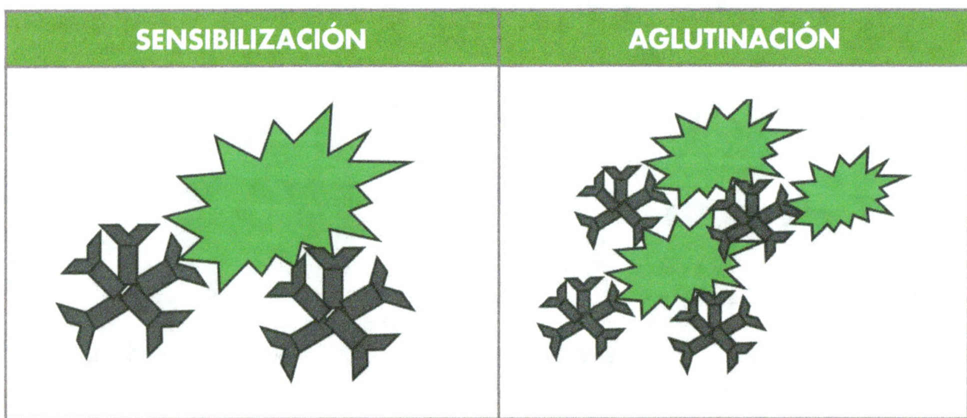

  - Los anticuerpos de clase IgG son capaces de unirse a los hematíes, pero no de producir aglutinación por sí solos (anticuerpos incompletos). Necesitan de un Anti-IgG para aglutinar los hematíes. Los dos fragmentos Fab ayudan a formar un puente entre anticuerpos adyacentes, lo que permite visualizar la aglutinación.

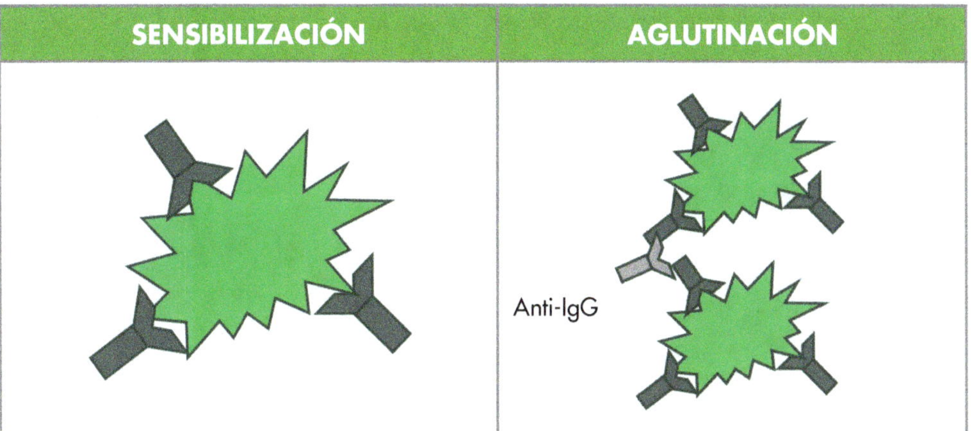

FACTORES QUE INFLUYEN

- Presencia de albúmina.
- Con el tratamiento enzimático se separan moléculas cargadas negativamente permitiendo el acercamiento.
- Temperatura 37 °C.
- Densidad del antígeno: a mayor densidad existen más posibilidades de acercamiento.
- Agrupación y movilidad de los antígenos: si los antígenos están cerca de la membrana del hematíe hay más posibilidades de que se una el anticuerpo.
- Depende de la clase de anticuerpo IgG o IgM.

21.3.1 Reacciones de aglutinación

La aglutinación es la formación de puentes y de una malla del complejo Ag-Ac visible. En general, las reacciones de aglutinación se pueden observar a simple vista.

Fenómeno de zona (pro-zona): puede contribuir a que la reacción de aglutinación no sea completa, aun con títulos adecuados de anticuerpos IgM en el medio.

El ensayo de aglutinación puede clasificarse en:

1) Ensayo de aglutinación directa o test directo de Coombs:

¡Recuerda!

El Coombs directo estudia la unión antígeno-anticuerpo producida in vivo (anticuerpos incompletos unidos a la membrana del hematíe). Permite detectar la presencia de inmunoglobulinas o fracciones del complemento adheridas.

- Es una prueba diagnóstica para el estudio de los procesos hemolíticos inmunes vivos a los hematíes. Está indicada en los siguientes casos:

  - Tras el hallazgo de un autocontrol reactivo en el estudio de anticuerpos irregulares.

  - En el estudio de anemia hemolítica autoinmune.

  - En el estudio de reacción hemolítica postransfusional.

  - En el estudio de la enfermedad hemolítica del feto y del recién nacido.

- Fundamento: Se obtiene sangre del paciente y tras realizar un lavado, se enfrentan los hematíes con el suero de antiglobulina. Si los hematíes presentan inmunoglobulinas o fracciones del complemento en su membrana, se producirá una aglutinación visible y la prueba se considerará positiva. En caso contrario, la prueba será negativa. Esta prueba puede realizarse en tubo o en gel-microcolumna (tarjetas de gel de antiglobulina).

2) Ensayo de aglutinación indirecta o pasiva o prueba indirecta de Coombs:

¡Recuerda!

El Coombs indirecto estudia la unión antígeno-anticuerpo tras incubación in vitro. Permite detectar la presencia de anticuerpos de clase IgG, evitando reacciones falsamente negativas e incompatibilidades pretransfusionales. Permite detectar > 95 % de los anticuerpos importantes con escasos falsos positivos.

- Se utiliza para:

  - El estudio de anticuerpos irregulares tanto en pruebas de escrutinio como de identificación y titulación.

  - La determinación del fenotipo eritrocitario, en algunos casos en los que los reactivos son de clase IgG (anti-S, anti-Jka, etcétera).

  - Las pruebas cruzadas pretransfusionales.

  - El estudio de anticuerpos irregulares tras procesos de elución y adsorción.

- Fundamento: se ponen en contacto anticuerpos y antígenos y se realiza una incubación a 37 °C. El tipo de muestra y de reactivo variará según sea la prueba a realizar (en una prueba cruzada, hematíes del donante y suero/plasma del paciente; en un estudio de anticuerpos irregulares, hematíes comerciales y suero/plasma del paciente; en un estudio de fenotipo eritrocitario, hematíes del paciente y antisueros comerciales). Posteriormente, se añade la antiglobulina, que detecta si ha habido unión antígeno-anticuerpo. Esta prueba puede realizarse en tubo o en gel-microcolumna (tarjetas de gel de antiglobulina).

21.3.2 Compatibilidad de pruebas cruzadas y anticuerpos irregulares

Se realizan mediante test de Coombs Indirecto. La existencia de aglutinación indica que hay anticuerpos del suero del receptor unidos a los hematíes del donante. La ausencia de aglutinación significa que no hay aloanticuerpos eritrocitarios en el suero del receptor, lo que indica que la prueba cruzada es compatible.

21.4 Antígenos y anticuerpos leucocitarios

21.4.1 Tipos de antígenos leucocitarios

- Antígenos que corresponden al sistema HLA. La aloinmunización HLA se genera contra antígenos clase I que ha sido provocada por los leucocitos residuales que quedan en el tejido a trasplantar. Teniendo en cuenta el sistema HLA, es posible minimizar el fenómeno del rechazo y de la enfermedad del injerto contra el receptor.

- Antígenos de granulocitos: antígenos específicos como HNA (antígenos neutrófilos humanos).

    - HNA-1: está compuesto por cuatro antígenos: HNA-1 (también llamado NA1 en la antigua literatura), HNA-1b, HNA-1c3 y HNA-1d. Estos antígenos se expresan únicamente en los granulocitos neutrófilos y sus precursores. Su glicoproteína portadora es el FcγRIIIb.

    - HNA-2: está asociado a la glicoproteína NB1 anclada a la membrana plasmática y a la de pequeñas vesículas y gránulos específicos. Una característica distintiva del antígeno HNA-2a es su expresión limitada a una subpoblación de los granulocitos neutrófilos.

21.4.2 Importancia clínica

- **Neutropenia neonatal aloinmune:** suelen producirse por Ac granulocitarios de clase IgG, presentes en el suero de la madre que reacciona con los Ag presentes en la membrana del neutrófilo.

- **Daño pulmonar agudo relacionado con la transfusión (TRALI):** suele producirse en las primeras 6 horas después de haber recibido una transfusión.

- **Reacción febril no hemolítica:** incremento de la temperatura, acompañado de escalofríos. Suelen ser benignos.

- Neutropenia inmune asociada al trasplante de medula: suele manifestarse después de un trasplante de médula ósea o células progenitoras.

- Neutropenia autoinmune:

  - Neutropenia primaria: su aparición puede ocurrir durante los 8 meses primeros de vida.

  - Neutropenia secundaria: más común en los adultos y se presenta en el curso de otras enfermedades autoinmunes.

21.5 Antígenos y anticuerpos plaquetarios

Antígenos no específicos: son aquellos que se expresan en las plaquetas y en otras líneas celulares.

- Antígenos ABO Antígenos.

- Lewis, Ii y P.

- Antígenos HLA clase 1.

Antígenos específicos: solo se expresan en las plaquetas.

- Su nomenclatura común es HPA (Human Platelet Antigens).

- Los HPA están determinados por variaciones de genes las glicoproteínas expresadas en las superficies celulares.

- Se designan HPA-1, HPA-2, HPA-3.

Importancia clínica

- Trombopenia neonatal aloinmune

- Purpura postransfusinal

21.6 Técnicas de fraccionamiento, separación y conservación de hemoderivados

21.6.1 Obtención de componentes sanguíneos

Hoy en día, la terapéutica con sangre, bien en forma de componentes sanguíneos (CS) o derivados plasmáticos (DP), es posible gracias a la donación de sangre. Esta tiene las características de ser una acción anónima, voluntaria y no remunerada. A las muestras del donante se le realizan varias pruebas de laboratorio:

- Hematimetría.

- Fenotipo y escrutinio de anticuerpos irregulares.

- Grupo ABO.

- Determinación serológica de hepatitis B, hepatitis C y VIH.

- Técnica PCR para hepatitis B, hepatitis C y VIH.

- Determinación de RPR (prueba de detección de sífilis).

- En determinados donantes de riesgo se realizan determinaciones de Chagas, paludismo…

¡Recuerda!

La sangre pasa a una bolsa cuádruple (bolsas satélites conectadas) que aseguran la esterilidad de los componentes. El plástico es permeable al intercambio de gases. La bolsa alberga una capacidad de 450 cc de sangre total, con 63 cc de solución anticoagulante conservadora que puede ser:

- CPD (Citrato, Fosfato, Dextrosa) > 21 días de conservación.

- CPD-Adenina (Citrato, Fosfato, Dextrosa. Adenina) 42 días de conservación.

- Sag-Manitol: caducidad más larga en la conservación.

Fraccionamiento de la sangre total: separación de los componentes sanguíneos (eritrocitos, plaquetas, leucocitos y plasma) para fines terapéuticos.

- Fraccionamiento manual: ya no se usa.

- Fraccionamiento automático.

  - Se obtienen tres componentes:

    - Concentrado de hematíes, se añade la solución aditiva SAG y se filtra.

    - Plasma fresco congelado → crioprecipitado.

    - Capa leucoplaquetaria (*Buffy Coat*): para *pool* de plaquetas.

  - Preparación de *pooles* manuales:

    - 5 *buffys* y solución aditiva.

    - Lavado de *buffys*, centrifugación y separación (esta última se realiza de forma manual).

- Fraccionamiento por aféresis: es una extracción de sangre, separación de sus componentes, reteniendo las partes que se necesitan y devolviendo el resto al paciente. Se suele utilizar para donaciones específicas, mediante un separador celular. Los productos obtenidos son los siguientes:

  - Plaquetoféresis (plaquetas suspendidas en plasma): tiene que haber un recuento mínimo de 150.000 plaquetas/microlitro.

  - Plasmaféresis: el donante tiene que tener cifras de proteínas superiores a 6 g/dl. Se usa para conseguir derivados plasmáticos.

  - Eritroféresis: se obtienen hematíes con fenotipos específicos. La muestra debe tener una hemoglobina adecuada.

21.6.2 Conservación, irradiación de los componentes sanguíneos obtenidos

¡Recuerda!

- Concentrado de Hematíes (CH):

  - Se conservan a 4° (+2° a +6° C) C entre 35 y 42 días dependiendo de la solución conservadora.

  - Congelados, conservados a (-40 °C: -80 °C): 30 años.

  - Lavados, sistema abierto: 24 horas a 4 °C.

- Plasma:

  - Congelado, conservado a (-18 °C: -25 °C): 3 meses.

  - Congelado, conservado a (-25 °C: -80 °C): 3 años.

  - Descongelado: 24 horas a 4 °C.

- Plaquetas

  - En agitación continua a (20 °C: 24 °C): 5 días. Es el más adecuado para el mantenimiento de plaquetas.

  - En agitación continua a (20 °C : 24 °C): 7 días (inactivadas).

  - Congelado, conservado a (-80 °C): 12 meses. Descongelado: 6 horas en agitación continúa a (20 °C: 24 °C).

- Plaquetas.

  - Pool (5 días).

  - Pool inactivado con amotosaleno (7 días).

  - Pool irradiado (5 días).

  - Plaquetas congeladas.

  - Plaquetas congeladas fenotipadas.

  - Plaquetoferesis.

¿Por qué se irradia? Las muestras se irradian para inactivar los linfocitos T y evitar el efecto injerto contra huéspedes

¿Cuáles son las consecuencias de la irradiación?

- Disminución del rendimiento transfusional (28 días).

- Aumenta el potasio, debido a que la membrana del hematíe puede romperse o hacerse más frágil, liberando el contenido intracelular.

Indicaciones terapéuticas de la irradiación:

- Transfusión a prematuros (peso < 1500 g).

- Exanguinotransfusión.

- Trasplante de M.O. alogénico.

- Trasplante de M.O. autóloga.

- Inmunodeficiencias.

Resumen de los conceptos más relevantes del Tema 21

¡Recuerda!

Genotipo: conjunto de alelos heredados provenientes de un determinado gen (por ejemplo, BB, BO).

Fenotipo: producto reconocible de estos alelos.

Antígenos antitéticos: producidos por diferentes alelos de un determinado locus.

Grupo A AA - A0	Grupo B BB – B0	Grupo AB AB	Grupo 0 00
Aglutinógenos A	Aglutinógenos B	Aglutinógenos A-B	Sin aglutinógenos
Aglutininas B	Aglutininas A	Sin aglutininas	Aglutininas A-B

Grupo sanguíneo	A	B	AB	0
En la membrana	Antígeno A	Antígeno B	Antígeno A y B	No antígenos
En el plasma	Anti-B	Anti-A	No anticuerpos	Anti-A y anti-B

El Coombs directo estudia la unión antígeno-anticuerpo producida in vivo (anticuerpos incompletos unidos a la membrana del hematíe). Permite detectar la presencia de inmunoglobulinas o fracciones del complemento adheridas.

El Coombs indirecto estudia la unión antígeno-anticuerpo tras incubación in vitro. Permite detectar la presencia de anticuerpos de clase IgG, evitando reacciones falsamente negativas e incompatibilidades pretransfusionales. Permite detectar > 95 % de los anticuerpos importantes con escasos falsos positivos.

El antígeno D es el más inmunogénico seguido de c y E. Al referirnos al grupo Rh, en realidad nos remitimos al antígeno D.

Determinación de Rh: se enfrentan hematíes del paciente con suero anti-D, si los hematíes aglutinan, se dice que Rh (+) y si no se produce aglutinación hablamos de Rh (-). Esta determinación no se puede hacer en suero.

La sangre pasa a una bolsa cuádruple (bolsas satélites conectadas) que aseguran la esterilidad de los componentes. El plástico es permeable al intercambio de gases. La bolsa alberga una capacidad de 450 cc de sangre total, con 63 cc de solución anticoagulante conservadora que puede ser:

- CPD (Citrato, Fosfato, Dextrosa) > 21 días de conservación.

- CPD-Adenina (Citrato, Fosfato, Dextrosa. Adenina) > 35 días de conservación.

- Sag-Manitol: caducidad más larga en la conservación.

- Concentrado de Hematíes (CH):

  - Se conservan a 4° (+2° a +6° C) C entre 35 y 42 días dependiendo de la solución conservadora.

  - Congelados, conservados a (-40 °C: -80 °C): 30 años.

  - Lavados, sistema abierto: 24 horas a 4 °C.

- Plasma:

  - Congelado, conservado a (-18 °C: -25 °C): 3 meses.

  - Congelado, conservado a (-25 °C: -80 °C): 3 años.

  - Descongelado: 24 horas a 4 °C.

- Plaquetas

  - En agitación continua a (20 °C: 24 °C): 5 días. Es el más adecuado para el mantenimiento de plaquetas.

  - En agitación continua a (20 °C : 24 °C): 7 días (inactivadas).

  - Congelado, conservado a (-80 °C): 12 meses. Descongelado: 6 horas en agitación continúa a (20 °C: 24 °C).

Preguntas y respuestas
Tema 21

https://amazingbooks.es/faq-tecnicos-de-laboratorio-bloque-tematico-21

BLOQUE TEMÁTICO III

Microbiología

<h1 style="text-align:center">TEMA 22</h1>

FUNDAMENTOS DE MICROSCOPÍA ÓPTICA Y ELECTRÓNICA

Autor: Jose Manuel Méndez Legaza

22.1 Examen microscópico

En 1983, Anton van Leeuwenhoek describió protozoos y bacterias usando lentes individuales a los que denominó "animáculos". Más adelante, es cuando se empieza a hablar de microorganismos.

Los microorganismos son demasiado pequeños para ser observados a simple vista, por lo cual debe utilizarse un microscopio. La microscopía es imprescindible en microbiología ya que constituye un primer paso para el examen de todos los microorganismos.

Los microscopios (del griego "micros" = pequeño y "scopein" = ver) se emplean para aumentar o ampliar las imágenes de objetos y organismos no visibles a simple vista.

En este tema se describen los fundamentos de la microscopía y el modo en el que funcionan los diferentes tipos de microscopios. Las ventajas que ofrece cada tipo de microscopio harán que se prefiera un tipo en lugar de otro. Algunos microorganismos se visualizan con más rapidez que otros debido a su mayor tamaño o a que presenten características más fáciles de observar. En cambio, muchos otros deben ser sometidos a diversos procedimientos de tinción para poder ser observados al microscopio. Será en el Tema 23 donde se desarrollen las tinciones y algunos de los métodos utilizados con mayor frecuencia para la preparación de las muestras que van a ser teñidas y examinadas con el microscopio.

22.1.1 Propiedades del microscopio

Tres propiedades fundamentales del microscopio:

a) Aumento

Es el número de veces que se ve el tamaño de un objeto por encima de su valor real.

Se reseña mediante un número seguido del signo "por" (10x, 20x...).

Para calcular el aumento utilizado hay que multiplicar el aumento del ocular (generalmente 10x) por el aumento al que estamos viendo la preparación.

¡Recuerda!

El aumento total de un objeto observado al microscopio óptico se calcula mediante la multiplicación del aumento de la lente ocular (generalmente de 10 aumentos: 10x) por el aumento de la lente objetivo (20x, 40x, 100x...).

Ejemplo: aumento del ocular (10x) por el aumento del objetivo (40x): 10x x 40X= 400x, lo cual quiere decir que estaríamos viendo la imagen del objeto ampliada 400 veces.

b) Poder de definición (o profundidad de campo)

Se refiere a la nitidez de las imágenes obtenidas (respecto a sus contornos). En general, a menos aumento, mayor profundidad de campo.

c) Poder de resolución (PR)

Es la distancia mínima entre dos puntos que estando próximos pueden verse como separados.

o <——> o

El poder de resolución (PR) del ojo humano es de 100-200 micras, es decir, que el ojo humano tiene la capacidad de distinguir que dos puntos se hayan separado hasta una mínima distancia de 100 a 200 micras.

¡Recuerda!

El poder de resolución (PR) del ojo humano es de 100-200 micras. El PR de un microscopio óptico es de 0,2 micras, y el del microscopio electrónico es de 0,002 micras (unas 100 veces más que con el microscopio óptico).

El PR de un microscopio óptico es de 0,2 micras, y el del microscopio electrónico es de 0,002 micras (unas 100 veces más que con el microscopio óptico).

Los distintos tipos de microscopios se clasifican en el siguiente esquema:

<table>
<tr><td colspan="1" style="background:green;color:white;text-align:center">Microscopio óptico</td></tr>
</table>

1) Microscopio de campo brillante o de campo claro
   (es el convencional del laboratorio)

2) Microscopio de campo oscuro

3) Microscopio de contraste de fases

4) Microscopio de fluorescencia

<table>
<tr><td style="background:green;color:white;text-align:center">Microscopio electrónico</td></tr>
</table>

1) Microscopio electrónico de transmisión

2) Microscopio electrónico de barrido

→ El microscopio **óptico** amplía los objetos, por lo tanto, mejora la capacidad de resolución del ojo humano desde 200 **hasta 0,2 micras.**

→ El microscopio **electrónico** llega a aumentar esa capacidad de resolución **hasta 0,002 micras.**

22.2 Microscopía óptica

El análisis directo de preparaciones teñidas o sin tinción por medio de la microscopia óptica es de particular utilidad para la detección de bacterias, hongos y parásitos. Es posible visualizar aún a las bacterias más pequeñas (1-2 micras), aunque todas generalmente requieren de tinción para poder distinguirlas estructural y morfológicamente.

Cuando existe una sola lente colocada entre el ojo del observador y el objeto observado, el microscopio se denomina simple. El ejemplo más característico de un microscopio simple es la lupa.

Cuando existen varias lentes colocadas en un objetivo del microscopio, este se denomina compuesto (es el microscopio convencional del laboratorio). De este modo, cuando se habla de microscopio óptico generalmente se está refiriendo al microscopio óptico compuesto.

22.2.1 Esquema de un microscopio óptico convencional

El microscopio óptico común está formado por 3 sistemas:

a) **Sistema mecánico:** sostiene la parte óptica y de iluminación.

  - **Pie o base**, sobre la que se apoya el microscopio.

  - **Revólver**, pieza giratoria que contiene los objetivos (generalmente de 10x, 20x, 40x y 100x).

  - **Brazo**, sostiene en su parte posterior el tubo donde se encuentra el ocular, y por la parte inferior se adapta a la base.

  - **Platina**, pieza metálica plana en la que se coloca la preparación a observar.

  - **Tornillos macro y micrométrico**, que permiten en el enfoque rápido y nítido, respectivamente, de la preparación.

b) **Sistema óptico:** encargado de reproducir y aumentar las imágenes mediante el conjunto de lentes que lo componen. Está formado por:

  - **Oculares,** captan la imagen formada por el objetivo y la amplían. Generalmente los microscopios ópticos presentan dos oculares, y cada uno de ellos consta de una lente. Los más usados producen un aumento de 10 veces.

  - **Objetivos:**

    - **Objetivos secos:** se utilizan sin necesidad de colocar sustancia alguna entre ellos y la preparación. Los más frecuentemente utilizados son los de 10x, 20x y 40x.

    - **Objetivo de inmersión:** que requiere colocar una gota de aceite de cedro entre el objetivo y la preparación. Estos objetivos son de 100x.

Y…, ¿por qué utilizamos aceite de inmersión en el objetivo de 100x?

Los objetivos de mayor aumento (100x) tienen una distancia focal muy pequeña y además la primera lente del objetivo es de pequeño diámetro, con lo cual se requiere que en una distancia muy pequeña entre objetivo y muestra haya la mayor posible captación de luz.

En condiciones normales, los rayos de luz que desde la muestra se dirigen al objetivo, atraviesan el vidrio del cubreobjetos y al pasar al aire se

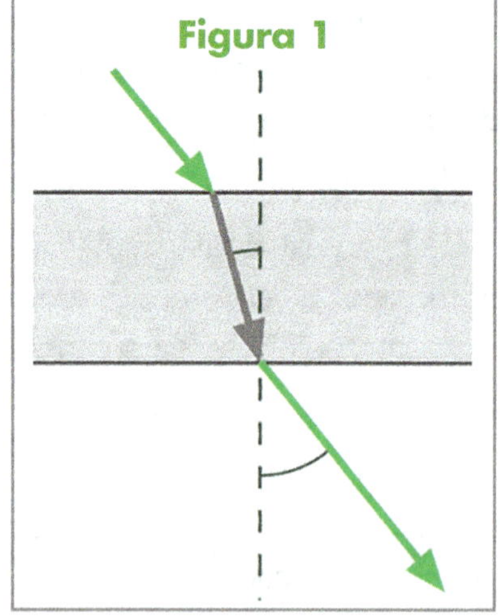

separan más de lo normal, fenómeno que se conoce como refracción de la luz.

Como consecuencia, solo llega al microscopio una pequeña parte de la luz que parte de la muestra, con el problema que conlleva para la visión. Solución: al intercalar entre el objetivo y el cubreobjetos, una gota de aceite de cedro, de índice de refracción casi igual al vidrio, los rayos emergentes ya no se apartan tanto de lo normal, sino que continúan su camino sin desviación, consiguiendo así que una mayor cantidad de luz llegue al objetivo, mejorando notablemente la visión.

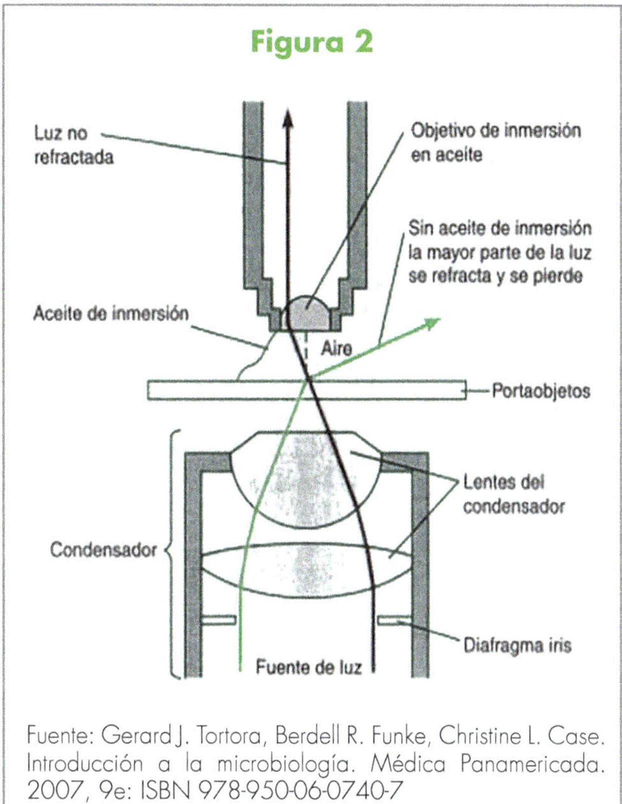

Fuente: Gerard J. Tortora, Berdell R. Funke, Christine L. Case. Introducción a la microbiología. Médica Panamericada. 2007, 9e: ISBN 978-950-06-0740-7

¡Recuerda!

El aceite de inmersión se utiliza entre el portaobjetos y la lente del objeto para evitar la pérdida de haces de luz y que vayan todos en la misma dirección, permitiendo así un mayor poder de resolución en la observación microscópica.

c) **Sistema de iluminación:** tiene como finalidad dirigir y regular la luz, de manera que ilumine la preparación que se va a observar. Comprende:

- **Condensador** (situado debajo de la platina), su función es dirigir-concentrar los rayos luminosos sobre la preparación.

- **Diafragma o iris** (situado en el interior del condensador), su función es regular la cantidad de luz que pasa a través del objeto.

- **Fuente de luz**, situada en la base del microscopio. Hay microscopios en los que en su parte externa contiene un anillo adaptador que permite la colocación de filtros; el más utilizado es el filtro de luz.

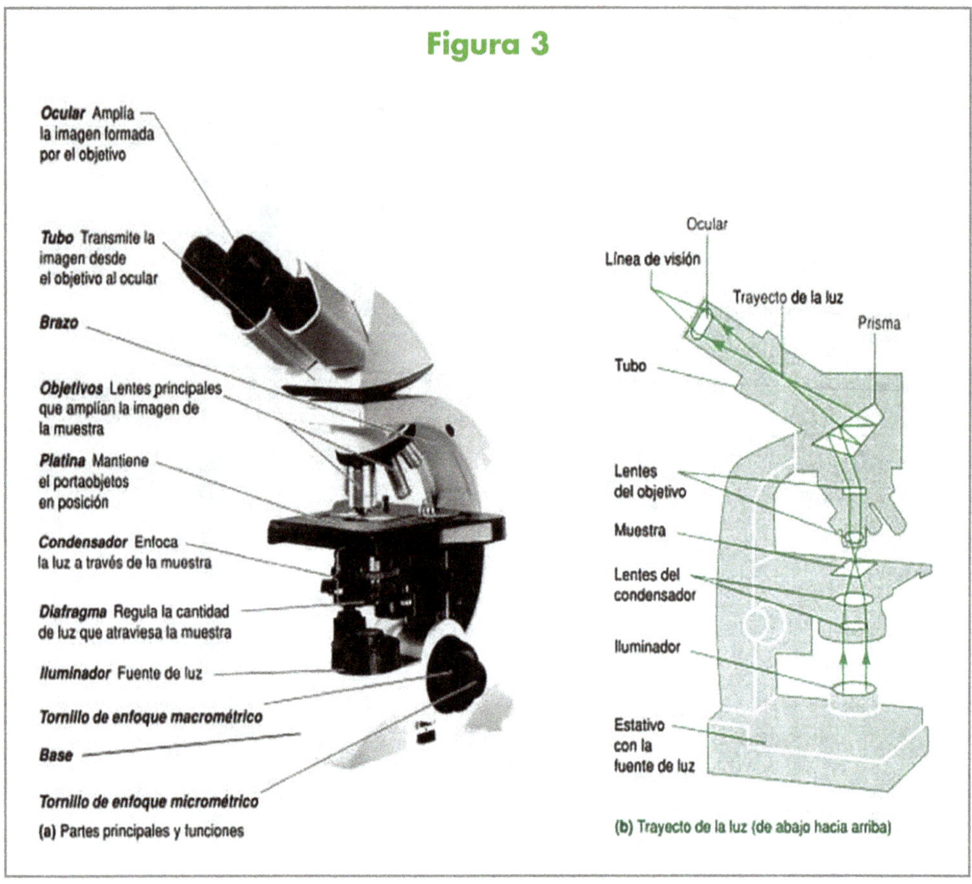

La trayectoria de luz a través del microscopio desde la fuente de luz hasta el ojo del observador sigue el siguiente esquema:

Luz → diafragma → condensador → iluminación de la preparación a observar → objetivo → ocular → ojo del observador.

22.2.2 Tipos de microscopio óptico

Microscopio de campo brillante (o de campo claro)

El propósito es enfocar la luz directamente sobre la preparación para una visualización óptima contra un fondo brillante. Se usa para examinar microorganismos en preparaciones húmedas o teñidas. Las preparaciones húmedas (comúnmente llamadas "en fresco") se emplean para demostrar microbios en líquidos biológicos y también es posible detectar la movilidad específica de ciertos microorganismos.

Microscopio de campo oscuro

En la iluminación de campo oscuro, se crea un fondo negro mediante el bloqueo de la luz central que se logra modificando la luz que sale del condensador colocando debajo de este un disco especial que impide el paso de los rayos centrales. Se enfoca la luz periférica de tal forma que el objetivo solo capta cuando esta se refleja de la superficie de las partículas (por ejemplo, bacterias). El campo microscópico muestra halos brillantes alrededor de estos microorganismos contra un fondo oscuro.

Este microscopio se utiliza por ejemplo para la visualización de espiroquetas, bacterias en forma de espiral muy delgadas, debido a que la luz reflejada las hace parecer mayores.

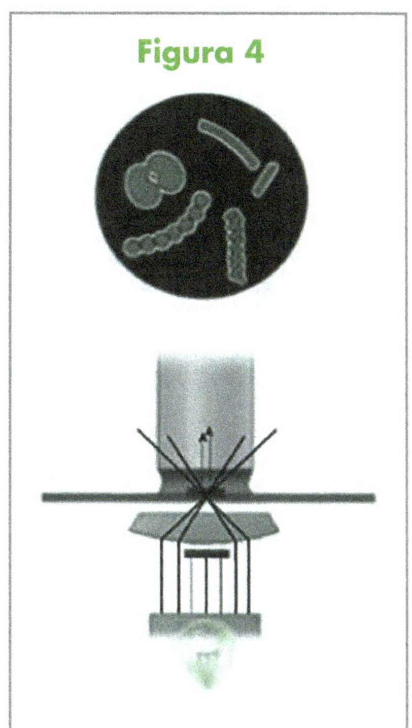

Microscopio de contraste de fases

Este tipo de microscopía confiere a los microorganismos y demás células de la muestra un aspecto tridimensional. Permite observar células sin colorear y resulta especialmente útil para visualizar microorganismos vivos móviles.

Es igual que el microscopio de campo brillante con la salvedad que posee una serie de diafragmas o anillos de contraste de fases que permite dar diferencias en la intensidad lumínica según las distintas estructuras de la muestra.

Las diferencias entre los índices de refracción de los distintos constituyentes de la muestra son transformadas por un sistema óptico especial en diferencias de luz y oscuridad en la imagen final; de este modo, los objetos se visualizan con ciertas tonalidades de color.

Dicho de otro modo, las diferencias en el índice de refracción de los distintos constituyentes de las muestras son convertidas en diferencias de intensidad lumínica de la imagen. Esto conduce a una mejor visualización de las distintas estructuras en comparación con la obtenida en campo brillante o de campo oscuro.

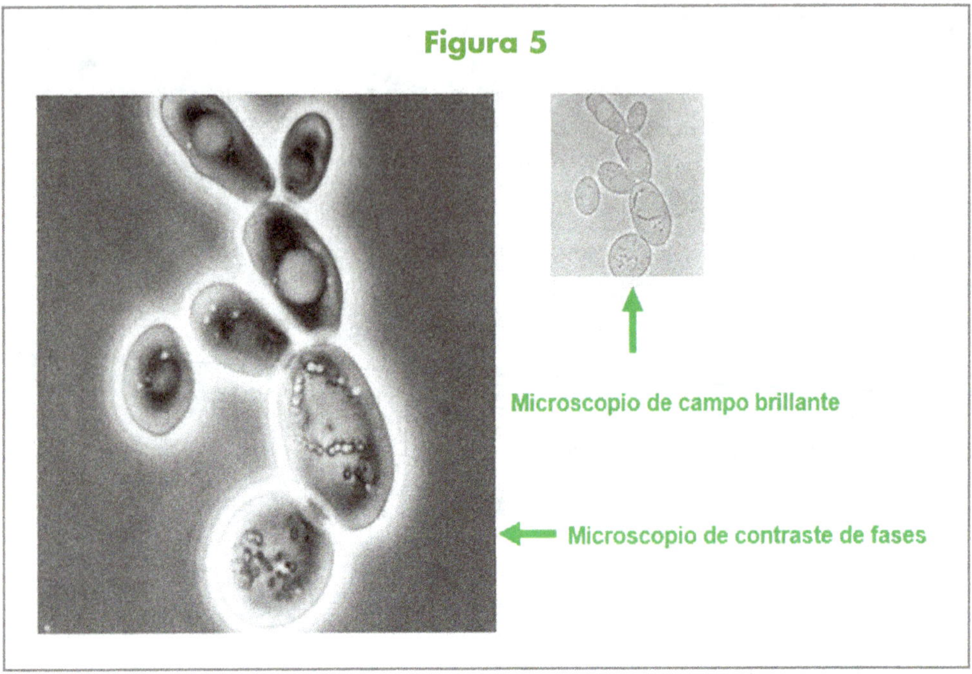

Microscopio de fluorescencia

La microscopía de fluorescencia es similar a la de campo oscuro, excepto que la luz es ultravioleta (UV) y los microorganismos se han teñido con compuestos fluorescentes. La luz incidente sobre la muestra genera un halo de luz alrededor del organismo marcado con los compuestos fluorescentes. En el caso del compuesto fluorescente más común, la luz que se genera es verde.

Fluorocromos o compuestos fluorescentes son moléculas que pueden emitir luz propia cuando incide sobre ellas la luz UV.

Estos fluorocromos se unen directamente a ciertos componentes microbianos.

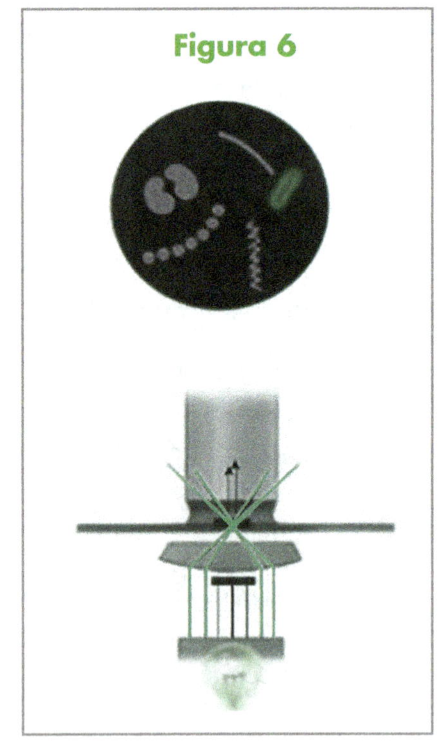

GUÍA PRÁCTICA PARA TÉCNICO SUPERIOR DE LABORATORIO DE DIAGNÓSTICO CLÍNICO Y BIOMÉDICO

Ejemplos:

- Naranja de acridina; se une a los ácidos nucleicos.

- Blanco calcoflúor, se une a componentes estructurales de hongos.

- Rodamina, tiene afinidad por los ácidos micólicos, ácidos grasos complejos que forman parte de la pared celular bacteriana de las micobacterias.

Este tipo de microscopía ofrece una mayor sensibilidad en la visualización de microorganismos, ya que estos aparecen como partículas fluorescentes brillantes contra un fondo negro. Ofrece la posibilidad de ver incluso virus dentro de células infectadas.

¡Recuerda!

El microscopio de campo oscuro muestra una silueta luminosa de un microorganismo sobre un fondo oscuro. Se usa para la visualización de espiroquetas u otras bacterias en forma de espiral muy delgadas.

¡Recuerda!

Un microscopio de contraste de fases conduce a una mejor visualización de las distintas estructuras celulares en comparación con la obtenida en campo brillante o de campo oscuro.

¡Recuerda!

En la microscopía de fluorescencia las muestras se tiñen primero con fluorocromos y luego se observan a través de un microscopio de luz ultravioleta, visualizando los microorganismos como objetos brillantes sobre un fondo oscuro.

22.3 Microscopía electrónica

22.3.1 Diferencias entre microscopía óptica y electrónica

1. En lugar de rayos de luz, ahora la fuente es un haz de electrones proporcionados por una lámpara de cátodo hueco.

2. En lugar de lentes ópticas, ahora se usan lentes electromagnéticas (que crean campos magnéticos que dirigen y enfocan el haz de electrones hacia la muestra).

3. El sistema opera en todo momento con vacío (ya que los electrones solo pueden viajar en estas condiciones; adicionalmente, las muestras también tienen que estar bien deshidratadas).

4. La microscopía electrónica permite alcanzar una capacidad de aumento muy superior a la microscopia óptica convencional (hasta 100 más).

Existen dos tipos principales de microscopios electrónicos: de transmisión y de barrido.

22.3.2 Microscopio electrónico de transmisión (MET)

El haz de electrones es dirigido hacia el objeto que se desea aumentar. Una parte de los electrones son dispersados por el objeto y los electrones que lo atraviesan son enfocados sobre una pantalla, formando una imagen aumentada (hasta un millón de veces). La imagen que queremos visualizar es proyectada, no en la retina del ojo del observador sino en una pantalla.

El MET solo puede ofrecer imágenes en blanco y negro, puesto que no utiliza la luz sino un haz de electrones.

Para este tipo de microscopía, solo pueden ser observadas muestras muy delgadas.

22.3.3 Microscopio electrónico de barrido (MEB)

A diferencia de la MET, ahora un detector no mide los electrones que atraviesan y son emitidos de la muestra, si no los electrones que son desviados.

Mide la cantidad de electrones desviados o reflejados por la superficie de la muestra, siendo capaz de mostrar figuras en tres dimensiones (organización espacial).

Con estos poderosos instrumentos, que utilizan el flujo de electrones y las radiaciones electromagnéticas se han logrado grandes avances sobre todo más en la biología celular para el estudio detallado de estructuras celulares e incluso moleculares (proteínas, ácidos nucleicos).

Esquema prototipo de un microscopio electrónico de trasmisión (MET) y de barrido (MEB):

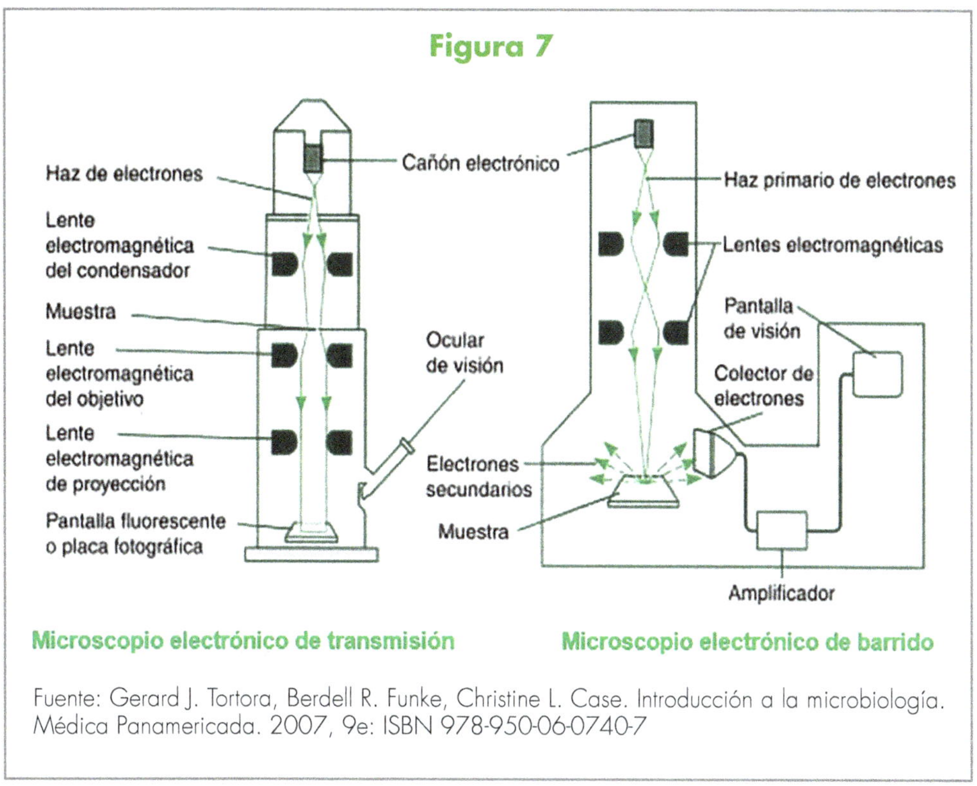

Fuente: Gerard J. Tortora, Berdell R. Funke, Christine L. Case. Introducción a la microbiología. Médica Panamericada. 2007, 9e: ISBN 978-950-06-0740-7

A modo resumen:

	MICROSCOPIO ÓPTICO	MICROSCOPIO ELECTRÓNICO
Fuente	Lámpara de luz	Haz de electrones
Lentes	Convencionales	Campo magnético
Vacío	No	Sí
Imagen	Se genera en la retina del observador	En pantalla
Poder de resolución	0,2 micras	0,002 micras
Tipos	De campo brillante De campo oscuro contraste de fases De fluorescencia	MET MEB

22.4 Microscopía confocal

El microscopio confocal utiliza como fuente de iluminación un rayo láser, de modo que la calidad de imagen es mucho mejor. En un microscopio convencional, toda la muestra está sobresaturada de luz a partir de la fuente de iluminación. Por el contrario, un microscopio confocal utiliza iluminación puntual, eliminando toda fuente de luz desenfocada que está fuera del plano focal: de esta manera, solo la luz que está dentro de este plano puede ser detectada, de modo que el contraste y la calidad de la imagen es mucho mejor. Se obtienen imágenes bi o tridimensionales.

Esta técnica ha ido adquiriendo cada vez mayor popularidad entre las comunidades científicas e industrial. Se aplica típicamente en las ciencias de la vida y en la inspección de semiconductores.

Resumen de los conceptos más relevantes del Tema 22

- El microscopio de campo oscuro muestra una silueta luminosa de un microorganismo sobre un fondo oscuro. Se usa para la visualización de espiroquetas u otras bacterias en forma de espiral muy delgadas.

- Un microscopio de contraste de fases conduce a una mejor visualización de las distintas estructuras celulares en comparación con la obtenida en campo brillante o de campo oscuro.

- En la microscopía de fluorescencia las muestras se tiñen primero con fluorocromos y luego se observan a través de un microscopio de luz ultravioleta, visualizando los microorganismos como objetos brillantes sobre un fondo oscuro.

- La microscopía electrónica opera con un haz de electrones y con vacío. Tiene mayor poder de resolución que la microscopia óptica convencional (hasta 100 más). Existen dos tipos principales de microscopios electrónicos: de transmisión y de barrido.

- El microscopio óptico utiliza la luz visible. En el microscopio electrónico se utiliza un haz de electrones en lugar de luz visible.

[*Preguntas y respuestas*
Tema 22]

https://amazingbooks.es/faq-tecnicos-de-laboratorio-bloque-tematico-22

TEMA 23

MICROBIOLOGÍA: CARACTERÍSTICAS DIFERENCIALES DE BACTERIAS, HONGOS, PARÁSITOS Y VIRUS. TIPOS DE TINCIONES

Autor: Jose Manuel Méndez Legaza

23.1 Introducción

23.1.1 Definición de microbiología

La microbiología es la ciencia que se ocupa del estudio de los microorganismos, es decir, de aquellos organismos demasiado pequeños para poder ser observados a simple vista y cuya visualización requiere el empleo del microscopio. Es la ciencia que estudia las relaciones de morfología-estructura-composición y función microbiana, así como las alteraciones que producen los microorganismos en un hospedador.

23.1.2 Ámbitos de estudio de la microbiología

- **Sanitario:** la microbiología clínica se ocupa fundamentalmente de la detección, tratamiento y prevención de los microorganismos que producen enfermedades en el hombre. Con microorganismos se refiere a bacterias, hongos, virus, protozoos, helmintos y artrópodos.

- **Industrial:** muchos microorganismos son la base de la fabricación del pan, vino, cerveza, queso, yogur, alimentos fermentados…, y la producción de algunas sustancias químicas (vitaminas, antibióticos, etcétera).

Ejemplos:

- *Lactobacillus* son un tipo de bacterias muy utilizado en la industria alimentaria, en los productos lácteos.

- *Saccharomyces cerevisiae* es un tipo de levadura utilizado industrialmente en la fabricación de pan, cerveza y vino.

- **Ingeniería genética:** ciertos microorganismos tienen capacidad de degradación de compuestos orgánicos y son motivo de atención en la agricultura, la contaminación ambiental y el *biodeterioro* o *biorremediación*.

"Biorremediación": técnica que consiste en recuperar el medioambiente contaminado mediante la Biotecnología. Existen microorganismos capaces de captar y fijar metales pesados y de acelerar procesos de degradación de contaminantes.

- **Bélico:** bioterrorismo. Se conoce por agentes de bioterrorismo a materiales biológicos como bacterias, virus, hongos o toxinas que se utilizan deliberadamente para atentar contra la salud. Estos agentes pueden ser manipulados previamente a ser usados como arma: se pueden concentrar y potenciar su capacidad infectiva y/o hacerlos más resistentes a posibles tratamientos. Los agentes de bioterrorismo se han utilizado en acciones militares o bélicas durante miles de años.

Ejemplos: *Bacillus anthracis* (carbunco), *Clostridium botulinum* (botulismo), *Yersinia pestis* (peste), *Francisella tularensis* (tularemia), viruela y fiebres víricas hemorrágicas.

23.1.3 Clasificación de los microorganismos

¿Qué entendemos por microorganismos? ¿Dónde los englobamos?

Podemos definir a los microorganismos como seres de tamaño microscópico dotados de individualidad, con una organización biológica sencilla, bien sea acelular o celular, y en este último caso pudiendo presentarse como unicelulares o pluricelulares, pero sin diferenciación en tejidos u órganos, y que necesitan para su estudio una metodología propia y adecuada a sus pequeñas dimensiones. Bajo esta denominación se engloban tanto microorganismos celulares como las entidades subcelulares.

Actualmente tenemos la clasificación de los seres vivos propuesta por **Carl Woese** (1990). Esta clasifica mediante secuenciación y análisis filogenético del ARN ribosomal de la subunidad menor (RNAr) a los seres vivos en tres dominios: Archaea, Bacteria y Eucarya.

- Procariotas (con RNAr 16S): dominio Archea y dominio Bacteria.

- Eucariotas (con RNAr 18S).

Al analizar los virus, estos desafían el sistema de clasificación actual de los organismos dentro de tres dominios distintos (Archaea, Bacteria y Eukarya), ya que algunos grupos de virus al analizarlos parecen apoyar la creación de un cuarto dominio, el de organismos acelulares.

	DOMINIO	REINO	EJEMPLOS
Procariotas	Archea		Arqueobacterias (no patógenas humanas)
	Bacteria		Eubacterias
		Chromista	Algas
		Protozoa	Protozoos
Eucariotas	Eucarya	Fungi	Levaduras, Mohos
		Plantae	Plantas
		Animalia	Insectos, Vertebrados, Esponjas, Moluscos…
Acelulares			Virus, viroides, priones…

23.1.4 Modelos de relación entre microorganismos y el hospedador

Todos los aspectos y enfoques desde los que se pueden estudiar los microorganismos conforman el objetivo prinicipal de la microbiología: características estructurales, fisiológicas, bioquímicas, genéticas, taxonómicas, ecológicas, etcétera.

Por otro lado, la microbiología también se ocupa de las distintas actividades microbianas en relación con los seres humanos, tanto las que pueden acarrear consecuencias perjudiciales como de las que reportan beneficios. En el caso de las consecuencias perjudiciales de la interacción de los micoorganismos con el huésped, la microbiología estudia los nichos ecológicos de los correspondientes agentes microbianos, sus modos de transmisión, los diversos aspectos de la microbiota patógena en sus interacciones con el hospedador y los mecanismos de defensa de este para combatirlos y controlarlos.

Modelos de relación entre los microorganismos y el hospedador:

1. **Saprófitos:** viven libres en la naturaleza y se nutren de materia no viva.

- Constituyen la mayor parte del mundo microbiano e intervienen en la transformación de la materia orgánica en inorgánica.

- En general son incapaces de desarrollarse en los animales, "salvo que se modifiquen las condiciones ecológicas o los mecanismos defensivos".

Ejemplos: amebas de vida libre, geosmina ("olor a tierra mojada") producida por *Streptomyces coelicolor*.

2. **Simbiontes o parásitos:** viven en otro ser vivo. El resultado de esta relación puede ser:

- **Comensalismo:** sin beneficio ni perjuicio para el hospedador (indiferencia). Aquí estarían englobadas las bacterias "oportunistas".

- **Mutualismo:** con beneficio para el hospedador (por ejemplo. síntesis intestinal de vitaminas por bacterias que se alojan en el intestino).

- **Parasitismo:** con perjuicio para el hospedador.

¿Qué condiciones deben exigirse para considerar a un microorganismo como agente causal de una enfermedad? → **Postulados de Koch:**

1º) Debe encontrarse dicho microorganismo en los casos de enfermedad.

2º) Debe aislarse en cultivo puro (axénico) a partir de las lesiones del paciente.

   *Cultivo axénico = cultivo puro en el que solo aparece un único microorganismo.

3º) Debe reproducir la enfermedad cuando se inocula a un animal.

4º) Debe aislarse a partir de las lesiones producidas en el animal.

5º) Debe inducir una respuesta inmunológica específica (opcional, no es una condición necesaria).

23.2 Niveles de organización y nomenclatura de los seres vivos

Se habla de niveles taxonómicos → en base a la homología o semejanza de los ácidos nucleicos (a nivel del RNAr). Se establecen los siguientes niveles de organización:

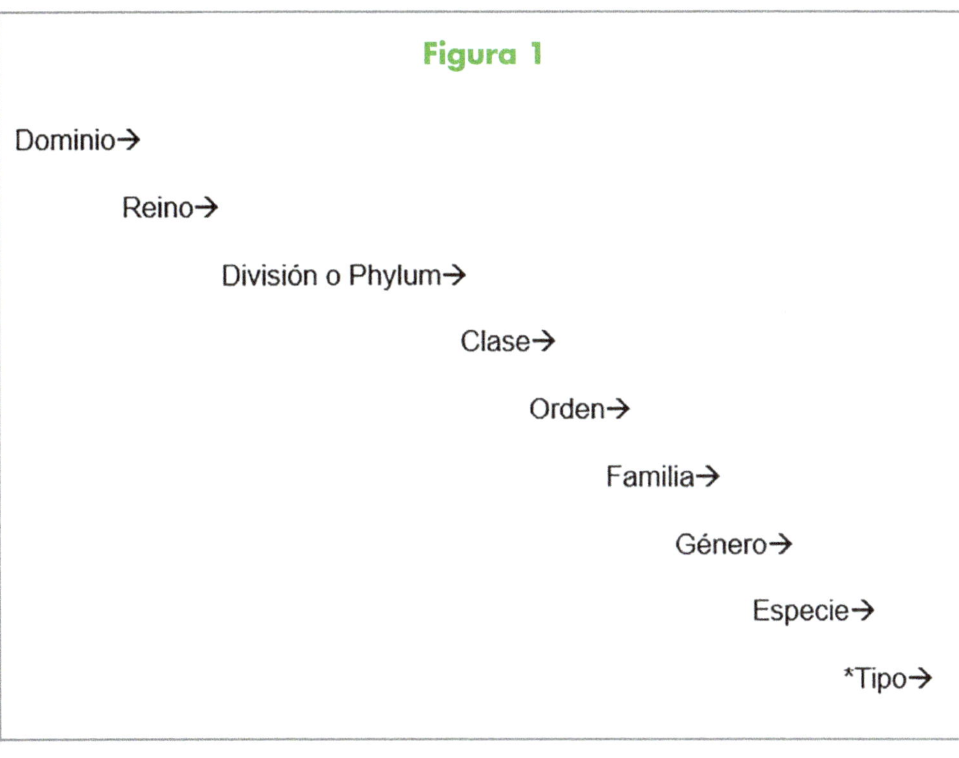

En microbiología, para identificar a los microorganismos interesan fundamentalmente el **género** y la **especie**.

- **Género:** conjunto de especies que comparte características comunes.

  Ejemplo: *Bacillus*.

- **Especie:** individuos de gran parecido y características muy similares. En general, dos bacterias se consideran de la misma especie cuando su grado de similitud es > 98 % entre sus genes.

  Ejemplo: *Bacillus anthracis* (carbunco) y *Bacillus subtilis*.

- Por otro lado, dentro de una misma especie, se pueden diferenciar los individuos mediante:

  - Antígenos de superficie (partículas que presentan en su superficie y que van a ser reconocidas por diferentes anticuerpos) → entonces hablamos de serotipos bacterianos.

    Ejemplo: *Escherichia coli* serotipo 07:H157.

- Características bioquímicas → Biotipos.

- Perfil de sensibilidad a antibióticos → Antibiotipos.

- Perfil de sensibilidad (lisis) a bacteriófafos → *Fagotipos.*

- **Nomenclatura:** En definitiva, al igual que con otros seres vivos, para designar a los microorganismos se utiliza el sistema binomial de Linneo:

  - *Género* + *especie.*

  - Género y especie van en *cursiva.*

  Ejemplos: *Escherichia coli, Neisseria meningitidis, Clostridium tetani.*

¡Recuerda!

Nomenclatura de los microorganismos: Género y especie (ambos se escriben en cursiva).

23.3 Características diferenciales de bacterias, hongos, parásitos y virus

Recordemos que:

Procariotas	Bacterias
	Algas
	Protozoos
Eucariotas	Hongos, levaduras
	Plantas
	Insectos, vertebrados
Acelulares	Virus, viroides, priones

Diferencias entre células eucariotas y procariotas:

	Célula PROCARIOTA (bacterias)	**Célula EUCARIOTA** (hongos, parásitos, animales)
Pared celular	En todas (excepto micoplasmas)	Solo en hongos y vegetales
Membrana citoplasmática	Sí Ausencia de esteroles	Sí Rica en esteroles (ergosterol en hongos y colesterol en animales)
Orgánulos del citoplasma	No presentan sistemas de endomembranas, mitocondrias, ni cloroplastos	Si presentan sistema de endomembranas (retículo endoplásmico, mitocondrias y cloroplastos)
Ribosomas	70s (50s + 30s)	80s (60s + 40s)
Núcleo	Sin membrana nuclear Un solo cromosoma circular Pueden presentar plásmidos (DNA extracromosómico)	Con membrana nuclear
División celular	División binaria (bipartición)	Mitosis

23.4 Bacterias

A recordar como características diferenciales importantes de las bacterias:

- **No presentan núcleo celular** delimitado por una membrana. Su información genética está en un cromosoma circular. Pueden presentar además plásmidos (información genética almacenada extra cromosómicamente).

- **No presentan mitocondrias ni cloroplastos** como sí lo hacen los eucariotas.

- Presentan **RNAr 70s**, a diferencia de los eucariotas que son RNAr 80S.

23.4.1 Estructura bacteriana

En el mundo de los microorganismos, las bacterias son los organismos más pequeños capaces de vivir en forma independiente (los virus generalmente son más pequeños que las bacterias, pero necesitan de un hospedador para vivir, es decir, son dependientes).

La bacteria se considera una célula procariota con el tamaño mínimo posible para un organismo que se reproduce de manera independiente. La mayoría de las bacterias esféricas tienen diámetros de 0,5 a 2 µm y las células bacterianas con forma bacilar miden por lo general de 0,2 a 2 µm de ancho y 1 a 10 µm de largo.

Didácticamente, los elementos bacterianos que componen la estructura bacteriana se clasifican en:

- **Constantes:** membrana externa (solo en gram negativos), péptidoglucano, membrana plasmática, citoplasma, ribosomas y cromosoma.

- **Facultativos:** cápsula (bacterias capsuladas), orgánulos exteriores, esporas y plásmidos.

¡Recuerda!

Bacterias: no presentan núcleo delimitado por una membrana. Su información genética está en un cromosoma circular. Pueden presentar además plásmidos (información genética almacenada extra cromosómicamente). No presentan mitocondrias ni cloroplastos como sí lo hacen los eucariotas.

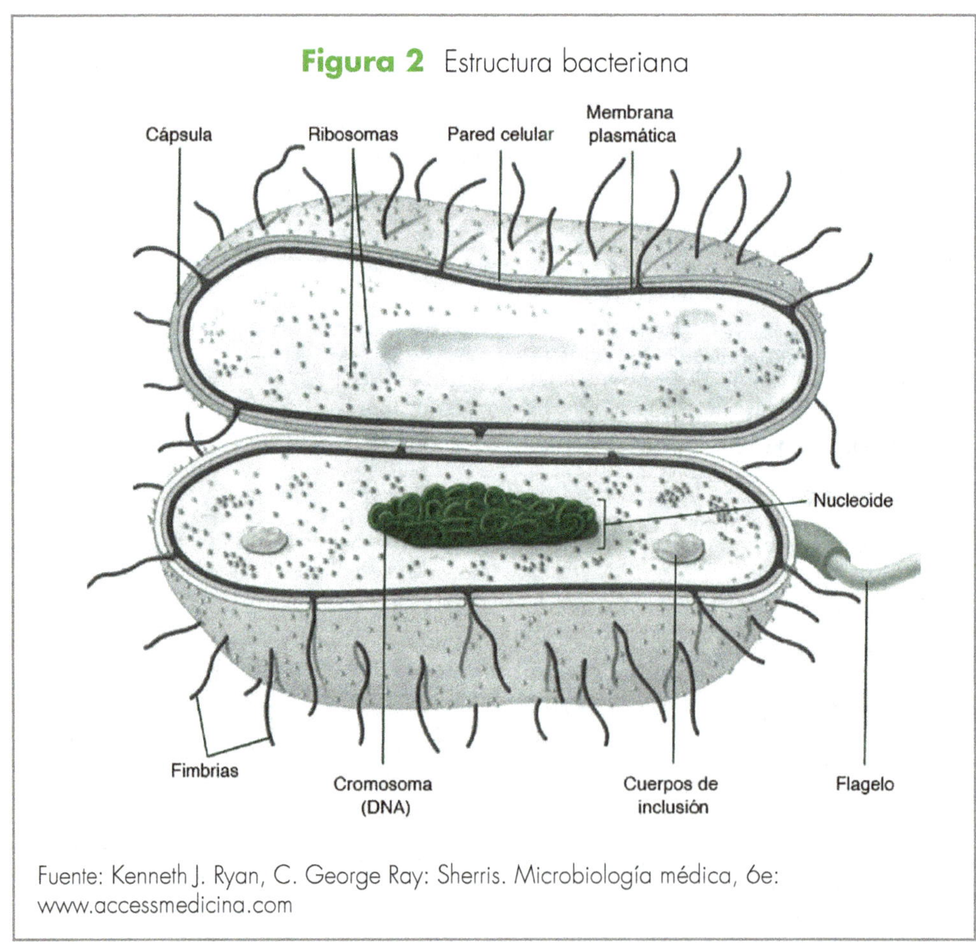

Figura 2 Estructura bacteriana

Fuente: Kenneth J. Ryan, C. George Ray: Sherris. Microbiología médica, 6e: www.accessmedicina.com

 GUÍA PRÁCTICA PARA TÉCNICO SUPERIOR DE LABORATORIO DE DIAGNÓSTICO CLÍNICO Y BIOMÉDICO

Hacia el exterior de la célula:

Pared celular	**Membrana externa** (opcional, solo en bacterias gram negativas)
	Péptidoglucano (presente en todas)
Membrana plasmática (presente en todas)	

Hacia el interior de la célula:

23.4.2 Elementos constantes

Membrana externa

Está presente solo en bacterias gram negativas.

Péptidoglucano (PG)

También se denomina mureína. Prácticamente todas las bacterias tienen péptidoglucano. Excepción: las bacterias del género *Mycoplasma*.

Funciones que cumple el péptidoglucano:

1. Cubierta rígida que da forma y rigidez a la bacteria.

2. La protege frente al medio donde se encuentra la bacteria.

3. También proporciona una barrera contra ciertos agentes químicos y biológicos tóxicos.

4. Su forma es responsable de la apariencia de la célula bacteriana.

5. Dependiendo del grosor de este péptidoglucano, las bacterias se dividen desde el punto de vista tintorial (tinción de Gram, ver más adelante) en gram positivas y gram negativas.

En bacterias gram positivas:

- Capa de péptidoglucano más gruesa (hace que la pared celular sea más gruesa).

- Con la tinción de Gram, el primer colorante (cristal violeta) va a ser captado por la bacteria y gracias a esa capa gruesa de PG, la acción posterior del decolorante no conseguirá "decolorar" a la bacteria.

En bacterias gram negativas:

Capa de péptidoglucano más fina.

En la tinción de Gram, el decolorante consigue atravesar fácilmente la fina pared de péptidoglucano y arrastrar con él al colorante.

¿De qué está formado el péptidoglucano?

La unidad estructural básica del péptidoglucano es:

N-acetil-glucosamina (NAG)+N-acetil-murámico (NAM) y de este último cuelga el tetrapéptido o cadena de péptidos.

- NAG y NAM = son glúcidos con estructura cíclica, unidos mediante enlaces β-1,4.

- Tetrapéptido = molécula formada por 4 aminoácidos.

Un esquema gráfico de la estructura del péptidoglucano sería el siguiente (Figura 3):

Figura 3 Estructura del péptidoglucano

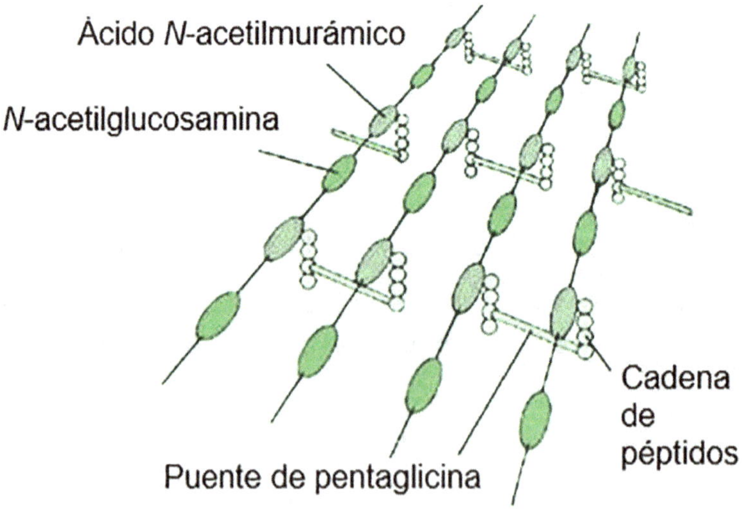

Fuente: Kenneth J. Ryan, C. George Ray: Sherris. Microbiología médica, 6e: www.accessmedicina.com

La unión del tetrapéptido al NAM se trata de un enlace peptídico (dicho enlace es catalizado por las proteínas enzimáticas PBP).

Dicha estructura del péptidoglucano está presente en la mayoría de las bacterias.

A modo resumen, la comparación entre bacterias gram negativas y gram positivas sería la siguiente:

Bacterias GRAM NEGATIVAS	Bacterias GRAM POSITIVAS
Membrana externa	NO
Capa de PG fina	Capa de PG gruesa
Mayor espacio periplásmico	Casi nulo
Membrana plasmática	Membrana plasmática

¡Recuerda!

El péptidoglucano, también denominado mureína, está presente en todas las bacterias a excepción del género Mycoplasma. Dependiendo del grosor de este péptidoglucano, las bacterias se dividen desde el punto de vista de la tinción de Gram en bacterias gram positivas y gram negativas.

Membrana citoplasmática (también denominada membrana interna)

Similar a la de eucariotas, con la salvedad de que no presenta esteroles la membrana en bacterias.

Única excepción: Micoplasmas → no presentan pared celular, y presentan una membrana plasmática rica en esteroles.

En la membrana plasmática podemos observar:

PBP (Penicilin Binding Proteins)

Son proteínas enzimáticas que se ven involucradas en la formación/síntesis del péptidoglucano. Las PBPs son la diana de acción farmacológica de los antibióticos beta-lactámicos.

La acción de los beta-lactámicos = se unen a estas proteínas PBP y frenan como consecuencia la síntesis del péptidoglucano, y por tanto la formación de la pared celular bacteriana, finalmente, la bacteria se lisa y muere.

Espacio periplásmico

Espacio delimitado por la membrana externa y la membrana citoplasmática.

Dicho espacio no está bien delimitado en las bacterias gram positivas, ¿por qué?

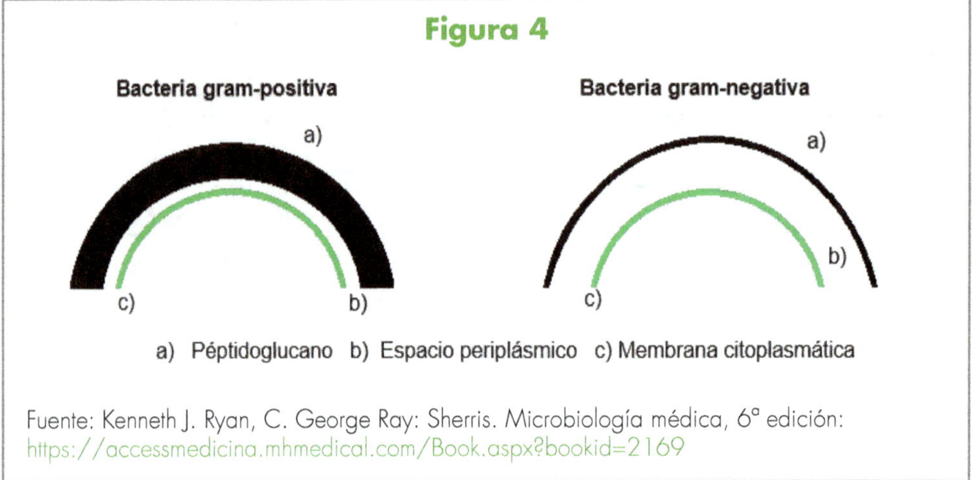

Fuente: Kenneth J. Ryan, C. George Ray: Sherris. Microbiología médica, 6° edición: https://accessmedicina.mhmedical.com/Book.aspx?bookid=2169

- Presentan una capa de péptidoglucano muy gruesa

- Su membrana plasmática está muy pegada al péptidoglucano.

  En cuanto a las bacterias gram negativas:

- Estas presentan una capa de péptidoglucano menos gruesa, por tanto, deja más espacio hacia la membrana plasmática → mayor espacio periplásmico.

  En el espacio periplásmico se localizan diversas proteínas de transporte o de unión a sustratos específicos.

Ribosomas bacterianos

Compuestos por proteínas y RNA ribosómico.

Tienen un coeficiente de sedimentación diferente que el de eucariotas.

	Bacterias (PROCARIOTAS)	EUCARIOTAS
Coeficiente de sedimentación*	70S	80S

*Coeficiente de sedimentación = se define como la relación entre la velocidad a la que sedimenta una molécula o partícula y la aceleración que se le aplica. Este término es una forma de estimar el peso de una partícula o sustancia, distinguiendo así en este caso entre distintas clases de ribosomas.

Cromosoma bacteriano

Las bacterias no presentan una membrana rodeando al núcleo como en el caso de eucariotas.

Se habla de cromosoma o DNA cromosómico.

23.4.3 Elementos facultativos

Capa mucosa

Tiene la función de adherencia bacteriana.

Es responsable de la formación de biopelículas o "biofilms" = ensamblado de microorganismos incluidos en una matriz extracelular, con capacidad de adherirse a material protésico o tejidos dañados del organismo.

Ejemplo: *Streptococcus mutans*, microorganismo responsable de la caries, se adhiere a la pared dental formando un tamiz.

Cápsula

Confiere propiedades beneficiosas a la bacteria frente a la respuesta de defensa del huésped, por ejemplo, frente a la fagocitosis.

Generalmente tiene una composición polisacarídica.

Ejemplos de bacterias "capsuladas":

- *Streptococcus pneumoniae* (neumococo).
- *Neisseria meningitidis* (meningococo).
- *Haemophilus influenzae*.

Flagelos

Le confieren a la bacteria la capacidad de moverse.

Su función de movilidad es por rotación sobre su propio eje.

Según su presencia, número y disposición se distinguen los siguientes tipos de bacterias:

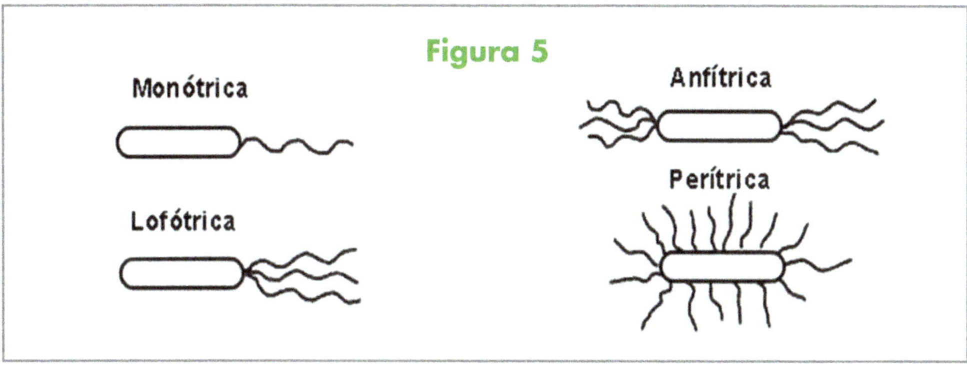

Llamamos bacterias inmóviles a las que no presentan flagelos.

Esporas

Son formas de resistencia que desarrollan algunas bacterias como método de supervivencia ante condiciones adversas (cambios de temperatura, falta de nutrientes, etcétera).

Características principales: van a contener lo esencial de la célula como su material genético, presentan un metabolismo nulo y tienen un bajo contenido en agua. Al proceso de formación de esporas se le denomina "esporulación o esporogénesis".

Esporas solo las producen algunos **bacilos gram positivos**. Concretamente los géneros *Bacillus* y *Clostridium*. Para la visualización de esporas hay tinciones específicas.

23.4.4 Tamaño y morfología bacteriana

El tamaño bacteriano es un parámetro que está determinado genéticamente, pero para cada cepa viene influido por una serie de factores externos: medio de cultivo, tiempo de incubación, agentes ambientales, etc. En general, para la mayoría de bacterias patógenas, la longitud oscila entre 1-10 micras.

Las bacterias de los géneros *Mycoplasma, Chlamydia* y *Rickettsia* son las bacterias patógenas más pequeñas (con un tamaño parecido a los virus más grandes). Las espiroquetas son las de mayor tamaño.

Morfología y disposición:

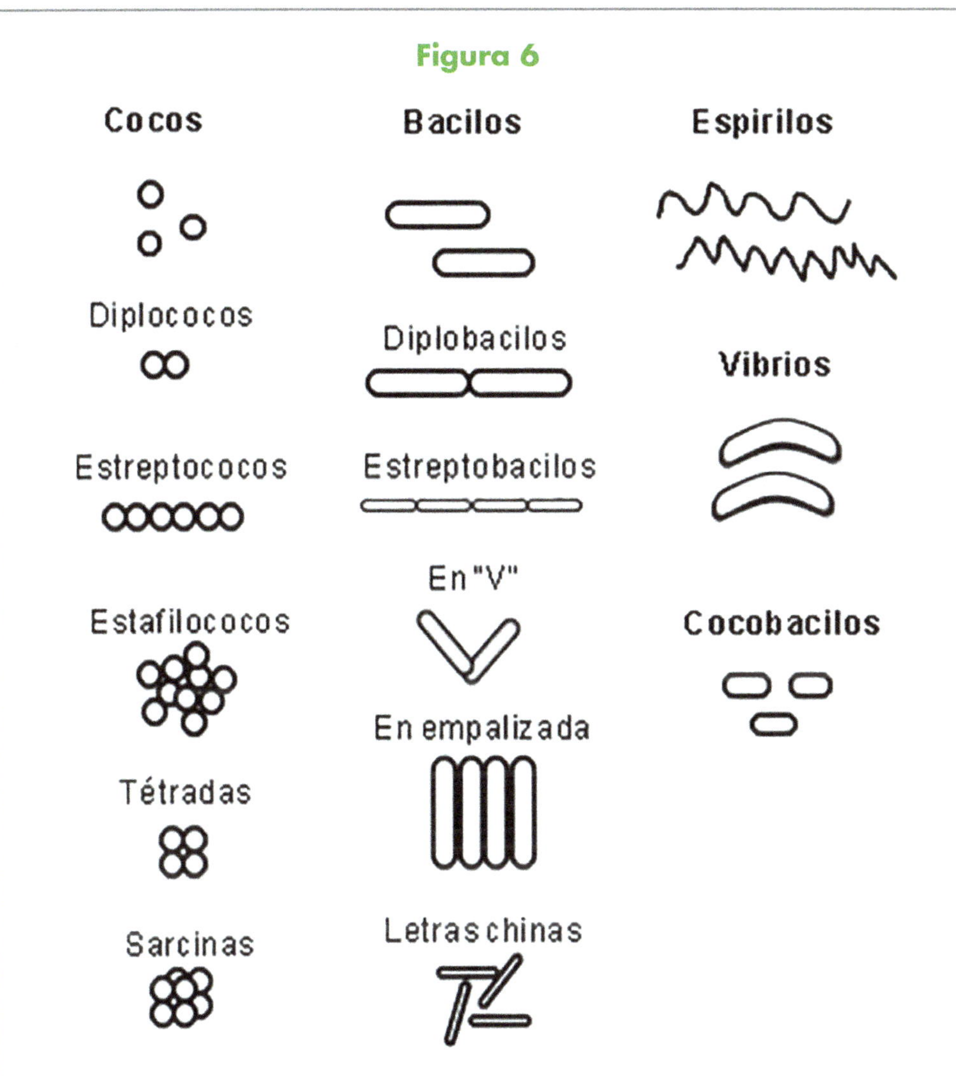

Aspectos importantes en la morfología bacteriana y su disposición

La característica tintorial de una bacteria (gram-/gram+)

Su morfología (si es coco o es bacilo)

Su disposición (aislados, en cadenas, parejas, empalizada…)

Son para las bacterias patógenas, aspectos básicos e imprescindibles para su clasificación e identificación

23.5 Hongos

Los hongos son células eucariotas con un nivel biológico de complejidad más elevado que las bacterias.

A diferencia de las bacterias, los hongos:

- Son eucariotas (las bacterias son procariotas).

- Poseen pared celular pero compuesta por otros compuestos como quitina, manano, glucano y otros polisacáridos (en lugar del péptidoglucano en bacterias). El manano de la pared celular se encuentra unido a proteínas de superficie. La quitina y los glucanos proporcionan rigidez a la pared celular.

- Poseen membrana plasmática rica en esteroles (pero de tipo ergosterol), en lugar del colesterol típico en los animales. En las bacterias, en la membrana plasmática no se encuentran esteroles a excepción de los micoplasmas.

- Los hongos pueden ser unicelulares o sufrir diferenciación y ser pluricelulares mediante el desarrollo de filamentos ramificados.

  - Unicelulares: son las levaduras.

    Presentan forma ovalada.

    Ejemplo: *Candida albicans*.

  - Pluricelulares: son los conocidos como mohos u hongos filamentosos.

    Las células crecen pegadas con otras formando estructuras tubulares llamadas "hifas".

    Ejemplo: *Aspergillus*.

¡Recuerda!

Hongos: son eucariotas, poseen pared celular rica en quitina, manano, glucano y otros polisacáridos. Poseen membrana plasmática rica en esteroles del tipo ergosterol. Los hongos pueden ser unicelulares (levaduras) o pluricelulares (hongos filamentosos).

23.6 Parásitos

Son todos eucariotas.

En este contexto, el término parásito se refiere a organismos que pertenecen a uno o dos grupos taxonómicos principales: protozoos y helmintos.

Clasificación elemental de los parásitos:

<table>
<tr><td>

PROTOZOOS: unicelulares

</td></tr>
<tr><td>

HELMINTOS: pluricelulares
Trematodos:
Distomas (aplanados)
Eschistosomas
Cestodos: (segmentados)
Nematodos: (gusanos redondos, no segmentados y dioicos)
Nematodos intestinales
Nematodos tisulares

</td></tr>
</table>

Los protozoos son células eucariotas microscópicas, que en la observación al microscopio pueden parecerse a levaduras por su tamaño y simplicidad. En cambio, los helmintos son gusanos macroscópicos y multicelulares que poseen tejidos y órganos diferenciados. La mayor parte de parásitos son formas de vida libre.

¡Recuerda!

Parásitos: son eucariotas. La mayor parte de parásitos son formas de vida libre. Taxonómicamente se dividen en protozoos y helmintos.

23.7 Virus

Son acelulares.

Son los agentes infecciosos de menor tamaño. Comparados al tamaño de las bacterias, los virus son del orden de cien a mil veces más pequeños.

Los virus tienen un requisito obligado de crecimiento intracelular y una fuerte dependencia de los componentes estructurales y metabólicos de la célula hospedadora. A tal efecto, también se les considera por ello como parásitos intracelulares obligados (parásitos en el sentido de que "parasitan" al huésped).

La reproducción viral requiere que la partícula vírica infecte primero a una célula hospedadora apropiada y que a continuación programe a la maquinaria celular del huésped para que sintetice los componentes virales necesarios para la formación de nuevos virus, denominados *viriones*.

Se componen de ADN o ARN rodeado de una capa proteica (cápside) y en algunos casos por una envoltura lipídica. Los virus que presentan además dicha envoltura proteica reciben el nombre de *virus envueltos* y aquellos que no la presentan se denominan *virus desnudos*.

Se diferencian de las bacterias en las siguientes características:

	VIRUS	**BACTERIAS**
Tamaño medio	20-100 nm	1.000-10.000 nm
Actividad metabólica	NO	SÍ
Ácidos nucleicos	DNA o RNA	DNA y RNA (los dos)
Sensibles a antibióticos	NO	SÍ

¡Recuerda!

Virus: son acelulares. Son los agentes infecciosos de menor tamaño. Comparados con el tamaño de las bacterias, los virus son del orden de cien a mil veces más pequeños.

23.8 Tinciones en microbiología

23.8.1 Utilidad de la tinción en el laboratorio de microbiología

El pequeño tamaño y la naturaleza casi incolora de la mayor parte de los microorganismos demandan el uso de tinciones para su visualización con un microscopio óptico o con el uso de microscopio electrónico.

Previamente a describir los distintos tipos de tinciones aplicados en un laboratorio de microbiología, es preciso definir el lugar que ocupa el uso de las tinciones dentro del esquema de diagnóstico microbiológico de las enfermedades infecciosas.

El diagnóstico microbiológico puede ser: directo o indirecto.

Diagnóstico directo

Su objetivo es la búsqueda directa del microorganismo o de sus componentes en la muestra biológica. Posibilidades:

Examen microscópico directo

De todos los agentes infecciosos, solo algunos parásitos son del tamaño necesario para observarse a simple vista. Las bacterias y hongos pueden observarse con claridad mediante un microscopio óptico cuando se utilizan los métodos apropiados. Se van a requerir de **tinciones**, específicas para bacterias, hongos y ciertos parásitos, para contribuir a una mejor observación al microscopio o, en algunos casos, a una observación del microorganismo que sin tinción ninguna no sería posible su detección al microscopio.

En el caso de virus, estos solo pueden verse con un microscopio electrónico debido a su tamaño tan pequeño (del orden de nanómetros).

(Recordatorio del *Tema 22. Fundamentos de microscopía óptica y electrónica)*:

Dentro del examen microscópico, existen:

a. Microscopía óptica convencional.

b. Microscopía electrónica: en el caso de agentes muy pequeños (virus).

Detección de componentes microbianos

Detección de antígenos específicos de microorganismos.

"Antígeno" es cualquier sustancia que tiene la capacidad de provocar una respuesta del sistema inmunitario del huésped al que infecta. Antígeno hace referencia a cualquier molécula que sea reconocida por el organismo como ajena o tóxica para este. No obstante, en este contexto nos estamos refiriendo a cualquier componente que sea específico del microorganismo y con él sea posible su detección en las muestras biológicas del paciente infectado.

Ejemplo: detección del antígeno de neumococo en orina sería un método de diagnóstico directo pues se está detectando un componente de la bacteria de neumococo en la muestra biológica de un paciente.

Detección de ácidos nucleicos específicos.

Cultivo y aislamiento

Se desarrolla en el *Tema 24. Características del crecimiento bacteriano. Características y clasificación de los medios de cultivo. Técnicas de inoculación y aislamiento bacteriano.*

Diagnóstico indirecto

No detecta directamente al microorganismo, si no a la **respuesta inmune** del hospedador frente al microorganismo.

Ejemplo: detección de anticuerpos (respuesta inmunitaria) frente al virus de la inmunodeficiencia humana (VIH).

23.8.2 Tratamiento previo de las muestras biológicas antes de la tinción

- **Extensión:** se realiza una extensión de la muestra biológica en un portaobjetos para hacer preparaciones que después puedan ser teñidas y visualizadas al microscopio óptico.

- **Inclusión y corte:** es un tipo de extensión usado habitualmente en laboratorios de Anatomía Patológica. Destinado para las preparaciones o materiales gruesos (como los tejidos). Estos tejidos deben ser cortados en finas secciones con un aparato denominado microtomo. Las secciones que se utilizan para ser observadas al microscopio óptico tienen entre 1-10 micras de grosor, y son extendidas sobre un portaobjetos. Por lo general, los tejidos son muy blandos y frágiles, de forma que antes de la obtención de los cortes es necesario incluirlos en un medio líquido que, tras enfriamiento o polimerización, les dé consistencia. Los medios más utilizados en este sentido son las ceras o resinas.

- **Fijación:** las células y demás elementos de la muestra que queden extendidos sobre el portaobjetos se deben de tratar previamente con un fijador que los inmovilice y los preserve. Algunos de los procedimientos de fijación son: aplicación de calor o breve inmersión en ácidos o en disolventes orgánicos (por ejemplo, alcoholes del tipo metanol).

Tipos de tinciones

Existen distintos procedimientos de tinción/coloración:

- **Técnica de inmersión:** se realiza introduciendo el portaobjetos con la muestra previamente fijada en un/unos recipientes que contiene/n el/los colorante/s.

- **Técnica de vertido:** son las más usadas en microbiología. Se efectúan por decantación libre de colorantes y reactivos sobre el portaobjetos.

Según su aplicación, las tinciones se pueden clasificar en:

- **Tinciones simples:** utilizan un solo colorante.

- **Tinciones diferenciales o compuestas:** utilizan secuencialmente más de un colorante. Su misión es poner de manifiesto diferencias tintoriales entre microorganismos o entre distintas estructuras dentro del mismo microorganismo.

- **Tinciones fluorescentes:** utilizan colorantes que son fluorocromos (emiten luz cuando se les estimula con un láser o con luz ultravioleta). Para la observación de estas tinciones se requiere un microscopio de fluorescencia.

Tinciones simples

- **Tinción de azul de metileno:** usado habitualmente para la observación de leucocitos en heces y bacterias en LCR para observar su morfología y disposición.

- **Tinción de fucsina fenicada:** solución de fucsina fenicada básica. Las bacterias se observan de color rojo.

- **Tinción de hematoxilina:** tiene afinidad por moléculas con carga negativa y, por ello, revela la distribución de ácidos nucleicos (ADN) de la célula.

- **Tinción con ácido peryódico-Schiff (PAS):** específica para estructuras de hongos.

- **Tinciones argénticas (con derivados de plata):** para detección de espiroquetas, Legionella, quistes de *Pneumocystis* y hongos.

- **Tinción de azul de toluidina:** detección de quistes de *Pneumocystis*.

A veces las tinciones simples pueden ser en fresco, por ejemplo la tinción de lugol. Tinción de lugol: consiste en poner entre portaobjetos y cubreobjetos una gota de heces más una gota de lugol. Se utiliza para la detección de parásitos en heces.

Tinciones diferenciales

- **Tinción de Gram:** fue descrita en 1988 por Christian Gram. Es una de las tinciones más usadas en microbiología. Para su realización se requiere la adición de una solución de iodo (lugol) a las células bacterianas previamente teñidas con el colorante cristal de violeta. Este tratamiento con lugol produce una acción mordiente en la cual se forman complejos de color púrpura insolubles. La diferencia entre las bacterias gram+ y las gram- radica en la permeabilidad de la pared celular a estos complejos cuando es tratada con alcohol o alcohol-acetona. Las bacterias gram- pierden los complejos púrpura formados por el colorante cristal violeta y lugol, mientras que las bacterias gram+ son los que resisten a la acción decolorante del alcohol-acetona. Viene a continuación la safranina, tiñendo de rosa pálido a las bacterias que han sido desteñidas previamente por el decolorante, como son las bacterias gram-. El esquema de la tinción de Gram sería el siguiente:

	GRAM
1° colorante	Cristal violeta (1 min)
2° Mordiente	Lugol (1 min)
3° Decolorante	Alcohol-acetona (15-30 s)
4° Contraste	Fucsina diluida o Safranina (1 min)
Resultados:	Gram+: permanece violeta
	Gram-: se tiñe de rojo claro

- **Tinción de Ziehl-Neelsen:** para la detección de bacilos ácido-alcohol resistentes. La ácido-alcohol resistencia (AAR) es una propiedad de las micobacterias por la presencia de ácidos micólicos (ácidos grasos especiales) en su pared celular. Estas bacterias AAR se tiñen generalmente muy poco con los colorantes convencionales pues no dejan bien permear estos colorantes a través de la pared celular hacia el interior de la bacteria. Su característica especial es que, una vez teñidas, estas bacterias AAR resisten la decoloración por una mezcla de ácido orgánico (HCl) y etanol. El decolorante elimina los colorantes captados por el resto de bacterias que no sean AAR. Esquema de la tinción de Ziehl-Neelsen:

	ZIEHL-NEELSEN
1° colorante	Fucsina básica fenicada (da color rojo)
2° Mordiente	Calor
3° Decolorante	Alcohol+ácido clorhídrico al 3 %
4° Contraste	Azul de metileno
Resultados:	BAAR = rojo (ác. micólicos)
	No BAAR = se tiñe de azul

Otras tinciones alternativas a la tinción de Ziehl-Neelsen para la observación de bacterias AAR:

- **Ziehl-Neelsen modificado:** utiliza como decolorante el ácido sulfúrico a baja concentración. Útil para visualizar ooquistes del parásito *Cryptosporidium* e *Isospora*.

- **Tinción de Kinyoun:** técnica en frío (no utiliza el paso del calor). El inconveniente del procedimiento "en frío" es que como mínimo la muestra debe estar sumergida en el colorante (fucsina fenicada) una hora. En la de Ziehl-Neelsen se aplicaba calor con la idea de mejorar la permeación de la bacteria al colorante.

- **Tinción de auramina-rodamina:** es una tinción fluorescente (requiere un microscopio de radiación ultravioleta) con lo que se aumenta la sensibilidad. La auramina-rodamina es un fluorocromo inespecífico que se une a los ácidos micólicos de las paredes de los bacilos AAR. Al incidir sobre estas bacterias teñidas, estas aparecen amarillas o naranjas brillantes.

- **Tinción de Giemsa o de Wright:** consiste en utilizar dos colorantes: azul de metileno y eosina. Tiene valor sobre todo en hematología, para tinción de un frotis o extensión sanguínea. En microbiología, esta coloración se emplea para detectar parásitos hemotisulares y microorganismos intracelulares (que se multiplican en el interior de hematíes o leucocitos).

- **Tinción hematoxilina-eosina:** corresponde a la mezcla de hematoxilina y eosina. La tinción hematoxilina y eosina es uno de los métodos más populares de tinción utilizado en histología. Supone la aplicación de la tinción de hematoxilina, que por ser catiónica o básica, tiñe estructuras ácidas (basófilas) en tonos azul y púrpura, como por ejemplo los núcleos celulares; y el uso de eosina que tiñe componentes básicos (acidófilas) en tonos de color rosa, gracias a su naturaleza aniónica o ácida, como el citoplasma.

- **Tinción de esporas:** los métodos usados para su tinción se caracterizan por ser muy drásticos, en forma de colorantes concentrados y calentamiento a emisión de vapores. Algunos de los más usados son: método de Schaeffer-Fulton (utiliza verde de malaquita), método de Dorner, método de Wirtz-Conklin y método de Moeller.

- **Tinción para cápsulas:** la cápsula es una cubierta de naturaleza mucosa y espesor variable que envuelve a la pared celular solo en el caso de algunas bacterias y hongos. La cápsula se tiñe débilmente con los colorantes debido a su elevado contenido en agua. Por ello se emplean algunas técnicas que lo que lo colorean realmente es el fondo de la preparación destacando sobre él las cápsulas, que quedan sin teñir (por ello, reciben el nombre de tinciones negativas). Algunos de los métodos para tinción de cápsulas son: método de Anthony, método de Hiss, método de Muir, método de Burri o el método de la tinta china.

- **Tinción de flagelos:** se utiliza una variedad de colorantes para teñir los flagelos. Los flagelos son estructuras muy finas que no se logran ver con un examen en fresco. La tinción más conocida es el método de Rhodes, que utiliza un nitrato de plata amoniacal y mordiente de Rhodes de forma que demuestra la disposición flagelar. Oras tinciones son: método de gray, método de la impregnación argéntica, método de Leifson, método de Tribondeau, etcétera.

Tinciones fluorescentes

- **Naranja de acridina:** se une específicamente a los ácidos nucleicos. La coloración puede variar dependiendo del pH y la concentración. Se puede utilizar como colorante vital ya que la fluorescencia es verde si el microorganismo está vivo y roja anaranjada si está muerto.

- **Auramina-rodamina:** otra alternativa para la tinción de los ácidos micólicos de las paredes celulares de la micobacterias, ya que estos poseen afinidad por los fluorocromos auramina y rodamina. Al incidir sobre estas bacterias teñidas, estas aparecen amarillas o naranjas brillantes. Es una alternativa a la tinción de Ziehl-Neelsen.

- **Blanco de calcoflúor:** es un fluorocromo que se une a la celulosa de las paredes celulares de los hongos, dando lugar a una fluorescencia azul-blanca bajo la luz UV, aumentando considerablemente su visibilidad.

¡Recuerda!

- Modelos de relación de los microorganismos con el hospedador: a) Saprófitos: viven libres en la naturaleza y se nutren de materia no viva. b) Simbiontes o parásitos de otros seres vivos, donde la relación puede ser de comensalismo (sin beneficio ni perjuicio para el hospedador), de mutualismo (beneficio) o de parasitismo (perjuicio).

- Nomenclatura de los microorganismos: Género y especie (ambos se escriben en cursiva).

- Bacterias: no presentan núcleo delimitado por una membrana. Su información genética está en un cromosoma circular. Pueden presentar además plásmidos (información genética almacenada extra cromosómicamente). No presentan mitocondrias ni cloroplastos como sí lo hacen los eucariotas.

- El péptidoglucano, también denominado mureína, está presente en todas las bacterias a excepción del género Mycoplasma. Dependiendo del grosor de este péptidoglucano, las bacterias se dividen desde el punto de vista de la tinción de Gram en bacterias gram positivas y gram negativas.

- Bacterias capsuladas: Streptococcus pneumoniae, Neisseria meningitidis y Haemophilus influenzae. Bacterias productoras de esporas: bacterias del género Bacillus y Clostridium.

- Hongos: son eucariotas, poseen pared celular rica en quitina, manano, glucano y otros polisacáridos. Poseen membrana plasmática rica en esteroles del tipo ergosterol. Los hongos pueden ser unicelulares (levaduras) o pluricelulares (hongos filamentosos).

- Parásitos: son eucariotas. La mayor parte de parásitos son formas de vida libre. Taxonómicamente se dividen en protozoos y helmintos.

- Virus: son acelulares. Son los agentes infecciosos de menor tamaño. Comparados con el tamaño de las bacterias, los virus son del orden de cien a mil veces más pequeños.

$$\left[\begin{array}{c} \textbf{Preguntas y respuestas} \\ \textbf{Tema 23} \end{array} \right]$$

https://amazingbooks.es/faq-tecnicos-de-laboratorio-bloque-tematico-23

CARACTERÍSTICAS DEL CRECIMIENTO BACTERIANO. CARACTERÍSTICAS Y CLASIFICACIÓN DE LOS MEDIOS DE CULTIVO. TÉCNICAS DE INOCULACIÓN Y AISLAMIENTO BACTERIANO

Autor: Jose Manuel Méndez Legaza

24.1 Características del crecimiento de los microorganismos

La bacteria se trata de una célula procariota. Dentro del mundo de los microorganismos, la bacteria se comporta por tanto como una célula simple que va a requerir poco tiempo para su división y crecimiento. El tiempo de generación de una bacteria (tiempo necesario para que se divida) es de unas tres horas, aunque es un parámetro variable entre especies (algunas como *Escherichia coli* tardan tan solo 20 minutos). De hecho, la velocidad de crecimiento bacteriano es tan elevada que si una única célula bacteriana fuese capaz de multiplicarse ininterrumpidamente durante 48 horas, obtendríamos una biomasa de 4.000 veces el peso de la Tierra. En la práctica, eso no es posible ya que los microorganismos no se reproducen ininterrumpidamente, sino que siguen la denominada curva de crecimiento bacteriano.

24.1.1 Curva de crecimiento bacteriano

Cuando inoculamos un microorganismo en un medio de cultivo, si representamos el incremento en el número de células frente al tiempo, nos encontraremos con una curva típica en la que se distinguen cuatro fases bien diferenciadas (fase de latencia, fase de crecimiento exponencial, fase estacionaria y fase de muerte).

Fase de latencia (o fase "lag")

Es la fase de adaptación al medio. Existe aumento de la masa celular pero no hay aumento en el número de las células.

La velocidad de crecimiento es cero. Sin embargo, existe una intensa actividad metabólica, ya que si las bacterias proceden de un medio con distinta

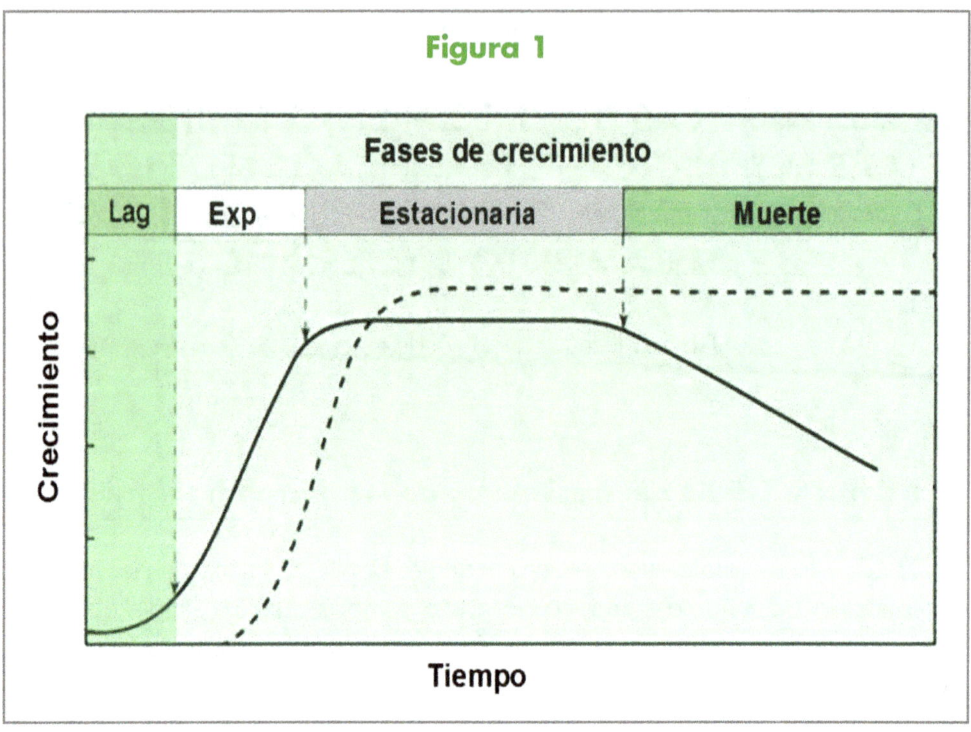

composición, han de cambiar su composición enzimática para poder acceder a los nutrientes del nuevo medio. Si las células provienen de un medio rico en nutrientes y pasan a uno menos rico, han de sintetizar los intermediarios metabólicos en lugar de tomarlos del medio.

En un medio fresco, la duración de la fase de latencia va a depender del tamaño del inóculo, de la edad del mismo y de los cambios en la composición y concentración de los nutrientes que experimentan las células.

La edad del inóculo influirá en el tiempo de latencia en el medio fresco debido a la acumulación de materiales tóxicos y a la posible falta de nutrientes esenciales dentro de la célula durante el crecimiento anterior. En general, inóculos viejos alargan la fase de latencia.

Fase de crecimiento exponencial (o fase logarítmica)

Es la fase donde se produce un incremento exponencial del número de microorganismos. La velocidad de crecimiento es máxima y también lo es su actividad metabólica. Suele haber una fase inicial de aceleración y una fase final de deceleración.

Durante la fase exponencial de crecimiento, el número de bacterias de un cultivo se duplica cada cierto periodo fijo de tiempo (ejemplo, en el caso de *Escherichia coli*, se duplica cada 20 minutos).

Es el estado en el que las bacterias son más sensibles a la acción de cualquier agente (por ejemplo, antimicrobianos, agentes físicos, etcétera).

Fase estacionaria

Es la fase a la que se llega cuando se van agotando los nutrientes del medio o por culpa de la acumulación de productos de desecho tóxicos. La entrada en fase estacionaria es suave si es por acumulación de productos de desecho (porque van afectando poco a poco a las bacterias) y es brusca si es por el agotamiento de los nutrientes.

Existe un equilibrio dinámico (por un lado, hay células que se dividen y, por otro lado, hay células que se mueren) resultado del cual la velocidad de crecimiento es cero en esta fase.

La composición de las células varía mucho y depende del factor que ha provocado la entrada en fase estacionaria. Pueden ser más grandes y pesadas que durante la fase logarítmica. Son mucho más resistentes a la acción de los agentes químicos y físicos.

Se puede prolongar más o menos tiempo, pero llega un momento en que el equilibrio se rompe y comienza la fase de muerte.

Fase de muerte

Se caracteriza por una disminución exponencial del número de microorganismos. La velocidad de crecimiento es exponencial pero negativa.

Es aquí donde en algunos microorganismos se estimula la formación de esporas (*Bacillus* y *Clostridium*) ante situaciones adversas como en este caso es la limitación de nutrientes del medio.

¡Recuerda!

El crecimiento bacteriano se representa como una curva típica en la que se distinguen cuatro fases bien diferenciadas: de latencia, de crecimiento exponencial, fase estacionaria y de muerte.

24.1.2 Factores ambientales que influyen en el crecimiento bacteriano

Existe una serie de condiciones ambientales que va a facilitar el crecimiento bacteriano:

- Nutrientes:

    La cantidad y naturaleza de los nutrientes en un medio de cultivo viene determinada por los requerimientos nutricionales del microorganismo. Existe un umbral de concentración para cada nutriente por debajo del cual no hay crecimiento. Por encima de este umbral, la velocidad de crecimiento se mantiene constante a pesar de que aumente todavía más la concentración del nutriente.

- Temperatura de incubación:

    Cada especie microbiana posee una temperatura óptima de crecimiento por encima y por debajo de las cuales disminuye la velocidad de crecimiento. Las bacterias se clasifican según su temperatura óptima de crecimiento en los siguientes grupos:

    - **Psicrófilas** (pueden crecer a temperaturas < 20 °C). Ejemplos: *Listeria* y *Yersinia*.

    - **Mesófilas** (presenta su crecimiento óptimo a temperatura entre 35-37 °C). La mayoría de los microorganismos importantes en clínica son mesófilos.

    - **Termófilas** (crecen incluso por encima de 40 °C). Ejemplo: *Campylobacter*.

- Tiempo de incubación:

    Para la mayoría de las bacterias patógenas, el tiempo de incubación para visualizar colonias en los medios de cultivo es de 24 a 48 horas. Son bacterias de crecimiento lento: *Brucella* (5-30 días), *Leptospira* (5-15 días), micobacterias (4-6 semanas).

- Humedad:

    Es fundamental para los microorganismos, al igual que para el resto de seres vivos. Más de un 80 % de la masa bacteriana es agua.

- Oxígeno:

    Hay microorganismos **aerobios** (necesitan oxígeno), **anaerobios** (no crecen en presencia de oxígeno), **anaerobios facultativos** (pueden crecer en presencia o ausencia de oxígeno) y **microaerófilos** (necesitan oxígeno, pero a concentración más baja que la atmosférica).

Otro concepto relacionado con la presencia-ausencia de gases es el de microorganismos **capnófilos** (microorganismos cuyo desarrollo se ve favorecido por la presencia de anhídrido carbónico-CO_2).

- pH:

    La mayoría de las bacterias importantes en clínica requieren de un pH entre 6,5 y 7,5.

Típicas bacterias excepcionales:

- *Lactobacillus:* tolera un pH ácido de 5.

- *Vibrio:* tolera pH básico de 8,5.

- Osmolaridad:

    Habitualmente las bacterias toleran medios con un 0,1-1 % de Na^+, pero existen ciertos microorganismos que pueden vivir en medios con mayor contenido de sales (son microorganismos **halófilos**).

    Ejemplos: especies de *Vibrio* o *Staphylococcus aureus* pueden crecer en medios de cultivo con una concentración mayor de sal (7,5 % NaCl) como es en el medio Chapman (agar+manitol+7,5 % NaCl).

¡Recuerda!

Las bacterias se clasifican según su temperatura óptima de crecimiento en: psicrófilas (pueden crecer a una temperatura < 20 °C), mesófilas (crecimiento óptimo a 35-37 °C) o termófilas (crecen a una temperatura > 40 °C). La mayoría son bacterias mesófilas.

¡Recuerda!

Según su requerimiento de oxígeno: aerobios (necesitan oxígeno), anaerobios (no crecen en presencia de oxígeno), anaerobios facultativos (pueden crecer en presencia o ausencia de oxígeno) y microaerófilos (necesitan oxígeno, pero a concentración más baja que la atmosférica).

24.2 Cultivo bacteriano. Características y clasificación de los medios de cultivo

El diagnóstico de las infecciones bacterianas se efectúa mediante examen microscópico y cultivo de la muestra clínica obtenida del foco de infección (pus, orina, líquido cefalorraquídeo, etc.). Estos procedimientos permiten visualizar, aislar e identificar las bacterias causantes de la infección, estudiando posteriormente su sensibilidad a los antimicrobianos mediante el antibiograma.

Al sembrar una muestra clínica en un medio de cultivo, las bacterias existentes en la muestra empiezan a multiplicarse. Como la mayoría de las bacterias se duplican cada 20-30 minutos, entre las 18 y las 24 horas se habrán desarrollado abundantemente. Ello permitirá su detección, aunque su número inicial en la muestra clínica fuera muy bajo y, por tanto, no hubieran podido ser observadas en el examen microscópico. Además, el aislamiento de las bacterias por cultivo permite su posterior identificación y el estudio de su sensibilidad a los antimicrobianos.

24.2.1 Concepto de medios de cultivo y nutriente

Los medios de cultivo son preparados artificiales donde se van a desarrollar los microorganismos y que contienen todos los nutrientes por ellos requeridos. Los nutrientes son las sustancias necesarias para realizar de forma óptima las funciones vitales de biosíntesis de material celular y obtención de energía.

Los medios de cultivo van a crear las condiciones necesarias para permitir el desarrollo y reproducción de las bacterias.

24.2.2 Componentes de los medios de cultivo

La gran diversidad del mundo microbiano hace que los medios de cultivo sean muy variados, pero en general para el cultivo de bacterias todos los medios contienen como componentes principales los siguientes:

- Componentes básicos:
  - Agua
  - Fuentes de nitrógeno, fósforo y azufre
  - Sales minerales

- Algunos pueden llevar incorporadas, además, entre otras, las siguientes sustancias:
  - Factores orgánicos de crecimiento
  - Colorantes
  - Agentes tamponantes
  - Agentes solidificantes, etcétera.

Componentes básicos

Forman parte de la mayoría de los medios de cultivo:

- **Agua:** preferiblemente destilada, pues su pH es neutro y además está exenta de cationes como el Ca^{2+} o el Mg^{2+}, que pueden precipitar con otros componentes del medio, durante el proceso de esterilización.

- **Proteínas:** constituyen la fuente de nitrógeno y a veces de carbono. Pueden ser:

    a) **Proteínas completas:** pueden ser mezclas de proteínas (extracto de carne), o bien un solo tipo de proteínas (por ejemplo, la gelatina).

    - Extracto de carne:

        Es un concentrado de productos hidrosolubles de la carne. Se obtienen por maceración y ebullición de la carne y posterior concentración y desecación del producto hasta un estado de pasta o polvo.

    - Extracto de levadura:

        Se obtiene por la hidrólisis ácida o enzimática de células de levadura.

    b) **Proteínas parcialmente hidrolizadas (peptonas):** son productos resultantes de la hidrólisis ácida o enzimática de materiales proteicos (carne, vegetales, caseína, o gelatina). En su composición existen diferentes aminoácidos y péptidos más o menos complejos, dependiendo del tipo de proteína e hidrólisis utilizada. Se presentan como polvos hidrosolubles.

    - **Hidratos de carbono** (sacarosa, glucosa, lactosa, fructosa, almidón, etc.).

        Son la principal fuente de carbono, que es un nutriente fundamental. Entre ellos, los más empleados son la glucosa.

    - **Iones metálicos y no metálicos:** actúan facilitando o inhibiendo el crecimiento bacteriano. Por ejemplo, el NaCl actúa como regulador osmótico e impide el crecimiento de ciertas bacterias que no resisten a cierta presión osmótica.

Componentes facilitadores

No son esenciales, pero facilitan el crecimiento bacteriano.

- **Buffers o tampones:** mantienen un pH óptimo para facilitar el crecimiento del tipo de bacterias que nos interese e inhiben el crecimiento de otros microorganismos.

- **Vitaminas.**

Componentes inhibidores e indicadores

Los inhibidores frenan el crecimiento bacteriano, y los indicadores ponen de manifiesto ciertas reacciones metabólicas.

- **Indicadores-colorantes:** permiten detectar cambios de pH en los medios de cultivo por medio de un cambio de color. Estos cambios nos orientan hacia la correcta identificación del tipo de microorganismos presentes.

  Muchos son, además, inhibidores del crecimiento de algunas bacterias (por ejemplo, cristal de violeta inhibe el crecimiento de gram+).

- **Antibióticos:** son sustancias que matan a las bacterias (bactericidas) o anulan su reproducción (bacteriostáticos). Añadidos a los medios de cultivo impiden el crecimiento de algunos tipos de bacterias permitiendo crecer solamente a las que nos interesen.

Agentes solidificantes

Se emplean en la elaboración de los medios de cultivo sólidos y semisólidos.

- **Agar:** es un polímero de naturaleza polisacarídica que se obtiene de las algas rojas. Contienen un 70 % de agarosa y un 30 % de pectina. El agar es el agente solidificante más utilizado para la elaboración de los medios de cultivo. Entre sus características más interesantes destacan las siguientes:

  - Aunque insoluble en agua fría, se funde en agua hirviendo. Durante el enfriamiento, el medio se mantiene líquido hasta los 45 °C.

  - Al solidificar origina geles perfectamente transparentes.

  - Los geles de agar permanecen estables, pues son degradados por muy pocas bacterias.

  Otros agentes solidificantes menos utilizados son:

- **Gelatina:** es una proteína procedente del colágeno. Se utiliza poco porque se licúa espontáneamente por encima de 28 °C. Además, algunas bacterias producen proteasas que la hidrolizan causando su licuación.

- **Gel de sílice:** se utiliza poco porque presenta inconvenientes como su difícil manejabilidad y alto coste.

24.2.3 Clasificación de los medios de cultivo

Según su estado físico

- **Medios líquidos:** No llevan adicionados agentes solidificantes.

   Ejemplo: Agua de peptona (peptona, NaCl, agua destilada).

- **Medios sólidos:** contienen algún agente solidificante, generalmente agar en una concentración del 1,5-2 %.

   Ejemplo: medio TSA (agar, triptosa y soja).

- **Medios semisólidos:** contienen agentes solidificantes, pero en una concentración menor que los sólidos (generalmente agar a una concentración menor).

Según su composición química

- **Medios indefinidos o naturales:** se desconoce su composición química precisa, pues están preparados a partir de productos como las peptonas, extracto de carne, extracto de levadura, agar, etcétera.

Ejemplo: medio TSA (agar, triptosa y soja).

- **Medios definidos o sintéticos:** se conoce su composición química, cualitativa y cuantitativamente.

   Ejemplo: Medio de Koser (contiene una composición química totalmente conocida, siendo la siguiente: fosfato sódico amónico 1,5 g; fosfato potásico 1 g; sulfato magnésico 0,2 g; citrato sódico 3 g y agua destilada 1.000 ml).

Según su finalidad o uso

Tipo de medio	Fundamento	Ejemplos
Medios ordinarios o generales	Permiten el crecimiento la mayoría de los microorganismos	Agar Sangre
Medios enriquecidos	Permiten el crecimiento de bacterias más exigentes desde un punto de vista nutricional	Agar Chocolate (sangre hemolizada)
Medios diferenciales	Permiten poner de manifiesto una determinada actividad bioquímica de la bacteria cultivada	Agar MacConkey: permite diferenciar a las bacterias fermentadoras de las no fermentadoras de lactosa

Medios selectivos	Contienen una determinada sustancia que inhibe el crecimiento de algunas bacterias, pero permite el de otras.	Agar MacConkey: contiene sales biliares, que inhiben e crecimiento de bacterias excepción de las enterobacterias
Medios de enriquecimiento	Medios líquidos que favorecen el desarrollo de un determinado tipo bacteriano debido a su composición química o pH	Agua de peptona-alcalina: su pH altamente alcalino (pH: 11) permite el crecimiento de *Vibrio cholerae*
Medios específicos	Medios formulados para permitir el crecimiento específico de un microorganismo	Agar BCYE (Buffered Charcoal Yeast Extract) para el crecimiento específico de *Legionella*
Medios de transporte	Preservan la supervivencia de los microorganismos presentes en la muestra desde su extracción hasta que se recibe en el laboratorio y se siembra en el medio de cultivo correspondiente	Medio de Amies-Stuart y Medio de Cary-Blair

Nota: Un mismo medio puede clasificarse en más de una categoría. Ejemplo: Agar MacConkey es un medio sólido, selectivo y diferencial.

24.2.4 Normas generales para la preparación de un medio de cultivo

Es de elección por parte del Laboratorio de Microbiología Clínica recibir medios de cultivo ya previamente fabricados por distintas casas comerciales o su decisión de elaborar en el propio laboratorio medios de cultivo "caseros". Un medio de cultivo debe contener todos los nutrientes necesarios para un determinado microorganismo, estar esterilizado y ser de preparación reciente. Hasta su uso es conveniente almacenarlo refrigerado y antes de su utilización debe ser sometido a un control de esterilidad.

A continuación, se describen los pasos para la elaboración de un medio de cultivo:

1. Leer cuidadosamente el guion o receta del medio de cultivo a preparar.

2. Seleccionar un matraz de mayor capacidad que el volumen total de medio que se ha de preparar. Comprobar que esté perfectamente limpio.

3. Pesar por separado cada uno de los componentes del medio necesarios para su elaboración.

4. Poner en el matraz el agua y adicionar uno a uno los distintos componentes, agitando hasta su perfecta disolución.

5. Ajustar el pH.

6. Tapar perfectamente con algodón graso el matraz o tubos con el medio. Cubrir con papel de aluminio.

7. Esterilizar en autoclave utilizando cestillos de acero inoxidable.

Nota: un medio de cultivo con Agar estará listo para verterlo en la placa de Petri una vez esterilizado, cuando alcance una temperatura de 45-50 °C (temperatura a la cual va solidificando y formando ese aspecto de gel en la placa de Petri). Cuando se vaya a distribuir un medio sólido en placas, es muy importante verter el medio lo más frío posible (a unos 45-50 °C, antes de que empiece a solidificar) y apilar las placas en torres. Estas placas se colocan orientadas hacia abajo y se guardan en cámara frigorífica. Se colocan hacia abajo de manera que se evite la formación de agua de condensación y caiga sobre el medio inutilizando la placa.

¡Recuerda!

Medio general: sus nutrientes permiten el crecimiento la mayoría de los microorganismos.

Medio enriquecido: contiene, además de los nutrientes usuales, otros componentes que permiten el crecimiento de bacterias más exigentes desde un punto de vista nutricional.

Medio diferencial: en su composición existen algunas sustancias que permiten poner de manifiesto una determinada actividad bioquímica de la bacteria cultivada.

Medio selectivo: contiene una determinada sustancia que inhibe el crecimiento de algunas bacterias, permitiendo así un mejor crecimiento de otras.

Medios de enriquecimiento: medio generalmente líquido que favorece el desarrollo de un determinado tipo bacteriano debido a su composición química o pH.

24.2.5 Medios de cultivo líquidos

Poseen los nutrientes necesarios para el crecimiento bacteriano, pero sin sustancias solidificantes (agar).

Se observa el crecimiento tras la siembra generalmente por la aparición de turbidez. En ocasiones el crecimiento se manifiesta por la aparición de un precipitado o un crecimiento en superficie.

Generalmente los medios líquidos (caldos de cultivo) son medios no selectivos y de enriquecimiento, es decir, que permiten el crecimiento de la mayoría de los microorganismos y de enriquecimiento porque en estos medios líquidos el microorganismo suele crecer más fácilmente ya que crece hacia todas las direcciones dentro de una suspensión líquida y no sobre la superficie sólida en una placa de Petri.

Las principales aplicaciones de los medios líquidos son:

- Medios de cultivo enriquecidos para muestras donde sospechamos que el recuento de bacterias en la muestra es escaso. Inconvenientes: que existan distintos tipos de bacterias, por ende, se producirá un sobrecrecimiento de todas ellas.

- Para realizar resiembras a partir de una bacteria aislada y recoger así un gran volumen o recuento de esta.

A continuación, se describen los medios de cultivo líquidos más ejemplares:

Caldo infusión cerebro-corazón (BHI, por sus siglas en inglés)

Es un medio enriquecido de alto contenido nutricional utilizado para favorecer el desarrollo de muchos tipos de microorganismos. Los componentes claves incluyen infusión de distintos tejidos animales como el agregado de peptonas, tampón fosfato para regular el pH y una pequeña concentración de glucosa, que es una fuente de energía fácilmente accesible para los microorganismos.

Caldo tioglicolato

Es un medio enriquecido rico en nutrientes como son: extracto de levadura, carne y vitaminas para incrementar el desarrollo de la mayor parte de las bacterias clínicamente importantes. Junto con el caldo infusión cerebro corazón, son los dos caldos utilizados con mayor frecuencia en microbiología clínica.

La presencia de tioglicolato en el medio, que es un agente reductor, contribuye a crear una situación de anaerobiosis en la zona más profunda del tubo. Dicho caldo va a contribuir además al crecimiento de microorganismos anaerobios.

Caldo selenito

Medio selectivo y de enriquecimiento para *Salmonella*. Generalmente se utiliza para la detección de los géneros de *Salmonella* en las heces.

Agua de peptona alcalina

Medio de enriquecimiento para *Vibrio cholerae*. Presenta un pH alcalino de 8,5 que favorece el crecimiento de esta bacteria.

24.2.6 Medios de cultivo sólidos

Contienen elementos solidificantes que transforman a los medios líquidos en sólidos. Poseen unas características especiales (estado de gel) que permiten el crecimiento y multiplicación bacteriana apareciendo una colonia por cada bacteria sembrada (UFC: Unidad Formadora de Colonias). El solidificante más utilizado es el agar. También se puede utilizar (aunque es mucho menos común) gelatina como solidificante, pero hay bacterias que la utilizan como nutriente degradándola enzimáticamente.

Las principales aplicaciones de los medios sólidos son:

- Para observar la morfología de las colonias.

- Aislamiento, recuento e identificación de las bacterias en la placa de Petri.

- Hay más aplicaciones, pero son específicas de cada medio.

A continuación, se describen los medios de cultivo líquidos más ejemplares:

Agar sangre

Medio ordinario o general ya que sus nutrientes permiten el crecimiento la mayoría de los microorganismos. La mayoría de muestras recibidas en un laboratorio de microbiología se siembran en agar sangre ya que permite crecer a todos los microorganismos de importancia clínica excepto los más exigentes.

Es un medio con el que se puede hacer una identificación presuntiva de la bacteria conociendo su diferente hemólisis de la sangre. Diferentes morfologías de colonias en agar sangre:

- Colonia alfa-hemolítica (α). Consiste en la hemólisis parcial de los glóbulos rojos con aparición de coloración verdosa alrededor de las colonias.

- Colonia beta-hemolítica (β). Las colonias presentan un halo intensamente claro alrededor de las mismas debido a la hemólisis total.

- Colonia sin presencia de hemólisis. A la ausencia de hemólisis se le denomina en ocasiones hemólisis gamma (γ).

Agar chocolate

Medio enriquecido que se utiliza para el aislamiento y cultivo de microorganismos fastidiosos (aquellos que son más exigentes en cuanto a sus requerimientos nutritivos). Es en esencia igual que el agar sangre, pero la sangre en este medio está hemolizada (de ahí el color chocolate). Contiene nutrientes como hemoglobina, factor X y factor V que son requeridos por algunos microorganismos muy exigentes (como por ejemplo *Haemophilus* y *Neisseria*).

En este medio llegan a crecer todos aquellos microorganismos que crecen en el medio agar sangre, pero además permite el crecimiento de algunos que no crecerían de forma habitual en agar sangre como *Haemophilus*.

Agar MacConkey

Medio selectivo para bacilos gram negativos (concretamente, enterobacterias) pues presenta cristal de violeta que inhibe a los gram positivos, y sales biliares que inhiben al resto de gram negativos a excepción de las enterobacterias. También se considera un medio diferencial de bacterias fermentadoras y no fermentadoras de lactosa. Aquellos microorganismos fermentadores de lactosa se van a observar como colonias rosadas, mientras que los no fermentadores no van a producir ácidos debido a la fermentación, por tanto, no va a virar el medio en presencia de esos ácidos (colonias incoloras). La fermentación del azúcar lactosa acidifica el pH del medio y esto provoca que el indicador rojo neutro del medio otorgue a las colonias fermentadoras una coloración de rosa intenso.

Fermentadores rápidos (colonias rosas)	*Escherichia, Klebsiella, Enterobacter, Citrobacter*
Fermentadores lentos (colonias incoloras a las 24 h)	*Yersinia, Serratia*
No fermentadores (colonias incoloras)	*Salmonella, Shigella, Proteus*

Agar EMB-Levine

Medio selectivo y diferencial que se usa para el aislamiento, cultivo y diferenciación de bacilos gram negativos fermentadores y no fermentadores.

La eosina y el azul de metileno actúan como indicadores. Las bacterias fermentadoras de lactosa como *Escherichia coli* presentan un brillo verdoso metálico. Las no fermentadoras de lactosa carecen de brillo metálico.

Agar Hektoen

Medio selectivo para *Salmonella* y *Shigella*.

Es un medio selectivo porque contiene sustancias que inhiben el crecimiento de bacterias gram positivas. Además, contiene sales biliares donde su función es retrasar el crecimiento de bacilos gram negativos entéricos no patógenos presentes formando parte de la flora normal en el tracto gastrointestinal.

Se trata también de un medio diferencial porque permite diferenciar bacterias no fermentadoras de lactosa como *Salmonella* y *Shigella* porque al no fermentar la lactosa no acidifican el pH del medio y las colonias mantienen el color azul verdoso del medio. Las fermentadoras de lactosa como *E. coli* aparecen de color amarillento.

Otra característica diferencial del medio es que contiene citrato férrico, un indicador para la detección de la producción bacteriana de ácido sulfhídrico (H_2S). De este modo, los microorganismos que producen H_2S pueden visualizarse como colonias que forman un precipitado negro.

Las colonias de las diferentes enterobacterias en el medio de Agar Hektoen aparecen con el siguiente aspecto:

- *E. coli*: colonias de color amarillento.

- *Shigella*: colonias de color azul verdoso.

- *Salmonella*: color azul verdoso con precipitado negro. Lo que diferencia a *Salmonella* de *Shigella*, es que *Salmonella* sí produce ácido sulfhídrico (H_2S).

Agar XLD (xilosa-lisina-desoxicolato)

Medio selectivo y diferencial para el aislamiento y la diferenciación de *Salmonella* y *Shigella* a partir de muestras clínicas.

Las colonias de las diferentes enterobacterias en el medio de Agar XLD aparecen con el siguiente aspecto:

- Enterobacterias fermentadoras de lactosa: colonias amarillas.
- Enterobacterias no fermentadoras de lactosa (*Salmonella*, *Shigella*, *Proteus*): colonias transparentes.

Agar Mueller Hinton

Medio utilizado para la realización del antibiograma en la comprobación de la susceptibilidad de microorganismos a antibióticos.

Agar Sabouraud

Medio recomendado para el cultivo y crecimiento de hongos. El bajo pH del medio (en torno a 5,6) favorece el crecimiento de los hongos y no el de bacterias. Se puede hacer más selectivo para hongos añadiéndole antibióticos como cloranfenicol y cicloheximida que inhiben el crecimiento bacteriano.

Agar CLED (cistina-lactosa-electrolito deficiente)

Medio que se utiliza principalmente para el urocultivo (cultivo de orina). No contiene NaCl, por lo que impide el sobrecrecimiento y la invasión de *Proteus*. La presencia de cistina permite el crecimiento de bacterias más exigentes.

Agar Thayer-Martin

Medio de agar chocolate al que se le ha añadido ciertos antibióticos (colistina, vancomicina y nistatina) para hacerlo altamente selectivo y permitir el crecimiento únicamente del gonococo (*Neisseria gonorrhoeae*) y del meningococo (*Neisseria meningitidis*).

Agar Chapman

Medio de agar con manitol y una concentración del 7,5 % de sal sódica (NaCl). Es un medio selectivo para estafilococos, que pueden crecer en medios con alto contenido en sal. Además, por su contenido en manitol y mediante el indicador rojo fenol, se comporta como medio diferencial, lo que permite diferenciar las especies manitol positivas (fundamentalmente *Staphylococcus aureus*) que forman colonias amarillas, de las especies manitol negativas cuyas colonias son transparentes (otras especies de estafilococos como *Staphylococcus epidermidis*).

Medio de Lowenstein-Jensen

Medio sólido en placa o en tubo inclinado que se utiliza como medio selectivo y de enriquecimiento para el aislamiento de micobacterias. Contiene verde malaquita, que inhibe el crecimiento de otros microorganismos. El tiempo de incubación es largo (6-8 semanas). El crecimiento de colonias indica que se trata de micobacterias.

¡Recuerda!

Agar chocolate: contiene los nutrientes: factor X y factor V. Estos dos factores permiten el crecimiento de Haemophilus y Neisseria.

Caldo selenito: medio selectivo y de enriquecimiento para Salmonella.

Agua de peptona alcalina: (pH 8,5) medio de enriquecimiento para Vibrio cholerae.

Medios selectivos y diferenciales de enterobacterias: MacConkey, EMB-Levine, Hektoen y XLD. Permiten el crecimiento de enterobacterias inhibiendo el crecimiento de otras bacterias (medios selectivos) y ponen de manifiesto una determinada actividad bioquímica de la bacteria cultivada (medios diferenciales).

24.3 Técnicas de inoculación y aislamiento bacteriano

24.3.1 Consideraciones previas a la siembra

El procesamiento de la muestra comienza cuando llega al laboratorio. Las muestras deben cumplir ciertos criterios para su aceptación y procesamiento (ver criterios de aceptación y rechazo de muestras del Tema 1. Muestras Biológicas humanas. Características generales de la recogida, conservación y transporte de muestras para su procesamiento).

Si se rechaza una muestra debe comunicarse al peticionario y explicarle la carencia o defecto que se observa. Si la muestra se ha tomado con una técnica invasiva o es irrecuperable, se procede a procesarla, indicando en todos los casos la incidencia que se ha detectado.

Algunas de las consideraciones generales previas a la siembra que se han de tener en cuenta son:

- Las muestras no deben almacenarse más de 24 horas sin procesar y permanecer refrigeradas, excepto las que se supone que son estériles (líquidos biológicos, biopsias, etcétera).

- El material sólido o muy consistente se debe homogeneizar con una solución salina. Se procura que el suero salino que acompaña a la muestra o que se añade para triturarla no la diluya excesivamente.

- Las muestras viscosas (por ejemplo, secreciones respiratorias) pueden tratarse con un fluidificante como la N-acetil-cisteína, que es inocua para los microorganismos.

- Las muestras intrínsecamente contaminadas se deben someter a descontaminación con hidróxido sódico u otros productos antes de sembrarlas: por ejemplo, las muestras respiratorias que se procesan para micobacterias.

- Las muestras muy diluidas, como los líquidos biológicos, se centrifugan y se siembra el sedimento que se toma con una pipeta estéril.

- Las placas deben estar atemperadas y libres de agua de condensación antes de la siembra.

- Los medios de cultivo deben conservarse refrigerados, no han de permanecer a temperatura ambiente porque se resecan.

24.3.2 Material de siembra

Se debe considerar como potencial infeccioso todo aquel material biológico que vaya a ser procesado en el laboratorio. Se deben adoptar los dispositivos de protección individual adecuados (guantes, mascarilla, etc.). El siguiente paso consistiría en elegir el material de siembra y los medios de cultivo adecuados de acuerdo con los protocolos establecidos por el centro.

Material de siembra habitual en un laboratorio de microbiología:

Asas e hilos de siembra

- **De alambre metálico.** Consisten en un alambre metálico (habitualmente platino) montado sobre un mango cilíndrico. Se esterilizan verticalmente a la llama del mechero hasta que se ponen incandescentes inmediatamente antes de su uso.

- También las hay desechables (de plástico) de un solo uso que ya vienen esterilizadas. El hilo de siembra es para sembrar en picadura y las asas de siembra pueden ser calibradas o no. Las calibradas inoculan volúmenes concretos. Las más usadas son las de 0,01 y 0,001 ml. Actualmente, se prefiere el uso de asas de plástico desechables.

Pipetas

Se esterilizan por calor seco o en autoclave. También se pueden usar desechables. Pueden ser pipetas Pasteur, que inoculan volúmenes variables o pipetas calibradas para volúmenes concretos.

Hisopos

Se utilizan para la toma de muestras o especímenes biológicos, para su posterior siembra en medios de cultivos líquidos y/o sólidos y su posterior estudio microbiológico.

Asa de Drigalsky

Se trata de una varilla de vidrio, o bien de plástico desechable, con una rama horizontal que actúa barriendo la superficie del medio en placa para extender el inóculo.

24.3.3 Siembra y resiembra

Consiste en el paso de las bacterias de la muestra a un medio de cultivo adecuado, que permitirá el desarrollo y multiplicación de los microorganismos. Se denomina siembra o inoculación. El paso de bacterias de un medio de cultivo a otro se denomina resiembra. Las resiembras, además de servir para aislar las bacterias, se utilizan para mantenerlas con plena vitalidad, es decir, en cultivo fresco, lo cual es imprescindible para la mayoría de los estudios bacteriológicos.

24.3.4 Aislamiento

Consiste en la separación de un único y determinado microorganismo a partir de las poblaciones bacterianas mixtas que puedan existir en la muestra biológica primaria. En la naturaleza la mayoría de microorganismos no se encuentran aislados, sino integrados en poblaciones bacterianas mixtas.

Normalmente, las infecciones son causadas por un solo tipo de microorganismos y es muy raro que intervengan dos o más especies. Esto no significa que no haya otro tipo de bacterias acompañantes de la infección (oportunistas). El primer problema que se plantea el microbiólogo que quiere estudiar una determinada bacteria es su aislamiento del resto de los microorganismos presentes en una determinada muestra. El aislamiento consiste en obtener bacterias de un solo tipo de tal forma que en su estudio no se produzcan errores llegando a un diagnóstico falso al haber varias especies bacterianas mezcladas. Una vez que se ha logrado el aislamiento es posible realizar el cultivo puro, cuyo estudio permitirá la identificación bacteriana, así como otras posibles investigaciones que se deseen realizar.

24.3.5 Obtención de cultivos puros

Se requiere para un correcto estudio bacteriológico sin llegar a cometer errores llegando a un diagnóstico falso al haber varias especies bacterianas mezcladas. La obtención previa de un cultivo puro de nuestra cepa bacteriana problema nos permitirá una correcta identificación de la especie bacteriana así como el estudio de sus propiedades, de su sensibilidad antibiótica o cualquier otra investigación que se desee realizar. Cuando tras varios pases se consigue obtener en un medio de cultivo una sola especie bacteriana se dice que se ha aislado.

Al cultivo puro también se le denomina cultivo *axénico*. Un cultivo bacteriano es puro (o *axénico*) cuando solo hay un tipo de bacterias. Si hay dos o más tipos de bacterias se dice que el cultivo es mixto.

24.3.6 Técnicas de siembra

Siembra en medio sólido

La siembra en placa se plantea con dos finalidades: el recuento o el aislamiento de colonias.

- **Siembra por extensión o recuento.** Consiste en coger la muestra con un asa de siembra y depositarla por recuento (con una cantidad conocida, generalmente de 1 microlitro) en el centro de la placa, se traza una cruz y se extiende desde el centro al borde de la placa desde la cruz inicial mediante sucesivas estrías y se gira la placa 90 °C para recorrerla toda. Esta técnica es muy utilizada para el recuento de bacterias en orina (urocultivo). También se puede depositar la muestra (por ejemplo, 100 microlitros) en el centro de la placa y a continuación extender con un asa de Drigalsky.

- **Siembra por aislamiento, por estría múltiple o agotamiento.** Consiste en coger la muestra con un asa de siembra, y a continuación se extiende por el medio de cultivo haciendo varias estrías en distintos sectores o cuadrantes hasta agotar la placa. Las estrías se trazan cada vez más separadas a medida que se avanza en la siembra. Tras la incubación, en las porciones finales de la última estría quedarán bacterias "sueltas" que originarán colonias aisladas (UFC = unidades formadoras de colonias). De esta manera podremos obtener de ahí cultivos puros. Existen multitud de métodos distintos de estriado, pero el objetivo es el mismo en todos, conseguir aislar al microorganismo. Generalmente se hacen estrías en 3 o 4 cuadrantes de la placa. Se deberá elegir el método más adecuado según la muestra que se ha de aislar y en función de la experiencia propia del técnico.

Otros tipos de siembra, pero actualmente poco usados, son:

- **Siembra por vertido en placa:** una cantidad conocida de muestra se deposita en una placa estéril y sobre ella se añade el medio de cultivo y se mezcla. Después de incubar, sobre la superficie del medio de cultivo aparecerán colonias bacterianas.

- **Siembra en tubo de agar inclinado:** inoculamos el asa de siembra sobre el agar y extendemos sobre el medio arrastrando en forma de zigzag por la superficie inclinada.

- **Siembra por picadura:** con el hilo de siembra (no el asa) se recoge una alícuota de la muestra que depositamos introduciendo el hilo perpendicularmente a la superficie del mismo.

Siembra en medio líquido

El cultivo de muestras en medios líquidos facilita el crecimiento de los microorganismos ya que tienen mayor acceso a los nutrientes y pueden multiplicarse en las tres dimensiones del espacio. Cuando se inoculan tubos hay que tener la precaución de no depositar el tapón sobre la mesa, sino que se debe retirar del tubo y mantenerlo en la mano mientras se maneja el tubo y finalmente taparlo. Para la inoculación en un tubo con caldo, se deposita la muestra frotando con el asa o el hisopo la pared interior del tubo.

Con la siembra de la muestra en el medio sólido (en placa o en tubo) las células bacterianas se van depositando sobre la superficie del agar, y se debe pensar que en el/los último/os cuadrante/s, en el caso de la siembra por aislamiento, quedan pocas bacterias que se depositan muy separadas unas de otras. En el caso de una siembra de la muestra en un medio de cultivo líquido, las células bacterianas se multiplicarán libremente en suspensión, enturbiando progresivamente el medio a medida que aumenta su número. La ventaja que ofrece el medio sólido sobre el medio líquido es que este primero permite separar e individualizar cada una de las diversas bacterias existentes en la mezcla (recordar que en una muestra biológica suele existir una población bacteriana mixta). Si de un medio líquido donde existe crecimiento bacteriano (enturbiamiento del medio) se pretende aislar e identificar cada una de las especies bacterianas presentes, se debe realizar una resiembra del medio líquido a un medio sólido.

24.4 Recuentos celulares bacterianos

En microbiología no interesa solo identificar la especie bacteriana si no contar el número de bacterias presentes en la muestra. No solo como interés clínico, sino también en diversos estudios microbiológicos como análisis de alimentos, de agua de bebida, como control medioambiental, donde se requiere conocer el recuento de microorganismos presentes en la muestra con objeto de determinar la calidad de la misma.

Existe la opción del recuento directo de las bacterias al microscopio o mediante contadores electrónicos, o bien, el recuento de bacterias viables, es decir, en este segundo contexto, se hace recuento únicamente de aquellas bacterias con capacidad de reproducirse.

Recuento directo del número de células bacterianas

- **Recuento directo de bacterias al microscopio:**

Técnica para determinar o recontar el número total de microorganismos de una muestra. Se utilizan cámaras de recuento (cámara de Petroff-Hauser) y su visualización al microscopio. Es un método rápido de recuento del número total de células, pero no distingue entre células viables o no viables.

- **Recuento directo de bacterias mediante contadores electrónicos:**

Se utiliza el contador Coulter, que recuenta el número de células suspendidas en un medio líquido, a su paso por un orificio por donde fluye la corriente eléctrica. Se puede determinar a su vez el tamaño de las células, pero tampoco distingue entre viables, muertas o partículas inespecíficas.

Recuento de células bacterianas viables

Estos métodos ofrecen la ventaja de cuantificar solo las bacterias viables presentes en una muestra.

- **Recuento en placa de colonias o UFC:**

Es el método más utilizado. Los métodos de recuento en placa asumen que cada bacteria viva crece y se divide en un medio sólido para producir una colonia, por lo que los resultados se expresan no como número de células sino como unidades formadoras de colonias (UFC), donde se supone que cada colonia procede de una única bacteria. Por tanto, los métodos de recuento en placa son métodos de estimación de bacterias viables en términos de UFC. Como inconvenientes estos métodos requieren la incubación al menos durante 24 horas o más para que se formen colonias visibles en el agar.

Este método se basa en realizar la siembra de un volumen conocido de la muestra y de distintas diluciones de la misma en placas de agar que contengan un medio de cultivo adecuado. Se incuban las placas y, después del período de incubación, se observarán colonias visibles, entendiendo que cada colonia procede de una única bacteria. El resultado va expresado en UFC/ml.

- **Recuento al microscopio de fluorescencia con colorantes vitales:**

El fluorocromo de acridina presenta fluorescencia verde si los microorganismos están vivos y naranja si están muertos. Con el microscopio de fluorescencia y con ayuda de una cámara de recuento se contarían solo aquellas células bacterianas vivas.

- Determinación del número más probable (NMP):

Es un método en desuso. Consiste en una aproximación estadística. Se basa en sembrar los microorganismos en medios específicos donde van a producir una reacción característica al crecer. Se siembran distintos volúmenes conocidos y a continuación se comparan los resultados obtenidos con unas tablas estadísticas predefinidas para calcular el NMP de microorganismos. Se utiliza sobre todo en microbiología del agua como parte de salud pública.

Resumen de los conceptos más relevantes del Tema 24

¡Recuerda!

- El crecimiento bacteriano se representa como una curva típica en la que se distinguen cuatro fases bien diferenciadas: de latencia, de crecimiento exponencial, fase estacionaria y de muerte.

- Las bacterias se clasifican según su temperatura óptima de crecimiento en: psicrófilas (pueden crecer a una temperatura < 20 °C), mesófilas (crecimiento óptimo a 35-37 °C) o termófilas (crecen a una temperatura > 40 °C). La mayoría son bacterias mesófilas.

- Según su requerimiento de oxígeno: aerobios (necesitan oxígeno), anaerobios (no crecen en presencia de oxígeno), anaerobios facultativos (pueden crecer en presencia o ausencia de oxígeno) y microaerófilos (necesitan oxígeno, pero a concentración más baja que la atmosférica).

- Medio general: sus nutrientes permiten el crecimiento la mayoría de los microorganismos.

- Medio enriquecido: contiene, además de los nutrientes usuales, otros componentes que permiten el crecimiento de bacterias más exigentes desde un punto de vista nutricional.

- Medio diferencial: en su composición existen algunas sustancias que permiten poner de manifiesto una determinada actividad bioquímica de la bacteria cultivada.

- Medio selectivo: contiene una determinada sustancia que inhibe el crecimiento de algunas bacterias, permitiendo así un mejor crecimiento de otras.

- Medios de enriquecimiento: medio generalmente líquido que favorece el desarrollo de un determinado tipo bacteriano debido a su composición química o pH.

- Agar chocolate: contiene los nutrientes: factor X y factor V. Estos dos factores permiten el crecimiento de Haemophilus y Neisseria.

- Caldo selenito: medio selectivo y de enriquecimiento para Salmonella.

- Agua de peptona alcalina: (pH 8,5) medio de enriquecimiento para Vibrio cholerae.

- Medios selectivos y diferenciales de enterobacterias: MacConkey, EMB-Levine, Hektoen y XLD. Permiten el crecimiento de enterobacterias inhibiendo el crecimiento de otras bacterias (medios selectivos) y ponen de manifiesto una determinada actividad bioquímica de la bacteria cultivada (medios diferenciales).

[**Preguntas y respuestas
Tema 24**]

https://amazingbooks.es/faq-tecnicos-de-laboratorio-bloque-tematico-24

TEMA 25

BACTERIOLOGÍA: COCOS GRAM POSITIVOS Y GRAM NEGATIVOS. BACILOS GRAM POSITIVOS Y GRAM NEGATIVOS. BACTERIAS ANAEROBIAS

Autor: Jose Manuel Méndez Legaza

25.1 Introducción

25.1.1 Flora normal microbiana en el ser humano. Microbiota

El cuerpo humano, debido a que mantiene relativamente estables su pH, temperatura y proporciona un aporte constante de nutrientes, supone un hábitat favorable para una gran cantidad de microorganismos. De hecho, es tan favorable que se estima que en el cuerpo humano existen más de 10 veces más células de microorganismos que humanas. Esta mezcla de microorganismos adaptados al organismo humano incluye bacterias, hongos y protozoos. Reciben el nombre de microflora, flora normal o microbiota.

A partir del mismo momento del nacimiento, el ser humano está constantemente expuesto a los microorganismos del medioambiente y que, por contacto directo, vía respiratoria o digestiva, llegan al organismo. Cierto número de especies microbianas son capaces de adaptarse y sobrevivir, estableciendo una relación de equilibrio con los mecanismos de defensa locales del hospedador. Esta flora microbiana normal está constituida fundamentalmente por bacterias, a las que siguen por orden de frecuencia los hongos, virus y protozoos.

La composición de la flora normal es variable entre distintos individuos, en relación con la edad, alimentación, clima y condiciones económico-sociales (saneamiento ambiental, higiene personal). Además, en un mismo individuo, la flora varía según la zona anatómica, en relación con las condiciones físico-químicas y nutritivas reinantes (pH, temperatura, humedad, potencial de óxido-reducción, cantidad y calidad de nutrientes presentes).

25.1.2 Flora normal bacteriana según localización anatómica

Piel

En la piel se encuentra una flora poco abundante, debido a la escasa humedad, baja disponibilidad de nutrientes y a la acidez local (pH 5-6). Predominan las bacterias gram positivas aerobias. Destacan las siguientes bacterias como constituyentes de la flora normal: *Staphylococcus*, *Streptococcus*, *Corynebacterium*, *Propionibacterium acnes* (acné).

Aparato respiratorio

La mucosa nasal es una zona de transición entre la piel y las vías respiratorias. La faringe presenta una flora parecida a la nasal, pero predominan los *Streptococcus viridans*. Las vías respiratorias inferiores son estériles, aunque pueden llegar cierto número de microorganismos, vehiculados por partículas en suspensión, que son captados por la mucosa y eliminados al exterior con el moco. En vías respiratorias superiores (faringe y laringe) destacan: *Streptococcus* (incluyendo neumococo y enterococos) y *Staphylococcus* (incluido *S. aureus*). *Neisseria* y *Haemophilus*, *Corynebacterium* y bacterias anaerobias (*Peptostreptococcus*, *Veillonela*).

Boca

En la boca existen varios nichos ecológicos diferentes. En la lengua y paladar y mucosa la flora no es muy abundante, al igual que en la saliva. Sin embargo, en los dientes y encías la flora es más abundante y se concentra en la placa dental, abundando la flora anaerobia. Destacan: *Streptococcus viridans* (incluido, *S. mutans* –> caries).

Aparato digestivo

El estómago normal en condiciones normales es estéril debido a que presenta un pH extremadamente bajo, lo cual impide la viabilidad de cualquier microorganismo. En el duodeno podemos encontrar *Helicobacter pylori* (incluido en población sana). En situaciones especiales, es cuando *H. pylori* produce gastritis y enfermedad ulcerosa gastroduodenal. En el intestino grueso es donde se encuentra la mayor parte de la flora microbiana gastrointestinal, con un enorme predominio de anaerobios estrictos (más del 90 % de la flora) siendo el más abundante el género *Bacteroides*. Entre los aerobios/anaerobios facultativos la especie principal es *Escherichia coli* (seguido de otras enterobacterias).

Tracto genitourinario

El aparato urinario en su mayoría es estéril. Solo la parte anterior de la uretra y en el meato existe una escasa población microbiana (propia de la flora cutánea y de la flora intestinal). Por el contrario, en la vagina la flora microbiana es muy abundante, predominando los lactobacilos (= bacilos de Döderlein).

25.1.3 Importancia de la flora normal

La flora normal, por lo general, es beneficiosa, pues las actividades metabólicas de algunos microorganismos pueden facilitar la digestión y sintetizar nutrientes y algunas vitaminas (tiamina, piridoxina, riboflavina, vitamina K). Además, destaca también de la microbiota su papel de barrera defensiva, impidiendo o dificultando la colonización por bacterias potencialmente patógenas. Esta flora normal evita la invasión de bacterias patógenas mediante mecanismos como: la competición por los nutrientes, la modificación de las condiciones fisicoquímicas o la producción de sustancias inhibidoras del crecimiento de otras bacterias.

Implicación como flora oportunista

No obstante, la flora normal en ocasiones puede ser perjudicial para el hospedador, bien por producir malabsorción (en el contexto de un sobrecrecimiento bacteriano), o fundamentalmente interviniendo en procesos patógenos. En este caso se habla de flora oportunista, porque en ciertas situaciones se "aprovecha" del huésped. En esta situación, parte de la flora normal puede dar lugar a infecciones diversas cuando disminuyen los mecanismos de resistencia del hospedador. Son las infecciones oportunistas, de origen endógeno, tan frecuentes en los pacientes hospitalizados (infecciones hospitalarias o nosocomiales).

Implicaciones de la flora normal en la toma de decisiones en los análisis microbiológicos

- En la toma de muestras para el análisis microbiológico: deben tomarse muestras siempre con la más completa asepsia, para evitar la contaminación de la muestra por microorganismos de la flora normal de la piel y mucosas del paciente o del personal sanitario.

- En la interpretación de los resultados: hay que plantearse si el microorganismo aislado en la muestra biológica es significativo de infección o puede tratarse de una contaminación (por ejemplo, el aislamiento de *Staphylococcus epidermidis* en LCR suele deberse a contaminación a partir de la piel durante la realización de la punción lumbar).

¡Recuerda!

En la toma de muestras para el análisis microbiológico, deben tomarse muestras siempre con la más completa asepsia, para evitar la contaminación de la muestra por microorganismos de la flora normal de la piel y mucosas del paciente.

25.2 Clasificación de las principales bacterias de interés clínico

El siguiente esquema es la clasificación que se va a seguir para el desarrollo de este tema:

Cocos gram positivos

Staphylococcus	*Staphylococcus aureus* ECN: *S. epidermidis*, *S. saprophyticus*	
Streptococcus (clasificación compleja)	α- hemolíticos	*S. pneumoniae*
	β-hemolíticos	*S. pyogenes* (grupo A Lancefield) *S. agalactiae* (grupo B Lancefield)
	ϒ-hemolíticos	*S.* grupo viridans
	Enterococcus	

Cocos gram negativos

Neisseria	*N. gonorrhoeae* *N. meningitidis*

Bacilos gram positivos

"Corineformes"	Corynebacterium Listeria	C. diphteriae C. jeikeium Listeria monocytogenes
Bacillus	Bacillus anthracis Bacillus cereus	
Clostridium (Anaerobio)	Clostridium botullinum Clostridium tetani Clostridium perfringens Clostridium difficile	

Bacilos gram negativos

No exigentes	Enterobacterias	E. coli, Salmonella, Shigella, Yersinia, Klebsiella, Enterobacter, Cltrobacter, Serratia, Proteus
	Vibrio	V. cholerae
	Campylobacter	C. jejuni
	Pseudomonas	P. aeruginosa
	Burkholderia	B. pseudomallei B. mallei
Exigentes	Haemophilus	H. influenzae y H. ducreyi
	Brucella	
	Bordetella	B. pertussis
	Legionella	L. pneumophila
	Gardnerella	G. vaginalis

Bacterias anaerobias

Gram positivos

COCOS	Peptococcus Peptostreptococcus	
BACILOS	Esporulados no esporulados	Clostridium Actynomices, Propionibacterium, Lactobacillus, Bifidobacterium

Gram negativos

COCOS	Veillonella, Megaspora, Acidaminococcus
BACILOS	Bacteroides, Fusobacterium

Bacterias Especiales

Espiroquetas	Leptospira Borrelia Treponema
Chlamydia	C. psitacci y C. trachomatis
Mycoplasma	M. pneumoniae y M. hominis
Rickettsia	
Micobacterias	

25.3 Cocos gram positivos

25.3.1 Género *Staphylococcus*

Los estafilococos (del griego *Staphile* = racimo) son cocos gram positivos, inmóviles, anaerobios facultativos. No forman esporas. Se caracterizan porque forman agrupaciones irregulares con forma de racimo, producen catalasa (catalasa +) y descomponen los azúcares por fermentación. Puede producir toxinas. Las diferentes toxinas manifiestan efectos patológicos específicos; por ejemplo, la toxina exfoliativa causa destrucción de las células en la unión de la dermis y la epidermis, dando lugar a necrosis de la piel.

Son bacterias poco exigentes, que se cultivan fácilmente en medios comunes y presentan cierta resistencia a los agentes externos. Debido a esto se pueden encontrar en la naturaleza, especialmente en el medioambiente que rodea al ser humano.

Son frecuentes en la flora normal de la piel y mucosas. También se pueden encontrar interviniendo en infecciones supurantes de heridas e intoxicaciones alimentarias.

La importancia de los estafilococos deriva de su aumento progresivo de resistencia a los antibióticos, sobre todo en el medio hospitalario. Esta circunstancia, unido a su resistencia a los agentes externos, les permite dispersarse y producir infecciones y brotes epidémicos (infecciones hospitalarias) que plantean serios problemas epidemiológicos y terapéuticos.

Dentro del género *Staphylococcus* se pueden distinguir las siguientes especies principales en clínica:

Staphylococcus aureus

Es el agente causal de mayoría de las infecciones estafilocócicas, es decir, el microorganismo que más frecuente se aísla como patógeno dentro del género *Staphylococcus*.

Características principales: da positivas la prueba de la coagulasa y catalasa, crecimiento en agar manitol y contenido de sal (NaCl) al 7,5 %, aparece como colonias hemolíticas en placas de agar sangre y sintetiza un pigmento amarillo dorado que colorea a las colonias.

Estafilococos coagulasa negativos (ECN)

Hacen referencia a un gran número de microorganismos pertenecientes al género *Staphylococcus* que no presentan actividad coagulasa, prueba con la que se diferencian de *S. aureus*. Dentro de los ECN destacan: *Staphylococcus epidermidis* y *Staphylococcus saprophyticus*.

Son el prototipo de estafilococos **oportunistas**. Son microorganismos frecuentes en la piel o libres en el medioambiente, que en ocasiones pueden intervenir en procesos patógenos.

Se caracterizan por no producir toxinas, no presentar coagulasa, no fermentar el manitol, y a diferencia de *S. aureus* (colonia aspecto dorado), estos presentan color blanco.

Características diferenciales	Staphylococcus aureus	S. epidermidis y S. saprophyticus
Coagulasa	+	-
Fermentación manitol	+	-
Toxina α	+	-
ADNasa	+	-
Aspecto colonia	Amarillo dorado	Blanco

Una característica de *S. saprophyticus* que lo diferencia del resto de estafilococos coagulasa negativos es su resistencia a la novobiocina.

Patogenia de *Staphylococcus aureus*

El principal patógeno dentro de los estafilococos es *Staphylococcus aureus* (estafilococo dorado). Su acción patógena es debida fundamentalmente a: 1. antígenos de superficie, 2. toxinas y 3. enzimas producidas por el microorganismo.

1. Los **antígenos superficiales** de la pared celular y de la cápsula tienen propiedades antifagocitarias. Protegen al estafilococo de ser fagocitado por los macrófagos.

2. *Staphylococcus aureus* puede producir además distintos tipos de **toxinas**. Las más importantes son las hemolisinas, leucocidinas, exfoliatina y enterotoxinas.

Las hemolisinas más importantes son la toxina α y la toxina β. Son exotoxinas proteicas termolábiles que presentan una acción lítica sobre los hematíes y una acción tóxica sobre otras células como leucocitos y macrófagos.

Las leucocidinas producen alteraciones de la permeabilidad que ocasionan la muerte de los leucocitos.

La exfoliatina o toxina exfoliativa es producida por algunas cepas de *Staphylococcus aureus*. La acción de la toxina produce una lesión local de la piel resultando en un enrojecimiento y lesiones bullosas seguidas de una exfoliación más o menos intensa.

Las enterotoxinas son exotoxinas proteicas que presentan la propiedad de ser resistentes al calor y al jugo gástrico. Se fijan en los receptores del tubo digestivo y producen náuseas, vómitos y diarrea.

3. Las distintas cepas de *Staphylococcus aureus* pueden producir distintos tipos de **enzimas**. Las de mayor importancia son:

- Las coagulasas: provocan la coagulación del plasma sanguíneo, la mayoría de las cepas de *Staphylococcus aureus* la producen. Intervienen en la formación del coágulo intravenoso, factor fundamental en la producción de sepsis.

- Las penicilinasas: inactivan al antibiótico penicilina mediante una hidrólisis de su estructura cíclica.

Infecciones causadas por *Staphylococcus aureus*

Interviene en la mayoría de las infecciones y puede actuar por acción directa relacionada por su capacidad invasiva o por mecanismo indirecto, por medio de sus exotoxinas. Algunas de las infecciones más importantes producidas por esta bacteria son:

Infecciones localizadas en la piel y mucosas

Produce la mayoría de infecciones supurantes superficiales, sobre todo de la piel, que constituyen la puerta de entrada del estafilococo en el organismo. Un cuadro infeccioso bastante conocido es la foliculitis, proceso inflamatorio piógeno centrado alrededor de un folículo piloso. También puede producir infecciones de las heridas o quemaduras. En los niños produce el impétigo contagioso, que afecta principalmente a las capas superficiales de la piel de la cara, con formación de ampollas de contenido purulento que se rompen rápidamente y se cubren de costras marrones.

Infecciones de órganos

Los estafilococos ya libres en el interior del organismo pueden difundir por vía linfática o hemática y colonizar tejidos y órganos diversos donde producen lesiones piógenas (productoras de pus) y abscesos. Son especialmente graves la neumonía o bronconeumonía estafilocócicas, que se presentan muchas veces consecutivas a la gripe.

Cuadros de intoxicación alimentaria

El consumo de alimentos contaminados por estafilococos que han elaborado la enterotoxina (en especial productos de pastelería que contienen crema) puede producir un cuadro de gastroenteritis caracterizado por su corto período de incubación (1-6 horas), ausencia de fiebre, predominio de náuseas y vómitos, seguido de diarrea.

Infecciones por estafilococos productores de toxina exfoliativa o exfoliatina

Sobre todo en niños se puede presentar el síndrome de Liell o de la piel escaldada. Se caracteriza por la aparición de lesiones bullosas en la piel, que en su grado más intenso producen una exfoliación cutánea generalizada.

Infecciones producidas por la toxina TSST-1

Se ha descrito un cuadro, el síndrome del shock tóxico (SST), caracterizado por fiebre, hipotensión, alteraciones hepáticas y fallo renal. Presenta una letalidad del 5-10 %. Se ha observado durante la menstruación en mujeres jóvenes que en su mayoría utilizan tampones y también en niños mayores, sobre todo después de taponamientos nasales con bolas de algodón para cortar hemorragias. Se debe a la producción de toxinas denominadas TSST-1.

Infecciones causadas por *Staphylococcus epidermidis*

Normalmente se encuentra como parte de la flora normal o microbiota de la piel. Por lo general no es patógeno, pero puede ser oportunista y producir ocasionalmente infecciones urinarias, infecciones de heridas postoperatorias, endocarditis, meningitis e incluso sepsis. Los cuadros más frecuentes son las infecciones urinarias en el varón, que aparecen en enfermos hospitalizados después de intervenciones quirúrgicas del tracto urinario o en zonas vecinas. Los cuadros más graves, aunque poco frecuentes, son cuadros sépticos en enfermos bajos de defensas, que al ser sometidos por técnicas instrumentales invasivas, como colocación de catéteres, o implantación de prótesis artificiales. El estado deficitario de las defensas del enfermo permite la multiplicación y acción patógena del estafilococo.

Infecciones causadas por *Staphylococcus saprophyticus*

Es un estafilococo saprófito del medioambiente, que también puede encontrarse en la piel y mucosas. Ocasionalmente se ha aislado en infecciones urinarias.

¡Recuerda!

Staphylococcus aureus: coco gram positivo. Catalasa y coagulasa positivas. Sintetiza un pigmento amarillo dorado que colorea a las colonias. Crece en medios generales pero también en medios con alto contenido de sal (medio Chapman).

¡Recuerda!

Una característica de S. *saprophyticus* que lo diferencia del resto de estafilococos coagulasa negativos es su resistencia a la novobiocina.

25.3.2 Género *Streptococcus*

Los estreptococos (del griego *Streptos* = cadena) son cocos gram positivos, inmóviles, anaerobios facultativos. Son microorganismos muy distribuidos en la naturaleza. Algunos de ellos son flora normal del ser humano y otros aparecen asociados a infecciones.

Se caracterizan porque forman cadenas lineales, y no producen catalasa ni oxidasa (catalasa y oxidasa negativas). Muchas cepas crecen mejor en condiciones reducidas de oxígeno (atmósfera con 5-10 % de CO_2). Se trata de un grupo muy heterogéneo de microorganismos cuya clasificación resulta difícil y se recurre a una combinación de factores morfológicos, bioquímicos, serológicos y genéticos para su clasificación.

Se utilizan tres sistemas (complementarios) para su clasificación:

- Según las pruebas bioquímicas: comentadas en el siguiente tema.

- Según el tipo de hemólisis de las colonias de estreptococo en el medio de agar sangre:

α-hemolíticos	Colonias con halo verde
β-hemolíticos	Con halo transparente
γ-hemolíticos	Sin halo alrededor

- Según pruebas serológicas (grupos de Lancefield): en función de su reacción frente a antisueros específicos de grupo.

- **Grupos de Lancefield** = establece una clasificación de los estreptococos en grupos serológicos según el tipo de carbohidrato de la pared bacteriana al que se unen anticuerpos específicos. Actualmente esta clasificación serológica de Lancefield queda restringida para los estreptococos β-hemolíticos (estableciéndose en los grupos A, B, C, D, F y G).

A continuación, se describen los estreptococos de principal valor clínico:

Streptococcus pyogenes

Es un estreptococo beta-hemolítico del grupo A de Lancefield. Presenta colonias con hemólisis total en agar sangre.

Infecciones causadas por Streptococcus pyogenes

- Faringoamigdalitis o amigdalitis estreptocócica: es la infección más frecuente originada por este microorganismo. Aparece fundamentalmente en niños de 5-15 años.

- Erisipela: es una infección aguda de la piel con afectación de los vasos linfáticos cutáneos. Cursa con fiebre elevada y escalofríos. El área afectada suele ser la cara y en ocasiones el tronco y las extremidades. (No confundir con el "síndrome de Liell o de la piel escaldada" producido por *Staphylococcus aureus* productor de exfoliatina).

- Escarlatina: se produce si la cepa de *Streptococcus pyogenes* es productora de la toxina eritrogénica. Se observa un exantema cutáneo de color rosado que se acompaña de fiebre.

- Impétigo: infección de la piel en la que aparecen vesículas purulentas en la piel. Clínicamente es imposible distinguir el impétigo estafilocócico (*S. aureus*) del estreptocócico. Actualmente el 80 % de los casos de impétigo están causados por estafilococo y entre un 15-20 % por el estreptococo. Altamente contagioso, se propaga fácilmente por contacto directo.

- Complicaciones post-estreptocócicas: tras una infección aguda por *S. pyogenes* puede tener lugar una reacción de hipersensibilidad y desarrollarse enfermedades conocidas como glomerulonefritis post-estreptocócica (afectación del glomérulo a nivel renal) y fiebre reumática.

Streptococcus agalactiae

Es un estreptococo beta-hemolítico del grupo B de Lancefield. Presenta colonias con hemólisis total en agar sangre. Se conoce por las siglas de EGB (que significan estreptococo del grupo B).

El EGB puede detectarse como flora normal de la vagina de la mujer. Las mujeres portadoras de EGB en la vagina pueden transmitir la bacteria al feto durante el parto, dando lugar a una sepsis en el recién nacido durante el parto vaginal. Un estricto control en las embarazadas de detección microbiológica y tratamiento antibiótico en aquellas mujeres portadoras del EGB evitan actualmente esta infección sistémica del recién nacido.

Streptococcus pneumoniae (neumococo)

Es un estreptococo alfa-hemolítico, es decir, presenta una hemólisis parcial dando lugar a un halo verdoso alrededor de la colonia cuando crece en el medio de agar sangre.

Es el principal agente etiológico de la neumonía adquirida fuera del hospital y también es causa frecuente de meningitis bacteriana. Puede producir otitis, sinusitis y peritonitis. Se transmite de persona a persona por secreciones respiratorias o aerosoles que se forman al toser, respirar, hablar, etcétera.

Streptococcus mutans

Es un estreptococo alfa-hemolítico.

Forma parte de la flora habitual de la boca pero si se produce un sobrecrecimiento bacteriano puede dar lugar a la formación de caries dental. Producen ácidos a partir de los azúcares de la saliva y dan lugar a la erosión del esmalte y la dentina. También puede estar implicado en casos de endocarditis si alcanzan el torrente circulatorio de individuos con valvulopatías.

Estreptococos de los grupos C, F y G

Forman parte de la flora normal de la faringe, pero también del tracto gastrointestinal y de la vagina. Suelen estar más relacionados con infecciones nosocomiales comportándose como bacterias oportunistas.

Estreptococos del grupo D

Forman parte de la flora normal intestinal, de la piel y mucosas. En ocasiones se comportan como importantes patógenos oportunistas, causantes de infecciones nosocomiales (tras agresión quirúrgica) y de difícil tratamiento, pues son los estreptococos más resistentes a los antibióticos. Dentro de este grupo tenemos a los *Enterococcus* (una característica bioquímica importante de estos es que crecen bien en medios de cultivo ricos en sustancias como bilis y esculina).

¡Recuerda!

Los estreptococos se clasifican en función de su hemólisis (alfa, beta y gamma) y según grupos de Lancefield. Lancefield clasifica los estreptococos en grupos serológicos según el tipo de carbohidrato de la pared bacteriana al que se unen anticuerpos específicos (grupos A, B, C, D, F y G).

25.4.1 Género *Neisseria*

Son cocos gram negativos, aerobios o anaerobios facultativos, inmóviles, que generalmente se presentan en parejas (diplococos). Su morfología se asemeja a la forma de riñón o de granos de café. Pueden presentar cápsula y algunas cepas producen un pigmento de color amarillo. Son oxidasa y catalasa positivas. Fermentan los hidratos de carbono con producción de ácido pero sin producción de gas.

Se localizan habitualmente en las mucosas de los tractos respiratorio, digestivo y genitourinario del ser humano y de los animales. Únicamente las especies *Neisseria meningitidis* y *Neisseria gonorrhoeae* se consideran patógenos primarios y ambos infectan exclusivamente al ser humano. Otras especies de *Neisseria* constituyen parte de la flora orofaríngea y raramente son patógenas.

Neisseria gonorrhoeae (gonococo)

Su cultivo y aislamiento se debe realizar en medios selectivos como el medio Thayer-Martin que lleva en su composición sustancias inhibidoras del crecimiento de otras bacterias acompañantes. Otro medio selectivo es el medio NYC (New York City), de características similares al anterior. Para favorecer el crecimiento, las placas se deben incubar en atmósfera húmeda y con 5-10 % de CO_2. Forman tras 24 horas colonias pequeñas, opacas y blanco-amarillentas.

El gonococo se adhiere e invade células del epitelio en la porción distal de la uretra (varones) y del endocérvix (mujeres). Produce una inflamación y reclutamiento de neutrófilos en la zona, lo que da lugar a una secreción purulenta característica en la zona genital.

Infecciones causadas por *Neisseria gonorrhoeae*

- Es el agente etiológico de la **gonorrea**, enfermedad de transmisión sexual exclusivamente. Es muy contagiosa. Un único contacto con un individuo portador ocasiona una probabilidad de un 20-30 % de adquirir la infección en el caso de los hombres y un 50-70 % en las mujeres.

- En el hombre la manifestación más frecuente es la **uretritis** aguda con secreción uretral purulenta y disuria (dificultad y dolor al expulsar la orina). El proceso se puede complicar y producir prostatitis y obstrucción uretral.

- En la mujer el tejido mayormente afectado es el cérvix. Produce cervicitis purulenta, es decir, una inflamación del cérvix con **secreción vaginal purulenta**, disuria y frecuencia en la micción. En algunos casos puede evolucionar a salpingitis (infección que compromete al útero, trompas de Falopio y ovarios) o a una enfermedad inflamatoria pélvica (EPI).

Neisseria meningitidis (meningococo)

Se conoce comúnmente como **meningococo**. Es exigente en cuanto a sus requerimientos nutritivos, pero puede crecer en agar sangre y agar chocolate. Crece bien a una temperatura de 37 °C y en atmósfera de 5-10 % de CO_2.

Neisseria meningitidis coloniza la nasofaringe de forma habitual, pero en ocasiones puede invadir las células epiteliales y endoteliales accediendo de ahí al torrente circulatorio y llegar hasta el sistema nervioso central (SNC). Su tropismo por las meninges provoca la invasión de células endoteliales y acceso al LCR.

Infecciones causadas por Neisseria gonorrhoeae

La meningitis es la complicación más grave que produce y la más frecuente como consecuente de la diseminación sanguínea. Puede ocurrir de forma esporádica en niños de 6-12 meses en forma de brotes en adultos jóvenes. El comienzo de los síntomas meníngeos es brusco, con dolor intenso de cabeza, vómitos y rigidez de la nuca. La presencia de meningococos en sangre se suele manifestar con la aparición de petequias. Lo más importante en la meningitis es su diagnóstico precoz por lo que los meningococos se identifican por técnicas serológicas, como por ejemplo la aglutinación en látex para la detección de antígenos de *Neisseria meningitidis* en el LCR.

25.5 Bacilos gram positivos

25.5.1 Género *Bacillus*

Son bacilos grandes y rectos con extremos redondeados. Aerobios. Crecen bien a 37° en medios generales. De distribución cosmopolita. Se encuentran en el suelo, agua, material de origen animal y vegetal, etc. A tal efecto, cuando se aíslan en el laboratorio normalmente se debe por contaminación de las muestras. Forman esporas internas llamadas endosporas. Sus esporas son muy resistentes al calor y a la desecación, por lo que pueden contaminar material quirúrgico, comida, medios de cultivo, etcétera.

Bacillus anthracis

Es el agente etiológico del ántrax o carbunco, que puede ser de localización cutánea, pulmonar o gastrointestinal. Son bacterias esporuladas. La infección en humanos se produce a partir de estas esporas. Las esporas pueden ser inoculadas a través de abrasiones de la piel con multiplicación del bacilo (carbunco cutáneo), inhaladas multiplicándose en los pulmones (carbunco pulmonar) o bien ingeridas partir de carne contaminada (carbunco gastrointestinal).

Bacillus cereus

Provoca intoxicaciones alimentarias. Es capaz de producir una enterotoxina que actúa sobre el aparato digestivo. La enfermedad no es producida por la bacteria sino por las toxinas que elabora y van incluidas en los alimentos. Generalmente se asocia al consumo de arroz poco cocido contaminado con esporas. También puede encontrarse la enterotoxina en verduras y carnes. El calor solo destruye a las células bacterianas vegetativas pero las esporas se destruyen con la ebullición durante más de una hora.

25.5.2 Género Corynebacterium

Es un bacilo no esporulado (no forma esporas), gram positivo, aerobio o anaerobio facultativo y catalasa positivo. La denominación del género bacteriano viene de su forma característica de maza (korine en griego, significa maza). Se observan al microscopio formando empalizadas o en agrupaciones con forma de "letras chinas". Contiene con frecuencia gránulos o corpúsculos metacromáticos. Son de color púrpura azulado cuando se tiñen con azul de metileno.

Corynebacterium diphteriae

Agente etiológico de la difteria. Las bacterias se adquieren por inhalación y se multiplican en la pared posterior de la faringe (en particular en niños). Produce una toxina que destruye las células y provoca inflamación y acumulación de fibrina que origina una pseudomembrana, que se extiende y provoca asfixia.

25.5.3 Género Listeria

Es un bacilo corto (cocobacilo) gram positivo no esporulado, anaerobio facultativo, catalasa positivo y móvil mediante flagelos perítricos.

Listeria monocytogenes

Enfermedades causadas: gastroenteritis alimentaria e infección en el lactante con inicio precoz de sepsis a los dos días del nacimiento e incluso meningitis en el lactante dos semanas después de parto vaginal. El lactante adquiere infección *in útero* o por inoculación a través del canal del parto infectado. La bacteria puede cruzar la barrera hematoencefálica originando meningitis e infección cerebral.

25.6 Bacilos gram negativos

25.6.1 Enterobacterias

La familia *Enterobacteriaceae* engloba un gran número de géneros con características comunes. Son bacilos gram negativos, anaerobios facultativos, oxidasa **negativos** (diferencia con *Pseudomonas* y *Burkholderia*) y catalasa positivos. Existen enterobacterias móviles e inmóviles (las móviles suelen tener flagelos perítricos). La mayoría fermenta la glucosa con producción de láctico. La mayoría reducen los nitratos a nitritos.

Están ampliamente distribuidas en la naturaleza. Muchas se encuentran en el ser humano sobre todo como flora normal localizada en el intestino. Pueden ser responsables de distintos tipos de infecciones, siendo especialmente frecuentes las infecciones urinarias y las infecciones gastrointestinales. Algunas son consideradas patógenas para el ser humano siempre que se aíslan en clínica (*Salmonella, Shigella y Yersinia pestis*). Otras son patógenas dependiendo del sitio donde se aíslan (*Escherichia coli, Proteus* sp.) y finalmente hay especies que raramente se aíslan en clínica y se cuestiona su papel patógeno.

Enterobacterias asociadas con infecciones gastrointestinales

Escherichia coli

Produce cuatro tipos de infecciones entéricas según el tipo:

- *E. coli* **entero-toxigénico (ETEC):** la principal causa de diarrea infantil en los países subdesarrollados y de la llamada diarrea del viajero. Se adquiere por ingestión de agua o alimentos contaminados. La infección se parece mucho al cólera y consta de diarrea acuosa, náuseas, dolor abdominal y fiebre.

- *E. coli* **entero-patogénico (ECEP):** produce un tipo de diarrea con mucus y que generalmente no presenta sangre en heces.

- *E. coli* **entero-invasivo (EIEC):** produce una diarrea acuosa con eliminación de sangre y mucus y con gran contenido en leucocitos polimorfonucleares.

- *E. coli* **entero-hemorrágico** (el más frecuente es el serotipo *E. coli* O157:H7).

Produce una forma grave de diarrea con abundante sangre pero sin leucocitos. También puede producir otro cuadro clínico, el síndrome urémico hemolítico, en el cual se produce una insuficiencia renal, anemia hemolítica y trombocitopenia.

Salmonella

Puede causar generalmente dos cuadros clínicos:

- **Gastroenteritis** (*Salmonella enteritidis, Salmonella typhimurium*).

Es la manifestación más común de una intoxicación por *Salmonella*. La *S. typhimurium* es la causa más frecuente de gastroenteritis (afecta sobre todo a niños, ancianos e inmunodeprimidos).

- **Fiebre entérica o tifoidea** (*Salmonella typhi* y *Salmonella paratyphi*).

Se conocen como fiebres tifoideas y paratifoideas respectivamente. Las salmonellas, después de ser ingeridas, llegan al intestino delgado, atraviesan los conductos linfáticos y alcanzan el torrente circulatorio (en las gastroenteritis por *Salmonella*, las bacterias no aparecen en sangre, solo en las heces de manera abundante).

Shigella

Al contrario que Salmonella, es muy resistente al pH ácido estomacal, con lo que basta con un pequeño inóculo para provocar la enfermedad. Produce una diarrea intensa denominada **disentería bacilar**. La vía de transmisión es feco-oral por contaminación de alimentos o agua con heces. Produce diarrea caracterizada por dolores abdominales y excreción de sangre y moco en heces.

Yersinia enterocolítica

Produce gastroenteritis por ingestión de alimentos o agua contaminados y con menor frecuencia por contacto directo con personas o animales infectados. Es un patógeno capaz de crecer a temperatura de refrigeración por lo que es una bacteria a tener en cuenta en la industria alimentaria.

Enterobacterias asociadas con infecciones extra intestinales

Yersinia pestis

Agente etiológico de la peste bubónica, transmitida por picadura de pulgas o moscas o por manipulación de animales infectados. Los principales reservorios son las ratas.

E. coli

Principal causa de infecciones del tracto urinario, especialmente en mujeres jóvenes. Las cepas de *E. coli* que suelen verse implicadas en infecciones urinarias suelen presentar elementos de adherencia al epitelio llamados fimbrias o pilis.

Klebsiella, Enterobacter, Citrobacter y Serratia

No producen gastroenteritis como *Salmonella* o *Shigella*, pero suelen verse implicados sobre todo en infecciones de tipo nosocomial.

- *Klebsiella pneumoniae*: neumonías, infecciones del tracto urinario y bacteriemias de origen nosocomial.

- *Enterobacter*: patógeno oportunista asociado sobre todo a infecciones de heridas, quemaduras e infecciones del tracto respiratorio y urinario.

- *Citrobacter*: oportunista que causa sobre todo infecciones urinarias.

- *Serratia*: puede colonizar el tracto respiratorio y urinario de pacientes hospitalizados.

Proteus

Se relaciona sobre todo con infecciones urinarias. Su capacidad para hidrolizar la urea liberando amoníaco determina la alcalinización de la orina que induce la formación de cálculos renales. La movilidad del género *Proteus* favorece su invasión del tracto urinario.

¡Recuerda!

Enterobacterias: bacilos gram negativos, anaerobios facultativos, oxidasa negativos (diferencia con Pseudomonas y Burkholderia) y catalasa positivos. La mayoría fermenta la glucosa con producción de láctico. La mayoría reducen los nitratos a nitritos.

25.6.2 Género *Pseudomonas* y *Burkholderia*

Son bacilos gram negativos grandes, móviles por uno o varios flagelos (todas excepto *Burkholderia mallei*, que es inmóvil). Son **aerobios estrictos**. Al ser aerobios estrictos, no son capaces de fermentar los hidratos de carbono. Su metabolismo únicamente utiliza la vía oxidativa. Por tanto, dan negativo en las pruebas de fermentación. En el resto de pruebas bioquímicas son muy similares a las enterobacterias.

Son bacterias ampliamente distribuidas en la naturaleza. En el ser humano constituyen un típico **oportunista** que causa infecciones fundamentalmente hospitalarias. Estas se caracterizan una alta morbimortalidad además de por su resistencia a los antibióticos y antisépticos. Estos géneros bacterianos también parecen estar asociados a la fibrosis quística infantil.

Pseudomonas aeruginosa

Es la principal especie del género *Pseudomonas* y la especie patógena más frecuente para el ser humano. Causa el clásico "pus verdoso" de las heridas. Aunque es un habitante frecuente del medioambiente, también es un patógeno oportunista muy agresivo. Debido a su naturaleza ubicua se puede transmitir al ser humano de muchas maneras. Rara vez forma parte de la flora normal, aunque aproximadamente un 5 % de las personas están localizadas por esta bacteria.

Burkholderia pseudomallei

Antiguamente denominada *Pseudomonas pseudomallei*, es el agente productor de la mieloidosis. Es una enfermedad de los roedores, que contaminan el suelo y el agua con el microorganismo. El ser humano se infectaría por inhalación, por beber agua contaminada o por inoculación directa desde el medioambiente a través de epitelios o mucosas lesionadas. Se encuentra limitada a zonas tropicales y subtropicales, especialmente del sudeste asiático (sobre todo en las zonas de los arrozales).

Burkholderia mallei

Antiguamente denominada *Pseudomonas mallei, B. mallei* es la única especie del género que no posee flagelos, por tanto, es inmóvil. Es el agente productor del muermo. Es una enfermedad típica de animales como caballos, asno y muslo, pero que pueden transmitirse a los humanos, en general, aquellos cuya profesión requiere contacto estrecho y frecuente con estos animales. El contagio se produce con el moco nasal de los animales, que es muy contagioso a través de la vía buco-nasal. El contagio indirecto se puede producir a partir de objetos contaminados (arneses, pesebres, etc.) y es menos frecuente. Hoy en día, el muermo está en vías de desaparición. Aunque es poco frecuente, suele ser fatal en los seres humanos si no es tratado.

25.6.3 Género *Vibrio*

Son bacilos gram negativos, anaerobios facultativos y móviles gracias a un flagelo polar (monotricos). Vive en general en medios acuáticos (ríos, charcas, etc.). Son capaces de crecer en medios con alto contenido en sal. En el laboratorio se pueden aislar en el medio Chapman (medio agar con manitol y 7,5 % de sal). Tienen características bioquímicas parecidas a las enterobacterias a diferencia de la oxidasa: los vibrios son oxidasa positivos. Para su aislamiento existe un medio de cultivo selectivo, el medio TCBS (triptosa, citrato, bilis, sacarosa), en el que se originan colonias opacas y lisas de color amarillo.

Vibrio cholerae

Agente etiológico del cólera. El cólera cursa con diarrea acuosa, voluminosa que, por deshidratación, puede ser mortal. Es una enfermedad endémica de los países del Tercer Mundo debido a la falta de agua potable. Esta diarrea por *Vibrio cholerae* se conoce también como "agua de arroz" por la gran pérdida de agua y electrolitos que supone y que puede provocar la muerte en horas, responsable de una alta mortalidad de diarreas en niños en los países subdesarrollados. El microorganismo se adquiere a través de ingestión de agua o alimentos contaminados.

25.6.4 Género *Campylobacter*

Son bacilos cortos y finos (cocobacilos) gram negativos, con morfología un tanto variable. Pueden aparecer en forma de coma, en forma de espirilo o con forma de gaviota. Una de las características es que son móviles gracia a flagelos bipolares.

Campylobacter jejuni

Es la especie más frecuente. Causa gastroenteritis con diarrea, eliminación de sangre en heces, dolor abdominal agudo y fiebre. Se adquiere generalmente por vía oral por ingestión o alimentos contaminados. Para su aislamiento y cultivo requiere de medios selectivos como el medio Skirrow o el medio Campy, requiere una temperatura de 42 °C y crece en microaerofilia (atmósfera reducida en oxígeno).

¡Recuerda!

Campylobacter: su aislamiento y cultivo requiere de medios selectivos como el medio Skirrow o el medio Campy, requiere una temperatura de 42 °C y crece en microaerofilia. *Haemophilus:* su crecimiento requiere de los factores V (NAD) y X (hemina).

25.6.5 Género *Haemophilus*

Son bacilos cortos (cocobacilos), gram negativos, anaerobios facultativos, inmóviles. Algunas especies presentan cápsula de naturaleza polisacarídica. Puede formar parte de la flora normal de la faringe. Es un género bacteriano muy exigente en sus requerimientos nutricionales. Su crecimiento en los medios de cultivo está condicionado a la presencia de factores V (NAD) y X (hemina). Los medios de cultivo deben incubarse entre 35-37 °C y atmósferas con un 5-10 % de CO_2 (capnófilo).

Haemophilus influenzae

Las cepas que se asocian a infecciones son cepas capsuladas y el serotipo más frecuente es el *Haemophilus influenzae* tipo b. Agente infeccioso asociado a otitis medias y sinusitis aguda. Puede alcanzar el torrente sanguíneo circulatorio y alcanzar las meninges produciendo meningitis o alcanzar las articulaciones y producir artritis séptica. Es la causa más frecuente de meningitis en niños menores de 5 años. Actualmente existen vacunas para *Haemophilus influenzae* que se administran a los lactantes y han reducido mucho su incidencia.

Haemophilus ducreyi

Es el agente etiológico del chancro blando o chancroide. Es una enfermedad venérea caracterizada por la presencia de úlceras en los genitales y en la zona perineal. No confundir con el chancro duro o sífilis, producida por *Treponema pallidum*.

25.6.6 Género *Brucella*

Son bacilos cortos (cocobacilos) gram negativos, inmóviles, aerobios estrictos. Algunos pueden presentar cápsula. Al microscopio se observan en parejas o formando cadenas cortas. Tiene requerimientos nutricionales muy exigentes porque son microorganismos intracelulares. Se cultivan en medios enriquecidos (Caldo *Brucella*, Agar *Brucella*, etc.). Necesita un mayor tiempo de incubación, mínimo de 4-5 días. Las cepas virulentas (son las capsuladas) originan colonias lisas, y las cepas no virulentas (no capsuladas) dan lugar a colonias rugosas.

Es el agente productor de la brucelosis, infección zoonótica. La brucelosis también es conocida como la fiebre ondulante o fiebre de Malta Las tres especies de mayor importancia son *Brucella abortus* (ganado vacuno), *Brucella melitensis* (ovejas y cabras) y *Brucella suis* (cerdos). Los microorganismos a partir de un animal infectado infectan al ser humano a través de una herida, por vía conjuntival, inhalación o ingestión (lácteos no pasteurizados).

25.6.7 Género *Bordetella*

Son bacilos cortos (cocobacilos) gram negativos, aerobios estrictos, móviles mediante flagelos y parásitos obligados de los animales y de los seres humanos. Se localizan en la membrana mucosa del tracto respiratorio adhiriéndose a las células epiteliales mediante fimbrias o pilis.

Bordetella pertussis

Es el agente causal de la tosferina. Para su aislamiento requiere de un medio selectivo, el medio de Bordet Gengou. Presenta crecimiento lento al igual que *Brucella* (necesaria hasta una incubación de unos 5-7 días).

25.6.8 Género *Legionella*

Son bacilos gram negativos, aerobios estrictos, muy exigentes en sus requerimientos nutricionales. Necesita para su crecimiento L-cisteína en el medio, además de carbón y hierro. Su cultivo se realiza en medios selectivos, incubación a 35-37 °C en atmósfera con un 5-10 % de CO_2 durante 3-5 días, ya que es de crecimiento lento como *Brucella* y *Bordetella*.

Legionella pneumophila

Está presente en el agua, medioambiente y sistemas de aire acondicionado. *Legionella pneumophila* puede sobrevivir durante años en agua refrigerada. Enfermedades causadas: a) enfermedad del legionario: neumonía multifocal que puede ser mortal; b) fiebre de Pontiac: enfermedad febril, de tipo gripal, autolimitada.

25.6.9 Género *Gardnerella*

Son bacilos gram negativos, catalasa y oxidasa negativos. La especie más representativa es *Gardnerella vaginalis*. *Gardnerella* es habitual en mujeres (70 %) y niñas (14 %) asintomáticas y casi siempre se detecta en la vaginosis bacteriana. Se puede sospechar su presencia cuando en el examen fresco de un exudado vaginal se observan "células clave" o "células clue" (células epiteliales recubiertas de bacilos). Además, el exudado tiene un olor característico a pescado por la liberación de aminas, productos del metabolismo de esta bacteria.

25.7 Bacterias anaerobias

Los microorganismos anaerobios son aquellos que requieren para su crecimiento una ausencia de oxígeno. Son las bacterias predominantes como flora normal del organismo. Todas las superficies mucosas están fuertemente pobladas por anaerobios y por bacterias aerobias que forman parte de su flora normal.

25.7.1 Características

La característica general de los anaerobios es la de no utilizar el oxígeno para obtener energía y la de ser inhibidos por él. Dentro de los anaerobios pueden distinguirse: anaerobios estrictos (no crecen en presencia de oxígeno) y anaerobios aerotolerantes (pueden crecer en presencia de una mínima concentración de oxígeno). No confundir con los anaerobios facultativos, que pueden crecer en presencia de O_2 atmosférico y en anaerobiosis indistintamente.

Existe una serie de características comunes en las infecciones producidas por bacterias anaerobias y que son muy orientativas para hacernos sospechar de una infección por anaerobios. Algunas de las siguientes son: la existencia de un exudado de olor fétido o maloliente, presencia de gas en la muestra o ausencia de su crecimiento en cultivos para bacterias aerobias.

25.7.2 Clasificación

- Cocos gram positivos: *Peptococcus, Peptostreptococcus.*

- Cocos gram negativos: *Veillonella, Megaspora, Acidaminococcus.*

- Bacilos gram positivos:

    - Formadores de esporas (esporulados): *Clostridium.*

    - No esporulados: *Actinomyces, Eubacterium, Propionibacterium, Lactobacillus* y *Bifidobacterium.*

- Bacilos gram negativos: *Bacteroides, Fusobacterium.*

25.7.3 Infecciones por bacterias anaerobias

Generalmente todas las infecciones anaerobias tienen un origen endógeno, es decir, se producen a partir de bacterias anaerobias del propio organismo que bajo determinadas circunstancias producen infección. La mayoría de las infecciones en que participan los anaerobios son mixtas y actúan junto con bacterias anaerobias facultativas e incluso aerobias. Las bacterias anaerobias producen generalmente infecciones como: abscesos, infecciones de heridas profundas y quirúrgicas, periodontales, infecciones de tejidos blandos, intrabdominales, bacteriemia, etcétera.

25.7.4 Cultivo de bacterias anaerobias

Dado que la mayoría de infecciones por anaerobios son mixtas, las muestras deben cultivarse en medios de enriquecimiento para aerobios (como caldo infusión corazón cerebro) y anaerobios (caldo tioglicolato). Debido a que el oxígeno resulta tóxico para los anaerobios, hay que cultivarlos en ausencia de oxígeno. Para ello, lo más usado son medios que contienen sustancias reductoras que eliminan el oxígeno reduciéndolo y formando agua. El tioglicolato es uno de los agentes reductores más usado.

Para el crecimiento de anaerobios, los medios de cultivos se suelen incubar en jarras o cámaras de anaerobios en las que el aire atmosférico es reemplazado por una mezcla que contiene 10 % de hidrógeno, 5 % de CO_2 y 85 % de nitrógeno. El oxígeno residual reaccionará con el hidrógeno formándose agua y consumiéndose por completo el oxígeno presente.

Actualmente se usan sobres generadores de ambiente anaerobio que se introducen dentro de las jarras de anaerobiosis con las placas con los medios de cultivo sembrados. A parte se introduce en dicha cámara un indicador de anaerobiosis, que es un papel reactivo que en función del color que presente permite demostrar si se ha generado esa condición de anaerobiosis dentro de la jarra.

25.7.5 Bacilos gram positivos anaerobios esporulados

Hacen referencia fundamentalmente al género *Clostridium*, en el que se distinguen 4 especies de importancia clínica: *C. tetani*, *C. difficile*, *C. perfringens*, *C. botilinum*.

Clostridium tetani

Bacilos gram positivos anaeróbicos en palillo de tambor, es decir, con formación terminal de esporas. Producen esporas. Si estas se introducen en tejidos profundos a través de una herida punzante pueden producir un cuadro conocido como tétanos. Las esporas germinan en medio anaeróbico produciendo la toxina tetánica, que es transportada a través de los nervios hasta las sinapsis del SNC, donde interfiere con la liberación de los neurotransmisores necesarios para interrumpir la contracción muscular. Cuando esta se inicia, no puede detenerse. La víctima experimenta parálisis espástica. Es posible prevenir la enfermedad con la vacunación y administrando inmunoglobulina antitetánica ante una herida sospechosa.

Clostridium difficile

Es el agente causante de la colitis pseudomembranosa. Es un cuadro diarreico grave que surge como complicación de la antibioterapia. Sintetiza una potente toxina necrotizante que actúa sobre la pared del intestino grueso y es responsable del cuadro clínico. Se observa necrosis de la mucosa y formación de pseudomembranas.

Clostridium perfringens

Es inmóvil y presenta cápsula (característica diferencial con respecto a las demás especies del género *Clostridium*). Se puede aislar en el ambiente y también es un integrante de la flora normal intestinal del ser humano, a partir de donde se producen la mayor parte de contaminaciones endógenas. El tipo A es muy importante en clínica pues produce gangrena gaseosa y toxiinfecciones alimentarias. *Clostridium perfringens* tipo C produce enteritis necrotizante. El proceso se asocia con la ingestión de grandes cantidades de carne de cerdo poco cocinada.

Clostridium botulinum

Es el agente causal del botulismo. Las neurotoxinas botulínicas son los venenos más potentes que se conocen. Las manifestaciones típicas de estas infecciones son de carácter neurológico con alteraciones de la visión y parálisis de los músculos. La muerte puede producirse por parálisis de la musculatura respiratoria o por obstrucción de las vías respiratorias por la lengua o laringe.

En relación a los cuadros clínicos que producen, los clostridios se pueden dividir de forma esquemática en dos grupos:

- **Clostridios neurotóxicos**: *C. tetani* y *C. botulinum*
- **Clostridios enterotóxicos o histotóxicos**: *C. perfringens* y *C. difficile*

25.7.6 Bacilos gram positivos anaerobios no esporulados

Género Actinomyces

Son bacilos largos, gram positivos y filamentosos con algunas formas ramificadas. Forman parte de la flora normal de la boca y tracto genital femenino y provocan infección principalmente como oportunistas endógenos. Son los agentes etiológicos más importantes de la actinomicosis humana. Se ha descrito un gran número de casos de actinomicosis pélvica causadas con *Actinomyces israelii* asociadas al uso de dispositivos anticonceptivos intrauterinos (DIU).

Género Lactobacillus

La especie mayor interés clínico es *Lactobacillus acidophilus*. Son las bacterias predominantes en la flora vaginal normal. Produce ácido láctico por fermentación de la glucosa. Esto permite la acidificación del medio vaginal lo que protege frente al resto de bacterias y evita así las infecciones. Solo ocasionalmente es responsable de infecciones humanas, generalmente de localización pleuropulmonar y como parte de una flora mixta.

Género *Propionibacterium*

P. acnes produce infecciones en la piel, aunque a veces puede causar endocarditis o infecciones de prótesis.

25.8 Bacterias especiales

25.8.1 Espiroquetas

Son bacterias con una forma característica helicoidal. Presentan un endoflagelo de modo que todos son móviles. Tienen como hospedador al ser humano y comprenden los géneros *Leptospira*, *Borrelia* y *Treponema*. Para la diferenciación entre estos tres géneros es difícil con microscopía, se requieren pruebas serológicas. Su observación con microscopía de campo oscuro permite ver su movilidad característica y su forma helicoidal.

Género *Leptospira*

Dentro de este género, hay bacterias patógenas y saprófitas. La más patógena es *Leptospira interrogans*, que produce la leptospirosis. El diagnóstico se realiza por cultivos de sangre o LCR o mediante serología.

Género *Borrelia*

Son transmitidas por las garrapatas y los piojos. Producen fiebre recurrente (*B. recurrentis*; se transmite por picadura de piojo) y enfermedad de Lyme (*B. burgdorferi*; se transmite por la picadura de una garrapata).

Treponema

Este microorganismo es anaerobio y no se tiñe (excepto por fluorescencia o impregnación argéntica) ni se puede cultivar en laboratorio. Es un agente infeccioso de transmisión sexual (ETS). El más patógeno es *Treponema pallidum*, agente causal de la sífilis. El diagnóstico se basa en métodos serológicos para la detección de anticuerpos frente a dicha bacteria.

> **¡Recuerda!**
>
> Espiroquetas: su observación con microscopía de campo oscuro permite ver su movilidad característica y su forma helicoidal. Para diferenciar entre los tres géneros Leptospira, *Borrelia* y *Treponema* se requieren pruebas serológicas o moleculares.

25.8.2 Género *Chlamydia*

Son bacterias parásitas intracelulares obligadas. Se desarrollan en el citoplasma de las células infectadas originando corpúsculos de inclusión que se pueden colorear con Giemsa o con fluorescencia. Crecen exclusivamente en presencia de células vivas (embrión de pollo y líneas celulares). *Chlamydia psitacci* es el agente responsable de la psitacosis, un tipo de neumonía que es transmitida por aves. *Chlamydia trachomatis* es el agente causante del: tracoma, uretritis, cervicitis, conjuntivitis y linfogranuloma venéreo. Se transmite principalmente por contacto sexual. El diagnóstico de *Chlamydia* se basa en métodos serológicos, inmunofluorescencia y por detección de ácidos nucleicos (PCR).

25.8.3 Género *Mycoplasma*

Son las bacterias más pequeñas. Se caracterizan por **no poseer pared celular,** con lo que no se tiñen con el método de Gram, aunque en los tejidos se tiñen ligeramente con Giemsa. Se cultivan en medios que contienen mucha albúmina y colesterol, en los que forman colonias microscópicas con centro denso y periferia clara (aspecto de huevo frito). *Mycoplasma pneumoniae* es el agente causal de la neumonía atípica primaria, que afecta sobre todo a niños o adultos jóvenes. *Mycoplasma hominis* causa fiebres postparto en las mujeres. El diagnóstico de *Mycoplasma* se basa en métodos serológicos, cultivo y por detección de ácidos nucleicos (PCR).

25.8.4 Género *Rickettsia*

Son bacterias parasitarias intracelulares obligadas al igual que las clamidias. Se cultivan en cultivos celulares. Dentro de la célula aparecen como formas muy pequeñas, cocoides u ovaladas. Se colorean con Giemsa o por fluorescencia. Son aerobias obligadas. Infectan generalmente animales silvestres y el ser humano se contagia accidentalmente a través de la picadura de un artrópodo vector (piojos, pulgas, garrapatas). Producen tifus, cuadros de fiebre manchada y fiebre de las montañas Rocosas. El diagnóstico suele hacerse mediantes pruebas serológicas.

¡Recuerda!

- La microbiota normal o flora normal microbiana normal es el conjunto de microorganismos que se localizan de manera normal en el cuerpo humano. Esta microbiota normal está en simbiosis con el hospedador: ayudan en la digestión del alimento, producen vitaminas y protegen contra la colonización de otros microorganismos que pueden ser patógenos.

- En la toma de muestras para el análisis microbiológico, deben tomarse muestras siempre con la más completa asepsia, para evitar la contaminación de la muestra por microorganismos de la flora normal de la piel y mucosas del paciente.

- *Staphylococcus aureus:* coco gram positivo. Catalasa y coagulasa positivas. Sintetiza un pigmento amarillo dorado que colorea a las colonias. Crece en medios generales pero también en medios con alto contenido de sal (medio Chapman).

- Una característica de *S. saprophyticus* que lo diferencia del resto de estafilococos coagulasa negativos es su resistencia a la novobiocina.

- Los estreptococos se clasifican en función de su hemólisis (alfa, beta y gamma) y según grupos de Lancefield. Lancefield clasifica los estreptococos en grupos serológicos según el tipo de carbohidrato de la pared bacteriana al que se unen anticuerpos específicos (grupos A, B, C, D, F y G).

- Enterobacterias: bacilos gram negativos, anaerobios facultativos, oxidasa negativos (diferencia con *Pseudomonas y Burkholderia*) y catalasa positivos. La mayoría fermenta la glucosa con producción de láctico. La mayoría reducen los nitratos a nitritos.

- *Campylobacter:* su aislamiento y cultivo requiere de medios selectivos como el medio Skirrow o el medio Campy, requiere una temperatura de 42 °C y crece en microaerofilia. *Haemophilus:* su crecimiento requiere de los factores V (NAD) y X (hemina).

- Espiroquetas: su observación con microscopía de campo oscuro permite ver su movilidad característica y su forma helicoidal. Para diferenciar entre los tres géneros *Leptospira, Borrelia y Treponema* se requieren pruebas serológicas o moleculares.

**[Preguntas y respuestas
Tema 25]**

https://amazingbooks.es/faq-tecnicos-de-laboratorio-bloque-tematico-25

TÉCNICAS DE IDENTIFICACIÓN BACTERIANA: CARACTERÍSTICAS MORFOLÓGICAS, PRUEBAS BIOQUÍMICAS Y PROTEÓMICA (MALDI-TOF)

Autor: Jose Manuel Méndez Legaza

26.1 Introducción

El diagnóstico de las infecciones bacterianas empieza por una evaluación conjunta de las características clínicas (del paciente) y epidemiológicas (del entorno), lo que conduce a una formulación de un juicio diagnóstico de la infección bacteriana más probable. Para formular una hipótesis diagnóstica, por lo general, se incluye la localización anatómica de la infección con la ayuda de los hallazgos físicos y radiológicos (ejemplos: en una meningitis será necesario extraer LCR mediante punción lumbar o una radiografía de tórax con indicios de una neumonía nos está indicando que la patología es respiratoria y habrá que buscar microorganismos en las vías respiratorias del paciente). A tal efecto, el microbiólogo especialista con ayuda del personal del laboratorio debe utilizar los medios y métodos más adecuados que demuestren los posibles agentes microbianos involucrados.

El enfoque general del diagnóstico microbiológico en el laboratorio varía según los distintos microorganismos y enfermedades infecciosas. Sin embargo, los métodos son una combinación del examen microscópico directo, el cultivo bacteriano, la detección de antígenos y la detección de anticuerpos (serología bacteriana). En los últimos años se han desarrollado nuevas plataformas en el diagnóstico microbiológico como son las pruebas de amplificación de ácidos nucleicos que permiten la detección directa de los componentes genómicos de los patógenos bacterianos.

La identificación convencional estudia las características fenotípicas que abarcan aspectos morfológicos, fisiológicos, químicos y bioquímicos.

Algunas consideraciones generales que se han de tener en cuenta son las siguientes:

- La tarea de la identificación se basa en la comparación de las características fenotípicas de la bacteria en los medios de cultivo.

- Los caracteres morfológicos hacen referencia a las propiedades de la colonia (color, forma, tamaño, olor, etc.) y a las de la célula bacteriana que se visualiza por medio de tinciones como la tinción de Gram y otras que, a su vez, ponen de manifiesto la forma, la existencia de esporas o flagelos y la presencia de gránulos.

¡Recuerda!

La identificación bacteriana rutinaria se realiza en los laboratorios analizando las características fenotípicas (características morfológicas y bioquímicas).

26.2 Características morfológicas

26.2.1 Características microscópicas

Al examen microscópico se puede observar la morfología de las bacterias y su disposición:

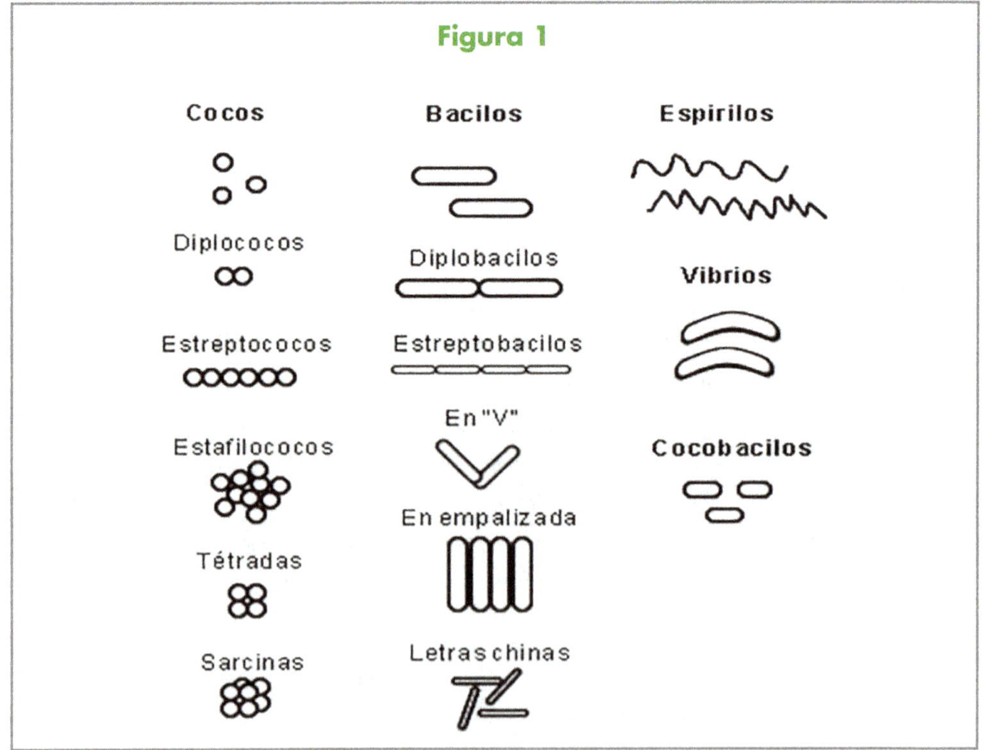

26.2.2 Características macroscópicas

Morfología y aspecto de la colonia

Hacen referencia a las características de morfología y aspecto de las colonias bacterianas una vez crecidas en el medio de cultivo. Es relevante anotar la morfología colonial (colonias aisladas) de la cepa bacteriana para facilitar la identificación.

* Superficie de la colonia: plana, convexa, umbilicada, etcétera.

* Morfología de la colonia: puntiforme, circular, irregular, filamentosa, etcétera.

* Aspecto de la colonia: seca, mucosa, etcétera.

* Color de la colonia: incolora, amarillenta, mate, etcétera.

El color de la colonia también nos puede indicar el metabolismo de la bacteria (fermentación de lactosa, producción de sulfhídrico, etc.) y pueden ir con relación a diferentes medios de cultivo que los que en su composición existen indicadores que producen un viraje de color en presencia de una actividad enzimática propia de la bacteria.

Hemólisis

Es relevante anotar la hemólisis producida por las colonias de nuestra bacteria problema. Es una característica fundamental en la clasificación bacteriana dentro género *Streptococcus*.

Se debe estudiar la hemólisis siempre sobre un medio de agar sangre:

* Colonia alfa-hemolítica (α): hemólisis parcial de los glóbulos rojos con aparición de coloración verdosa alrededor de las colonias.

* Colonia beta-hemolítica (β): las colonias presentan un halo intensamente claro alrededor de las mismas debido a la hemólisis total.

* Colonia sin presencia de hemólisis. A la ausencia de hemólisis se le denomina en ocasiones hemólisis gamma (Υ).

Clasificación de los estreptococos según el tipo de hemólisis:

Streptococcus	α- hemolíticos	*S. pneumoniae*
	β-hemolíticos	*S. pyogenes* (grupo A Lancefield) *S. agalactiae* (grupo B Lancefield)
	Υ-hemolíticos	*S.* grupo *viridans*, *Enterococcus*

26.3 Pruebas bioquímicas

En este apartado se revisa de manera concisa las pruebas bioquímicas más reseñables dentro de la identificación fenotípica bacteriana que se usan en los laboratorios de microbiología.

Pruebas de lectura inmediata

- Catalasa.
- Oxidasa.
- Coagulasa.

Pruebas de lectura rápida (lectura en < 6 h)

- Ureasa.
- Hidrólisis del hipurato.
- β-galactosidasa (ONPG).
- Indol.
- Pirrolidonil peptidasa (PYR).

Pruebas lentas (lectura de 18 a 24 h)

- Prueba de óxido-fermentación.
- Prueba de la esculina.
- Fermentación de azúcares: fermentación butilenglicólica/ácido-mixta.
- Reducción de nitratos y nitritos.
- ADNasa.
- Hidrólisis de la gelatina.
- Utilización del citrato.

26.3.1 Pruebas de lectura inmediata

- **Catalasa:** es una enzima que se encuentra en la mayoría de los microorganismos que poseen citocromos. La catalasa cataliza la conversión del peróxido de hidrógeno en agua y oxígeno. Cuando se coloca una colonia en peróxido de hidrógeno, se puede observar la liberación del oxígeno en forma de burbujas de gas. Con esta prueba se diferencian el género *Staphylococcus* (catalasa positiva) del género *Streptococcus* (catalasa negativa).

- **Oxidasa:** la prueba de la oxidasa detecta el complejo citocromo oxidasa. Los reactivos que se utilizan cambian de color transparente a un color pigmentado púrpura cuando reaccionan por óxido-reducción. Es una prueba rápida que se puede hacer sobre colonia. Dan la prueba oxidasa positiva las bacterias aerobias y algunos microaerófilos, pero no se da en las anaerobias. Además, las bacterias que poseen oxidasa también producen catalasa.

- **Coagulasa:** proteína producida por varios microorganismos que permite la conversión del fibrinógeno en fibrina. Esto hace que se coagule la sangre. En el laboratorio, se usa para distinguir entre *Staphylococcus aureus* (coagulasa positivo) del resto de estafilococos.

26.3.2 Pruebas de lectura rápida (lectura en < 6 h)

- **Ureasa:** enzima que hidroliza la urea formando moléculas de amoníaco. Está presente en todas las especies de *Proteus* y las diferencia de otras bacterias. También produce ureasa *Helicobacter pylori*.

- **Hidrólisis del hipurato:** detecta la presencia de hipuricasa, capaz de degradar el hipurato sódico. La prueba se utiliza en la identificación de *Campylobacter jejuni* y *Streptococcus agalactiae*.

- **Ortonitrofenil-β-D-galactopiranósido (ONPG):** la enzima β-galactosidasa hidroliza la lactosa para formar galactosa y glucosa en las bacterias. Se comporta utilizando como sustrato el ONPG, que con la acción de la enzima se descompone y adquiere un color amarillo. Diferencia las enterobacterias que fermentan la lactosa de las no fermentadoras.

- **Indol:** se detecta si la bacteria posee una enzima, la triptofanasa, que hidroliza el triptófano dando lugar a indol más alanina. El triptófano forma parte de las peptonas del medio. El indol se detecta empleando el reactivo de Kovacs. Una variante de la prueba se realiza usando el reactivo de Ehrlich, usando alcohol etílico en lugar del alcohol isoamilo.

- **Pirrolidonil peptidasa (PYR):** detecta la cantidad de pirrolidonil peptidasa. Es útil en la identificación de *Streptococcus pyogenes* y *Enterococcus* spp.

26.3.3 Pruebas lentas (lectura de 18 a 24 h)

- **Óxido-fermentación:** investiga si el metabolismo de los hidratos de carbono por parte de un microorganismo se realiza por vía oxidativa en presencia de oxígeno (aerobiosis) o por vía fermentativa en ausencia de oxígeno (en anaerobiosis). Se lleva a cabo con la inoculación del microorganismo a un medio problema y el hidrato de carbono que se desea estudiar y un indicador de pH. El indicador vira de color cuando el microorganismo acidifica el medio con su metabolismo. El medio más empleado es el **medio de Kligler**.

- **Medio de Kligler:** es un medio sólido dispuesto en pico de flauta. Este medio permite un diagnóstico orientativo del tipo de enterobacteria aislado de acuerdo a su metabolismo oxidativo/fermentativo.

Contiene:

- **Rojo fenol**: como indicador del pH. Ante cambios del pH del medio debido a la oxidación/fermentación de azúcares tras el metabolismo de las enterobacterias va a producir un cambio de color en el medio de cultivo.

- **Glucosa y lactosa.** son los azúcares que van a ser metabolizados (oxidación/fermentación) por las enterobacterias que crezcan en el cultivo.

- **Citrato férrico y tiosulfato:** revelan formación de un compuesto de hierro en caso de bacterias productoras de ácido sulfhídrico (H_2S) como es el caso de *Salmonella*. Existen algunas cepas de *Proteus* y *Citrobacter* que también producen ácido sulfhídrico.

Resultados posibles en la prueba en medio de Kligler para la identificación de enterobacterias:

1) Producción de ácidos de la glucosa (no de la lactosa):

En la superficie del medio las enterobacterias respiran consumiendo la glucosa. Cuando la agotan (solo tiene 0,1 %) consumen los péptidos y se alcaliniza el medio (**superficie rosa**). En el fondo las enterobacterias fermentan la glucosa produciendo ácidos (**fondo amarillo**).

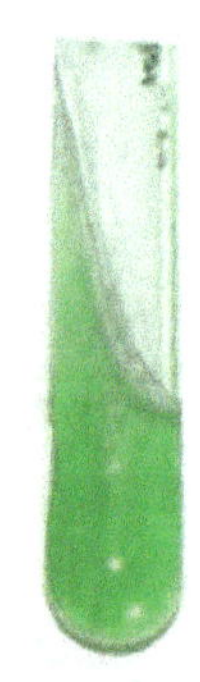

2) Producción de ácidos de la glucosa (y de la lactosa): enterobacterias fermentadoras de lactosa:

En la superficie del medio las enterobacterias respiran utilizando la glucosa y luego la lactosa. En **el fondo** producen una elevada cantidad de **ácidos** y difunden hasta la superficie (**todo el medio amarillo**).

3) Producción de H$_2$S (color negro):

Para ello el medio Kligler incorpora en su composición también citrato férrico y tiosulfato, que reaccionan con el ácido sulfhídrico (H$_2$S) dando lugar a un precipitado de sulfuro ferroso de color negro. En el caso de bacterias productoras de ácido sulfhídrico aparece un **color negro** en el medio de Kligler.

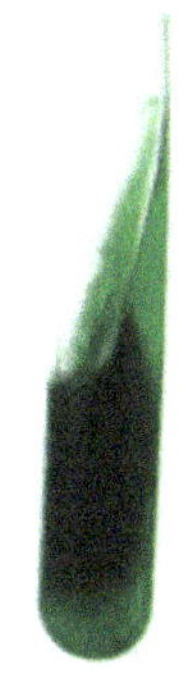

4) Producción de gases:

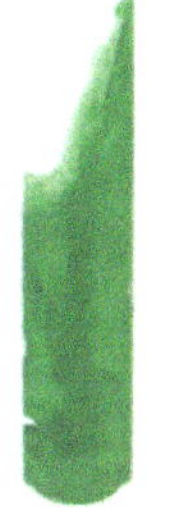

La producción de ácidos puede ir acompañada o no del desprendimiento de gases.

Por ejemplo, *E. coli* → sí produce gas.

Resultado: **fractura o desplazamiento del medio** de Kligler.

- **Prueba de la esculina:** si el germen es capaz de hidrolizar esculina, se produce esculetina, que reacciona con sustratos específicos del medio y se produce un complejo de color negro-pardo. Si se añade bilis al medio, se obtiene el medio bilis-esculina, que consigue diferenciar *Enterococcus* spp.

- **Fermentación butilenglicólica de la glucosa (prueba de Voges-Proskauer):** detecta la producción del acetilmetilcarbinol o acetoína, metabolito de esta fermentación. Enterobacterias que dan positiva la prueba de Voges-Proskauer: *Enterobacter*, *Serratia*, *Klebsiella*.

- **Fermentación ácido mixta (prueba del rojo de metilo):** se demuestra con la capacidad del microorganismo de producir etanol y ácidos, como los ácidos láctico, butírico o acético, que disminuyen el pH y hacen virar el rojo de metilo (amarillo a pH alto) a rojo cuando son positivos. Se utiliza en parte para la identificación de enterobacterias. Enterobacterias que dan positivo la prueba del rojo de metilo: *E. coli*.

- **Reducción de nitratos:** sirve para detectar la capacidad de un microorganismo de reducir el nitrato a nitrito. Se emplea para asignar bacterias a la familia *Enterobacteriaceae* (reacción positiva), y en la diferenciación de *Moraxella catarrhalis* (reacción positiva) con el género *Neisseria* (nitratos negativa).

- **Desoxirribonucleasa (ADNasa):** ciertas bacterias tienen la capacidad de hidrolizar enzimáticamente el ácido desoxirribonucléico (ADN). Se emplea HCl o azul de toluidina 1 % para visualizar la prueba.

- **Hidrólisis de la gelatina:** mediante la gelatinasa algunos microorganismos pueden hidrolizar la gelatina y fraccionarla en sustancias menos complejas: péptidos y aminoácidos.

- **Utilización del citrato:** con esta prueba se determina si un microorganismo es capaz de utilizar citrato como única fuente de carbono, con lo que se produce una alcalinización del medio. Esta reacción es típica de los géneros *Enterobacter*, *Klebsiella*, *Serratia*, *Citrobacter* y algunas especies de *Salmonella*.

¡Recuerda!

- Fermentación butilenglicólica de la glucosa: prueba de Voges-Proskauer. Detecta la producción del acetilmetilcarbinol o acetoína.

- Fermentación ácido mixta: prueba del rojo de metilo.

- Reducción de nitratos: sirve para detectar la capacidad de un microorganismo de reducir el nitrato a nitrito. Algunas enterobacterias reducen los nitratos.

- Utilización del citrato: determina si un microorganismo es capaz de utilizar citrato como única fuente de carbono.

26.3.4 Batería-galería bioquímica multiprueba

En la actualidad se comercializan sistemas semiautomáticos que combinan distintas propiedades bioquímicas en forma de galerías, paneles o tarjetas miniaturizadas, que se incuban y se leen de forma automática. Consiste en inocular una suspensión de la bacteria a estudio en un sistema miniaturizado de celdillas, conteniendo cada celdilla sustratos liofilizados para una reacción enzimática determinada. Tras un periodo de incubación, se obtiene un patrón de resultados que es cotejado con una base de datos, identificando así al microorganismo.

Ejemplo de galería bioquímica → API 20 STREP: galería bioquímica para la identificación de especie bacteriana dentro del género *Streptococcus*.

26.3.5 Principales características bioquímicas de las enterobacterias

Algunas pruebas preliminares que ayudan a la identificación de la especie bacteriana dentro de la familia de enterobacterias son:

- Capacidad de fermentar azúcares (glucosa, lactosa y sacarosa). Enterobacterias no fomentadoras de lactosa son únicamente *Salmonella*, *Shigella* y *Proteus*. El resto son fermentadores de lactosa.

- La producción de ácidos, gas o H_2S. El precipitado negro que aparece en la detección de la producción de sulfhídrico es debido al sulfuro ferroso. *Salmonella* es H_2S positiva.

- Prueba de la urea: dentro de las enterobacterias, una que da la prueba de hidrólisis de la urea como positiva es *Proteus*, que produce infecciones urinarias.

- Prueba de Voges-Proskauer (fermentación butilenglicólica): diferencia *E. coli* (positiva) de *Klebsiella* y *Enterobacter* (negativas).

- Prueba del Indol: positiva para *E. coli* y *Proteus*.

Escherichia coli, el principal microorganismo que produce la diarrea del viajero, tiene las siguientes características bioquímicas: indol +, lactosa +, glucosa +, ureasa - y H_2S -.

26.3.6 Principales características bioquímicas de los estafilococos

Características que ayudan a la diferenciación de estafilococos en el laboratorio:

- Prueba de la catalasa. El género *Staphylococcus* es catalasa positiva, lo que lo diferencia del género *Streptococcus* (catalasa negativa).

- Fermentación de hidratos de carbono. El medio más común para poner de manifiesto la fermentación de azúcares en la diferenciación de estafilococos es el medio de Chapman o medio manitol-salado. Este medio, además de manitol, contiene una alta concentración de sal (NaCl) que inhibe el crecimiento de los microorganismos acompañantes y favorece el crecimiento de los estafilococos. Este medio lleva incorporado un indicador de pH (rojo de fenol) de modo que si se produce fermentación del manitol (como es el caso de *Staphylococcus aureus*) se producen ácidos que disminuyen el pH del medio y se produce un viraje en el color a amarillo.

- Prueba de la coagulasa: En el laboratorio, se usa para distinguir entre *Staphylococcus aureus* (coagulasa positivo) del resto de estafilococos.

- El estudio de la sensibilidad a la novobiocina se utiliza como método de rutina para diferenciar *Staphylococcus epidermidis* (sensible) de *Staphylococcus saprophyticus* (resistente).

26.3.7 Principales características bioquímicas de *Pseudomonas aeruginosa*

Características que ayudan a la identificación de *Pseudomonas aeruginosa* en el laboratorio:

- Formación de colonias azul-verdosas con olor dulzón.

- Prueba de la catalasa positiva.

- Prueba de la gelatinasa positiva (licuefacción de la gelatina).

- Prueba de la oxidasa positiva (a diferencia de las enterobacterias, que son oxidasa negativa).

- No produce fermentación de los hidratos de carbono al ser aerobio estricto (a diferencia de las enterobacterias, que son también bacilos gram negativos, pero son anaerobios facultativos).

- Reducción de nitratos. *Pseudomonas aeruginosa* da positivo en la prueba de reducción de nitratos con formación de gas.

- Formación de colonias azul-verdosas debido a una secreción de pigmentos como la piocianina, fluoresceína y piorrubina.

26.4 Pruebas químicas: proteómica (MALDI-TOF)

Los métodos químicos analizan distintos componentes de la pared de la bacteria. La proteómica estudia y caracteriza el proteoma (conjunto de proteínas que expresa el genoma bacteriano).

La técnica que más se utiliza para analizar estas proteínas bacterianas es la espectrometría de masas.

La espectrometría de masas de ionización/desorción mediante láser o MALDI-TOF (*matrix assited laser desorption ionization-time of flight*) es una técnica que analiza proteínas y obtiene una serie de patrones que los compara con la base de datos de su programa informático, y por el grado de similitud con todos los perfiles de proteínas de todos los microorganismos hasta el momento conocidos, establece una identificación muy segura de nuestro microorganismo problema. La principal ventaja que ofrece este método sobre otras técnicas de identificación de microorganismos es que ofrece un resultado rápido y muy fiable.

En la Figura 2 se observa cómo de una colonia bacteriana crecida en los medios de cultivos convencionales, se puede llegar a la identidad de la bacteria mediante la identificación proteómica con la técnica MALDI-TOF.

Mediante la técnica MALDI-TOF se analizan las proteínas bacterianas y se obtiene una serie de patrones proteicos de la cepa problema (Figura 3), que los compara con la base de datos de su programa informático, y por el grado de similitud con todos los perfiles de proteínas de todos los microorganismos en su base registrados, realiza una identificación presuntiva de la cepa problema.

Figura 2 Identificación de una colonia bacteriana mediante MALDI-TOF

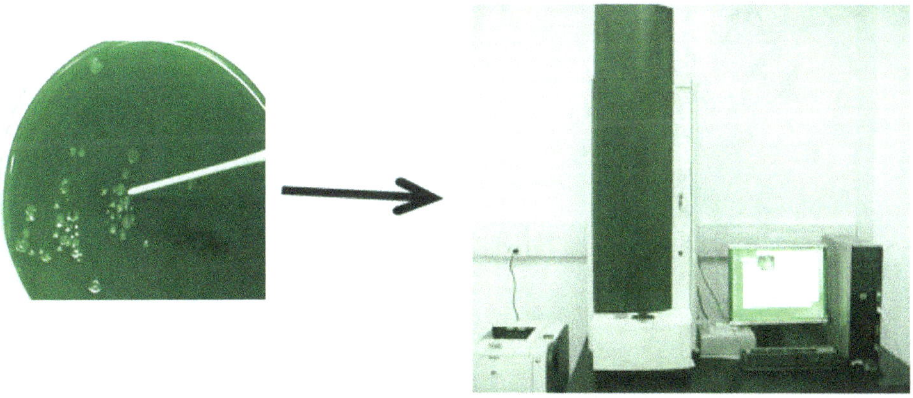

En la figura 2 se observa cómo de una colonia bacteriana crecida en los medios de cultivos convencionales, se puede llegar a la identidad de la bacteriana mediante la identificación proteómica con la técnica MALDI-TOF.

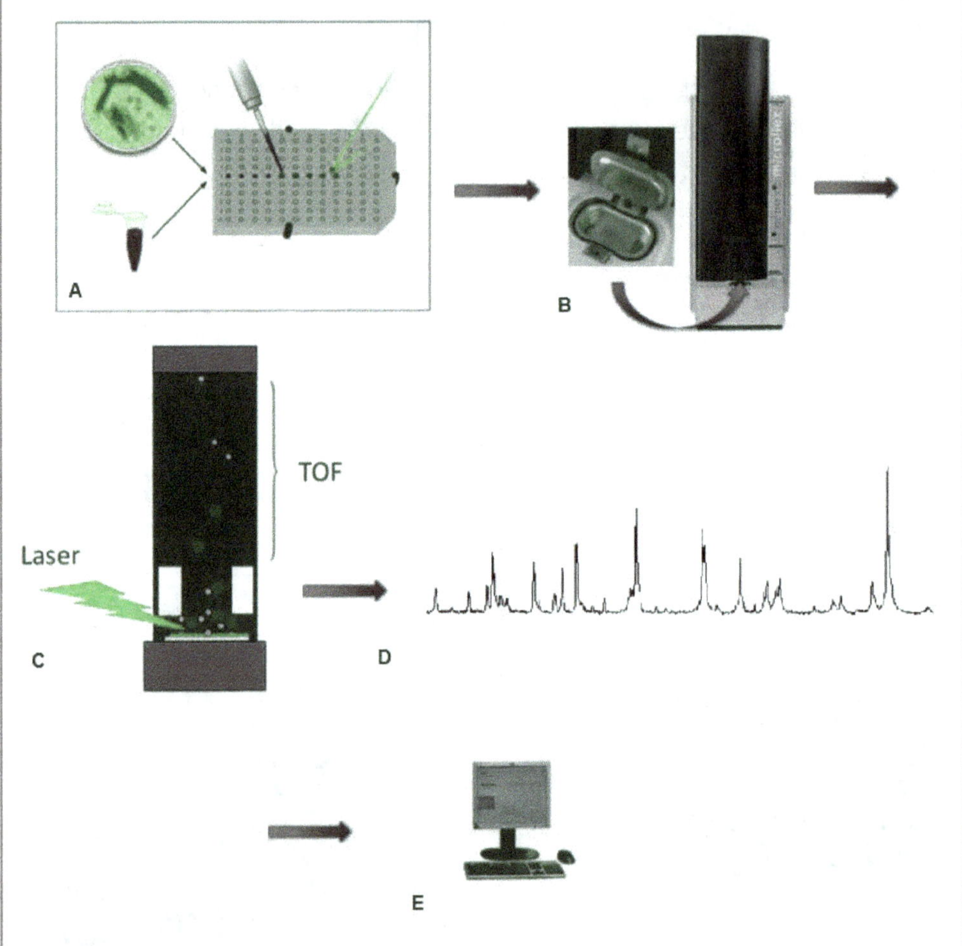

26.5 Pruebas inmunológicas

Las técnicas inmunológicas identifican los microorganismos por medio de la detección de sus antígenos. Tienen la ventaja de que son rápidas y aportan información sobre la infección antes de que crezca el cultivo e, incluso, en casos en los que el cultivo o la tinción resultan negativos debido a que el paciente ya ha recibido antimicrobianos. Como consecuencia, no es posible su detección mediante cultivo debido a que el patógeno ya no es viable por la acción del antibiótico, pero sí es posible detectar los antígenos del mismo con dichas pruebas inmunológicas.

Se puede realizar con estas pruebas la detección de antígenos microbianos directamente en las propias muestras biológicas (LCR, heces, orina, etc.) utilizando como reactivo anticuerpos específicos dirigidos frente a tales antígenos. No obstante, es una técnica solo disponible para algunas infecciones.

Existen actualmente pruebas de detección de antígenos de bacterias patógenas de gran interés clínico como:

Detección de	Muestra	Clínica
Ag capsular de *S. agalactiae*, *S. pneumoniae*, *N. meningitidis*, *E. coli* capsulado, *H. influenzae* tipo b	LCR	Meningitis
Ag de *Helicobacter pylori*	Heces	Úlcera gastroduodenal
Toxina de *Clostridium difficile*	Heces	Colitis pseudomembranosa
Ag de *S. pneumoniae* o *Legionella pneumophila*	Orina	Neumonía
Ag de *S. pyogenes*	Exudado faríngeo	Faringitis bacteriana

¡Recuerda!

Las técnicas inmunológicas identifican los microorganismos por medio de la detección de sus antígenos. Tienen la ventaja de que son rápidas y aportan información sobre la infección antes de que crezca el cultivo e, incluso, en casos en los que el cultivo o la tinción resultan negativos.

26.6 Pruebas genotípicas

La identificación genotípica se basa en el estudio de los ácidos nucleicos de los microorganismos. Detectan en una muestra clínica el material genético (ADN o ARN) de un agente infeccioso, de forma que se puede conseguir identificar ese agente incluso aunque no se haya podido recuperar o aislar dicho microorganismo en los medios convencionales de cultivo en el laboratorio. En general, para aquellos agentes microbianos que pueden desarrollarse *in vitro* en el laboratorio, el cultivo sigue siendo el método de referencia, siendo un método tanto más sensible como más específico. No obstante, los métodos moleculares tienen el potencial de reemplazar los cultivos, y con su gran avance y desarrollo en los últimos años han hecho que los laboratorios de microbiología reduzcan el laborioso trabajo que depende únicamente de los cultivos y han podido ampliar las expectativas de diagnóstico microbiológico en las enfermedades infecciosas.

Una de las principales ventajas de los métodos genotípicos es que son técnicas muy sensibles. Los caracteres genéticos no se modifican por las condiciones ambientales, al contrario que los caracteres fenotípicos y, por lo tanto, los métodos genotípicos son más sensibles y reproducibles que los métodos fenotípicos. Dentro de los inconvenientes, las técnicas de amplificación pueden sufrir contaminación con material genético foráneo y con ella proporcionar resultados erróneos.

Los métodos moleculares se han establecido como procedimientos complementarios, alternativos o incluso de referencia a los fenotípicos. Además de para el diagnóstico microbiológico con interés clínico, las pruebas moleculares han desarrollado su potencial en otros campos como es la investigación. En el estudio de la taxonomía bacteriana, el análisis de la secuencia génica del ARNr 16S es la herramienta más ampliamente utilizada. Este marcador está presente en todas las bacterias. Se presenta como una familia de multigenes cuya función no se modifica con el tiempo y actúa como un marcador eficiente de evolución. Además, tiene un tamaño adecuado para realizar el análisis. El ARNr 16S además de ser útil para la detección de bacterias, proporciona información útil y rápida sobre su identificación y filogenia mediante la comparación con bases de datos públicas que contienen un amplio número de secuencias bacterianas. Inicialmente, la identificación bacteriana basada en el análisis de las secuencias se hallaba limitada a determinados centros o laboratorios. En la actualidad y como consecuencia de la automatización, simplificación del proceso y de la reducción de su coste, estas técnicas se han introducido en un mayor número de laboratorios.

¡Recuerda!

La identificación de un microorganismo puede abordarse de modo tradicional (características morfológicas y bioquímicas) o mediante el estudio del genoma a través de las pruebas genotípicas.

Los caracteres genéticos no se modifican por las condiciones ambientales, al contrario que los caracteres fenotípicos y, por lo tanto, los métodos genotípicos son más sensibles y reproducibles que los métodos fenotípicos.

¡Recuerda!

- La identificación bacteriana rutinaria se realiza en los laboratorios analizando las características fenotípicas (características morfológicas y bioquímicas).

  - Fermentación butilenglicólica de la glucosa: prueba de Voges-Proskauer. Detecta la producción del acetilmetilcarbinol o acetoína.
  - Fermentación ácido mixta: prueba del rojo de metilo.
  - Reducción de nitratos: sirve para detectar la capacidad de un microorganismo de reducir el nitrato a nitrito. Algunas enterobacterias reducen los nitratos.
  - Utilización del citrato: determina si un microorganismo es capaz de utilizar citrato como única fuente de carbono.

- Las técnicas inmunológicas identifican los microorganismos por medio de la detección de sus antígenos. Tienen la ventaja de que son rápidas y aportan información sobre la infección antes de que crezca el cultivo e, incluso, en casos en los que el cultivo o la tinción resultan negativos.

- La identificación de un microorganismo puede abordarse de modo tradicional (características morfológicas y bioquímicas) o mediante el estudio del genoma a través de las pruebas genotípicas.

- Los caracteres genéticos no se modifican por las condiciones ambientales, al contrario que los caracteres fenotípicos y, por lo tanto, los métodos genotípicos son más sensibles y reproducibles que los métodos fenotípicos.

[**Preguntas y respuestas**
Tema 26]

https://amazingbooks.es/faq-tecnicos-de-laboratorio-bloque-tematico-26

TEMA 27

ANTIBIÓTICOS. CONCEPTO DE RESISTENCIA ANTIBACTERIANA. PRUEBAS DE SENSIBILIDAD A LOS ANTIBIÓTICOS EN EL LABORATORIO DE MICROBIOLOGÍA

Autor: Jose Manuel Méndez Legaza

27.1 Introducción

27.1.1 Aspectos y conceptos generales

En el pasado, la medicina tradicional empleaba materiales *naturales* con cierta actividad contra los microbios, como la quinina, extraída del árbol *cinchona*, para el tratamiento del paludismo. En el año 1935 se demostró que el colorante rojo *protosil* confería protección a los ratones frente a la infección estreptocócica sistémica. Este año fue importante en la historia de la quimioterapia de las infecciones bacterianas sistémicas. Aunque ya antes se habían empleado antisépticos tópicos para prevenir el crecimiento de microorganismos, las infecciones bacterianas sistémicas no respondían a ningún agente disponible. Años más tarde, en 1929, un hecho importante fue el descubrimiento por Alexander Fleming de la penicilina, una determinada sustancia (antibiótica) sintetizada por un hongo que inhibía el crecimiento de otros microorganismos. Posteriormente, en los años cuarenta y cincuenta del pasado siglo se descubrieron la estreptomicina y las tetraciclinas, y este hallazgo se siguió con rapidez del de otros aminoglucósidos, penicilinas semisintéticas, cefalosporinas, quinolonas y otros antimicrobianos. Todos ellos ampliaron notablemente el espectro de enfermedades infecciosas que se podían prevenir o curar.

Todas las sustancias antimicrobianas eficaces en un sentido clínico tienen que exhibir cierta toxicidad selectiva contra el microorganismo en lugar de contra el hospedador. Esa toxicidad ciertamente selectiva se explica por medio de la acción sobre los procesos o estructuras microbianos que difieren de aquellos de las células humanas. Por ejemplo, algunos antimicrobianos actúan sobre la síntesis del péptidoglucano, estructura presente únicamente en las bacterias y no en las células humanas ni en cualquier otra célula eucariota; otros antimicrobianos, por ejemplo, se dirigen a las funciones del ribosoma bacteriano 70S, pero no contra el ribosoma de la célula eucariota 80S.

La base de la farmacología antiinfecciosa es su acción eminentemente etiológica:

- Actuar sobre células distintas de las del paciente.

- Eliminar el microorganismo causante de la infección sin que, en lo posible, se lesionen las células infectadas.

Dentro del concepto de agentes antimicrobianos se consideran:

- **Antibióticos:** como aquellos antimicrobianos naturales producidos por un microorganismo, la mayoría de los cuales son producidos por hongos o bacterias de los géneros *Streptomyces* o *Bacillus*.

- **Quimioterápicos antiinfecciosos:** se refiere a cualquier antiinfeccioso obtenido por síntesis o modificación de los anteriores.

27.1.2 Características de un antibiótico

Se considera antibiótico cualquier compuesto químico capaz de inhibir el crecimiento (bacteriostático) o de destruir (bactericida) determinadas especies bacterianas. Las características que debe reunir para considerarse un buen antibiótico son:

1. Elevada especificidad: definida por su espectro de acción (microorganismos frente a los que tiene actividad antimicrobiana) y por su mecanismo de acción (diana molecular del microorganismo sobre el que actúa el antibiótico).

2. Selectiva toxicidad para el microorganismo y nula o baja para el hospedador. Dicho de otra forma, debe tener nula o mínima toxicidad para el organismo infectado por los microorganismos.

3. Elevada potencia biológica, es decir, ser activo frente a los microorganismos a baja concentración.

27.1.3 Problemática actual con el uso de los antibióticos

A pesar de la rapidez con que se han introducido nuevos agentes antimicrobianos, las bacterias han demostrado una notable capacidad para desarrollar resistencia a esos fármacos. Bajo la presión selectiva de los antiinfeccioso, los microorganismos han desarrollado mecanismos que reducen su eficacia. Esto conlleva a una distorsión en el espectro de acción original del antibiótico y a la necesidad de valorar de manera individualizada la sensibilidad del microorganismo al antibiótico (antibiograma).

Por *uso racional de antibióticos*, concepto introducido por la OMS en 1985 ante la alerta de este problema, se entiende que los enfermos reciban los fármacos indicados para su situación clínica, en dosis que satisfagan sus necesidades individuales, durante un periodo adecuado y al menor coste posible para ellos y para la comunidad. El medicamento, además debe ser seguro, eficaz y de una calidad contrastada.

La elección de un determinado antimicrobiano ha de fundamentarse en:

1. Características del paciente: tanto personales (edad, peso, alergias, enfermedades de base, tratamientos concomitantes, etc.) como situaciones especiales (embarazo, lactancia, insuficiencia hepática o renal, inmunodepresión, etc.).

2. Etiología microbiana (si no se conoce aún la etiología en el momento de decisión del antibiótico, apostar por la etiología más probable, por ejemplo, en una infección de orina la etiología más probable es un *Escherichia coli*).

3. Valoración de las resistencias antibacterianas.

4. Características propias del antibiótico (mecanismo de acción, vía de administración, coste, etcétera).

27.2 Mecanismos de acción de los antibióticos

27.2.1 Modo de acción del antibiótico

El tipo de acción que el antimicrobiano ejerce sobre los microorganismos permite distinguir dos tipos de agentes:

- Bacteriostáticos: inhiben el crecimiento de los microorganismos, pero no los destruyen, de modo que, cuando desaparece el antimicrobiano, los microorganismos pueden multiplicarse de nuevo. Con estos antimicrobianos es fundamental la actuación de mecanismos defensivos del hospedador.

  Ejemplos: cloranfenicol, eritromicina, tetraciclinas, trimetoprim.

- Bactericidas: poseen un efecto letal sobre los microorganismos con efecto irreversible.

  Ejemplos: aminoglucósidos, cefalosporinas, metronidazol y penicilinas.

27.2.2 Mecanismo de acción de los antibióticos

Los antimicrobianos ejercen su efecto bactericida o bacteriostático sobre alguna de las siguientes estructuras o funciones microbianas:

1. **Inhibición de la síntesis de la pared celular:** estos antibióticos son bactericidas y ejercen su acción cuando la bacteria está en fase de crecimiento activo. Son poco tóxicos puesto que la pared celular no existe en células eucariotas de animales.

   Ejemplos: betalactámicos (penicilinas, cefalosporinas, carbapenems y monobactamas), vancomicina y fosfomicina.

2. **Acción sobre la membrana citoplasmática:** se alteran los procesos de permeabilidad y finalmente se produce la lisis bacteriana. Son bactericidas y con cierta toxicidad para el ser humano.

   Ejemplo: polimixinas.

3. **Inhibición de la síntesis proteica:** alteran fundamentalmente el metabolismo celular. Los hay bactericidas y bacteriostáticos.

   Ejemplos: aminoglucósidos, tetraciclinas, cloranfenicol y macrólidos.

4. **Bloqueo de la síntesis de ácidos nucleicos:** pueden bloquear la síntesis de ácidos nucleicos interfiriendo en la replicación del ADN, impidiendo la transcripción de ADN a ARNm o inhibiendo la síntesis de metabolitos esenciales para la producción de ácidos nucléicos. Los hay bactericidas y bacteriostáticos.

   Ejemplos: quinolonas, rifampicina, sulfamidas y trimetoprim.

¡Recuerda!

Según del modo de acción del antibiótico:

- Bacteriostáticos: inhiben el crecimiento de los microorganismos, pero no los destruyen.
- Bactericidas: destruyen al microorganismo de modo irreversible.

¡Recuerda!

Según del mecanismo de acción del antibiótico (según diana molecular):

- Inhibición de la síntesis de la pared celular.
- Acción sobre la membrana citoplasmática.
- Inhibición de la síntesis proteica.
- Bloqueo de la síntesis de ácidos nucleicos

27.3 Clasificación de los antibióticos

27.3.1 Clasificación según su espectro de acción

La actividad de un antibiótico está definida por su espectro de acción. Se define espectro de acción antibiótica al conjunto de microorganismos que se ven afectados por el antibiótico (a concentraciones no tóxicas para el hombre).

De espectro reducido

- Penicilina, eritromicina, clindamicina, ácido nalidíxico.

- Vancomicina, linezolid: actividad frente a cocos gram positivos.

- Aztreonam: frente a bacilos gram negativos.

De amplio espectro

Se considera antibiótico de amplio espectro aquel que presenta actividad antibacteriana contra organismos de diversos tipos. Dentro de este concepto entrarían por definición todos aquellos antibióticos que son activos tanto frente a bacterias gram positivas como a gram negativas.

Son antibióticos de amplio espectro los siguientes:

- Cloranfenicol

- Quinolonas

- Tetraciclinas

- Algunos betalactámicos como cefalosporinas de 4ª generación y carbapenems

- Sulfamidas y cotrimoxazol

27.3.2 Clasificación según su modo de acción

Bacteriostáticos (inhiben el crecimiento, pero no destruyen a la bacteria)

- Tetraciclinas

- Cloranfenicol

- Macrólidos

- Trimetoprim

- Sulfamidas

- Lincosamidas

Bactericidas (producen la muerte y destrucción de la bacteria)

- Aminoglucósidos

- Betalactámicos

- Glucopéptidos

- Quinolonas

- Fosfomicina

- Polimixina

- Rifampicina

27.3.3 Clasificación según su mecanismo de acción

Inhibidores de la síntesis de la pared celular

- Betalactámicos

- Vancomicina

- Fosfomicina

Alteración de la membrana citoplasmática

- Polimixinas

Inhibidores de la síntesis proteica

- Aminoglucósidos

- Tetraciclinas

- Cloranfenicol

- Macrólidos

Inhibidores de la síntesis de ácidos nucleicos

- Quinolonas

- Rifampicina

- Sulfamidas

- Trimetoprim

27.3.4 Clasificación según su estructura química

Es el parámetro habitualmente utilizado para clasificar a los antimicrobianos.

1. **Betalactámicos**

- **Penicilinas:** (-icilina). Penicilina G, Amoxicilina, Ampicilina, Meticilina, Cloxacilina, Piperacilina.

- **Cefalosporinas (se citan las más usadas en clínica):**

  - De 1ª generación: cefalotina, cefadroxilo, cefalexina.

  - De 2ª generación: cefuroxima y cefonicid.

  - De 3ª generación: cefotaxima, ceftriaxona y ceftazidima.

  - De 4ª generación: cefepima y cefpiroma.

- **Carbapenemes o carbapenémicos:** imipenem, ertapenem y meropenem.

- **Monobactamas:** aztreonam.

2. **Aminoglucósidos** (*-icina*): estreptomicina, gentamicina, tobramicina, estreptomicina, neomicina, paromomicina, kanamicina, dibekacina, sisomicina, netilmicina.

3. **Macrólidos** (*-icina*): eritromicina, claritromicina, azitromicina y espiramicina.

4. **Quinolonas** (*-oxacino*): ácido nalidíxico, norfloxacino, ciprofloxacino, ofloxacino, levofloxacino y moxifloxacino (de nueva generación).

5. **Tetraciclinas** (*-ciclina*): minociclina, doxiciclina y tigeciclina (de nueva generación).

6. **Fenicoles:** cloranfenicol y tianfenicol.

7. **Glucopéptidos:** vancomicina y teicoplanina.

El término "generación" hace referencia a que se han ido desarrollando sucesivas generaciones de antibióticos, donde cada vez los nuevos antibióticos presentan un mejor/mayor espectro de acción antibiótica. Por ejemplo, las cefalosporinas de última generación presentan actualmente mayor espectro de acción frente a las primeras cefalosporinas que se obtuvieron.

27.4.1 Concepto de resistencia antibiótica

La resistencia a los antimicrobianos se podría definir como la capacidad de un microorganismo de sobrevivir y multiplicarse en presencia de un antimicrobiano.

Se consideran dos tipos de resistencias:

1. **Resistencia natural o intrínseca:** el microorganismo es, desde el principio, insensible al antibiótico por falta del sitio diana, por ser impermeable a él, etc. Este tipo de resistencia la presentan bacterias que carecen de la diana sobre la que actúa el antibiótico. Es predecible, heredable e invariable.

2. **Resistencia adquirida:** la adquisición de la resistencia puede producirse por mutaciones en el ADN cromosómico del propio microorganismo o por la obtención de material genético extracromosómico que codifique genes de resistencia mediante procesos de transferencia genética.

La resistencia se puede manifestar de forma repentina (en un solo escalón), es decir, en una generación. Esto es poco frecuente. La otra posibilidad, mucho más frecuente, es que la resistencia se manifieste por un proceso continuado, aumentando la concentración mínima inhibitoria (CMI) del antibiótico progresivamente de forma paulatina y a lo largo de varias generaciones (en varios escalones).

¡Recuerda!

Dos tipos de resistencias bacterianas a los antibióticos:

- **Resistencia natural o intrínseca:** la bacteria es resistente per se por su naturaleza.
- **Resistencia adquirida:** por mutaciones cromosómicas o por adquisición de material extracromosómico (de otras bacterias).

27.4.2 Concepto de tolerancia antibiótica

Es un cambio en la respuesta bacteriana a un antimicrobiano que siendo inicialmente bactericida pasa a después a comportarse como bacteriostático. Algunas bacterias pueden desarrollar mecanismos no bien conocidos que les permiten ser inhibidas, pero no destruidas por bactericidas, sin que este fenómeno se deba a la inactivación enzimática del fármaco.

27.4.3 Mecanismos de resistencia a antibióticos

Captación o acumulación disminuida del antibiótico

El antibiótico no consigue acumularse en el interior de la bacteria en cantidad suficiente para ser activo frente a esta. Se puede producir por diferentes situaciones:

- Disminución de la permeabilidad de la membrana celular.

- Alteraciones de los sistemas de transporte.

- Salida del antibiótico hacia el medio extracelular. La propia bacteria desarrolla sistemas de expulsión activa del antibiótico hacia el medio extracelular.

Alteración o falta de diana para el antibiótico

La falta de diana es el mecanismo responsable de la resistencia natural. En otras ocasiones, la alteración de la diana constituye un mecanismo de resistencia adquirida debido a mutaciones en los genes que codifican las dianas. La mutación provoca un cambio en la diana que ya no puede ser reconocida por el antibiótico.

Inactivación o modificación enzimática

Consiste en la producción por parte de las bacterias de enzimas que inactivan a los antibióticos. Es la forma principal de resistencia a los antibióticos más empleados en clínica humana, es decir, betalactámicos y aminoglucósidos.

La producción de estas enzimas puede estar codificada por el cromosoma bacteriano o plásmidos, que son fragmentos de ADN extracromosómico que se replican de forma autónoma y de tamaño muy inferior al del cromosoma bacteriano. Los plásmidos son unos importantes mediadores en el fenómeno de la resistencia porque pueden transferirse de unas bacterias a otras y así diseminar la resistencia.

Las enzimas inactivantes de antibióticos mejor conocidas son:

- **Betalactamasas:** son enzimas que rompen el anillo betalactámico, inactivando así el fármaco. Pueden estar codificadas por el cromosoma bacteriano, pero la mayoría están codificadas por plásmidos.

- **Enzimas modificantes de aminoglucósidos:** pueden estar codificadas por genes cromosómicos o plasmídicos. Actúan modificando la estructura del aminoglucósido por incorporación de grupos adenilo (adenilasas), acetilo (acetilasas), o fosfato (fosforilasas) de forma que inactivan al aminoglucósido.

- **Cloranfenicol-acetil-transferasa:** provocan la modificación del cloranfenicol haciendo que disminuya la afinidad por la diana.

27.5.1 Fundamentos prácticos del antibiograma

No todos los microorganismos tienen el mismo patrón de sensibilidad (antibiotipo) a los distintos antibacterianos. El antibiograma permite seleccionar el antibiótico más adecuado e instaurar el tratamiento dirigido de una infección bacteriana.

La sensibilidad de una bacteria viene determinada por varios parámetros:

- **Concentración mínima inhibitoria (CMI**, expresada en µg/ml): es la mínima concentración de antibiótico capaz de inhibir el crecimiento de 10^5 bacterias/ml (=número estimado de bacterias en tejidos o líquidos orgánicos infectados). Es el parámetro más utilizado para evaluar la sensibilidad.

- **Concentración mínima bactericida (CMB**, en µg/ml): menor concentración capaz de eliminar 10^5 bacterias/ml. Este parámetro es menos utilizado en la práctica clínica. En general, si CMB es similar a CMI, el antibiótico es bactericida, y si la CMB es >>> CMI, el antibiótico es bacteriostático, porque quiere decir que cierto antibiótico necesita aumentar mucho más su concentración para poder ser bactericida.

La finalidad de un estudio de sensibilidad *in vitro* consiste en determinar el grado de actividad de un fármaco antimicrobiano frente a un microorganismo (por ejemplo, determinando la CMI). Sin embargo, en su aplicación a la clínica, hay que tener en cuenta cuál es la concentración que el fármaco alcanzará en el organismo del paciente cuando se aplican las dosis terapéuticas habituales. De este modo, respecto a cada microorganismo y frente a un antimicrobiano, los microorganismos pueden ser clasificados en:

- **Sensible:** si la CMI de un antibiótico para un microorganismo se puede conseguir *in vivo* en el lugar de la infección con dosis terapéuticas y la experiencia ha demostrado su eficacia, se dice que el microorganismo es sensible y el antibiótico activo.

- **Resistente:** si la CMI obtenida en el antibiograma no se puede alcanzar con las dosis terapéuticas a las que se administra habitualmente ese antibiótico. La bacteria se califica de resistente ya que el antibiótico no es activo frente a dicha bacteria.

Las concentraciones que según estos criterios limitan las categorías de sensible o resistente se conocen como concentraciones críticas.

Para la realización del antibiograma es preciso partir de cultivos puros si se quieren obtener resultados fiables. Por tanto, a partir de las muestras llegadas al laboratorio es imprescindible llevar a cabo el aislamiento del microorganismo causante de la enfermedad.

Los resultados de las técnicas de determinación de la sensibilidad pueden estar influenciados por las condiciones y los factores que intervienen en las mismas (tiempo de incubación, temperatura de incubación, tipo de medio de cultivo, tamaño del inóculo, etc.), por lo que se ha tratado de estandarizar estas variables. Por ello, para la realización del antibiograma se recomiendan seguir unas pautas elaboradas por comités y organismos internaciones (reglas CLSI: *Clinical and Laboratory Standards Institute*; o reglas EUCAST: *European Committee on Antimicrobial Susceptibility Testing*).

27.5.2 Medio para la realización del antibiograma

Debe permitir el crecimiento de la mayoría de los microorganismos, por tanto, deber ser de amplio espectro nutritivo. Para ello, en muchos casos es conveniente añadir sangre desfibrinada ya que permite el crecimiento de microorganismos muy exigentes. El medio habitualmente utilizado para la realización del antibiograma es el medio Mueller-Hinton. El pH del medio deberá ser estable y tener un valor entre 7,2-7,4. Para la realización del antibiograma, el medio de cultivo no deberá contener ninguno de los siguientes inhibidores de antimicrobianos: peptonas, fosfatos, glúcidos, o sales de calcio y magnesio. La sangre entera o el suero no son recomendables porque las proteínas que contienen ligan los antimicrobianos y disminuyen su acción. En caso de necesitar un medio suplementado con sangre para permitir el crecimiento de microorganismos con mayores requerimientos nutritivos, se usa sangre desfibrinada (medio Mueller-Hinton Sangre).

¡Recuerda!

El medio Mueller-Hinton es el medio habitualmente utilizado para la realización del antibiograma.

27.5.3 Pruebas de sensibilidad a los antibióticos

Los métodos más ampliamente utilizados para estudiar la sensibilidad de los antimicrobianos son: el método de difusión y método de dilución.

Método de difusión

El antibiótico a testar "difunde" por el medio de cultivo de nuestra bacteria problema. El método de difusión en agar es un método muy utilizado en el laboratorio por su sencillez de ejecución, la facilidad de lectura y la fiabilidad de los resultados.

Consiste en inocular masivamente una placa de agar con el microorganismo problema y colocar sobre la superficie del medio unos discos que contienen determinadas concentraciones de antimicrobianos a ensayar. Tras depositarlo sobre la placa, el antibiótico difunde por el medio y, después de un tiempo de incubación determinado, el microorganismo se desarrolla en toda la placa excepto alrededor de los discos cuya concentración de antimicrobiano inhibe a este.

Para la determinación del antibiograma se emplean medios de agar Mueller-Hinton. La preparación del inóculo bacteriano puede hacerse a partir de un cultivo puro en medio líquido o bien de colonias aisladas en medio sólido.

Para una correcta realización del antibiograma y que los resultados sean reproducibles y fiables, la densidad del inóculo bacteriano del que partimos debe estar estandarizada. A tal efecto, se considera que la densidad del inóculo bacteriano debe estar comprendida entre 10^6-10^8 UFC/ml. Para poder ajustar nuestra suspensión bacteriana a esa densidad se toma como referencia el valor 0,5 en la **escala de McFarland**. Dicha escala es un estándar de turbidez preparado a partir de sulfato de bario.

¡Recuerda!

La densidad del inóculo bacteriano para la determinación del antibiograma debe estar comprendida entre 10^6-10^8 UFC/ml. Para poder ajustar esa densidad se toma como referencia el valor 0,5 en la escala de McFarland. Dicha escala es un estándar de turbidez preparado a partir de sulfato de bario.

Existen dos posibilidades técnicas con el método de difusión en agar:

Técnica de disco-placa (o método de Kirby-Bauer)

Un inóculo bacteriano se distribuye uniformemente sobre la superficie de un medio de cultivo y a continuación se colocan unos discos de papel impregnados del antibiótico a testar. El antibiótico difunde casi instantáneamente a través del agar, formándose un gradiente de concentración del mismo alrededor del disco. Posteriormente, se lleva a incubar a 37 °C durante 18-24 horas. El microorganismo crece sobre la superficie del medio de cultivo (medio de Agar de la placa), pero alrededor de los discos de antibiótico se forman unos halos de inhibición del crecimiento bacteriano, más o menos grandes, dependiendo de la mayor o menor sensibilidad de la bacteria a cada antibiótico.

Tras la incubación de 18-24 horas, se mide el diámetro del halo de inhibición (expresado en milímetros) del crecimiento bacteriano en la placa. Para establecer criterios de sensibilidad o resistencia antibiótica se comparan dichos valores obtenidos con los puntos de corte previamente establecidos (criterios según las reglas CLSI o EUCAST) para cada binomio antibiótico-microrganismo. Si el diámetro del halo (medido en milímetros) se encuentra por debajo de ese punto de corte establecido, el microorganismo se considera resistente, y con un diámetro del halo mayor al punto de corte, el microorganismo es sensible al antibiótico.

La correlación del diámetro del halo de inhibición con valores de CMI no se efectúa en términos cuantitativos, por lo que la técnica de disco-placa no es lo suficientemente exacta como para permitir cuantificar con precisión las CMI en relación a los halos producidos.

El antibiograma por difusión está indicado para determinar la sensibilidad de microorganismos aerobios de crecimiento rápido como pueden ser las enterobacterias, estafilococos, *Pseudomonas* y algunos estreptococos. No es adecuado para realizar el antibiograma de microorganismos anaerobios ni de crecimiento lento. El problema con estos últimos es que para que crezcan hay que suplementar el medio con sangre de cordero o de caballo y en ocasiones también con CO_2.

Hay que tener en cuenta que la determinación del antibiograma se realiza *in vitro* en el laboratorio, donde hay que reunir todas las condiciones óptimas para su realización. En la técnica de disco-placa se pueden cometer algunos errores. Las principales fuentes de error en esta técnica son:

- Mal estado de los medios usados.

- Mala conservación de los discos de antibiótico.

- Demora excesiva desde la inoculación bacteriana hasta que se añade el disco.

- Utilización de cultivos viejos para realizar el inóculo.

- Exceso de inóculo.

- Inadecuadas condiciones de incubación.

- Error de la lectura de los halos de incubación.

Técnica de Épsilon-test (E-test)

Es idéntica a la técnica anterior pero, en lugar de usar discos de papel impregnados con antibiótico, ahora se emplean tiras de plástico conteniendo un gradiente decreciente de antibiótico. Esta técnica combina la simplicidad de la técnica de disco-difusión, añadiendo la capacidad que tiene de cuantificar la concentración mínima inhibitoria (CMI).

El E-test consiste en una tira de plástico no poroso el cual dispone de un gradiente predefinido y señalado en la tira de un antimicrobiano equivalente a 15 concentraciones progresivas. Una vez que se ha sembrado la placa de agar con el microorganismo, se coloca la tira de E-test sobre la superficie, produciéndose de forma inmediata una difusión del antibiótico desde el soporte de plástico hasta el agar, creándose de este modo alrededor y a lo largo de la tira un gradiente exponencial de las concentraciones del antimicrobiano.

Tras la incubación de 18-24 horas, se puede observar a ambos lados de la tira una zona de inhibición elipsoidal y simétrica. El punto de corte entre el crecimiento bacteriano y la tira de plástico indica la CMI.

El E-test es un método alternativo para el estudio **cuantitativo** de la sensibilidad antimicrobiana del que cabe destacar su sencillez y buena correlación con los métodos de dilución.

¡Recuerda!

Entre los métodos de difusión, solo la técnica de Épsilon-test (E-test) permite el estudio cuantitativo de la sensibilidad antimicrobiana, expresado en valores de CMI. La técnica de disco-placa no es lo suficientemente exacta como para permitir cuantificar con precisión las CMI en relación al diámetro de los halos de inhibición.

Método de dilución

La dilución es el método de referencia para la determinación de sensibilidad y resistencia de los microorganismos. Su fundamento es la determinación del crecimiento del microorganismo en presencia de concentraciones crecientes del antimicrobiano, que se encuentra diluido en un medio de cultivo.

Los métodos de dilución se utilizan con el fin de determinar la CMI. Para ello se preparan una serie de placas (dilución en agar) o tubos (dilución en caldo) inoculados con un determinado volumen de medio de cultivo que contiene concentraciones progresivas y crecientes del antimicrobiano a ensayar. Sobre ellos se adiciona el inóculo bacteriano. A diferencia de las técnicas anteriores, este método también permitiría determinar la concentración mínima bactericida (CMB).

Se enfrenta una suspensión bacteriana (la densidad del inóculo ajustada al 0,5 de la escala McFarland) a diluciones crecientes de un antibiótico determinado. Tras la incubación, se considera que en la primera placa o tubo de la serie donde no existe crecimiento bacteriano (visible a simple vista), esa concentración de antimicrobiano testada corresponde a la CMI.

La técnica de dilución está diseñada y estandarizada para el estudio de sensibilidad de bacterias aerobias de crecimiento rápido y que crecen bien a una atmósfera ordinaria. Los resultados obtenidos permiten clasificar a los microorganismos en sensibles, intermedios y resistentes. Los resultados deben ser controlados (control de calidad) mediante el ensayo con cepas bacterianas de CMI conocida.

Existen dos tipos de técnicas de dilución en caldo:

Macrométodo de dilución en caldo

Se recomienda el caldo Mueller-Hinton con suplemento catiónico y el caldo triptosa-soja para los microorganismos que no pueden crecer en Mueller-Hinton. Se utiliza una batería de tubos estériles que contienen diluciones en caldo de concentraciones progresivas del antimicrobiano a estudiar (se preparan tantas series de tubos como antimicrobianos se desee estudiar). Los tubos se siembran con un inóculo del microorganismo problema ajustado a una turbidez similar al estándar de 0,5 de McFarland (con ello se obtiene un inóculo aproximado de 10^6-10^8 UFC/ml). Se agita para obtener una mezcla homogénea y se incuban a 35-37° durante 18-24 horas en cámara húmeda y sin CO_2. Se incluye un control de esterilidad del caldo y otro de crecimiento del inóculo. Tras la incubación, la presencia de turbidez es indicativa de crecimiento. Se define la CMI como la menor concentración de antimicrobiano donde no hay crecimiento (visible a simple vista).

Nota: para realizar este tipo de antibiograma con microorganismos anaerobios, el fundamento es idéntico, pero se utilizará una atmósfera de incubación anaerobia durante 48 horas. La dilución en medio líquido es el mejor método para realizar el antibiograma de microorganismos anaerobios.

Micrométodo o microdilución en caldo

Es una técnica similar a la anterior, pero en vez de tubos se utilizan microplacas con múltiples pocillos. En cada placa se estudia un microorganismo y una serie de antimicrobianos. Existen comercializados diversos paneles con varias columnas de pocillos, cada una con diferentes antimicrobianos. Los pocillos de cada columna contienen concentraciones crecientes de un antibiótico en forma de suspensión liofilizada, por lo que solo debe añadirse el medio de cultivo líquido en el que se ha efectuado una suspensión de la bacteria a estudiar. Una vez inoculadas, las placas se incuban tapadas, para evitar la evaporación, durante 16-20 horas a 35-37 °C, tras lo cual se realiza la lectura de la

CMI y, si fuese necesario, de la CMB por subcultivo a placas de agar. La CMI corresponde a la menor concentración de antimicrobiano donde no se observe crecimiento bacteriano. Como en la macrodilución, la CMI de cada antibiótico se lleva a unas tablas donde recogen todos los puntos de corte por reglas EUCAST o CLSI que nos indicarán si el microorganismo es sensible o resistente.

La microdilución en caldo es la técnica hoy día más habitual en los laboratorios de Microbiología porque permiten en un único panel testar una gran batería de antibióticos frente a un microorganismo. Existen actualmente paneles comercializados para los diferentes grupos bacterianos (gram negativos, gram positivos, estreptococos...) con variable nivel de automatización y de ayuda para la interpretación de los resultados (sistemas de experto).

¡Recuerda!

La microdilución en caldo es la técnica hoy día más habitual en los laboratorios de microbiología porque permiten en un único panel testar una gran batería de antibióticos frente a un microorganismo.

27.5.4 Selección de antibióticos

No todos los antibióticos se estudian en el antibiograma. Se siguen unos criterios para la selección de los antibióticos a estudiar:

1. Según el tipo de microorganismo de la infección.

2. Por tratarse de opciones terapéuticas de primera elección. Por ejemplo, la penicilina es el antibiótico de primera elección en infección por neumococo.

3. Constituir alternativas terapéuticas en ciertas situaciones clínicas. Por ejemplo, emplear como alternativa la eritromicina en bacterias gram positivas cuando el paciente es alérgico a los betalactámicos.

4. Servir como criterio adicional para la identificación de la especie bacteriana, es decir, si se conoce que cierta especie bacteriana ofrece resistencia intrínseca a un determinado antibiótico, se puede testar este como criterio adicional en la identificación bacteriana. Ejemplos: la prueba de la sensibilidad a bacitracina se usa para la identificación de *S. pyogenes* y la prueba de la optoquina para identificar la especie *S. pneumoniae*.

¡Recuerda!

- Según del modo de acción del antibiótico:
  - Bacteriostáticos: inhiben el crecimiento de los microorganismos, pero no los destruyen.
  - Bactericidas: destruyen al microorganismo de modo irreversible.
- Según del mecanismo de acción del antibiótico (según diana molecular):
  - Inhibición de la síntesis de la pared celular.
  - Acción sobre la membrana citoplasmática.
  - Inhibición de la síntesis proteica.
  - Bloqueo de la síntesis de ácidos nucleicos
- Dos tipos de resistencias bacterianas a los antibióticos:
  - Resistencia natural o intrínseca: la bacteria es resistente per se por su naturaleza.
  - Resistencia adquirida: por mutaciones cromosómicas o por adquisición de material extracromosómico (de otras bacterias).
- El medio Mueller-Hinton es el medio habitualmente utilizado para la realización del antibiograma.
- La densidad del inóculo bacteriano para la determinación del antibiograma debe estar comprendida entre 10^6-10^8 UFC/ml. Para poder ajustar esa densidad se toma como referencia el valor 0,5 en la escala de McFarland. Dicha escala es un estándar de turbidez preparado a partir de sulfato de bario.
- Entre los métodos de difusión, solo la técnica de Épsilon-test (E-test) permite el estudio cuantitativo de la sensibilidad antimicrobiana, expresado en valores de CMI. La técnica de disco-placa no es lo suficientemente exacta como para permitir cuantificar con precisión las CMI en relación al diámetro de los halos de inhibición.
- La microdilución en caldo es la técnica hoy día más habitual en los laboratorios de microbiología porque permiten en un único panel testar una gran batería de antibióticos frente a un microorganismo.

[**Preguntas y respuestas**
Tema 27]

https://amazingbooks.es/faq-tecnicos-de-laboratorio-bloque-tematico-27

TEMA 28

MICOBACTERIAS

Autor: Iván Sanz Muñoz

28.1 Introducción

Las micobacterias son un grupo de más de 70 especies bacterianas diferentes de gran interés, ya que existen ciertas especies patógenas con importancia para la salud humana, como *Mycobacterium tuberculosis* (bacilo de Koch) y *Micobacterium leprae* (bacilo de Hansen). La infección por *M. tuberculosis* afecta principalmente a los pulmones y su progresión está muy asociada a otras enfermedades debilitantes y a malas condiciones de salubridad.

28.2 Características generales de las micobacterias

- Microorganismos aerobios

- Morfología bacilar o cocobacilar

- Forman filamentos ramificados

- Tamaño: 0,2-0,4 x 2-10 µm

- No esporulados

- Inmóviles (salvo *M. marium*)

- No capsuladas

- Identificación dificultosa en el laboratorio

- Ciclos de crecimiento muy lento

    - Un ciclo mitótico cada 12-24 horas (20 días en *M. leprae*)

    - Formación de grumos

    - Mal acceso a los nutrientes

No existen formas de resistencia

Necesita mecanismos externos para su diseminación

No evitan a la inmunidad innata del huésped

28.2.1 Pared celular micobacteriana

La pared celular de las micobacterias tiene una composición diferente a la del resto de bacterias. Posee componentes específicos como los ácidos micólicos (también presentes en bacterias del género *Noocardia*) que le otorgan propiedades hidrofóbicas y cerosas (Figura 1). Esto le da a las micobacterias gran resistencia a los desinfectantes y a los antibióticos. En la escala filogenética, a las micobacterias se les suele considerar dentro del grupo de los gram positivos. Presentan ácido-alcohol resistencia lo que permite su tinción específica (Bacilos Ácido Alcohol Resistentes-BAAR).

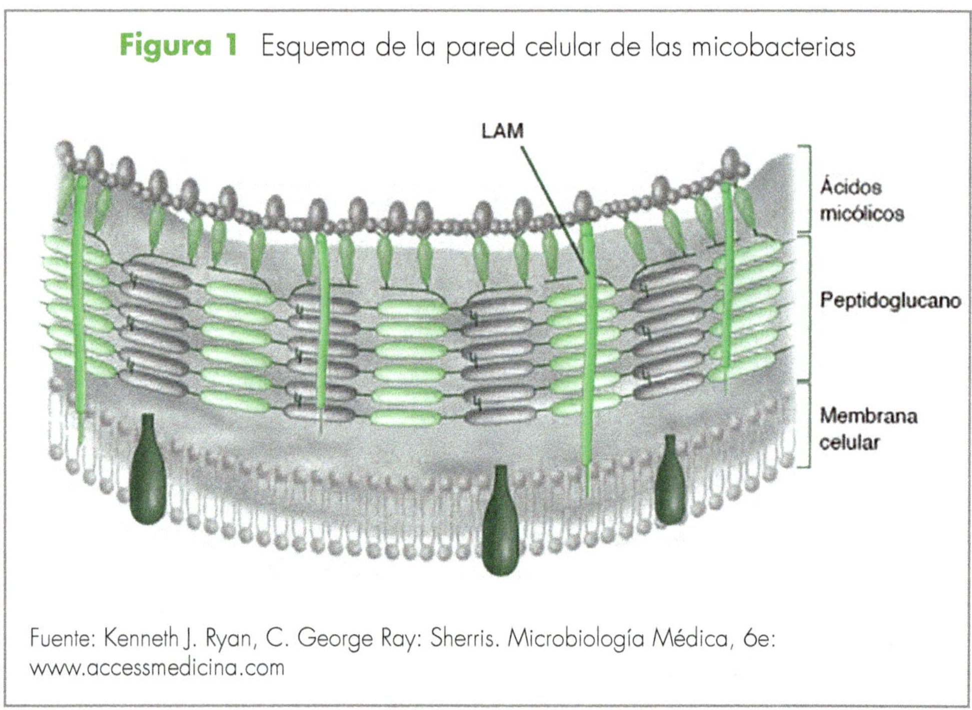

Figura 1 Esquema de la pared celular de las micobacterias

Fuente: Kenneth J. Ryan, C. George Ray: Sherris. Microbiología Médica, 6e: www.accessmedicina.com

¡Recuerda!

La dificultad en el crecimiento de las micobacterias se debe a la pared bacteriana, ya que su estructura limita el acceso a los nutrientes.

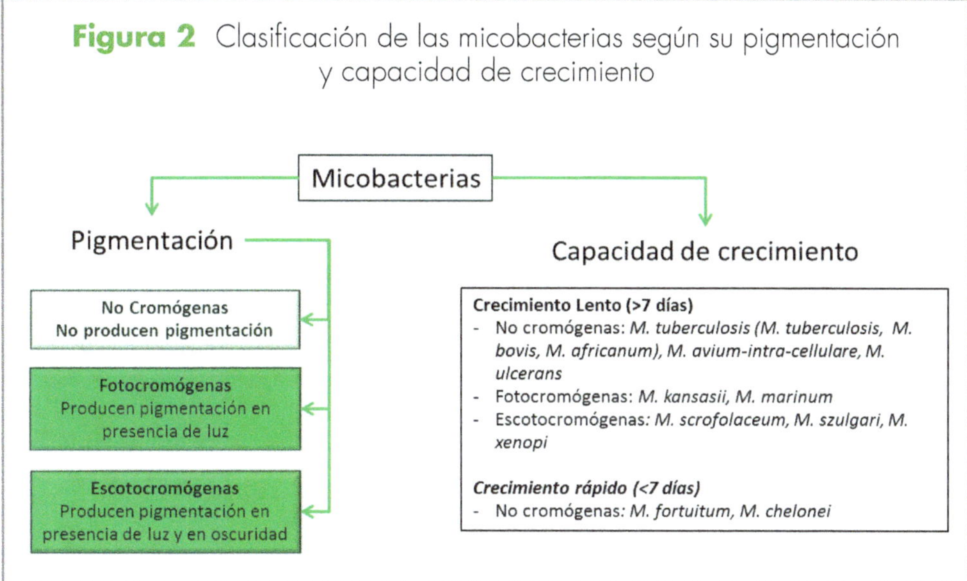

28.4 Diagnóstico en el laboratorio

28.4.1 Toma de muestras para la identificación de micobacterias

La muestra de elección para la identificación de micobacterias estará en función del lugar que estén afectando estas. En el caso de la tuberculosis, al ser esta una enfermedad principalmente de afectación pulmonar, muchas de las muestras serán de origen respiratorio. Sin embargo, la tuberculosis tiene también presentaciones extrapulmonares y la muestra de elección será diferente en función de la localización anatómica de la infección:

Enfermedad pulmonar

- Esputo: muestra de elección para tuberculosis

- Esputo inducido

- Broncoaspirado (BAS)/Lavado Broncoalveolar (BAL): pacientes intubados

- Líquido pleural

- Biopsias

- Lavado gástrico: paciente no colaborativo, niños, paciente senil

Enfermedad renal

- Orina

Enfermedad genital

- Biopsia de endometrio
- Sangre menstrual
- Semen
- Biopsia de próstata

Enfermedad meníngea

- LCR

Enfermedad intestinal:

- Heces
- Biopsia intestinal

28.4.2 Manejo de las muestras, conservación y bioseguridad

Las muestras destinadas al diagnóstico de micobacterias suelen ser difíciles de obtener y por tanto tienen mucho valor, han de ser cuidadosamente manejadas para evitar su deterioro. La rapidez en el manejo de este tipo de muestras es crucial cuando la petición microbiológica requiere la realización de una **baciloscopia urgente (BK urgente)**. El objetivo de esta técnica es descartar una infección por micobacterias, sobre todo, en pacientes hospitalizados a los que es necesario aislar para evitar el contagio del personal sanitario y del resto de pacientes.

En el caso de que no sea necesario realizar un BK urgente, las muestras pueden ser almacenadas a temperatura de +4 °C un máximo de 48 horas hasta su procesamiento, para evitar el crecimiento de otras bacterias presentes en la flora microbiana del paciente o la degradación de las propias micobacterias.

Las micobacterias poseen un alto riesgo de transmisión al trabajador pero bajo riesgo de trasmisión a la comunidad. Producen enfermedades serías, que son difíciles de transmitir por contacto casual, y pueden ser tratadas con agentes antimicrobianos. Por esto, el manejo de las muestras debe realizarse por personal especializado y en condiciones de bioseguridad adecuadas. Las micobacterias deben manejarse en laboratorios de bioseguridad de tipo **BSL 2+ (Biosafety Level; Nivel de Bioseguridad)** o de mayor categoría. Las instalaciones BSL 2+ deben cumplir los siguientes principios:

- Instalación separada del resto del laboratorio.

- Presión de aire negativa (recomendado).

- Campana BSL2 con filtros HEPA.

- Uso de mascarillas de tipo FPP2 o FPP3.

- Pijama de trabajo con mangas enterizas y puño cerrado.

28.4.3 Procesado de las muestras

El objetivo del procesado de las muestras es aumentar el rendimiento de las técnicas de identificación (Figura 3). Las muestras para micobacterias suelen estar muy contaminadas (esputo, heces, etc.), por lo que es necesario un tratamiento previo (no necesario para el LCR).

Figura 3 Pasos del procesado de las muestras para micobacterias

Descontaminación	**Eliminación de flora saprófita** • Cloruro de benzalconio • NaOH (4%) • H_2SO_4 (5%)
Homogeneización	**Distribución homogénea de micobacterias en la muestra** • Uso de N-Acetil-cisteína (Flumil) para liberar las micobacterias contenidas en las mucosidades
Neutralización	**Adecuar pH para el crecimiento de micobacterias**
Concentración	**Aumentar la sensibilidad de las técnicas** • Centrifugación

¡Recuerda!

El procesado de la muestra para el diagnóstico de micobacterias es esencial para obtener buenos resultados en las técnicas de identificación. Las características especiales de estas bacterias y el limitado crecimiento de las mismas hacen imprescindible aumentar la viabilidad de las mismas mediante la descontaminación, homogeneización, neutralización y concentración.

28.4.4 Examen microscópico – Tinciones específicas de las micobacterias

Tinción de ácido-alcohol resistencia

Las características de la pared de las micobacterias hacen que las tinciones comunes no puedan ser utilizadas para su identificación. Esta pared transforma a las micobacterias en bacilos ácido-alcohol resistente (resistente a la decoloración por alcoholes y ácido), cualidad que permite realizar tinciones específicas para su valoración. Estos dos tipos de tinciones son **Ziehl-Neelsen (tinción en caliente) y Kinyoun (tinción en frío)** (Figura 4). En ambos protocolos se comienza con una fase común en la que se realiza una extensión en un portaobjetos de la parte más purulenta o hemorrágica de la muestra clínica, se deja secar y se fija mediante calor y alcohol metílico. El éxito de una buena preparación depende de que el espesor de la extensión realizada sea óptimo, así como de cumplir los tiempos del protocolo y usar portas limpios y sin grasa. Ambas técnicas y su interpretación se describen a continuación:

Figura 4 Protocolos de las tinciones de ácido-alcohol resistencia para las micobacterias

El hecho de encontrar BAAR en una muestra respiratoria no sirve por sí solo para el diagnóstico positivo de un paciente, sino que únicamente permite ofrecer un diagnóstico presuntivo de tuberculosis e informar al personal clínico de que debe hacer seguimiento de ese paciente hasta la negativización durante el tratamiento antituberculoso.

Algunos microorganismos como Nocardia, Actinomices y algunos parásitos coccídeos pueden teñirse débilmente con Ziehl-Nielsen y Kinyoun, por lo que pueden suponer resultados falsos positivos en este análisis. Las tinciones Ziehl-Nielsen y Kinyoun de micobacterias tienen este aspecto a microscopía óptica (Figura 5):

Figura 5 Aspecto a microscopía óptica de las tinciones específicas de ácido-alcohol resistencia

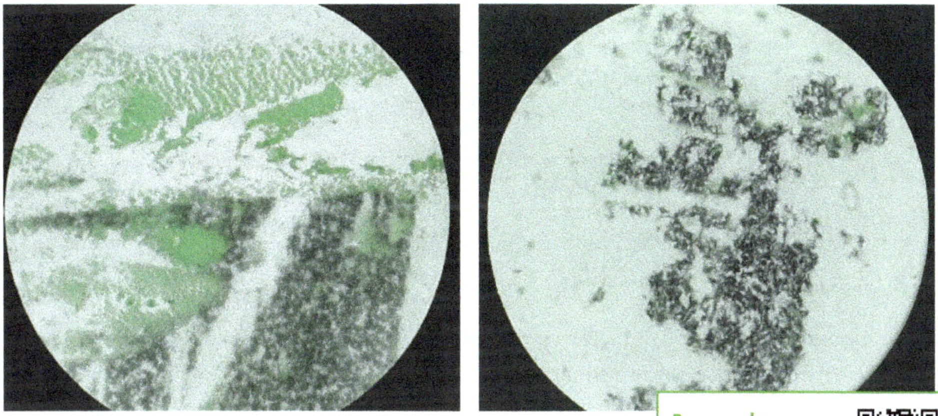

Para ver la figura a color, escanea el código QR

Tinción de auramina-rodamina

Otra de las técnicas de tinción que se utilizan frecuentemente en los laboratorios de microbiología es la auramina-rodamina. Estos dos fluorocromos son capaces de unirse a los ácidos micolicos de las micobacterias, lo que permite su observación en el microscopio óptico de fluorescencia. La ventaja de esta técnica es la mayor facilidad para observar los bacilos sobre un fondo oscuro, lo que aumenta la sensibilidad del observador. Sin embargo, es necesario que el laboratorio esté dotado de un microscopio de este tipo.

El protocolo de tinción es similar al de las técnicas de ácido-alcohol resistencia, y se detalla a continuación junto con una imagen de una preparación de tinción de auramina-rodamina (Figura 6).

Figura 6 Protocolo y aspecto a microscopía de fluorescencia de la tinciones específica de auramina-rodamina

Tinción de Auramina-Rodamina

- Fijar la muestra en el porta con alcohol metílico bajo la llama
- Aplicar Auramina-rodamina filtrada
- Mantener la tinción durante 15 minutos a temperatura ambiente
- Lavado del portaobjetos con agua destilada
- Aplicación de alcohol-ácido como solución decolorante durante 3-4 minutos
- Lavado de portaobjetos con agua destilada
- Añadir permanganato potásico-agua destilada al 0,5% y dejar 2-4 minutos (eliminación de fluoresencia residual)
- Lavado de portaobjetos con agua Destilada
- Secado

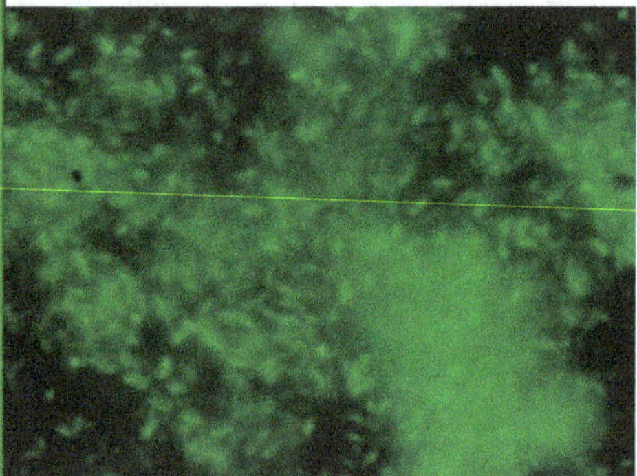

¡Recuerda!

Las tinciones Ziehl-Nielsen, Kinyoun y auramina-rodamina son específicas de micobacterias y sirven como prueba identificativa de la existencia de este patógeno en una muestra respiratoria. Sin embargo, las tinciones de Ziehl-Nielsen y Kinyoun pueden teñir débilmente otros microorganismos, por lo que se debe tener en cuenta antes de ofrecer un resultado positivo de infección por micobacterias.

28.4.5 Cultivo de micobacterias

A diferencia de otros tipos de bacterias, las micobacterias tienen requerimientos nutricionales especiales debido a la pared rica en ácidos micólicos. El acceso a los nutrientes es muy pobre y esto alarga el tiempo de cultivo y limita los medios que pueden ser utilizados. Estos medios deben ser muy ricos en nutrientes para facilitar el crecimiento de las micobacterias, pero por otro lado deben inhibir el crecimiento de otras bacterias indeseadas debido al largo tiempo de cultivo que requieren estos microorganismos.

Existen tres tipos diferentes de medios de cultivo dependiendo del objetivo que se desee:

- **Medios no selectivos:** Permiten solo el crecimiento de micobacterias.

- **Medios selectivos:** Seleccionan el crecimiento de ciertas micobacterias.

- **Medios diferenciales:** Ayudan a la identificación de ciertas micobacterias.

El siguiente esquema permite conocer los diferentes medios siguiendo la clasificación anterior (Figura 7):

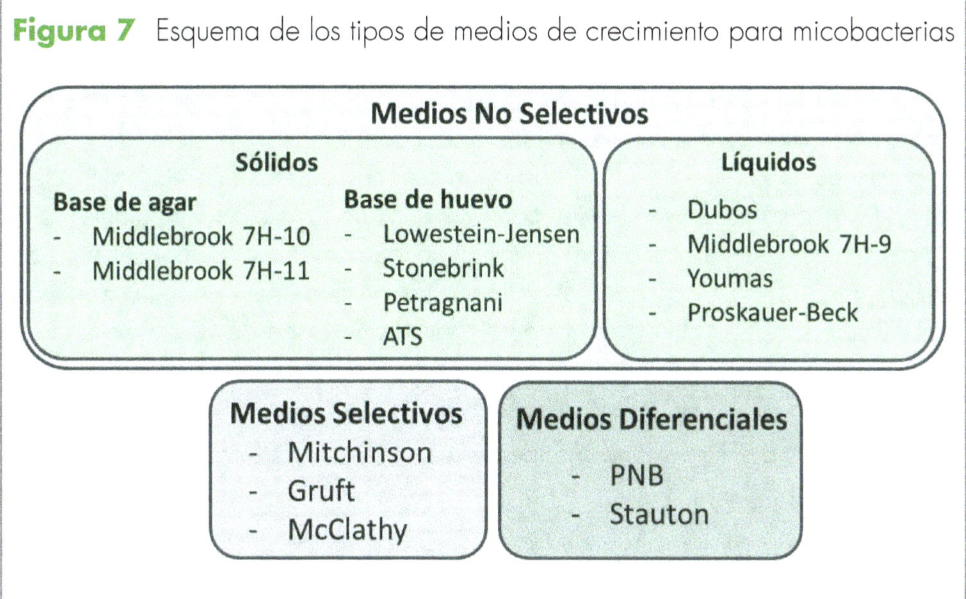

Figura 7 Esquema de los tipos de medios de crecimiento para micobacterias

Cada tipo de medio tiene propiedades concretas que pueden ser útiles en función del objetivo que queramos obtener con el inóculo de las micobacterias:

Medios sólidos

- Los primeros signos de crecimiento se dan entre 3 y 8 semanas desde el inóculo.

- Permiten analizar la morfología de las colonias (útil para la identificación posterior).

- Permiten detectar la presencia de cultivos mixtos de más de una micobacteria.

- Permiten descartar contaminación en el cultivo por otras bacterias.

- Permiten semicuantificar el crecimiento.

- Sin embargo, algunas micobacterias no crecen en medios sólidos.

Medios líquidos

- Los primeros signos de crecimiento se dan entre 1 y 3 semanas desde el inóculo.

- El medio líquido permite obtener más carga bacteriana.

- Es muy útil para identificaciones posteriores por PCR y secuenciación masiva.

- Sin embargo, algunas micobacterias no crecen en medios líquidos.

Flujo de trabajo en el cultivo de micobacterias

Debido a las condiciones de crecimiento de las micobacterias, se debe seguir un determinado flujo de trabajo que aumente las posibilidades de aislar alguna bacteria en los cultivos. Ya que las micobacterias tardan mucho en crecer, es necesario explorar todas las posibilidades desde el principio, por lo que se debe sembrar varios medios de cultivo inicialmente para cubrir todas las posibles micobacterias presentes en la muestra. El flujo de trabajo debe comenzar con una atmósfera rica en CO_2 durante 24-48 horas, para pasar a una atmósfera ambiente hasta el final del cultivo. A continuación, se muestran las características del cultivo y sus condiciones para muestras generales y aquellas procedentes de piel y mucosas. Estas últimas deben de cultivarse por duplicado a 30 °C y a 35-37 °C para cubrir todas las posibles micobacterias presentes en la muestra (Figura 8):

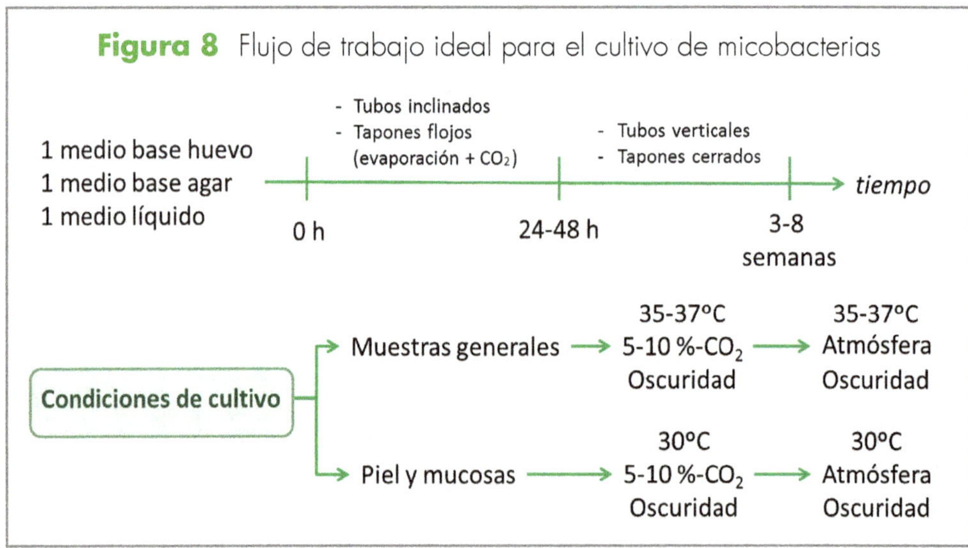

Figura 8 Flujo de trabajo ideal para el cultivo de micobacterias

Los cultivos deben revisarse una o dos veces por semana para evaluar la velocidad del crecimiento, el tipo y presencia de pigmentación y la morfología de las colonias. Después del cultivo, pueden darse estos tres supuestos:

1. **Contaminación** → Descartar cultivo y pedir nueva muestra.

2. **Frotis (-) y cultivo (-)** → Descartar el cultivo a las 8 semanas.

3. **Frotis (+) y cultivo (-)** → Descartar el cultivo a las 12 semanas.

Existen otros sistemas de cultivo de micobacterias de forma semiautomática mediante sistemas radiométricos y no radiométricos. Los sistemas radiométricos detectan la liberación de C^{14} por las micobacterias, mientras que los sistemas no radiométricos utilizan cambios colorimétricos, cambios de presión de gases o fluorescencia.

¡Recuerda!

El éxito del cultivo de micobacterias depende en gran medida de seguir estrictamente los protocolos de cultivo cumpliendo las condiciones del mismo y el correcto flujo de trabajo. El tiempo de crecimiento de las micobacterias es tan largo que un error al inicio del cultivo puede retrasar mucho el diagnóstico del paciente. Los medios de cultivo de micobacterias solo permiten el crecimiento de estas impidiendo el de otras bacterias que crecen mucho más rápido.

28.4.6 Métodos de identificación de micobacterias

Los siguientes métodos son utilizados frecuentemente para la identificación de micobacterias:

1. Velocidad de crecimiento.

2. Características de la pigmentación.

3. Pruebas bioquímicas.

4. Otros tipos de pruebas.

Velocidad de crecimiento

Para valorar la velocidad de crecimiento, esta no ha de hacerse desde el cultivo primario porque el crecimiento de este depende mucho de la carga bacteriana inicial. Para ello, se debe realizar una captura de una colonia de este cultivo primario y comenzar un cultivo nuevo donde se analizará la velocidad de crecimiento (Figura 9).

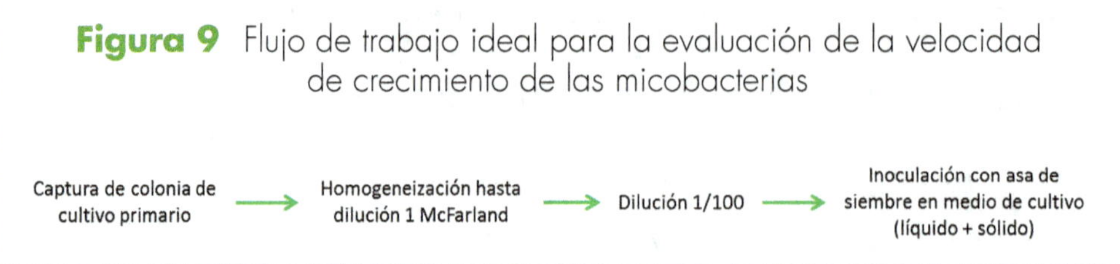

Figura 9 Flujo de trabajo ideal para la evaluación de la velocidad de crecimiento de las micobacterias

Después de la inoculación secundaria se categorizan como micobacterias de crecimiento rápido aquellas que tardan menos de 7 días en crecer y de crecimiento lento las que tardan 7 o más días. **Este tipo de pruebas permite la identificación a nivel de grupo.**

Características de la pigmentación

La aparición o ausencia de pigmentación durante el crecimiento en condiciones de luz u oscuridad nos permite **identificar las micobacterias a nivel de grupo** siguiendo el siguiente esquema (Figura 10):

Figura 10 Esquema para la identificación de las características de la pigmentación de las micobacterias

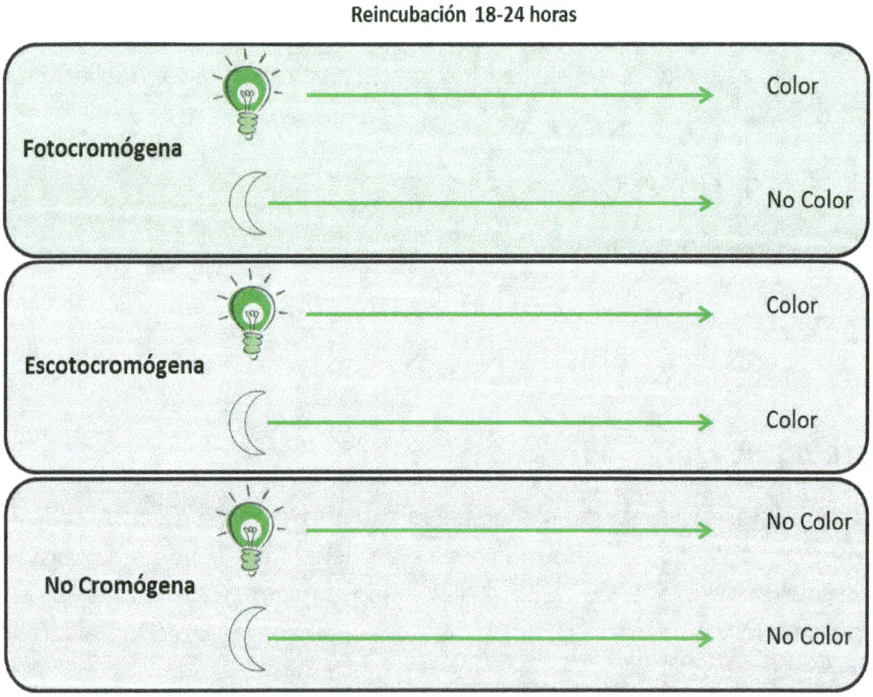

 GUÍA PRÁCTICA PARA TÉCNICO SUPERIOR DE LABORATORIO DE DIAGNÓSTICO CLÍNICO Y BIOMÉDICO

Pruebas bioquímicas

Las pruebas bioquímicas permiten obtener identificaciones más precisas, llegando incluso al **nivel de complejo y de especie.**

- Test de la Niacina

  - El test de la niacina se basa en la capacidad de algunas micobacterias de producir ácido nicotínico (niacina). La producción de este compuesto se valora por colorimetría mediante tiras reactivas comerciales. La presencia de niacina sirve para identificar *M. tuberculosis*, pero no es exclusiva de esta especie.

- Test de reducción de nitratos

  - Este test permite identificar micobacterias en función de su capacidad de reducir nitritos a nitratos mediante la enzima nitrato-reductasa. Las micobacterias que poseen esta enzima se muestran a continuación (Figura 11):

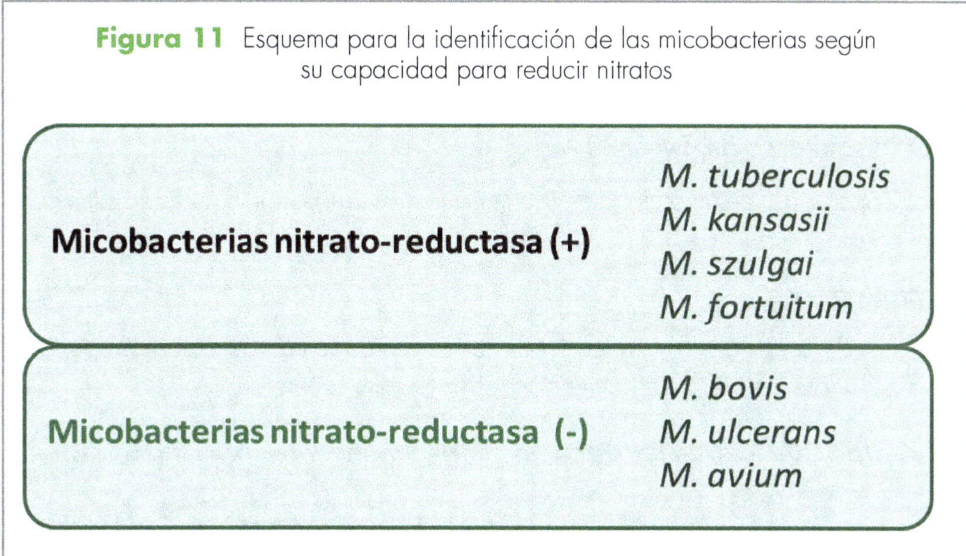

Figura 11 Esquema para la identificación de las micobacterias según su capacidad para reducir nitratos

- Test de la sensibilidad al TCH

  - Este test permite identificar micobacterias en función de su capacidad de crecer en presencia de ácido tiofeno-2-carboxílico (TCH). La especie *M. bovis* es sensible a concentraciones mínimas de este compuesto, mientras que *M. tuberculosis* es resistente.

- **Test de la catalasa**

  - Este test determina la presencia de actividad catalasa en las micobacterias. Esta enzima descompone el agua oxigenada (H_2O_2) a diferentes temperaturas. La catalasa termoestable trabaja a temperaturas superiores a 68 °C mientras que la termolábil es inhibida a esas temperaturas (Figura 12):

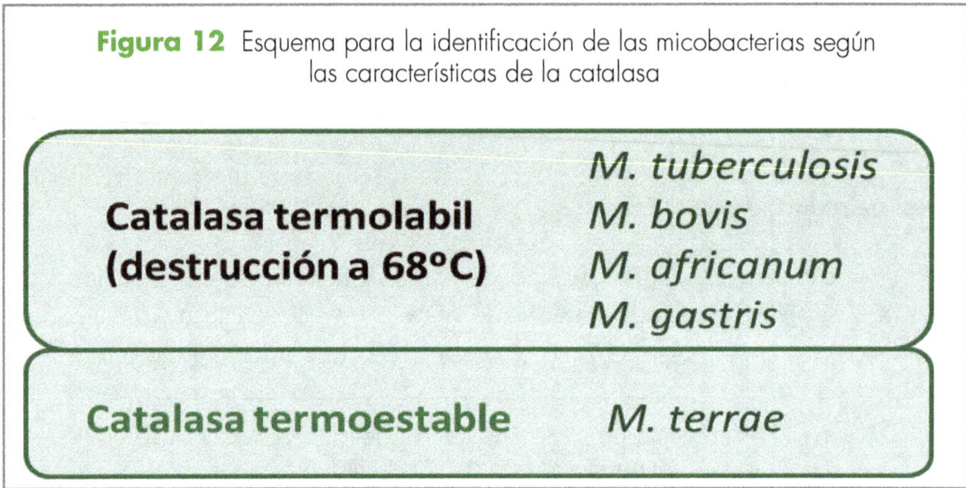

Figura 12 Esquema para la identificación de las micobacterias según las características de la catalasa

- **Test de hidrólisis del Tween80**

  - Capacidad enzimática de algunas micobacterias por hidrolizar este compuesto a través de lipasas y transformarlo en ácido oleico.

- **Otras pruebas**

  - Test de arilsulfatasa, reducción de telurito, producción de ureasa, reducción de citrato de hierro, crecimiento de NaCl al 5 %, entre otros.

Otros tipos de pruebas para la identificación de micobacterias

Existen otros tipos de pruebas no específicas para la detección de micobacterias. Muchas de estas pruebas se utilizan también para el tipaje de otros grupos filogenéticos con interés para la microbiología clínica, como virus, hongos, parásitos y otras bacterias no micobacterias. Estos métodos se pueden dividir en métodos directos e indirectos. Algunos de estos se muestran a continuación:

Indirectos

- Métodos de detección de anticuerpos por ELISA.

- Técnicas serológicas de aglutinación, inmunofluorescencia e inmunoprecipitación.

Directos

- Detección mediante reacción en cadena de la polimerasa (PCR).

- Secuenciación Sanger o secuenciación masiva.

- Análisis cromatográficos de los lípidos de la pared micobacteriana.

- Sistemas cromatográficos (HPLC, CG, TLC) para la detección de compuestos de la pared micobacteriana.

28.5 Enfermedades producidas por las micobacterias

Las diversas especies de micobacterias que infectan al ser humano producen diferentes enfermedades que afectan a diferentes partes del organismo. La más conocida y grave por su extensión, afectación y connotaciones sociales es sin duda la tuberculosis.

28.5.1 Tuberculosis

La tuberculosis es una enfermedad infecciosa producida por alguna de las micobacterias incluidas en el complejo *Micobacterium tuberculosis* (CMT). En este grupo están incluidas las especies *M. tuberculosis*, denominada como bacilo de Koch, de distribución cosmopolita, *M. bovis*, presente sobre todo en los bóvidos como las vacas y que esporádicamente infecta al ser humano, y *M. africanum* que está distribuido sobre todo en el continente africano.

Transmisión y patogenia

La infección por CMT tiene varias fases en las cuales son características diferentes lesiones en el parénquima pulmonar (Figura 13). Tras estas dos fases, puede darse la coexistencia de dos tipos de lesiones, exudativas y productivas, dando lugar a la progresión de la enfermedad. A medida que la enfermedad va avanzando, se van produciendo más lesiones productivas que llevan a la creación de cavidades cada vez más grandes y a la calcificación de los lóbulos pulmonares. Si el sistema inmune no logra el control sobre los bacilos, estos pueden pasar al torrente circulatorio y diseminar la infección por otros órganos, dando lugar a la **tuberculosis miliar,** que se da frecuentemente en hígado, riñón, médula ósea y sistema nervioso.

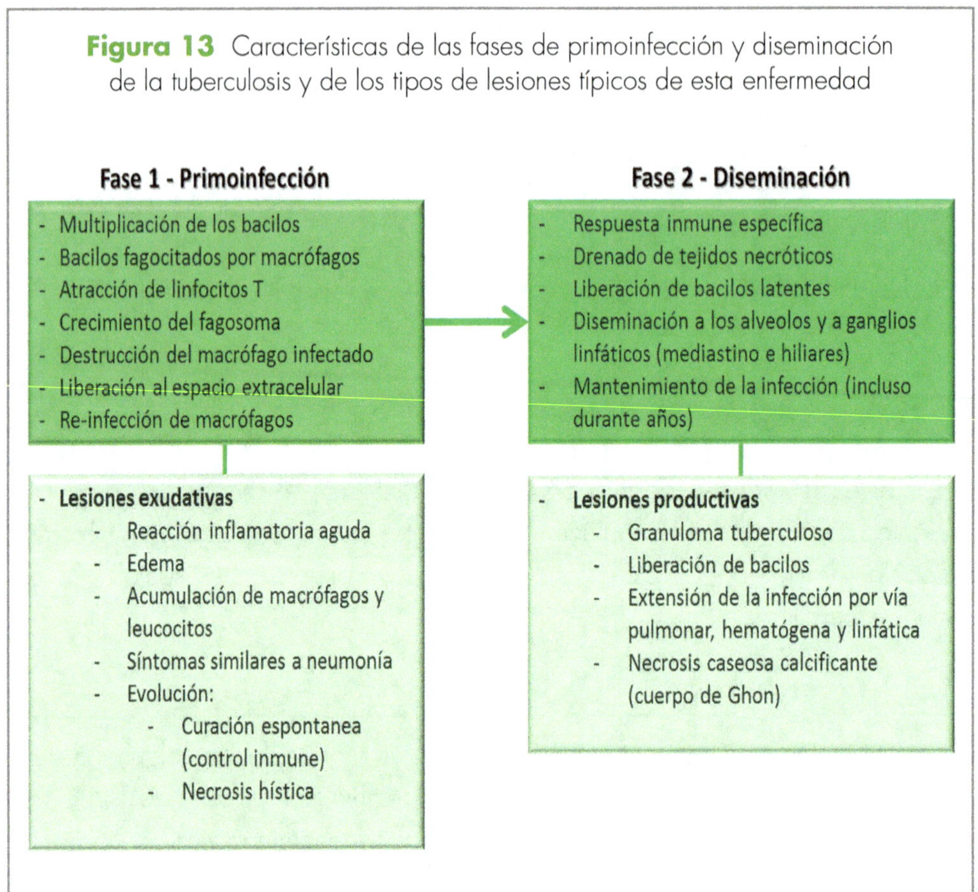

Generalmente, tras la exposición a bacterias del CMT ocurre una primoinfección (o tuberculosis primaria) que, en el caso de individuos con un sistema inmunocompetente se ataja con facilidad, quedando en el pulmón restos de los bacilos. El sistema inmune no logra erradicar la infección y quedan bacilos latentes en los vértices pulmonares en el 95 % de los casos. Este individuo queda como portador, siendo únicamente detectada esta enfermedad a través de la prueba de la tuberculina. En muchos casos esta fase es asintomática.

La progresión de la enfermedad se da en muchos casos por otras condiciones clínicas que provoquen estados de inmunosupresión, como el SIDA. A esta fase se le denomina como tuberculosis Post-Primaria o tuberculosis endógena, sucediendo en la mayoría de los casos por reactivación de los bacilos latentes.

Sintomatología

Los primeros estadios de la infección por CMT suelen ser asintomáticos y estos no suelen aparecer hasta las reactivaciones. Tras la reactivación, los síntomas más clásicos son los siguientes:

- Fiebre baja o febrícula, generalmente por las tardes o noches.

- Anorexia, incluso, caquexia.

- Astenia y diaforesis vespertina (sudoración excesiva).

- Pérdida de apetito.

- Mialgias.

- Debilidad.

- Disnea.

- Tos productiva con esputo purulento y sanguinolento.

La mayor parte de los síntomas de la tuberculosis no son distinguibles de otras enfermedades que afectan al aparato respiratorio como la neumonía o las enfermedades micóticas. En un porcentaje bajo de los casos también existen afectaciones de otros órganos extrapulmonares.

Prueba de la tuberculina o Mantoux

La prueba de la tuberculina o Mantorux consiste en la microinyección intradérmica de un compuesto basado en proteínas purificadas del bacilo tuberculoso. El objetivo de esta prueba es conocer si el paciente está o ha estado infectado por el bacilo de Koch. La lectura de esta prueba se realiza a las 48-72 horas, en las que se medirá el diámetro de la induración producida, no del eritema. La interpretación de los resultados se muestra a continuación:

- Induración ≥ 5 mm → resultado positivo en personas VIH (+) o personas con contacto estrecho con tuberculosos.

- Induración ≥ 10mm → resultado positivo en personas con comorbilidades que aumentan el riesgo de reactivación (silicosis, insuficiencia renal, leucemias, etcétera)

- Induración ≥ 15 mm → resultado positivo en individuos sanos sin contacto con tuberculosos.

Un eritema mayor a 10 mm sin induración significa que la inoculación ha sido demasiado profunda y es necesario repetir la prueba. Un resultado positivo indica que el paciente está infectado, pero no necesariamente que esté enfermo, puede ser solamente portador. Por el contrario, una persona con prueba negativa jamás ha sido infectada por esta bacteria.

Tratamiento y vacunación frente a la tuberculosis

El tratamiento contra la tuberculosis es de larga duración y se usan principalmente los siguientes antibióticos: Estreptomicina, Isoniacida, Rifampicina, Etambutol y Piracinamida. El tratamiento es diferente en función de si el paciente está enfermo o no. En el paciente no enfermo pero infectado, el tratamiento se realiza con dos fármacos durante 6-12 meses. Es obligatorio en niños, adultos hasta 36 años y pacientes de grupos de riesgo. En el caso de sujetos enfermos, el tratamiento es con 3-4 fármacos y durante 6-18 meses. En ocasiones se realiza un tratamiento profiláctico preventivo en casos de exposición o personas de riesgo.

La vacunación contra la tuberculosis se realiza con la vacuna BCG que contiene bacilos vivos atenuados. Su uso es desigual y depende en gran medida del país, usándose frecuentemente en trabajadores sanitarios en riesgo o con contacto frecuente con tuberculosos, niños con contacto frecuente con pacientes, poblaciones con tasas de infección superiores al 1 % y en grupos o colectivos con difícil acceso a la sanidad. En España, esta vacunación fue sistemática hasta el año1980 y en el País Vasco aún se sigue realizando actualmente en grupos de riesgo. La vacunación con BCG está contraindicada en pacientes con SIDA, pacientes inmunocomprometidos y durante la gestación debido a que es una vacuna viva atenuada.

Epidemiología de la tuberculosis

La tuberculosis es la enfermedad infecciosa más prevalente en la actualidad con alrededor de 2 mil millones de personas infectadas en el mundo. La epidemiología y los factores de riesgo para la tuberculosis se exponen en la siguiente imagen (Figura 14).

28.5.2 Lepra

La lepra es una enfermedad infecciosa producida por *M. leprae* o bacilo de Hansen. Este bacilo infecta al hombre desde hace mucho tiempo y fue descubierto en 1874. La distribución de esta enfermedad es en *clusters* de población y la OMS ha determinado que suceden unos 250.000 casos nuevos cada año, pese a que muchos de ellos no se conocen y la cifra podría ser mucho mayor. La mayor parte de estos casos están distribuidos en Asia (70 %), Hispanoamérica (17 %) y África (13 %).

M. leprae no es cultivable en el laboratorio, por lo que los métodos de identificación son más dificultosos. El diagnóstico se realiza a través de la observación de los bacilos ácido-alcohol resistentes recogidos en las heridas y pústulas del enfermo, y también por técnicas de diagnóstico directo como la PCR.

Pese al número tan elevado de nuevos contagios cada año en el mundo, la infección se produce por un contacto estrecho y en general la población tiene bastante resistencia a la infección. El contagio de la lepra no es fácil y no se conocen aún los mecanismos implicados en la transmisión, más allá de que el contacto debe ser recurrente entre enfermo y sano.

El periodo de incubación puede estar entre los 2 y los 10 años. La patogenia y forma de presentación depende de la capacidad del sistema inmune para luchar contra el bacilo. Las dos formas de presentación de la lepra se muestran a continuación:

Lepra tuberculoide

- Grandes manchas hiperestésicas y después anestésicas.

- Fuerte reacción celular y baja reactividad humoral.

- Tejidos con muchos linfocitos y granulomas.

- Pocas bacterias en los frotis.

- Evolución benigna hasta curación.

Lepra lepromatosa

- Grandes nódulos de piel o lepromas.

- Grandes deformaciones cutáneas.

- Extensa destrucción de tejidos (facies leonina).

- Perdidas sensoriales por afectación de nervios periféricos.

- Evolución crónica y maligna.

- Abundantes BAAR en frotis.

28.5.3 Otras enfermedades producidas por micobacterias

Las enfermedades producidas por otras micobacterias no tuberculosas se les denominan como micobacteriosis atípicas. Generalmente producen cuadros respiratorios, cutáneos, osteo-articulares, digestivos e incluso septicemias. A continuación, se muestran tres de las especies más frecuentes en el diagnóstico de micobacteriosis atípicas (Figura 15).

Figura 15 Micobacterias más frecuentes productoras de micobacteriosis no tuberculoide

M. Kansasii
- Fotocromógena
- Reservorio: Agua corriente
- Infección pulmonar, cutánea, osteo-articular, renal y ganglionar
- Entrada por vía respiratoria y digestiva

M. avium intracelulare
- No cromógenas
- Fuentes ambientales
- MNT más frecuentes en patología humana
- Infección pulmonar en inmunodeprimidos
- Oportunista en VIH (+)
- Entrada por vía digestiva

M. Marinum
- Fotocromógena
- Aguas y suelos
- Transmisión por contacto con agua o suelo contaminado con microtraumatismos
- Produce lesiones cutáneas
- Enfermedad típica de trabajadores de acuarios, piscinas, etc.

¡Recuerda!

- La dificultad en el crecimiento de las micobacterias se debe a la pared bacteriana, ya que su estructura limita el acceso a los nutrientes.

- El procesado de la muestra para el diagnóstico de micobacterias es esencial para obtener buenos resultados en las técnicas de identificación. Las características especiales de estas bacterias y el limitado crecimiento de las mismas hacen imprescindible aumentar la viabilidad de las mismas mediante la descontaminación, homogeneización, neutralización y concentración.

- Las tinciones Ziehl-Nielsen, Kinyoun y auramina-rodamina son específicas de micobacterias y sirven como prueba identificativa de la existencia de este patógeno en una muestra respiratoria. Sin embargo, las tinciones de Ziehl-Nielsen y Kinyoun pueden teñir débilmente otros microorganismos, por lo que se debe tener en cuenta antes de ofrecer un resultado positivo de infección por micobacterias.

- El éxito del cultivo de micobacterias depende en gran medida de seguir estrictamente los protocolos de cultivo cumpliendo las condiciones del mismo y el correcto flujo de trabajo. El tiempo de crecimiento de las micobacterias es tan largo que un error al inicio del cultivo puede retrasar mucho el diagnóstico del paciente. Los medios de cultivo de micobacterias solo permiten el crecimiento de estas impidiendo el de otras bacterias que crecen mucho más rápido.

- Un paciente con tuberculosis solo puede ser infeccioso si se observan bacilos en el esputo (paciente bacilífero). El contagio se da por contacto estrecho con el paciente y a través de la vía aérea. La mayor parte de las infecciones primarias no progresan a un estadio posterior de la enfermedad. Esta progresión requiere en la mayoría de los casos de un sistema inmune debilitado que permita a los bacilos seguir infectando otras partes del pulmón o del organismo (difusión miliar). El sida y otras inmunodeficiencias favorecen esta transición.

[**Preguntas y respuestas**
Tema 28]

https://amazingbooks.es/faq-tecnicos-de-laboratorio-bloque-tematico-28

TEMA 29

MICOLOGÍA Y PARASITOLOGÍA

Autor: Iván Sanz Muñoz

29.1 Micología: Estudio microbiológico de los hongos

29.1.1 Definición, generalidades y características principales de los hongos

La micología es la ciencia que estudia los hongos. Se estima que existen alrededor de 1,5 millones de especies de hongos, pero tan solo unas 150 son patógenas para el ser humano. Las **principales características** de los hongos son las siguientes:

- Están formados por **células eucariotas**, con núcleo verdadero y a veces con reproducción sexual por gametos. Todos los hongos están formados por **ADN dispuesto en cromosomas**. Pueden ser **unicelulares o pluricelulares**.

- El tipo de alimentación es **heterótrofa**. Esto les diferencia de las plantas ya que no poseen cloroplastos.

- La capa exterior de sus células es una **bicapa lipídica** con una **pared celular** exterior compuesta por **glucanos y quitina**.

- Pueden ser **aerobios y anaerobios facultativos** según las distintas especies.

- Existen especies con **estados dimórficos**, pudiendo ser seres **unicelulares** combinados con el modo de vida en **hifas**.

29.1.2 Clasificación de los hongos

La clasificación de los hongos está basada en muchos aspectos dependientes de su morfología, tamaño o su genética. Sin embargo, en el ámbito clínico pueden ser clasificados fundamentalmente en función del tipo de crecimiento que presentan, del tipo de reproducción que poseen y del aspecto que toman las colonias durante su crecimiento.

Clasificación según el tipo de crecimiento

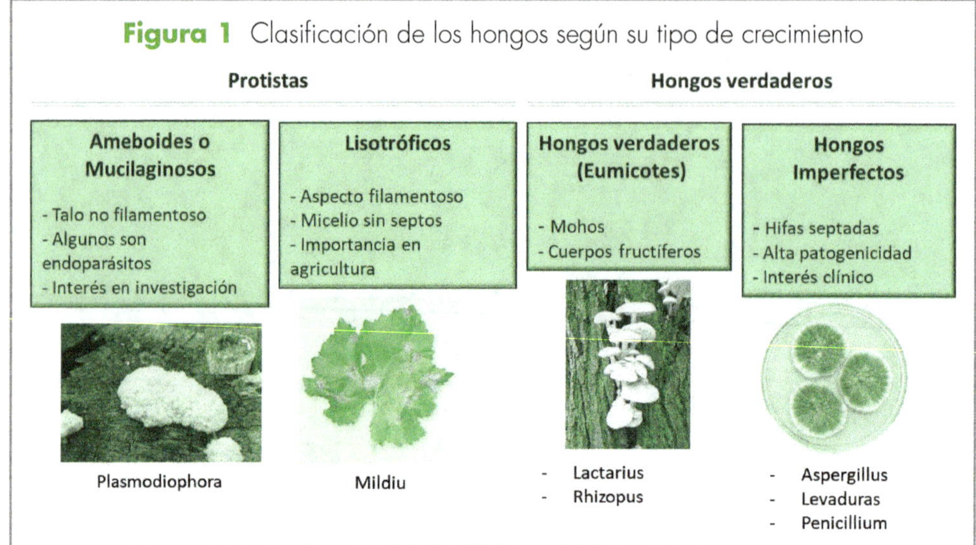

Figura 1 Clasificación de los hongos según su tipo de crecimiento

Clasificación según el tipo de reproducción

La reproducción de los hongos se realiza a través de esporas que pueden ser sexuales, asexuales o disponer de ambos tipos. La reproducción exclusivamente por vía asexual solo la realizan los hongos imperfectos y se denomina como **estado anamórfico**. La reproducción sexual por su parte se da por distintos tipos de esporas y se denomina estado **teleomórfico**. Se muestra a continuación una clasificación detallada de los hongos según ambos tipos de reproducción (Figura 2).

Figura 2 Clasificación de los hongos según su tipo de reproducción

Clase	Reproducción sexual	Ejemplo	Reproducción asexual	Morfología microscópica
Zigomicetos	Sí (Zigosporas)	Rhizopus	Esporangiosporas	Micelio no tabicado
Ascomicetos	Sí (Ascosporas)	Aspergillus	Conidiosporas	Levaduras o micelio con tabique
Basidiomicetos	Sí (Basidiosporas)	Setas	Conidiosporas	Micelio tabicado
Deuteromicetos	Desconocido	Hongos imperfectos	Conidiosporas	Levaduras o micelio con tabique

Clasificación según el aspecto de las colonias durante el crecimiento

La forma de las colonias de los hongos en cultivo permite también clasificarlos, siendo muy interesante en clínica para su diagnóstico. Los hongos en cultivo pueden tomar forma de **levadura**, de **hongo filamentoso**, o ambos a la vez (**estado dimórfico**) (Figura 3).

Figura 3 Clasificación de los hongos según el aspecto de las colonias durante su crecimiento

Levaduras

- Unicelulares no filamentosos
- Morfología ovalada
- 2-60 µm de tamaño
- Son anaerobias facultativas
- Reproducción asexual por gemación
- Formación de pseudohifas (gemación sin terminar)
- Reproducción sexual por basidiosporas y ascosporas
- Crean colonias visibles en medios de cultivo
- Gran importancia en industria alimentaria
- El patógeno humano más frecuente es *C. albicans*

Hongos filamentosos

- Hongos pluricelulares
- Crecen en extensión apical
- Forman proyecciones similares a tubos (Hifas)
- Las hifas pueden ser tabicadas (con septos) o continuas
- Si las condiciones de crecimiento son buenas, las hifas se entrelazan (Micelio)
- Si el Micelio crece mucho se ve macroscopicamente (Talo)

Hongos dimórficos

- Hongos con dos formas de crecimiento
- Presentan forma de levadura y forma filamentosa en función de las características del medio (temperatura, humedad, nutrientes)
- Muchos de ellos son patógenos (máximo interés en microbiología)
- Se diferencian bien por el aspecto de las estructuras reproductivas asexuales
- El dimorfismo depende mucho de la temperatura
    - 37 ºC → Levaduriforme
    - 25 ºC → Hongo filamentoso
    - Esta condición ayuda mucho en la taxonomía y en el diagnóstico

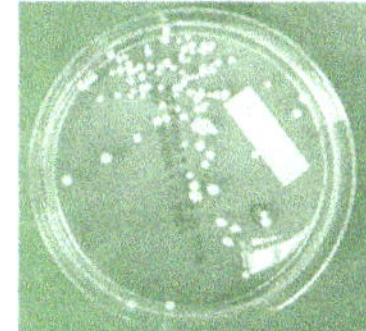

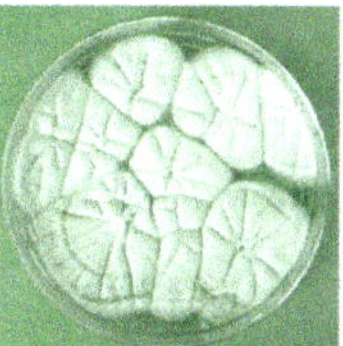

29.1.3 Mecanismos de patogenicidad de los hongos

Los hongos en su mayor parte no son microorganismos patógenos para el ser humano ya que requieren de condiciones especiales para la infección del huésped, que normalmente están relacionadas con defectos del sistema inmune, cambios de pH o de la temperatura. Gran parte de los hongos que infecta al ser humano son patógenos oportunistas y requieren de la ruptura de las barreras defensivas naturales del ser humano para colonizarle. Dos ejemplos típicos de micosis oportunistas son la vaginitis fúngica causada por *C. albicans* y el pie de atleta causado por *Trichophyton* sp. Sin embargo, existen algunas especies, como histoplasma, blastomyces, coccidioides y paracoccidiodes, que son patógenos primarios.

El modo de vida de los hongos es parásito y la trasmisión no suele darse entre personas ni entre animales y personas, por lo que el ambiente es muy importante. Las infecciones suelen darse por inhalación de las esporas o por punciones traumáticas.

29.1.4 Diagnóstico de laboratorio en micología

Al igual que en todos los aspectos de la microbiología, una correcta recogida de la muestra asegura un buen trabajo en el laboratorio y llegar al diagnóstico correcto. Ya que muchas de las muestras para el diagnóstico de hongos presentan contaminaciones polimicrobianas y el crecimiento de los hongos es más lento que el de las bacterias, es necesario refinar los mecanismos de recogida de las muestras y su conservación.

Toma y conservación de muestras micológicas

Los hongos pueden estar localizados en varias partes del cuerpo. En cada localización existen especies características que producen patología, y su crecimiento depende mucho de la temperatura natural a la que se encuentren. Los distintos tipos de muestras se detallan a continuación:

Piel, uñas y pelo

- Las muestras de piel, uñas y pelo se recogen directamente mediante el raspado, el corte o la recogida con pinzas. Suelen ser muestras muy contaminadas por bacterias y necesitan medios específicos selectivos para hongos. Al encontrarse en el exterior del cuerpo, estos hongos crecerán a temperaturas de aproximadamente 30 °C.

Pliegues

- Los pliegues corporales ofrecen condiciones muy favorables a los hongos. Las muestras se recogerán con torunda si son exudativas o mediante raspado si hay descamación.

Mucosas

- Muestras en las que frecuentemente se aisla el hongo *Candida* sp., como el frotis bucal o vaginal.

Muestras respiratorias

- Las muestras respiratorias más frecuentes en la micología son el lavado broncoalverolar (BAL) y el esputo. Estas infecciones son típicas de personas inmunodeprimidas y suelen estar contaminadas por bacterias.

Otros líquidos biológicos

La recogida de muestra debe ser exhaustiva y el almacenaje de la misma debe realizarse si no se va a procesar en las dos horas siguientes. Las muestras estériles (LCR, líquido pleural, sangre, etc.) deben ser almacenadas a 30-32 °C, las muestras dermatológicas a 15-30 °C y el resto de muestras a 4 °C.

Examen directo y tinciones específicas para hongos

El examen directo debe ser la primera técnica a realizar cuando se recibe una muestra fúngica, a no ser que no haya suficiente muestra en el caso en el que se dará preferencia al cultivo. Este examen directo se realiza mediante un frotis de la muestra obtenida y sirve para dar un resultado presuntivo de micosis. Con este frotis se pueden realizar varias tinciones específicas para hongos (Figura 4):

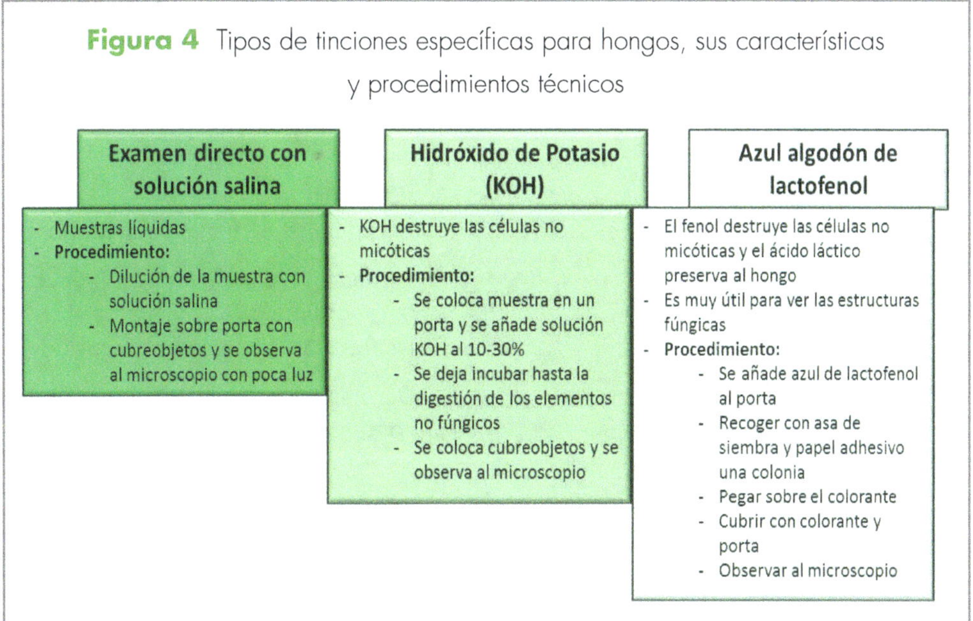

Existen otros tipos de tinciones menos utilizadas como la tinta china, Giemsa o el blanco de calcoflúor.

Procesamiento de la muestra y cultivo

Las muestras de hongos muchas veces no son ideales y es necesario procesarlas lo más rápidamente posible para evitar contaminaciones. Siempre hay que intentar sembrar la mayor cantidad posible. Dada la heterogeneidad de estas muestras, cada una podrá tener un procesamiento diferente dependiendo de su origen. Así, las muestras líquidas deberán (abscesos, líquidos corporales, etc.) ser centrifugadas y se usará el sedimento como inóculo, y las muestras de piel, pelo y uñas o de biopsias se desmenuzarán para cultivar la mayor superficie posible de las mismas.

El cultivo de los hongos requiere de medios de cultivo específicos que inhiban el crecimiento bacteriano para evitar contaminaciones. Estos medios, después de su inoculación, es necesario que sean sellados con parafilm para evitar las contamiaciones del hongo al ambiente. Para minimizar estas contaminaciones, los hongos levaduriformes se cultivarán en placa Petri y los hongos filamentosos en tubos inclinados para evitar al máximo la difusión de esporas. Los medios de cultivo más comunes en los hongos se muestran en la Figura 5:

Figura 5 Medios comunes en el cultivo de hongos

Medio de cultivo	Objetivo
Sabouraud	Medio selectivo de hongos básico
Agar dextrosa de Sabouraud con ciclohéximida y cloranfenicol	Dermatófitos y Cándidas
Agar dextrosa de Sabouraud con cloranfenicol y sin ciclohéximida	Patógenos ambientales y oportunistas
Agar cerebro-corazón con antibióticos	Aislamiento de hongos patógenos
Agar Harina de Maíz	Cándida, Trychophyton. Promueve la esporulación
Agar de Urea	Diferenciación entre levaduras
Agar Mycosel	Dermatófitos en muestras contaminadas

La siembra en placa se puede hacer tanto por agotamiento (con asa de siembra hasta aislar colonias) o por deposición si son muestras sólidas como piel, pelo o uñas. El flujo de trabajo del cultivo es el siguiente (Figura 6):

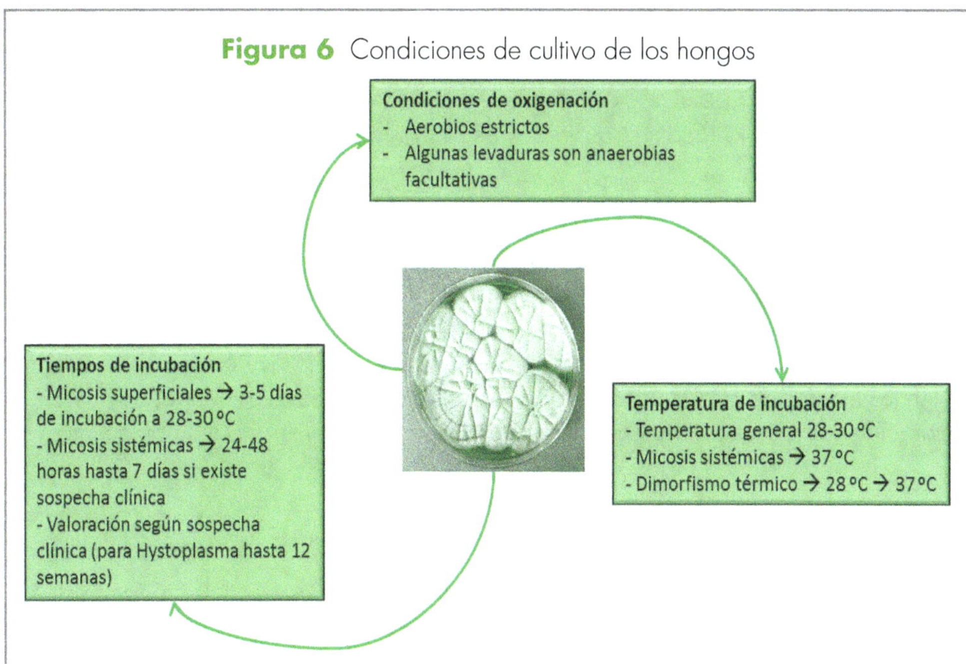

Métodos de identificación microbiológica de los hongos

La identificación microbiológica de los hongos se basa fundamentalmente en observar el aspecto macroscópico del hongo, observar su aspecto microscópico y la realización de pruebas bioquímicas que identificar sus características metabólicas (Figura 7):

Figura 7 Métodos de identificación microbiológica de los hongos

Aspecto macroscópico

Hongos levaduriformes
- Formación de colonias similares a las bacterianas
- Son de aspecto cremoso, opaco
- Diámetro entre 3-7 mm
- Crecimiento relativamente rápido (24-72 horas)

Hongos filamentosos
- Formación de colonias de 10-30mm
- Crecimiento radial
- Aspecto algodonoso o pulverulento
- Variados colores
- En algunas se observa difusión del color al medio de cultivo
- Crecimiento lento (3-20 días)

Hongos Dimórficos
- *Colonias filamentosas con crecimiento entre 25-30 ºC*
- *Colonias levaduriformes con crecimiento a 37 ºC*

Características bioquímicas

- Producción de CO2 en campana invertida de Durham
- Prueba de asimilación de azúcares (Auxonograma)
- Producción de ureasa
- Reducción de nitrato
- Exigencia de factores de crecimiento específicos
- Resistencia a la ciclohexímida

Aspecto microscópico

- Tinción de las estructuras fúngicas para identificación de género y especie (hongos filamentosos)
- Formación de clamidiosporas y filamentación (C. albicans)
- Características morfológicas de estructuras de rep. Sexual:
    - Crecimiento filamentoso a 28 ºC – Esporulación
    - Crecimiento levaduriforme a 37 ºC - Invasividad

Además de estas técnicas clásicas, existen otras muchas técnicas que pueden usarse en micología, técnicas directas de detección de antígenos como la inmunofluorescencia, o la aglutinación, técnicas indirectas como el ELISA o la inmunofluorescencia indirecta, o técnicas moleculares como la PCR o la secuenciación.

29.1.5 Micosis humanas

Las micosis humanas son las enfermedades producidas por hongos en el ser humano, bien sean por patógenos primarios o por hongos oportunistas. Las micosis se pueden clasificar según a la zona corporal que infecte el hongo:

Micosis cutáneas o superficiales

Son aquellas micosis que afectan únicamente al estrato queratinizado de la piel y pelo. En estas infecciones, el hongo no supera la membrana basal del epitelio y no existe reacción inflamatoria. Normalmente, están causadas por hongos dematófitos que aprovechan la queratina como fuente de nitrógeno. De las alrededor de 40 especies existentes, 18 están involucradas en procesos patológicos, de las cuales las más frecuentes son los géneros *Mycrosporium*, *Trichophyton* y *Epidermophyton*. Al estar producidas por hongos ambientales, el modo de transmisión es por contacto directo con zonas contaminadas por estos hongos. Algunas de las micosis más frecuentemente producidas por estos hongos se detallan a continuación:

- Tiña
- Pie de atleta
- Onnicomicosis
- Pitiriasis
- Piedra blanca y piedra negra

Micosis cutaneomucosas

Las micosis cutaneomucosas afectan a la piel y a las mucosas corporales infectando los estratos profundos, pero sin llegar al sistema linfático. Las más típicas son las producidas por *Candida albicans* u otras especies del género *Candida* en las que están implicadas frecuentemente la mucosa oral y vaginal. *C. albicans* se encuentra normalmente en la microbiota del ser humano. La aparición de esta micosis suele estar relacionada con desórdenes del sistema inmune o de la microbiota normal humana, frecuentemente por tratamientos antibióticos o por estrés, diabetes, desajustes hormonales, etc., lo que permite proliferar a estos hongos Estas micosis pueden ser más graves en pacientes inmunodeprimidos por sufrir sida, pudiendo llegar a otras localizaciones más atípicas.

Micosis subcutáneas

Las micosis subcutáneas son aquellas que implican la infección del tejido subcutáneo, normalmente a través de la inyección traumática del hongo. Estas micosis están producidas por un grupo muy heterogéneo de especies y son de lenta evolución, produciendo queloides de evolución lenta. Los hongos que producen este tipo de micosis son filamentosos oportunistas que se suelen encontrar en el ambiente, y se inoculan de forma accidental por pinchazos con plantas, mordeduras de animales o de insectos. Las más conocidas son las siguientes (Figura 8):

Figura 8 Micosis subcutáneas más frecuentes

Esporotricosis – *(Sporothrix schenckii)*

- Hongo dimórfico de hábitat telúrico
- 37 ºC (levadura) y 25 ºC (filamentoso)
- Transmisión por pinchazo con espinas de plantas o restos vegetales colonizados (también animales)
- Aparición de pápula indolora con infiltraciones y desarrollo posterior de nódulo ulcerativo
- Cronificación de la lesión con aparición de nódulos secundarios.
- Difusión por vasos linfáticos.

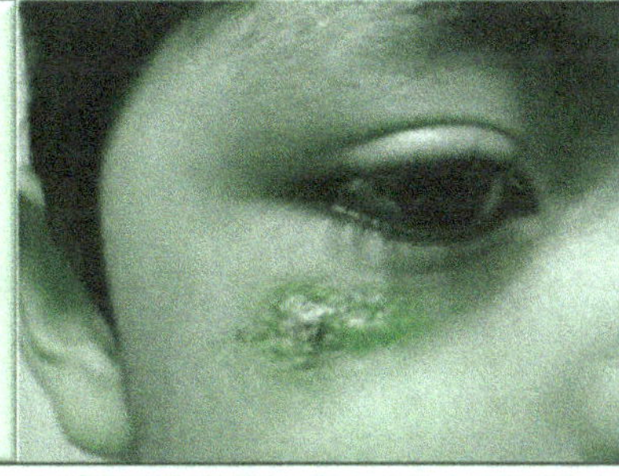

Cromoblastomicosis - *(gen. Fosecaea, Phialophora)*

- Micosis de carácter granulomatosos y de evolución lenta
- Varias especies causantes de esta enfermedad
- Se caracteriza por la formación de células fumagoides (adaptaciones del hongo a la respuesta inmune del hospedador)
- Asociado al medio rural, zonas tropicales y subtropicales

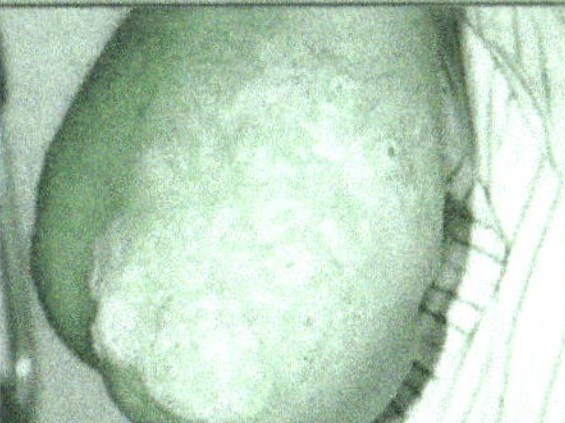

Micetomas – *(gen. Madurella, Phialophora, Cutvularia, etc.)*

- Micosis granulomatosas crónicas
- Afectan a piel, tejido subcutáneo y a veces al hueso
- Son más comunes en extremidades inferiores
- Lesiones pseudotumorales
- Formación de microabscesos que fistulizan y drenan
- A veces se requiere amputación para evitar el avance de la infección
- Infección grotesca y desfigurante

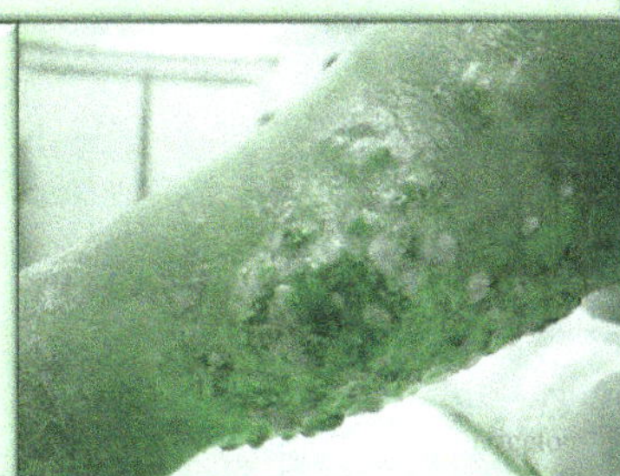

Micosis sistémicas o profundas

Las micosis sistémicas o profundas son aquellas en las que un hongo invade algún órgano y disemina por vía sistémica. Pueden ser divididas en dos tipos, dependiendo de si el hongo es un patógeno primario u oportunista:

Micosis sistémicas primarias

Las micosis sistémicas primarias están provocadas por hongos dimórficos que cambian de forma según la temperatura a la que se expongan, formando colonias levaduriformes cuando se cultivan en medio Sabouraud a 37 °C y colonias algodonosas de hongo filamentoso a 25 °C. Normalmente, el medio de penetración en el ser humano es a través de esporas inhaladas, y una vez dentro diseminan por vía hematógena en forma de endoparásito. Las principales especies patógenas son las siguientes (Figura 9):

Figura 9 Principales micosis sistémicas producidas por hongos patógenos primarios

Hystoplasma capsulatum
- Levadura parásita intracelular
- Reservorio telúrico
- Infección por vía inhalatoria
- Histoplasmosis pulmonar → afectación multiorgánica
- Asociado a áreas de descanso de aves (gallineros) y a cuevas con murciélagos
- La humedad, bajo pH y presencia de N2
- Generalmente es subclínico
- Diagnóstico por examen directo, cultivo y serología

Blastomyces dermatitidis
- Poco frecuente
- Síntomas similares a histoplasmosis (similar a neumonía)
- Endémica de zonas norteñas de América
- Distribución telúrica y sobre madera
- Diseminación por esporas (enfermedad pulmonar) y por exposición traumática
- Puede provocar enfermedad crónica granulomatosa supurativa
- La enfermedad clínica tiende a ser mortal sin tratamiento

Coccidioides immitis
- Endémico de regiones desérticas y semidesérticas de América (Fiebre del Valle)
- Infección por vía inhalatoria, cuadro pulmonar que remite sin complicaciones o progresa a vía sistémica
- Si disemina puede afectar a huesos, sistema meníngeo y también a la piel

Paracoccidioides brasiliensis
- Endémico de América del Sur
- Hábitat en zonas boscosas de los grandes ríos SudAmericanos
- Infecciones crónicas en pulmón acompañadas de lesiones infiltrantes en mucosas de orofaringe y nariz
- Produce lesiones metastásicas en otros órganos
- En niños e inmunodeprimidos causa también afectación del sistema reticuloendotelial (adeno y hepatoesplenomegalia)

Micosis sistémicas oportunistas

Las micosis sistémicas oportunistas son aquellas generadas por hongos que no son patógenos primarios pero que en determinadas circunstancias, como, por ejemplo, la inmunodepresión, pueden generar enfermedades. El modo de vida de estos hongos es saprófito (descomponedores de materia orgánica), pero en ciertas circunstancias clínicas proliferan como patogénicos. La presentación clínica depende mucho del hongo y del lugar de la afección. Dos de las especies clásicas que producen micosis sistémicas oportunistas son el género *Candida* y género *Aspergillus*.

- Género *Candida*:

  - El género *Candida* es el hongo más frecuente en las micosis oportunistas. Su reproducción es por gemación y los cuadros más frecuentes se dan en pacientes inmunodeprimidos, frecuentemente leucémicos, transplantados y pacientes con sida. El método más utilizado para identificar concretamente la especie *Candida albicans* es la **prueba del tubo germinal**. Esta prueba consiste en suspender el microorganismo en alrededor de 1 ml de suero de conejo e incubar durante 3 horas a 35-37 °C. La observación a microscopía debe revelar un tubo germinal de gemación en el caso de tratarse de *Candida albicans*, y ausencia de este tubo en otras especies.

- Género *Aspergillus*:

  - Los hongos del género Aspergillus son hongos filamentosos ampliamente distribuidos que colonizan muchos ambientes. Son hongos muy resistentes que están presentes de forma natural incluso en personas sanas sin causar enfermedad. Causan diferentes cuadros como aspergilosis alérgica, aspergilomas asociados a tuberculosis cavitada (el hongo crece en la cavidad formada por la tuberculosis) o aspergilosis invasiva, sobre todo en inmunodeprimidos a través de diseminación hematógena.

Existen otros hongos oportunistas de interés que causan micosis sistémicas oportunistas (Figura 10):

Figura 10 Principales micosis sistémicas producidas por hongos oportunistas

Criptococcus neoformans
- Frecuentemente asociados a cuadros meníngeos
- Afecta a pacientes con déficit de inmunidad celular
- Inhalación de basidiosporas que alcanzan los alveolos
- Generalmente la infección se controla por los macrófagos y no tienen manifestación clínica
- La enfermedad puede prosperar en VIH (+), pacientes con tratamiento con corticoides, etc.
- El diagnóstico se realizará en LCR mediante pruebas bioquímicas y visión directa

Pneumocystis carinii
- Presenta forma quística intracelular (2-8 células) denominada esporozoitos
- La forma extraquística se denomina trofozoito
- El trofozoito presenta formaciones policromáticas muy útiles para el diagnóstico
- Neumonía en inmunodeprimidos
- No es cultivable
- El diagnóstico se hace por observación directa

Zigomicetosis
- Frecuentes en materia orgánica en descomposición
- Crecen en cualquier medio a 37ºC (sin cicloheximida)
- Afectación de pacientes inmunodeprimidos
- Infección por esporas que invaden los vasos muy rápidamente, diseminación muy rápida de mal pronóstico
- Producen embolias por su rápida diseminación

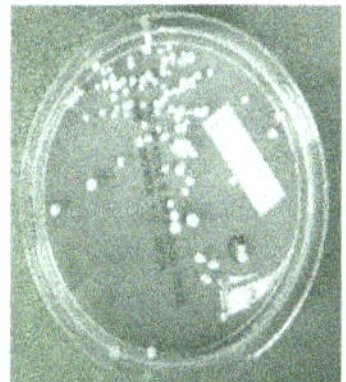
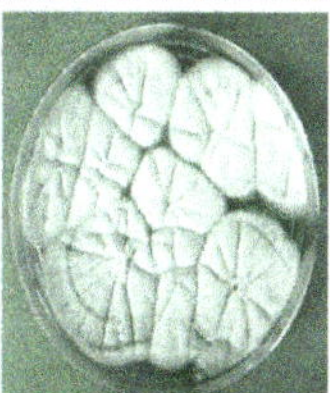

Los hongos provocan diferentes cuadros clínicos dependiendo de la localización anatómica que infecten. En general, existen pocas especies de hongos que sean patógenos primarios y la infección sistémica está muy relacionada con estados de inmunodepresión, como las enfermedades hematológicas, las infecciones por virus VIH o los pacientes trasplantados. Conocer el tipo y localización de la micosis es esencial para saber cuál es la mejor muestra y cuál es el mejor método de cultivo e identificación.

29.2 Parasitología: Estudio microbiológico de los parásitos

29.2.1 Definición, generalidades y características principales de los parásitos

En el estudio de los parásitos es muy importante diferenciar bien diferentes definiciones previamente al estudio del temario. La **parasitología** es la ciencia que estudia el fenómeno del parasitismo y las relaciones parásito-hospedador. Por su parte, el **parasitismo** es una relación biológica entre dos organismos en la que uno sale beneficiado (parásito) y el otro sale perjudicado (hospedador). El término **parasitosis** alude a la enfermedad producida por un parásito, y el **parasitismo** es el modo de vida que llevan los parásitos. La Figura 11 ayuda a comprender estos conceptos.

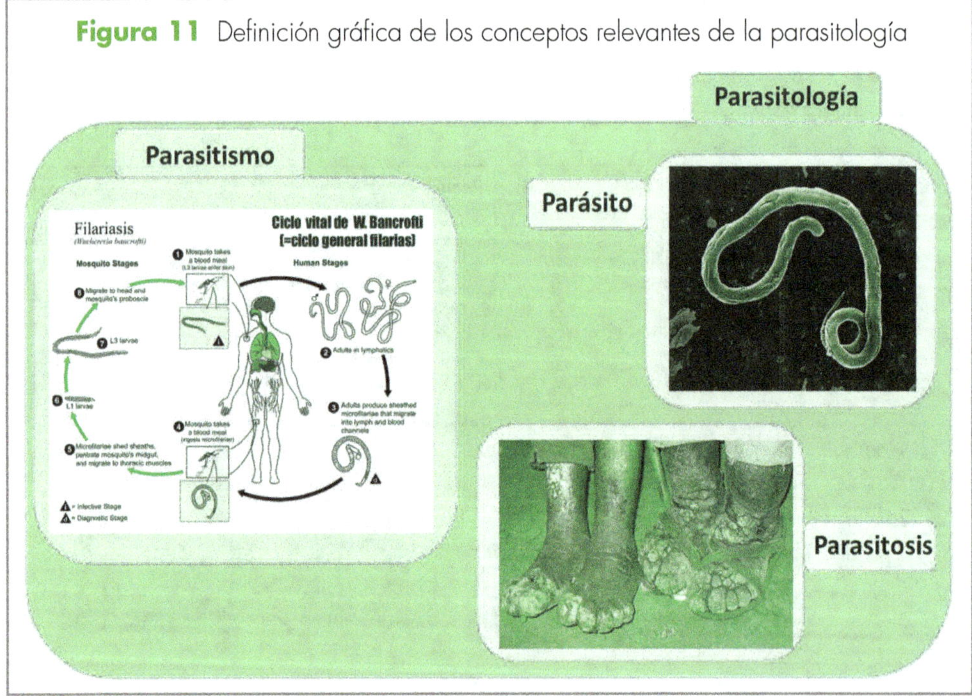

Figura 11 Definición gráfica de los conceptos relevantes de la parasitología

29.2.2 Clasificación de los parásitos

La clasificación de los parásitos se puede realizar atendiendo a los siguientes criterios (Figura 12):

Clasificación según el grado de dependencia con el hospedador

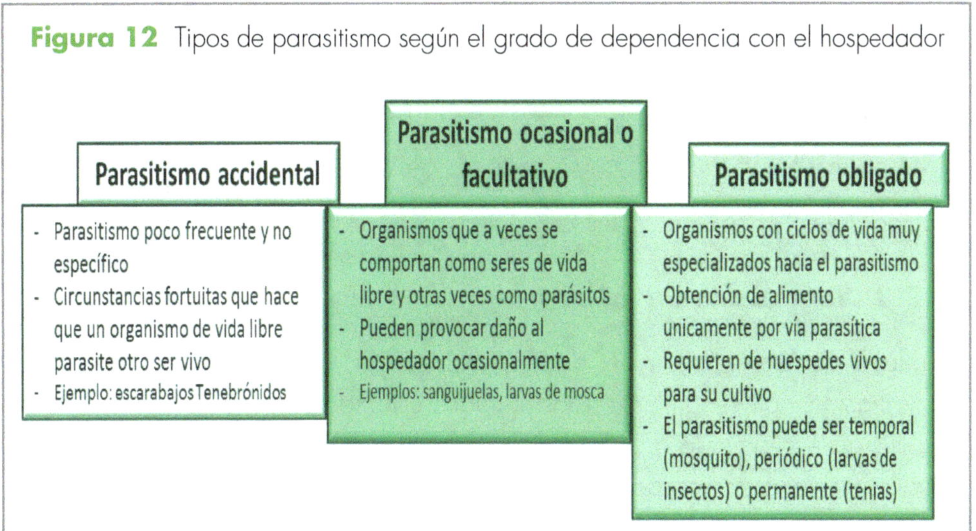

Figura 12 Tipos de parasitismo según el grado de dependencia con el hospedador

Clasificación según la alimentación del parásito

Siguiendo el tipo de alimentación del parásito, tendremos tres tipos diferentes:

- **Holoparásito**: Consumen sustancias que el hospedador elabora (por ejemplo: parásitos hematófagos).

- **Hemiparásito**: Consumen sustancias que el hospedador elabora y también algunas ajenas (por ejemplo: parásitos intestinales).

- **Hiperparásito**: Parásito que se alimenta de otro parásito (por ejemplo: larvas de avispa).

Clasificación según la especificidad de la relación parásito-hospedador

- **Monoxeno:** Grado máximo de especificidad, un parásito de este tipo solo puede infectar un hospedador (por ejemplo: tenia-ser humano).

- **Estenoxeno:** Rango reducido de hospedadores, generalmente emparentados filogenéticamente (por ejemplo: *Entamoeba histolytica* infesta al ser humano y otros simios).

- **Eurixeno:** Infecta varios tipos de huéspedes y varios órganos dentro de un mismo huésped (por ejemplo: *Toxoplasma gondii* infesta al ser humano, gatos, roedores, ganado).

Clasificación según la localización del parásito en el huésped

- **Endoparásito:** Localización interna en el hospedador.

- **Mesoparásito:** Localización en cavidades del hospedador.

- **Ectoparásito:** Localización externa del hospedador.

29.2.3 Diagnóstico de laboratorio en parasitología

Al igual que en otros ámbitos de la microbiología, la elección de la muestra, el tiempo hasta su procesamiento y los métodos utilizados son elementos esenciales para lograr un diagnóstico correcto. En este caso, el diagnóstico se basa fundamentalmente en la demostración de la presencia del parásito, ya sea por métodos directos (observación del parásito), métodos indirectos (detección de la respuesta inmune generada) o por métodos de biología molecular detectando su material genético. El diagnóstico en parasitología se debe basar también en el conocimiento de la biología del parásito, atendiendo a factores como su hábitat, ciclo evolutivo, la localización anatómica del mismo, etc. En este caso, las temperaturas frías pueden provocar el enquistamiento de los parásitos y que por tanto sea más difícil su diagnóstico.

El diagnóstico directo en parasitología depende mucho de la localización anatómica del parásito:

- **Parasitosis vaginales:**

  - El único parásito implicado en este tipo de infecciones es *Trichomonas vaginalis*. La detección se puede realizar por examen directo del exudado vaginal o cervical. Este examen directo se realiza con solución salina tibia y visualización en un portaobjetos a microscopía óptica, observando el movimiento típico de este parásito. También se puede cultivar en medios específicos.

- **Parasitosis intestinales:**

  - Las parasitosis intestinales son las más típicas y están causadas por muchas especies de parásitos diferentes. Algunas de ellas, como las tenias o los ascaris se pueden observar macroscópicamente. Sin embargo, otras muchas se deben rastrear a nivel microscópico en buscar de trofozoitos (formas vegetativas), quistes (formas de resistencia) o huevos. Dada la facilidad de enquistamiento de los trofozoitos, si se someten durante mucho tiempo a temperaturas frías (más de 2 horas), es necesario fijar la muestra. Estas fijaciones aseguran la forma y estructura de los trofozoitos, lo que facilita la identificación. Las más usadas son el mertiolato-yodo-formol (MIF) y el acetato sódico-ácido acético-formol (SAF). El examen en fresco de este tipo de muestras también se realiza diluyendo la muestra en solución salina tibia.

  - En ciertas ocasiones, es necesario concentrar la muestra cuando se estima que haya un bajo número de parásitos. Esto es especialmente importante cuando hay que detectar huevos de helmintos y quistes de protozoos. Existen mecanismos de tipo físico, basados en centrifugaciones de distintos gradientes (Técnica de Faust en sulfato de zinc), y también métodos físico-químicos o difásicos utilizando por ejemplo formol-éter (técnica de Ritchie).

  - Existen otras técnicas específicas para aquellas infestaciones intestinales en las que los parásitos expulsan sus huevos en los bordes del ano. Mediante la técnica de Graham se aplica una cinta adhesiva en los bordes del ano durante las primeras horas de la mañana antes de las deposiciones y se observa por visualización directa a microscopía.

  - En las parasitosis intestinales se pueden realizar tinciones cuando existe dos especies de un mismo parásito porque permiten diferenciar cualidades morfológicas de los parásitos. Las más utilizadas son la hematoxilina férrica, la tricrómica de Wheatley, el Ziehl-Neelsen modificado, la auramina-rodamina modificada y la tinción fluorescente con anticuerpos monoclonales.

- **Parasitosis sistémicas:**

  - Las parasitosis sistémicas se pueden clasificar según si son hemáticas o no hemáticas:

– Parasitosis sistémicas hemáticas:

  • Aquellas en las que existe una fase del parásito en la sangre persistente o regular. Son aquellas como el paludismo (malaria), las tripanosomiasis o las filariasis. El diagnóstico se puede realizar por el método de la gota gruesa en parasitosis dispersas o el frotis sanguíneo (extensión con tinción de Giemsa o *Diff-Quik*) para infestaciones elevadas (Figura 13). Normalmente se suelen realizar ambas técnicas:

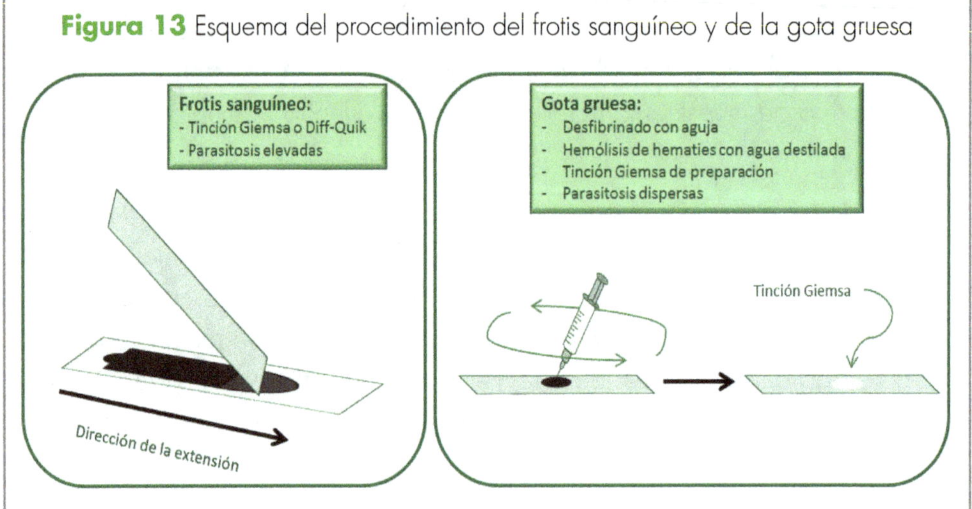

Figura 13 Esquema del procedimiento del frotis sanguíneo y de la gota gruesa

– Parasitosis sistémicas no hemáticas:

  • Aquellas con fase hemática no sostenida como Toxoplasma, leishmaniasis, hidatidosis, triquinelosis o toxocaradoisis. El diagnósitco se puede hacer por biopsia de la zona donde se encuentre el parásito y estudio histológico de la misma, o también por serología.

29.2.4 Principales parasitosis humanas

El estudio de las parasitosis de interés en salud humana se debe realizar desde una perspectiva de género para clasificar correctamente cada microorganismo. Para ello, se muestran distintos esquemas de todos los grupos de interés para que el alumno pueda estudiarlos de forma esquemática. Los parásitos de interés en salud humana se pueden clasificar en dos grandes grupos, los protozoos y los metazoos. **Los protozoos** son microorganismos unicelulares eucariotas que se diferencian en función de su aparato locomotriz. Por su parte, **los metazoos** son organismos pluricelulares eucariotas de mucho mayor tamaño que los protozoos. En la Figura 14 se muestra la clasificación y particularidades de los protozoos parásitos de interés humano.

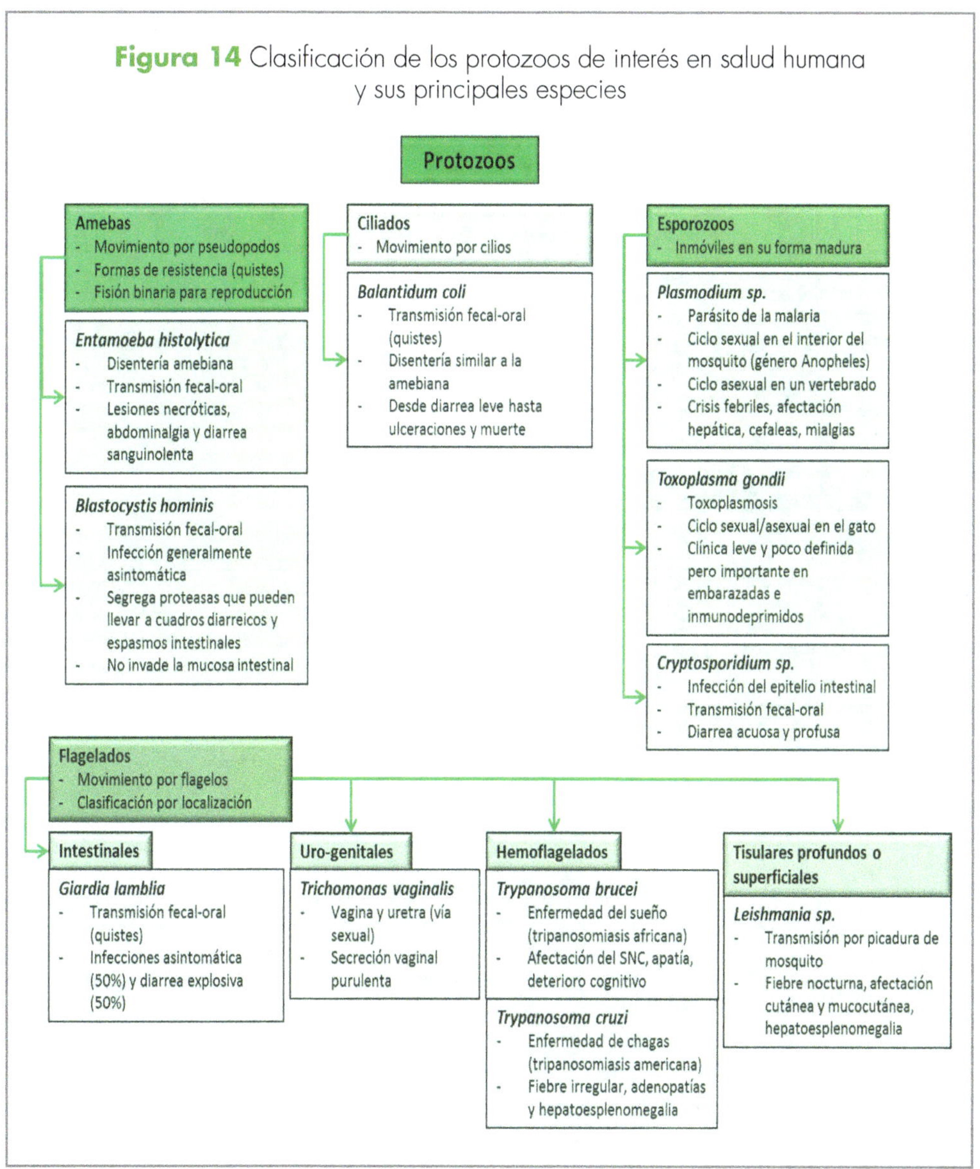

En la **Figura 15** se muestra la clasificación y particularidades de los metazoos parásitos de interés humano.

Figura 15 Clasificación de los metazoos helmintos de interés en salud humana y sus principales especies

Metazoos Helmintos

Platelmintos (Gusanos planos)

Tremátodos
- Gusanos planos no segmentados
- Fijación al hospedador por ventosa oral
- Más de un hospedador en ciclo de vida

Fasciola hepatica
- Infecta conductos biliares
- Infección por consumo de plantas contaminadas
- Diarrea, hepatitis, hepatomegalia, cólicos hepáticos, focos necróticos hepáticos

Schistosoma sp.
- Esquistosomiasis
- Inserción tópica por aguas contaminadas
- Fiebre, hepatitis, hemorragia intestinal

Cestodos (Tenias)
- Gusanos planos segmentados
- Parásitos del tracto intestinal
- División en escolex (cabeza), cuello y estróbilo (zona de crecimiento)
- Órganos reproductores (proglótides)
- Elementos de fijación al intestino

Taenia sp.
- Solitaria
- Huevos ingeridos por el cerdo
- El cisticerco (larva) se encripta en el músculo
- Perdida de peso, diarrea

Echinococcus granulosus
- Infección accidental en el humano
- Infección del SNC, pulmones, hígado
- Quiste hidatídico
- Puede conllevar la muerte por shock anafiláctico si el quiste se libera

Nematelmintos (Gusanos cilíndricos)

Intestinales

Enterobius vermicularis
- Intestino delgado
- Puesta de huevos en el ano
- Diagnostico por prueba de Graham

Trichuris trichirua
- Intestino grueso
- Alimentos contaminados
- Vómitos, diarrea, anemia, pérdida de peso

Ascaris lumbricoides
- Ingestión de huevos en suelos contaminados
- Larvas con recorrido hematógeno, después deglución hasta desove en el intestino delgado
- Síntomas respiratorios y después intestinales

Toxocara sp.
- Migración del intestino a los órganos
- Daño tisular por la migración, hemorragias, necrosis y granulomas

Tisulares

Filarias
- Aspecto filamentoso y largo
- Obstrucción de vasos linfáticos y edema
- Elefantiasis

¡Recuerda!

La parasitología estudia un conjunto de organismos cuyo modo de vida es el parasitismo, es decir, necesitan de otros organismos para su modo de vida. Este modo de vida siempre produce un daño al organismo hospedador. Los métodos de diagnóstico normalmente conllevan la visualización del parásito, ya sea de los huevos, las formas de resistencia o los trofozoitos. Los parásitos se clasifican tanto por su localización anatómica como por su movimiento.

¡Recuerda!

- Los hongos son organismos parásitos de nutrición heterótrofa, tanto unicelulares (levaduras) como pluricelulares (hongos filamentosos) y dimórficos (ambos estados). Los hongos pueden ser patogénicos en individuos cuyas barreras de defensa están alteradas, originando micosis oportunistas u otras causadas por patógenos estrictos.

- Las muestras de hongos suelen estar contaminadas por bacterias, por lo que es necesario el uso de medios de cultivo específicos que dificulten el crecimiento de otros microorganismos no fúngicos. Por su parte, los hongos son también muy contaminantes, sobre todo, los que esporulan como los filamentosos, por lo que es necesario cubrir bien los medios de cultivo para evitar estas contaminaciones. Los hongos se diferencian bien por sus características microscópicas, macroscópicas y por su bioquímica.

- Los hongos provocan diferentes cuadros clínicos dependiendo de la localización anatómica que infecten. En general, existen pocas especies de hongos que sean patógenos primarios y la infección sistémica está muy relacionada con estados de inmunodepresión, como las enfermedades hematológicas, las infecciones por virus VIH o los pacientes trasplantados. Conocer el tipo y localización de la micosis es esencial para saber cuál es la mejor muestra y cuál es el mejor método de cultivo e identificación.

- La parasitología estudia un conjunto de organismos cuyo modo de vida es el parasitismo, es decir, necesitan de otros organismos para su modo de vida. Este modo de vida siempre produce un daño al organismo hospedador. Los métodos de diagnóstico normalmente conllevan la visualización del parásito, ya sea de los huevos, las formas de resistencia o los trofozoitos. Los parásitos se clasifican tanto por su localización anatómica como por su movimiento.

[**Preguntas y respuestas Tema 29**]

https://amazingbooks.es/faq-tecnicos-de-laboratorio-bloque-tematico-29

TEMA 30

VIROLOGÍA

Autor: Iván Sanz Muñoz

30.1 Características generales de los virus

La **virología** es la ciencia que estudia los virus y las infecciones virales. Los virus son microorganismos de tamaño muy pequeño (10-300 nm) que no son visibles a microscopía óptica. Su modo de vida es la invasión (parasitación) de células y la replicación en su interior. El material genético de los virus puede ser tanto ADN como de ARN, pero nunca ambos a la vez. Los virus no crecen en medios de cultivo convencionales, sino que necesitan medios basados en células para realizar su ciclo vital. Los virus son muy ubicuos e infectan tanto a animales como a plantas, hongos y bacterias. La estructura de los virus se muestra en la Figura 1.

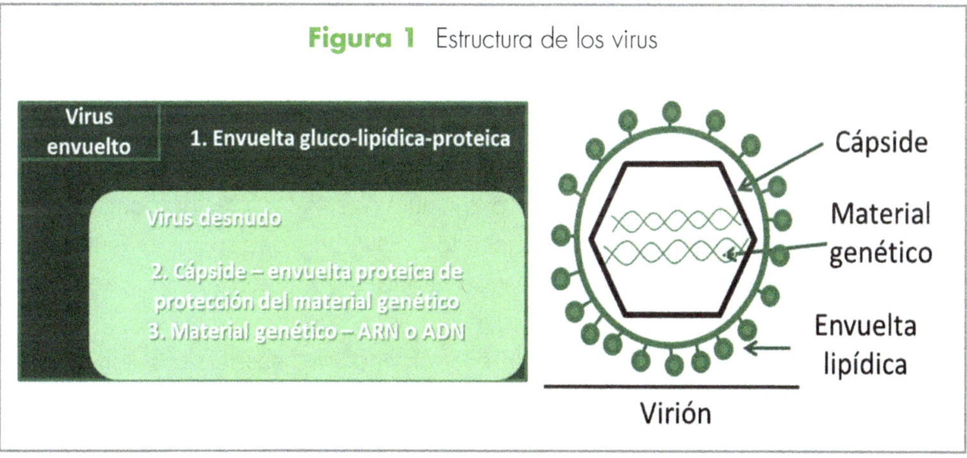

Figura 1 Estructura de los virus

Los virus se componen de un material genético (ADN o ARN) envuelto siempre por una estructura proteica de protección denominada cápside o nucleocápside. Si los virus tienen solo esta disposición se les denomina como virus desnudos. Otros virus, los virus envueltos, tienen además una envuelta lipídica exterior. A pesar de que esto puede hacerles parecer más resistentes, los virus envueltos son más susceptibles a la acción de los detergentes y otros compuestos. La cápside puede tener diferentes formas según el virus. Así si tiene cápside helicoidal será típica de virus de plantas; icosaédrica, típica de virus animales, y mixta o compleja, en el caso de bacteriófagos.

Los virus necesitan de la maquinaria de las células a las que infectan para llevar a cabo su ciclo infeccioso. En la Figura 2 se muestran los pasos comunes desde que un virus infecta una célula hasta que se liberan los nuevos viriones:

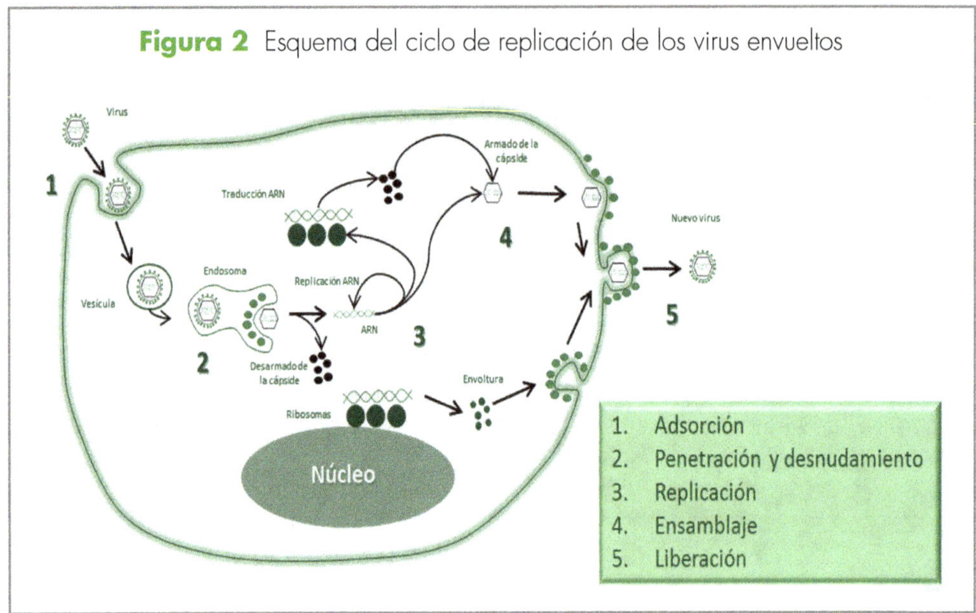

Figura 2 Esquema del ciclo de replicación de los virus envueltos

Las fases del ciclo infeccioso de los virus comprenden: una fase de **adsorción**, donde los virus se unen específicamente a la célula que van a infectar; **penetración y desnudamiento** en la que el virus es fagocitado y es transportado por un endosoma al interior de la célula, donde se liberarán sus componentes estructurales y genéticos; **replicación** donde el material genético del virus se duplica muchas veces y se construyen las proteínas del virus a partir de esa información; **ensamblaje** donde tanto el material genético del virus como proteínas son ensambladas para formar nuevos viriones; **liberación** donde el virión completo es liberado al espacio extracelular.

30.2 Clasificación de los virus

La clasificación de los virus con importancia para la salud humana se basa en la naturaleza del material genético (ADN o ARN), el tamaño y la estructura del virión, la simetría y composición de la cápside, presencia de cubierta y el sistema de replicación del genoma exhibido. A continuación, se muestra las clasificaciones tanto de los virus ADN como ARN (Figura 3):

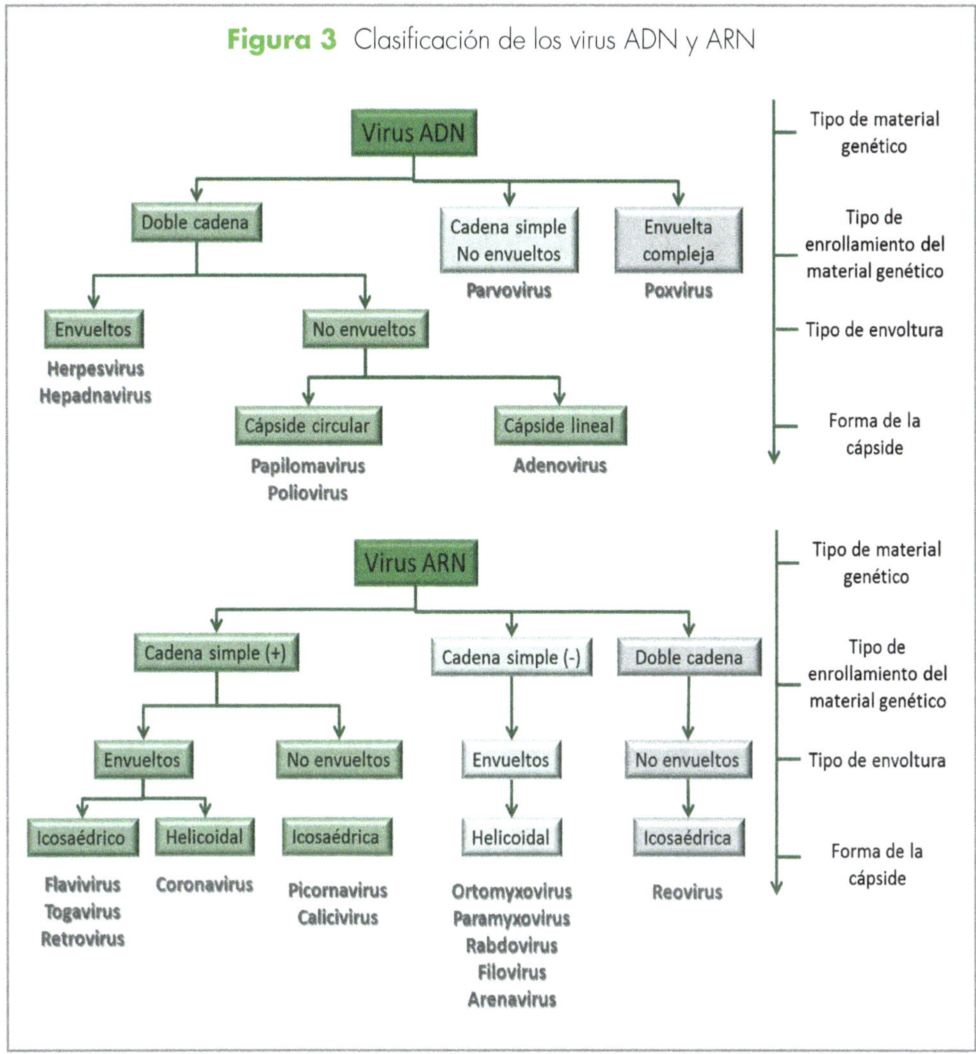

Figura 3 Clasificación de los virus ADN y ARN

¡Recuerda!

Los virus son parásitos obligados que necesitan infectar células de un huésped para poder realizar su ciclo vital. Los virus son estructuras proteicas ensambladas en torno a un material genético que codifica dichas proteínas, pudiendo estar envueltas por una bicapa lipídica o no.

El sistema inmune del huésped es el principal mecanismo de defensa frente a las infecciones víricas. El sistema inmune se diferencia en la inmunidad innata y la inmunidad adaptativa o adquirida:

- Sistema inmune innato:

  - El sistema inmune innato es la primera línea de defensa del organismo ante las infecciones. Este sistema ataca a los microorganismos patógenos de una forma no específica pero de forma inmediata, aunque no confiere inmunidad a largo plazo. El sistema inmune innato está compuesto por varios tipos de células y otros mecanismos cuyo objetivo es atraer otras células y mediadores químicos al lugar de la infección para, por un lado, eliminarla y, por otro, activar el sistema inmune adaptativo con el objetivo de que este pueda generar inmunidad a largo plazo. Una de las proteínas implicadas en la respuesta inmune innata más importante para la virología es el interferón.

    El interferón es un grupo de glicoproteínas que posee acción antivírica. Existen tres tipos de esta glicoproteína, el interferón tipo I, tipo II y tipo III, los cuales son liberados muy rápidamente tras el comienzo de la infección. El interferón actúa en el interior de las células activando rutas de señalización celular de defensa antiviral en dicha célula y en las contiguas, pero también actúa activando las células NK y los macrófagos.

- Sistema inmune adaptativo o adquirido:

  - El sistema inmune adaptativo o adquirido es mucho más refinado que el innato. Su objetivo es el de localizar antígenos y generar respuestas a largo plazo que puedan evitar futuras infecciones. Este sistema está altamente especializado en reconocer antígenos de cualquier tipo y en eliminarlos en posteriores encuentros, generándose una memoria inmunitaria que protegerá al individuo en el futuro. La inmunidad adaptativa es la base de las vacunas. En la inmunidad adaptativa trabajan conjuntamente los sistemas humoral y adaptativo, los cuales se describen a continuación (Figura 4):

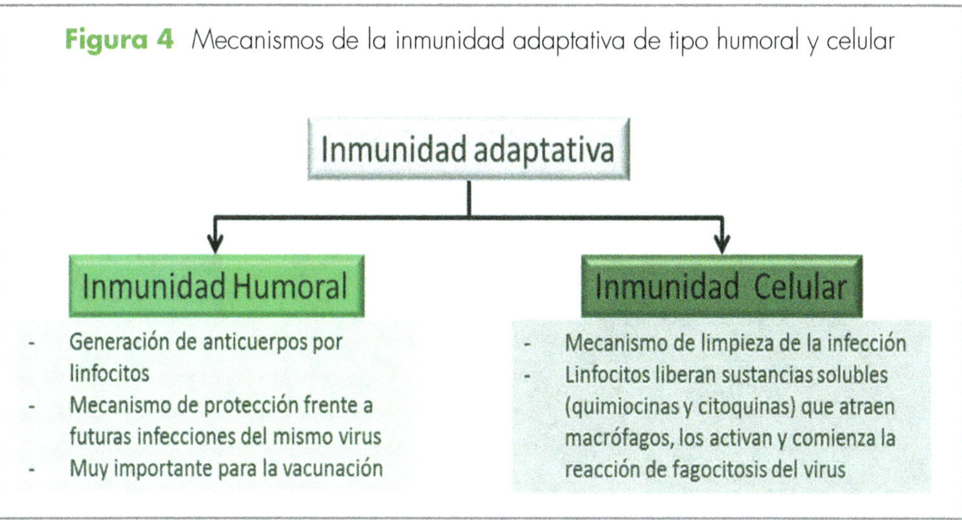

30.4 Infecciones víricas

Las infecciones víricas pueden ser de diferentes formas dependiendo, sobre todo, del tiempo que tarde un virus en provocar sintomatología o la duración de la infección. Se describen en la Figura 5 los diferentes tipos de infecciones producidas por virus:

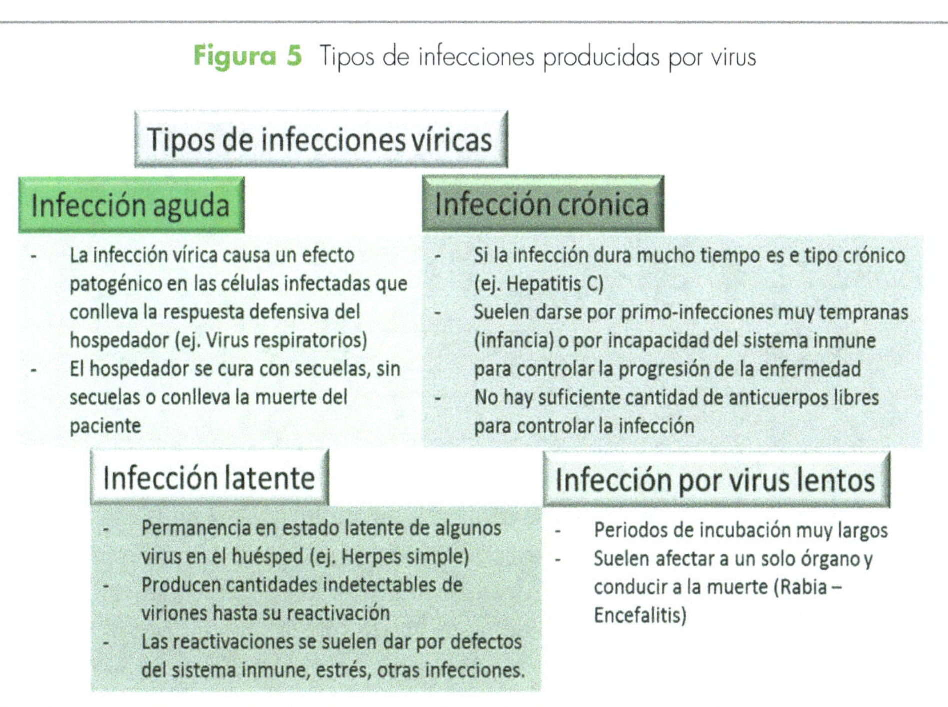

El tipo de muestra idóneo para virología está en función de la localización anatómica de la infección (y a veces de la edad del paciente). En virología son extremadamente importante los tiempos, tanto cuando se toma la muestra como cuando se procesa. La carga viral fluctúa mucho dependiendo del tipo de virus frente al que nos encontramos, por lo que es necesario realizar la toma de muestra al inicio de los síntomas y no demorar el diagnóstico de laboratorio. A continuación, se muestran los tipos de muestras más frecuentes en virología (Figura 6):

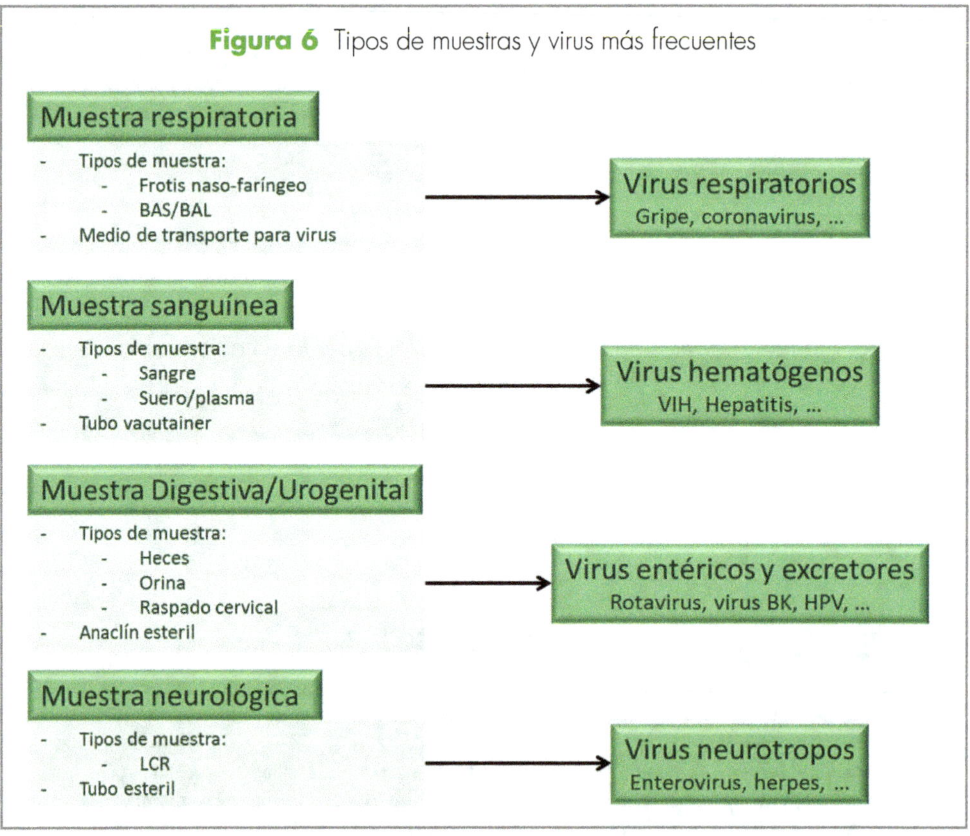

Figura 6 Tipos de muestras y virus más frecuentes

La mayor parte de las muestras no necesitan ser incluidas en un medio de transporte. Sin embargo, algunas como las que requieren frotis (sobre todo, los frotis naso-faríngeos) necesitan de medios específicos que conserven los virus. Los virus son organismos muy lábiles que suelen degradarse con facilidad en el ambiente. Es muy importante realizar el diagnóstico virológico lo más rápido posible. El transporte de la muestra depende de su procedencia, como se ha expresado en la figura anterior. Sin embargo, todas deben ser almacenadas inmediatamente a 4 °C hasta su uso para evitar la degradación de los virus. Muchos de los virus de interés humano son de tipo

ARN. Esta molécula es más lábil que el ADN y se degrada más rápido, por lo que en estos casos hay que extremar las medidas de conservación. En el caso de que el diagnóstico no se puede realizar en las siguientes 24-48 horas, es necesario conservar las muestras a -80 °C para evitar la degradación vírica. Las temperaturas de -20 °C no aseguran la conservación del virus. En el caso de muestras de suero en las que se vaya a analizar parámetros serológicos de enfermedades producidas por virus se pueden conservar a 4 °C varias semanas, o a -20 °C durante mucho más tiempo.

¡Recuerda!

Los virus son muy poco estables una vez se ha obtenido la muestra y es muy importante realizar el diagnóstico de laboratorio cuanto antes y almacenar las muestras a la temperatura adecuada. Normalmente, pueden estar almacenadas a 4 °C durante un máximo de 24-48 horas y si se necesita más tiempo hay que almacenarlas a -80 °C.

30.6 Métodos de diagnóstico en virología

El diagnóstico en virología se basa sobre todo en la detección directa de antígenos virales, y también por la visualización del efecto patogénico o inmunológico que provoca la infección. Se describen a continuación los métodos más frecuentemente utilizados en virología.

Citología

- Las infecciones virales a veces producen inclusiones o alteraciones en las células que pueden ser visualizadas a microscopía. Estos frotis celulares deben ser teñidos para observar dichas alteraciones. Una de las técnicas más conocida es la prueba de Papanicolau para la detección de HPV en muestras de cérvix, pero también se han utilizado las tinciones para detectar citomegalovirus, herpes simple o incluso virus de la rabia.

Detección de antígenos virales por inmunocromatografía

- Las técnicas inmunocromatográficas son capaces de detectar antígenos del virus con una elevada especificidad. Son técnicas rápidas que se comercializan actualmente como soportes de un material poroso (nitrocelulosa) por el que migra por capilaridad la muestra de interés. Si existe el antígeno viral, este se unirá a un conjugado y pasará por una zona del soporte en la que hay dispuestos anticuerpos específicos frente al antígeno viral. La unión del antígeno con este anticuerpo provocará una reacción de color que podrá visualizarse a simple vista, informando de que la muestra es positiva. Este tipo de test se utilizar también en la detección de ciertos metabolitos, como en los test de embarazo.

La sensibilidad en el caso de la virología depende mucho de la carga viral del patógeno a detectar, ya que muchas veces no es homogénea.

Microscopía electrónica

- La microscopía electrónica se basa en la emisión de electrones para observar zonas muy pequeñas, aumentando mucho la resolución de la imagen observada y los aumentos. Con este tipo de técnicas se puede ver la forma de los virus. Sin embargo, generalmente no es de utilidad en la microbiología clínica debido a que requiere de mucho tiempo para el montaje de las muestras, por lo que su uso está destinado sobre todo a investigación. Por otro lado, es una técnica muy cara que necesita personal altamente cualificado.

Serología viral

- La serología viral se basa en la capacidad de detectar la huella inmunológica que dejan las infecciones virales. Normalmente, estas técnicas sirven para complementar la información diagnóstica de laboratorio obtenida mediante las técnicas de detección de antígenos. Suministran información acerca de los anticuerpos que posee un paciente (protección serológica), la respuesta inmunológica humoral que este ha generado tras una infección, o la protección que ha adquirido tras una vacunación. Tras la infección por un virus, se producirá una respuesta humoral que inducirá la producción de inmunoglobulinas IgM, de aparición temprana e **indicadora de infección aguda**. Tras un tiempo se producirán otras inmunoglobulinas, principalmente la IgG, que es indicadora del **estado convaleciente o de enfermedad pasada** (Figura 7).

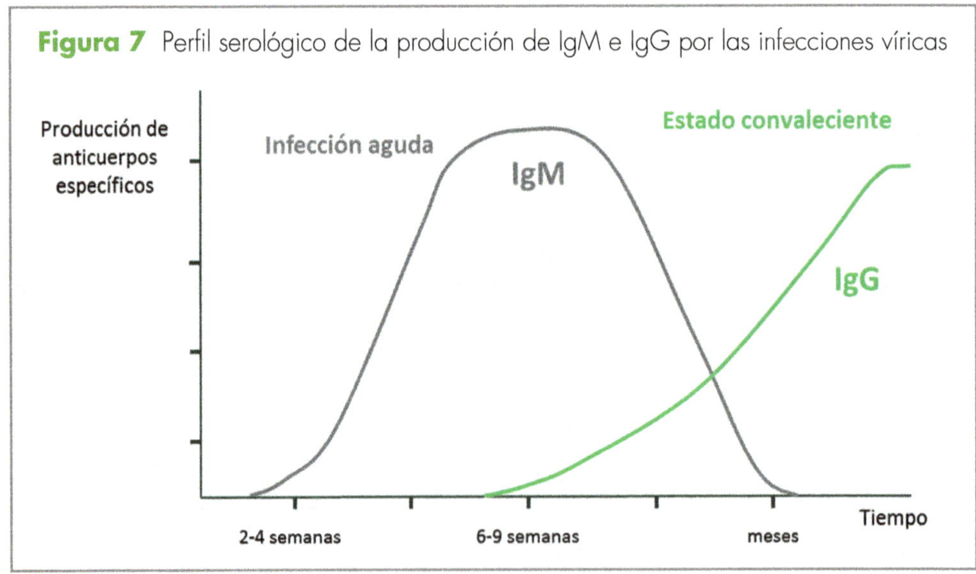

Figura 7 Perfil serológico de la producción de IgM e IgG por las infecciones víricas

Cultivo celular

- Como se ha comentado anteriormente, una de las principales características de los virus es que necesitan de la maquinaria celular para realizar su ciclo vital. Estos microorganismos no son autónomas y por eso requieren de un tipo de vida parásito. Para poder replicarse, necesitan infectar células donde poder multiplicar su material genético y proteínas con el objeto de fabricar nuevos virus. Esto supone un hándicap a la hora de realizar cultivo en el laboratorio, ya que no basta con un medio de cultivo enriquecido como los usados comúnmente en bacteriología. Los virus requieren de medios de cultivo basados en líneas celulares a los que sean capaces de infectar. En la actualidad, existen varios tipos de líneas celulares, y cada virus tiene preferencia por unas u otras. Las principales líneas celulares utilizadas en virología se exponen en la Figura 8.

Figura 8 Líneas celulares y preferencia de crecimiento de algunos virus humanos

Línea celular	CMV	VVZ	VHS	VSR	ADN	PAR	INF	RINO	CB	CA	ECHO	POL	CTR
MRC-5	+	+	+/-	+/-	+/-	-	-	+	+	+/-	-	+	-
VERO	-	-	+	-	-	-	-	-	+	-	-	+	-
HEP2	-	-	+	+	+	-	-	+/-	+	-	-	+	-
MDCK	-	-	-	-	-	+	+	-	-	-	-	-	-
LLC-MK2	-	-	-	-	-	+	+	-	-	-	-	-	-
A549	-	-	+	+	+	+	+/-	-	+/-	-	+/-	+	-
BGM	-	+/-	+	-	-	-	-	-	+	-	+	+	-
McCOY	-	-	-	-	-	-	-	-	-	-	-	-	+
RD	-	ND	+	ND	ND	ND	ND	-	-	+	+	+	-

- El cultivo celular se puede realizar en varios soportes. El más utilizado son los frascos *flask*, pero en algunos laboratorios se utilizan los *Shell vials* porque posteriormente pueden teñirse con anticuerpos y visualizarse a microscopía. La línea celular crece en estos frascos hasta colapsar toda la superficie, momento en el que el cultivo está listo para ser infectado.

- La visualización del crecimiento viral en los cultivos se puede hacer por varios métodos. El más utilizado es la tinción con anticuerpos monoclonales específicos para cada virus. Mediante esta metodología se puede observar al microscopio de fluorescencia la presencia de un determinado virus infectando el tapiz celular, ya que observaremos los anticuerpos monoclonales que se han unido específicamente al virus allí donde esté presente (Figura 9). También se evalúa a microscopía óptica convencional el efecto citopático producido por el virus en las células que infecta, notándose una disminución del número de células en distintas partes del cultivo.

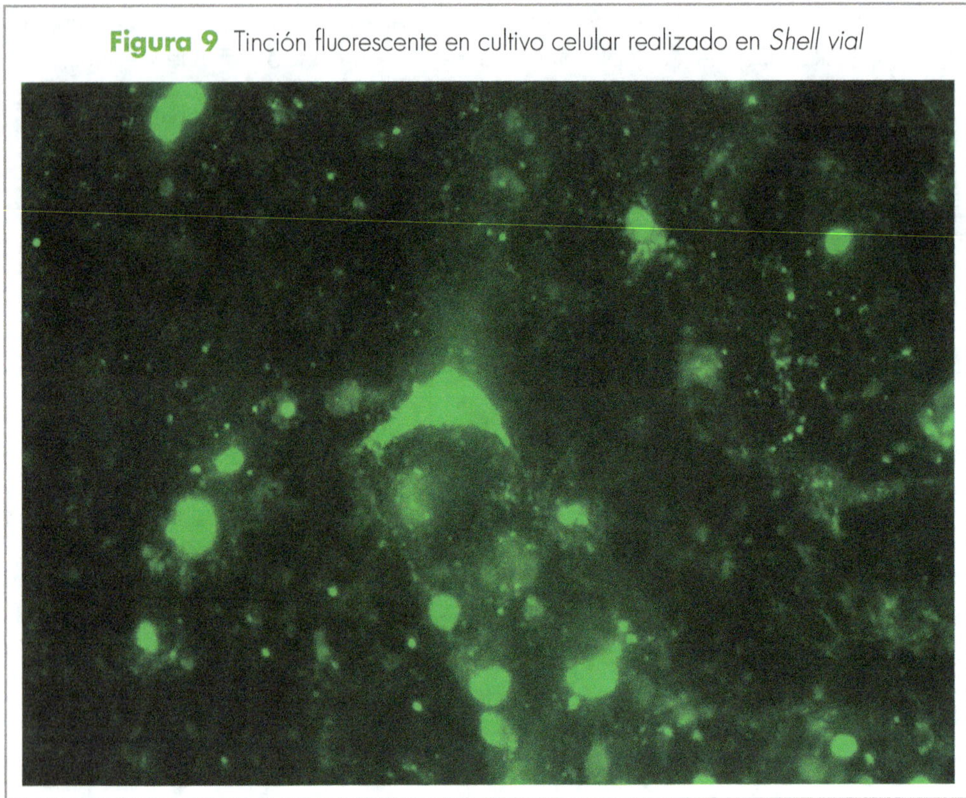

Figura 9 Tinción fluorescente en cultivo celular realizado en *Shell vial*

Diagnóstico molecular

- El diagnóstico molecular es la herramienta más utilizada en virología actualmente. Estas técnicas han ganado mucha importancia debido a que cada vez son más fáciles de realizar, más sensibles y específicas, requieren menos recursos y además están más automatizadas. La principal técnica utilizada es la PCR (Reacción en Cadena de la Polimerasa), pero en el diagnóstico en virología y en otros campos de la microbiología cada vez se está utilizando más la secuenciación de forma rutinaria, por ejemplo, para la identificación de resistencias a fármacos antirretrovirales frente al VIH.

- Una de las técnicas de detección de microorganismos consiste en la PCR multiplex seguida de hibridación en membrana con sondas de ADN específicas, mediante la tecnología DNA-Flow para plataformas hybriSpot, tanto automática como manual. Los amplicones biotinilados generados tras la PCR se hibridan en membranas que

 GUÍA PRÁCTICA PARA TÉCNICO SUPERIOR DE LABORATORIO DE DIAGNÓSTICO CLÍNICO Y BIOMÉDICO

contienen un array de sondas específicas para cada diana, así como sondas de control de amplificación e hibridación. La tecnología DNA-Flow permite una unión muy rápida entre el producto de PCR y su sonda específica en un ambiente tridimensional poroso en contraste con la hibridación en superficie convencional. Una vez producida la unión entre los amplicones específicos y sus sondas correspondientes, la señal se visualiza mediante una reacción inmunoenzimática colorimétrica con Estreptavidina-Fosfatasa y un cromógeno (NBT-BCIP) que genera precipitados insolubles en la membrana en aquellas posiciones en las que ha habido hibridación. Los resultados son analizados automáticamente con el software hybriSoft™.

- En el campo de la virología está siendo cada vez más frecuente la aparición de plataformas tipo POC (Point-of-Care o técnicas rápidas), que son técnicas de PCR capaces de detectar el virus deseado en escasamente 15-60 minutos. Esto hace ganar mucho tiempo en el diagnóstico, lo que permite adecuar más rápidamente los tratamientos disponibles a los pacientes. Estas técnicas POC ya se usan rutinariamente en muchos laboratorios de microbiología. Sin embargo, este tipo de técnicas no son exclusivas de la virología, sino que se usan en otros campos diferentes de la microbiología. En el diagnóstico precoz de los pacientes más graves, como se recomienda en el "Código Sepsis" que se pone en marcha cuando se detecta un caso sospechoso, se están implantando técnicas moleculares rápidas para detección de bacterias, virus y levaduras que no requieren alta especialización técnica. Este tipo de métodos son útiles para el diagnóstico sindrómico en los que pueden estar implicados múltiples patógenos. Algunos ejemplos son los síndromes respiratorios, las meningoencefalitis o como se ha mencionado antes la sepsis. En las últimas recomendaciones de la Sociedad Española de Enfermedades Infecciosas y Microbiología Clínica, se sugiere que la estandarización de la toma de muestra para cada síndrome podría orientar el proceso analítico y hacer más eficiente el diagnóstico mediante las mencionadas técnicas POC, pudiendo finalmente disponer de un tratamiento dirigido y reducir el uso de antibióticos innecesarios.

- El gran hándicap del diagnóstico molecular en virología es que solo detecta material genético y no suministra información sobre la viabilidad del virus. Esto puede sesgar los resultados porque no se sabe con certeza si el virus que estamos detectando está vivo o solo detectamos restos del material genético, lo que a veces puede dificultar la interpretación de los resultados.

¡Recuerda!

Los métodos de diagnóstico en virología se basan sobre todo en la detección de los antígenos virales mediante técnicas directas o indirectas. En virología también es muy útil saber el estado inmunológico del paciente con respecto a la enfermedad, por lo que las técnicas serológicas son frecuentemente utilizadas.

30.7 Virus de la inmunodeficiencia humana (VIH)

30.7.1 Generalidades, epidemiología y características del virus

El **VIH** o **virus de la inmunodeficiencia humana** es un virus de la familia *Retroviridae*, género *Lentivirus*, de tipo ARN con dos copias idénticas. Mide unos 100 nm de diámetro y una de sus principales características es que posee una transcriptasa reversa que sintetiza ADN de doble cadena a partir de su propio ARN. Es necesario distinguir bien entre el virus VIH y el sida. **SIDA** es el acrónimo de **síndrome de inmunodeficiencia adquirida**, diferenciándolo del VIH que es el virus que produce este síndrome. El VIH se ha aislado en sangre, orina, leche materna, LCR y otros líquidos biológicos como la saliva y las lágrimas, aunque en estos dos últimos no se ha demostrado infecciosidad. Existen dos tipos de VIH, el VIH-1 y el VIH-2, siendo el VIH-1 el más frecuente.

El VIH es un virus de tipo envuelto. En su envoltura existen dos proteínas importantes, la GP120 y la GP41, que se unen a los receptores de los linfocitos CD4 y facilitan la internalización del virión en la célula. Dentro del virión, la proteína más relevante es la p24, que es la proteína que forma la cápside, y que es frecuentemente usada como marcador diagnóstico. Otras proteínas importantes, sobre todo para los tratamientos antirretrovirales, son la p12 o proteasa, la p32 o integrasa y la transcriptasa reversa (p66/p51).

A nivel mundial, se estima que aproximadamente 34 millones de personas están infectadas de VIH, viviendo el 95 % de ellas en zonas deprimidas. El tipo VIH-1 es el más prevalente de los dos tipos que existen, y con la tuberculosis son las dos causas de muerte por infección más prevalentes en la actualidad. En los últimos años se ha observado un aumento en el número de casos nuevos en los países occidentales.

30.7.2 Vías de transmisión del VIH

El VIH se puede transmitir por tres vías diferentes que se detallan a continuación (Figura 10):

Figura 10 Vías de transmisión del VIH

1º-Transmisión sexual	2º-Transmisión parenteral	3º-Transmisión vertical

- Coito anal o vaginal
- Heridas cuando existe sexo oral
- Semen, flujo vaginal y sangre
	- Inyección de sangre o hemoderivados
	- Trasplante de órganos
	- Uso de jeringas contaminadas
	- Accidentes biológicos
		- Infección de madre a hijo
		  - Transplacentaria
		  - Parto
		  - Lactancia

Los grupos más susceptibles en la transmisión sexual son tanto la población heterosexual como homosexual, aunque es más frecuente en mujeres debido a motivos anatómicos. En el caso de la transmisión parenteral, la población más susceptible es aquella que usa drogas por vía parenteral, los hemofílicos y los receptores de transfusiones sanguíneas anteriormente a 1990.

30.7.3 Patogenia y clínica del VIH. Respuesta inmune

El VIH infecta distintas células del sistema inmune como los linfocitos T-helper, macrófagos y células dendríticas. Pero sobre todo, el VIH tiene especial tropismo por los linfocitos **TCD4** a los que infecta y en ellos comienza un nuevo ciclo. El ciclo de infección en estos linfocitos comienza con la transcripción reversa de su ARN a ADN de cadena doble, y la posterior integración de esa cadena en el genoma humano de la célula infectada mediante la enzima integrasa. Esta célula comenzará a realizar la transcripción del ARNm de esos genes y su posterior traducción, lo que dará lugar a múltiples viriones nuevos que saldrán fuera de la célula continuando el ciclo infeccioso. Esta integración del genoma viral dificulta el aclaramiento del virus y eso es por lo que el VIH es una enfermedad de tipo crónico y no curable mediante los métodos actualmente disponibles. Con el tiempo, el nivel de linfocitos TCD4 disminuye y bajo un determinado nivel el organismo es más susceptible a diversas infecciones, lo que en muchos casos conlleva la muerte del individuo. La infección por VIH aumenta el nivel de linfocitos TCD8 de forma paralela.

La duración de la infección del VIH es muy larga. Tras la primoinfección, sucede un aumento muy brusco de la carga viral hasta el comienzo de la producción de anticuerpos, lo que se denomina como **periodo ventana.** A partir de la aparición de estos anticuerpos el individuo ya es seropositivo para VIH y ha seroconvertido. Estos anticuerpos provocan una caída brusca de la carga viral al principio. Durante un periodo prolongado de entre 6 a 10 años, la carga viral se mantiene más o menos estable en ligero aumento, mientras que los anticuerpos van descendiendo paulatinamente a medida que el contaje de linfocitos TCD4 va disminuyendo. A partir de un cierto estadio, la infección progresa aumentando mucho la carga viral y disminuyendo el contaje de linfocitos TCD4 hasta la muerte (Figura 11).

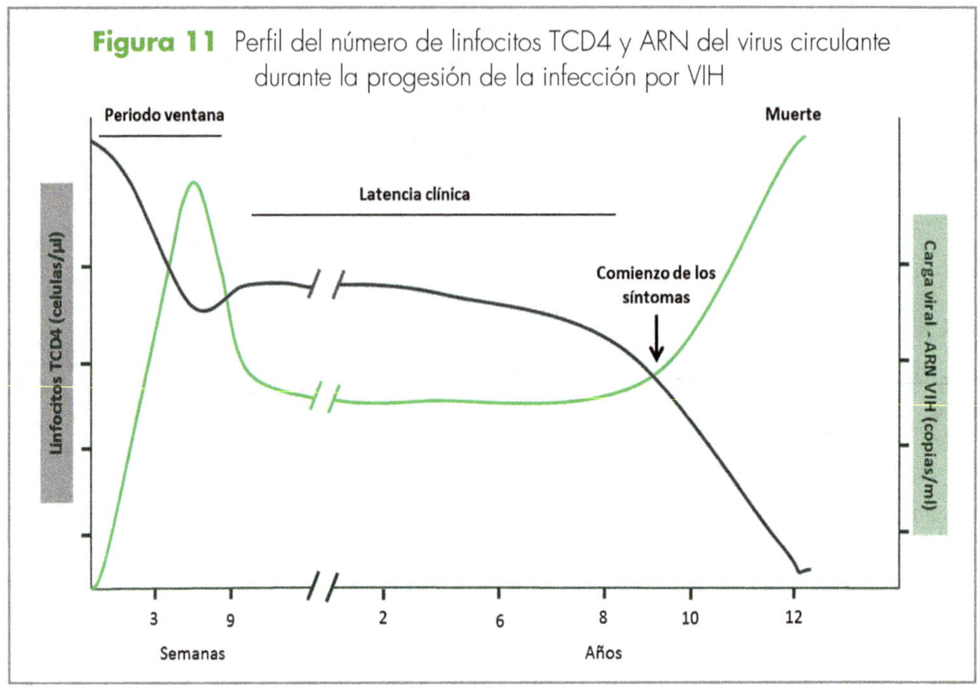

Figura 11 Perfil del número de linfocitos TCD4 y ARN del virus circulante durante la progesión de la infección por VIH

La sintomatología que produce la infección por el VIH varía en función del estadio en el que se encuentre el paciente. Así, al principio de la enfermedad muchos casos son asintomáticos o tienen síntomas inespecíficos como fiebre o malestar general. Pero a medida que la enfermedad va evolucionando el estado de inmunosupresión da lugar a la aparición de enfermedades oportunistas (Figura 12).

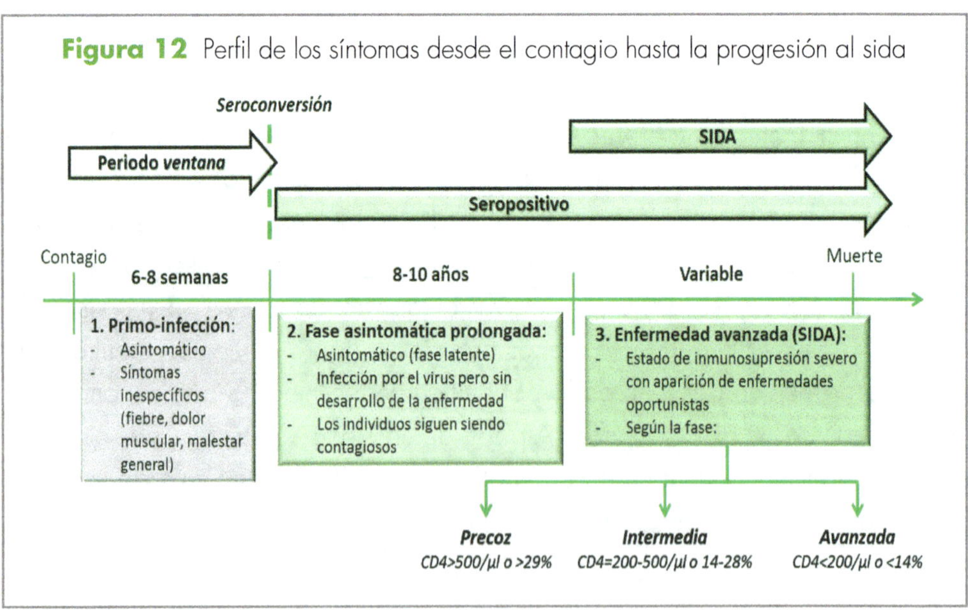

Figura 12 Perfil de los síntomas desde el contagio hasta la progresión al sida

En la fase más avanzada de la enfermedad suceden las infecciones oportunistas y ciertas neoplasias típicas de este tipo de pacientes, como el sarcoma de Kaposi, ciertos linfomas no Hogking o Hodking, carcinomas de cérvix, etc. Existen ciertas infecciones que son típicas de pacientes con SIDA y que no son comunes en personas inmunocompetentes. Las más típicas se muestran en la Figura 13.

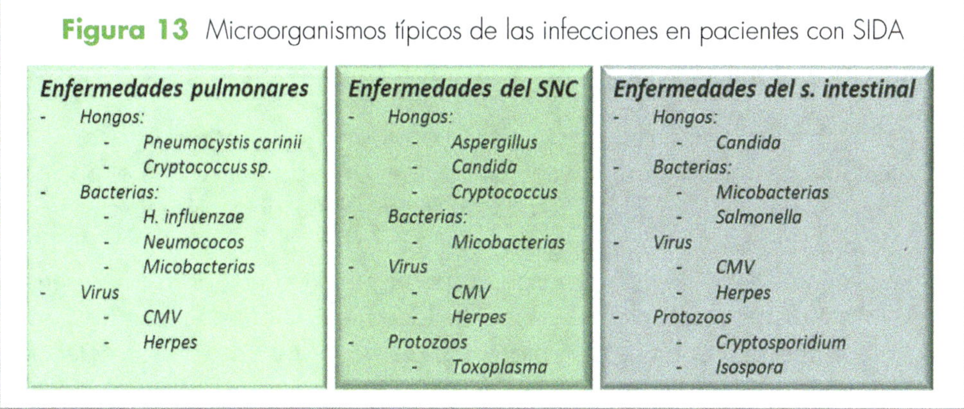

Figura 13 Microorganismos típicos de las infecciones en pacientes con SIDA

¡Recuerda!

El virus de la inmunodeficiencia humana (VIH) es el patógeno que produce el síndrome de inmunodeficiencia adquirida (SIDA). El VIH es de progresión lenta e infecta sobre todo a los linfocitos TCD4. Tras la primoinfección sucede una subida brusca de la carga viral hasta que el sistema inmune produce los primeros anticuerpos, momento en el que sucede la seroconversión y el paciente ya es seropositivo. Tras este momento, sucede un periodo de latencia clínica sin apenas sintomatología, hasta que el contaje de TCD4 baja por debajo de 500 CD4/µl, momento en el cual el paciente ha comenzado su fase sida y aparecen infecciones oportunistas que son las que acaban con la vida del paciente.

30.7.4 Diagnóstico del VIH

Dado que la infección por VIH es crónica y tiene diferentes estadios con características muy diferentes, el diagnóstico en laboratorio sigue protocolos muy establecidos de las pruebas que se han de realizar en cada uno de ellos. En general, para el VIH se utilizan tanto métodos directos (que detectan tanto el virus como sus antígenos) como métodos indirectos (que detectan anticuerpos). El objetivo de estas técnicas no es solo detectar la presencia del virus al comienzo de la enfermedad, sino realizar un seguimiento exhaustivo del estado del paciente para poder tratarle correctamente con las medicaciones disponibles, en este caso los antirretrovirales. Es vital conocer el estado inmunológico y la carga viral del paciente para poder adaptar dicho tratamiento. Las técnicas que se describen a continuación están detalladas en el Tema 33.

Técnicas directas

El objetivo de las técnicas directas es detectar el virus o sus antígenos. Sirven como indicador de la progresión de la viremia en el paciente y del control de este sobre el virus. Las técnicas que se realizan habitualmente se describen a continuación:

- *Detección del antígeno p24*

  - El antígeno p24 es la proteína de la cápside del VIH. Este antígeno es detectable durante el periodo ventana de la enfermedad en la que el paciente aún no ha generado anticuerpos detectables. Su detección sirve para el diagnóstico de VIH en etapas muy tempranas cercanas a la infección. En posteriores estadios está prueba puede ser negativa debido a la presencia de anticuerpos que bloqueen este antígeno, o también ofrecer resultados falsos positivos debidos a la presencia del factor reumatoide. La detección del antígeno p24 se realiza mediante ELISA directo.

- *Detección de carga viral*

  - La detección de carga viral de VIH se realiza mediante diferentes métodos de biología molecular que permiten detectar concentraciones bajas de ARN del virus. La carga viral se expresa como copias ARN/ml (cp/ml). La muestra de elección para evaluar la carga viral será el plasma, obtenido a partir de un tubo de sangre en EDTA. El número de copias es un determinante de la progresión de la enfermedad, puesto que en individuos con alta carga viral se asocia una progresión más rápida a la fase SIDA. La carga viral también es un determinante de si el tratamiento antirretroviral es óptimo.

- *Detección del ADN proviral*

  - La determinación del ADN proviral se fundamenta en la detección del material genético que el virus VIH ha integrado dentro del genoma de la célula infectada. Se utiliza en casos en los que las cargas virales son bajas o indetectables. Este método detecta mediante primers específicos y por amplificación a través de PCR regiones cromosómicas concretas que son correspondientes con el genoma del VIH-1.

Técnicas indirectas

El objetivo de las técnicas indirectas es detectar la respuesta inmune del paciente frente al virus (anticuerpos). Sirven como indicador de la progresión de la enfermedad en el paciente y como prueba confirmatoria de la infección por el virus. Las técnicas que se realizan habitualmente se describen a continuación:

- *Detección de anticuerpos por ELISA indirecto*

  - La detección de anticuerpos frente al VIH se hace mediante ELISA de primera, segunda o tercera generación. Los de tercera generación son los más utilizados actualmente debido a la mayor sensibilidad y especificidad. En el ELISA se pegan antígenos concretos del virus frente a los que se pretende detectar anticuerpos. Los anticuerpos, en caso de existir, se pegarán a estos antígenos y, mediante un anticuerpo secundario acoplado a una enzima, podremos detectar los anticuerpos presentes en el suero del paciente por cambios de color tras la adición de un sustrato. En los ELISAs de tercera generación el origen de los antígenos utilizados para detectar los anticuerpos son péptidos sintéticos de laboratorio. Existen actualmente otros ELISAs de cuarta generación que permiten detectar anticuerpos y el antígeno p24 en una misma reacción, denominados sistemas Combo. El ELISA, debido a su fácil realización, bajo coste y alta sensibilidad, son métodos de cribado. Sin embargo, su especificidad no es tan elevada, por lo que es necesario realizar pruebas confirmatorias posteriormente.

- *Western-Blot*

  - El Western-Blot se utiliza actualmente como prueba confirmatoria de infección por VIH. Cuando se da por primera vez un resultado serológico positivo para un paciente, debe confirmarse por esta técnica. Esta técnica enfrenta el suero del paciente (y los posibles anticuerpos) a antígenos purificados del virus que están dispuestos en bandas dispuestas en tiras de nitrocelulosa. Los anticuerpos se unirán específicamente a la banda donde esté alojado su antígeno correspondiente y el material restante se lavará. El resultado será revelado mediante un cambio de color que podrá ser observado a simple vista. El Western-Blot tiene dos posibles interpretaciones dependiendo del CDC o de la OMS (Figura 14):

Figura 14 Criterios del CDC y la OMS para la determinación del Western-Blot

Criterio CDC

- El Western Blot es positivo para VIH-1 si existen anticuerpos frente a al menos dos de los siguientes antígenos:
    - p24
    - gp41
    - gp120/160

Criterio OMS

- El Western Blot es positivo para VIH-1 si existen anticuerpos frente a al menos dos de los siguientes antígenos:
    - 2 bandas de la envoltura
    - Banda del core o de la polimerasa
- El Western-Blot es negativo si hay ausencia de bandas o bandas inespecíficas
- El Western-Blot es indeterminado si:
    - Solo una banda de la envoltura y el core/polimerasa
    - Puede significar infección por VIH-2

Estrategia diagnóstica y marcadores pronóstico de la enfermedad

- El diagnóstico del VIH tiene algoritmos bien delimitados para evitar dar resultados falsos positivos o falsos negativos. En primer lugar, cuando se realiza una determinación de anticuerpos frente al VIH por ELISA, si esta prueba es negativa se considera negativa. Sin embargo, si es positiva es necesario realizar una prueba confirmatoria por Western-Blot (WB). Si el WB es positivo, el resultado se acepta y comienza el seguimiento del paciente. Si el WB es indeterminado, se debe analizar el antígeno p24 o una determinación del ADN proviral. Muchas veces se espera un tiempo y se repiten las pruebas a la espera de nuevos resultados.

- En el caso de que el paciente esté en el periodo ventana, se debe estudiar el antígeno p24 y el ADN proviral. Los sistemas ELISA Combo de cuarta generación, que incluyen detección de anticuerpos y el antígeno p24, pueden permitir observa el final del periodo ventana y el comienzo de la seroconversión.

- Una vez el paciente ha resultado positivo, el seguimiento de la enfermedad se debe realizar evaluando la carga viral periódicamente, determinando la resistencia a los fármacos antirretrovirales y las subpoblaciones linfocitarias.

- *Detección de subpoblaciones linfocitarias*

  - La detección de subpoblaciones linfocitarias es una parte esencial del diagnóstico y evaluación de la progresión del paciente VIH. Este ensayo consiste en el contaje del número de linfocitos TCD4 y TCD8 por unidad de volumen sanguíneo, y el ratio entre ambos parámetros. El análisis se realiza normalmente mediante citometría de flujo, y da una cifra de la cantidad de los distintos linfocitos presentes en sangre. Esta cantidad puede ayudar a determinar si la carga linfocitaria de TCD4 está por encima de 500 TCD4/µl, y por tanto el paciente aún no estaría en fase sida, o si está por debajo en qué fase de esa enfermedad se encuentra.

- *Secuenciación masiva de resistencias a fármacos antirretrovirales*

  - Actualmente algunos laboratorios han implementado técnicas de secuenciación masiva para evaluar la presencia de mutaciones que induzcan resistencia a los fármacos antirretrovirales utilizados comúnmente. Esta tecnología permite detectar no solo la mutación, sino en que porcentaje de las subpoblaciones virales (o cuasiespecies) está presénte, permitiendo adaptar los tratamientos al estatus virológico del paciente.

En la Figura 15, se muestran los análisis que se deben realizar durante las distintas fases de la enfermedad:

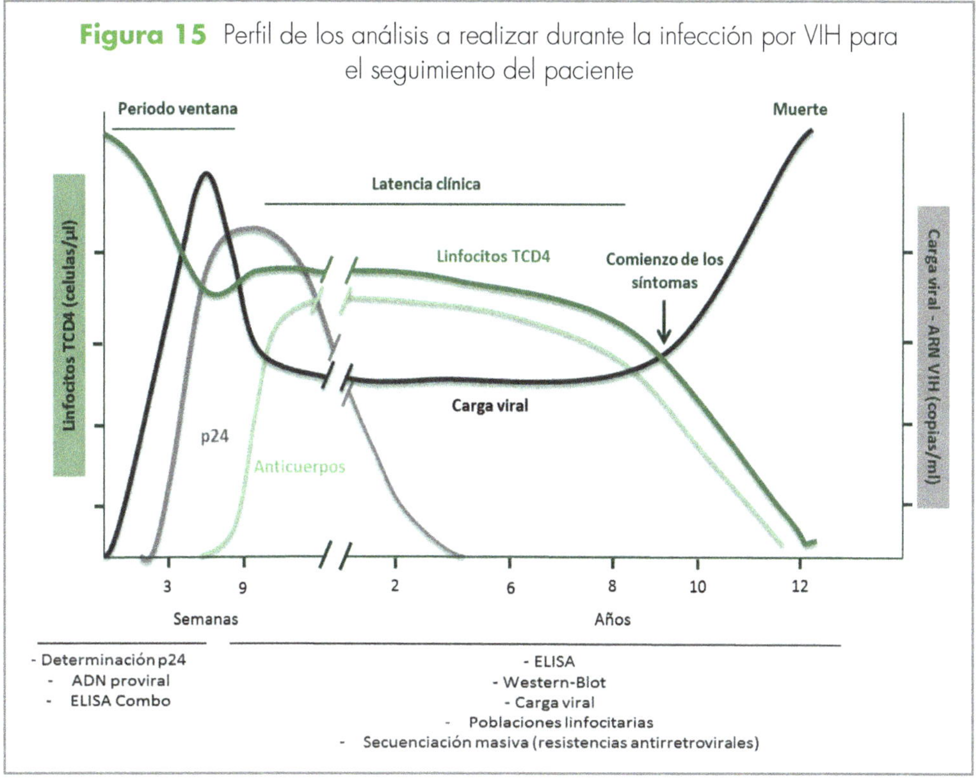

Figura 15 Perfil de los análisis a realizar durante la infección por VIH para el seguimiento del paciente

Los principales factores pronóstico de la enfermedad son el recuento de linfocitos TCD4, el recuento de anticuerpos y la carga viral. Tanto linfocitos TCD4 como anticuerpos disminuyen progresivamente a medida que la enfermedad avanza, siendo muy bajos en las fases SIDA más avanzadas. Por su parte, la carga viral es muy elevada al principio tras la primoinfección, pero disminuye y se mantiene durante la fase asintomática. No es hasta la fase SIDA en la que la carga viral aumenta por una replicación muy activa del virus, mientras la fase progresa hasta la muerte.

¡Recuerda!

El diagnóstico del VIH se realiza tanto por métodos directos como indirectos. Los métodos directos se focalizan en detectar el virus o sus antígenos, mientras que los indirectos buscan la respuesta inmune humoral (anticuerpos). La búsqueda del antígeno p24 y el ADN proviral se realiza en el periodo ventana. Posteriormente, se pueden detectar anticuerpos con ELISA, que tendrá que ser confirmado mediante un Western-Blot. La carga viral (copias/ml) y las subpoblaciones linfocitarias se pueden analizar durante toda la enfermedad, y junto con el descenso de anticuerpos son marcadores pronósticos de la misma.

30.8 Virus hepatotropos

30.8.1 Características generales de los virus hepatotropos

Los virus hepatotropos, comúnmente conocidos como virus de la hepatitis, son un conjunto de virus de diferentes familias sin demasiada relación filogenética entre ellos, cuyo nexo común es su afinidad por las células hepáticas. Los virus de la hepatitis más relevantes son los A, B, C y E. Se expone en la figura 16 las principales características de cada uno.

Figura 16 Principales características de los virus hepatotropos

Características	Hepatitis A	Hepatitis B	Hepatitis C	Hepatitis E
Periodo de incubación	15-45 días	45-180 días	40-120 días	15-45 días
Distribución por edad	Niños, jóvenes	Adultos	Adultos	15-45 años
Vía de transmisión	Fecal-oral	Parenteral, sexual, vertical	Parenteral (predominante)	Fecal-oral
Inicio de la infección	Brusco	Insidioso	Insidioso	Brusco
Tasa de mortalidad	< 0,5 %	< 1-2 %	0,5-1 %	20 % embarazo
Enfermedad fulminante	Poco común	Poco común	Poco común	Embarazo
Enfermedad crónica	Nunca	Frecuente	Frecuente	Nunca
Oncogenicidad	No	Sí	Sí	No

30.8.2 Tipos de virus hepatotropos, sintomatología y diagnóstico

Virus de la hepatitis A

- El virus de la hepatitis A es un virus ARN de la familiar de los picornavirus. La infección es por vía oral por alimentos o aguas contaminadas. En gran parte de los casos, sobre todo en niños, la infección es asintomática, pero en los pacientes sintomáticos las manifestaciones clínicas son similares a las producidas por otros de los virus hepatotropos. Los síntomas duran unas tres semanas y la

 GUÍA PRÁCTICA PARA TÉCNICO SUPERIOR DE LABORATORIO DE DIAGNÓSTICO CLÍNICO Y BIOMÉDICO

enfermedad es autolimitada no evolucionando a crónica. La distribución de la hepatitis A se da sobre todo en países con pobre acceso a aguas potabilizadas. Algunos factores de riesgo son, por ejemplo, vivir con personas infectadas, niños y trabajadores de guarderías y viajes a zonas endémicas. El diagnóstico se realiza mediante anticuerpos IgM por ELISA, detectándose anticuerpos IgG durante toda la vida como signo de inmunidad.

Virus de la hepatitis B

- El virus de la hepatitis B es un virus ADN bicatenario de la familia Hepadnaviridae. Este virus se transmite sobre todo por vía parenteral por transfusiones de sangre, jeringas compartidas por drogadictos, contactos con sangre infectada por accidentes biológicos, etc. También se transmite por vía sexual y verticalmente. La mayor parte de los pacientes cronifican la infección. Los síntomas más frecuentes son fatiga, náuseas, fiebre baja, diarrea e ictericia. La hepatitis B puede llegar a producir hepatocarcinomas si cronifica.

- El antígeno que se usa fundamentalmente para el diagnóstico de la hepatitis B es el de superficie (HBsAg). Este diagnóstico debe ir apoyado por ciertos marcadores serológicos, como los anticuerpos anti-HBs y anti-HBc IgM e IgG. Los anticuerpos anti-HBs manifiestan la inmunización frente al virus y la curación de la enfermedad. Estos anticuerpos junto con los antígenos permiten diagnóstica la enfermedad aguda, pasada y el estado de vacunación (Figura 17).

Figura 17 Interpretación de la presencia de antígenos y anticuerpos en la hepatitis B

Interpretación	HBsAg	Anti-HBc IgM	Anti-HBc IgG	Anti-HBs
Susceptible a la infección por VHB	-	-	-	-
Inmune por vacunación	-	-	-	+
Infección aguda	+	+	+/-	-
Infección pasada o curada	-	-/+	+	+
Infección o portador crónico	+	-	+	-

Virus de la hepatitis C

- El virus de la hepatitis C es un virus ARN perteneciente a la familia Flaviviridae. Es la principal causa de la hepatitis derivada de las transfusiones sanguíneas. La transmisión se da fundamentalmente por vía parenteral, aunque también se ha observado por vía sexual y vertical. La mayor parte de las infecciones son asintomática pero gran parte se cronifican generando cirrosis en un 20-30 % de los individuos infectados. El diagnóstico se realiza detectando anticuerpos totales (anti-HCV) frente a regiones internas del virus. La confirmación se realiza mediante PCR y el tratamiento puede ser susceptible de resistencias, por lo que a veces se realiza secuenciación masiva para comprobar las mutaciones presentes en el virus. Ante un accidente biológico, la hepatitis C es más infecciosa que la B y el VIH.

Virus de la hepatitis D

- El virus de la hepatitis D es de tipo ARN. La principal particularidad de este virus es que solo puede replicarse en los hepatocitos que estén infectados a su vez por el virus de la hepatitis B, ya que necesita su maquinaria viral para replicarse. La prueba de elección para el diagnóstico de laboratorio es la determinación de anticuerpos anti-HDV IgM e IgG totales. Debido a que este virus necesita del de la hepatitis B para infectar, las personas convenientemente vacunadas frente a B no serán susceptibles de infectarse con hepatitis D.

Virus de la hepatitis E

- El virus de la hepatitis E es de tipo ARN y pertenece a la familia *Hepeviridae*. La transmisión es fecal-oral y está distribuido sobre todo en países con bajos recursos, transmitiéndose sobre todo en zonas con pobre acceso a aguas de calidad. Las manifestaciones clínicas son similares a las de la hepatitis A, y el diagnóstico se realiza mediante determinación de anticuerpos IgM e IgG.

¡Recuerda!

Los virus hepatotropos son virus de diferentes familias que tienen preferencia por las células hepáticas. Producen síntomas similares como diarrea, vómitos e ictericia, aunque hay tipos que pueden cronificar e incluso producir hepatocarcinomas como los tipos B y C. El diagnóstico se realiza fundamentalmente por la identificación de anticuerpos.

Resumen de los conceptos más relevantes del Tema 30

¡Recuerda!

- Los virus son parásitos obligados que necesitan infectar células de un huésped para poder realizar su ciclo vital. Los virus son estructuras proteicas ensambladas en torno a un material genético que codifica dichas proteínas, pudiendo estar envueltas por una bicapa lipídica o no.

 GUÍA PRÁCTICA PARA TÉCNICO SUPERIOR DE LABORATORIO DE DIAGNÓSTICO CLÍNICO Y BIOMÉDICO

- Los virus son muy poco estables una vez se ha obtenido la muestra y es muy importante realizar el diagnóstico de laboratorio cuanto antes y almacenar las muestras a la temperatura adecuada. Normalmente, pueden estar almacenadas a 4 °C durante un máximo de 24-48 horas y si se necesita más tiempo hay que almacenarlas a -80 °C.

- Los métodos de diagnóstico en virología se basan sobre todo en la detección de los antígenos virales mediante técnicas directas o indirectas. En virología también es muy útil saber el estado inmunológico del paciente con respecto a la enfermedad, por lo que las técnicas serológicas son frecuentemente utilizadas.

- El virus de la inmunodeficiencia humana (VIH) es el patógeno que produce el síndrome de inmunodeficiencia adquirida (sida). El VIH es de progresión lenta e infecta sobre todo a los linfocitos TCD4. Tras la primoinfección sucede una subida brusca de la carga viral hasta que el sistema inmune produce los primeros anticuerpos, momento en el que sucede la seroconversión y el paciente ya es seropositivo. Tras este momento sucede un periodo de latencia clínica sin apenas sintomatología, hasta que el contaje de TCD4 baja por debajo de 500 CD4/µl, momento en el cual el paciente ha comenzado su fase sida y aparecen infecciones oportunistas que son las que acaban con la vida del paciente.

- El diagnóstico del VIH se realiza tanto por métodos directos como indirectos. Los métodos directos se focalizan en detectar el virus o sus antígenos, mientras que los indirectos buscan la respuesta inmune humoral (anticuerpos). La búsqueda del antígeno p24 y el ADN proviral se realiza en el periodo ventana. Posteriormente, se pueden detectar anticuerpos con ELISA, que tendrá que ser confirmado mediante un Western-Blot. La carga viral (copias/ml) y las subpoblaciones linfocitarias se pueden analizar durante toda la enfermedad, y junto con el descenso de anticuerpos son marcadores pronósticos de la misma.

- Los virus hepatotropos son virus de diferentes familias que tienen preferencia por las células hepáticas. Producen síntomas similares como diarrea, vómitos e ictericia, aunque hay tipos que pueden cronificar e incluso producir hepatocarcinomas como los tipos B y C. El diagnóstico se realiza fundamentalmente por la identificación de anticuerpos.

$$\left[\begin{array}{c} \textit{Preguntas y respuestas} \\ \textit{Tema 30} \end{array} \right]$$

https://amazingbooks.es/faq-tecnicos-de-laboratorio-bloque-tematico-30

TEMA 31

EPIDEMIOLOGÍA Y GESTIÓN DE RESIDUOS SANITARIOS

Autor: Iván Sanz Muñoz

31.1 Epidemiología. Definiciones y conceptos

La **epidemiología** puede ser definida como "la ciencia que estudia y analiza los determinantes de las condiciones de salud de las poblaciones humanas, así como las modalidades y el impacto de las respuestas sociales instauradas para atenderlas". En general, la epidemiología busca los factores que están relacionados con la presentación determinada de las enfermedades que afectan al ser humano, en términos de frecuencia, distribución y causas. La epidemiología no solo busca analizar estas causas, sino que también busca aportar soluciones a esas enfermedades, teniendo por tanto una parte con fines teóricos y una parte con fines prácticos (Figura 1):

Figura 1 Objetivos teóricos y prácticos de la epidemiología

Fines teóricos	Fines prácticos
- Exactitud	- Mejorar la definición y clasificación de las enfermedades
- Clasificación	- Identificar grupos de riesgo para las enfermedades y que programas de Salud hay que establecer
- Razonamiento	- Descubrir las causas de las enfermedades como labor preventiva
- Normalidad	- Evaluar la eficacia de los programas de Salud
- Representatividad	- Vigilancia epidemiológica

31.1.1 Método epidemiológico

El método epidemiológico sigue las mismas bases de observación, experimentación y formulación de hipótesis que el método científico. Cada fase requiere de una serie de pasos que se deben cumplir y que se detallan a continuación (Figura 2):

Figura 2 Fases del método epidemiológico

Etapa Descriptiva

1. Observación del fenómeno
- Observación directa de los hechos naturales para identificar un problema, confirmar la homogeneidad de los hechos o recolectar todos los hechos

2. Comparación de los datos observados
- Clasificación y homogeneización de los datos obtenidos para proceder a su análisis

Etapa Analítica

3. Elaboración de una hipótesis
- Formular un concepto que describa de forma plausible y lógica la causa de los hechos que se han observado

Etapa Experimental

4. Experimentación de la hipótesis
- Verificación técnica de la certeza de la hipótesis analizando la validez de la información obtenida, la reproducibilidad del estudio y su exactitud

5. Formulación de una Ley
- Emisión de un informe sobre las causas y las características de un fenómeno de la Salud y puesta en marcha de las medidas de prevención o promoción de la enfermedad

31.2 Epidemiología de las enfermedades infecciosas y transmisibles

31.2.1 Definiciones y conceptos

Para el estudio de la epidemiología de las enfermedades infecciosas es necesario conocer ciertas definiciones y conceptos:

- **Enfermedad infecciosa:** enfermedad producida por un microorganismo que no se encuentra normalmente en el cuerpo, que está vivo y que provoca una respuesta negativa del organismo infectado. Es necesario distinguir de aquellos agentes transmisibles pero que no causan respuestas negativas (no causan clínica) o que conviven con el huésped (como muchas bacterias).

- **Enfermedad transmisible o contagiosa:** enfermedad infecciosa que es contagiosa y que se puede transmitir directa o indirectamente de una fuente a otra mediante un agente causal o sus toxinas.

- **Agente causal:** organismo vivo que por sus características puede generar un trastorno de la salud al huésped, y de forma directa o indirecta el desarrollo de una enfermedad infecciosa.

Los agentes causales tienen diferentes características que son definitorias de su capacidad para producir las enfermedades infecciosas. Todos estos factores dependen en mayor o menor medida tanto del huésped como del agente causal. Se describen a continuación:

- **Contagiosidad:** capacidad del agente para transmitirse entre diferentes individuos.

- **Infectividad:** capacidad del agente para invadir un organismo y provocar una infección.

- **Patogenicidad:** capacidad del agente de producir enfermedad en el organismo al que infecta.

- **Virulencia:** capacidad del agente causal de producir enfermedad grave o la muerte del individuo.

- **Antigenicidad o inmunogenicidad:** capacidad del agente causal de generar una respuesta inmune del organismo al que infecta.

¡Recuerda!

La capacidad de un microorganismo de producir una determinada enfermedad infecciosa en el ser humano depende de factores tanto del huésped como del agente causal, como por ejemplo la contagiosidad, infectividad, patogenicidad, virulencia y antigenicidad o inmunogenicidad que produce en el huésped.

31.2.2 Cadena epidemiológica

La cadena epidemiológica es el conjunto de factores necesarios para que un determinado agente causal provoque una enfermedad transmisible o contagiosa. Estos elementos se muestran en la Figura 3 y se describen a continuación:

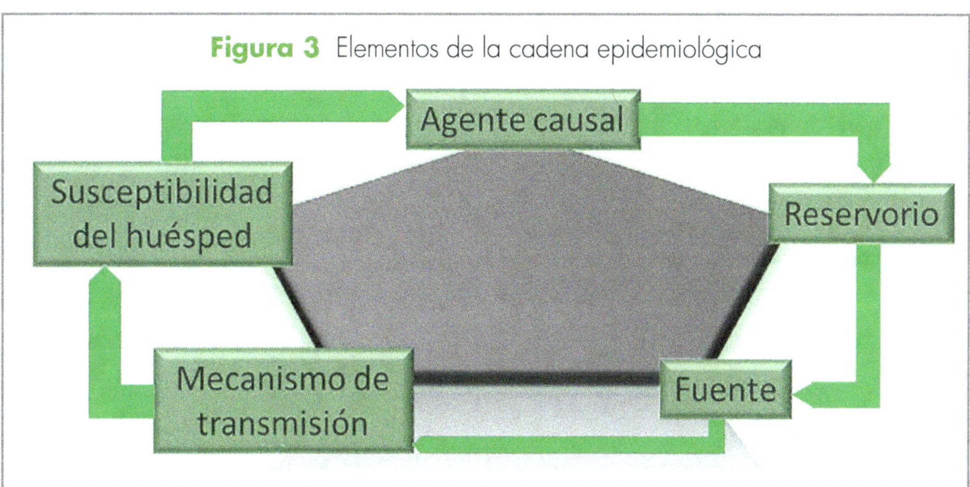

Figura 3 Elementos de la cadena epidemiológica

Reservorio

Toda persona, animal, vegetal o suelo en el que el agente causal vive y se multiplica y del cual depende para su supervivencia. Es el lugar determinado donde el microorganismo que produce una determinada patología se aloja de manera indefinida o crónica. Existirán distintos tipos de reservorios según la naturaleza de los mismos (Figuras 4 y 5):

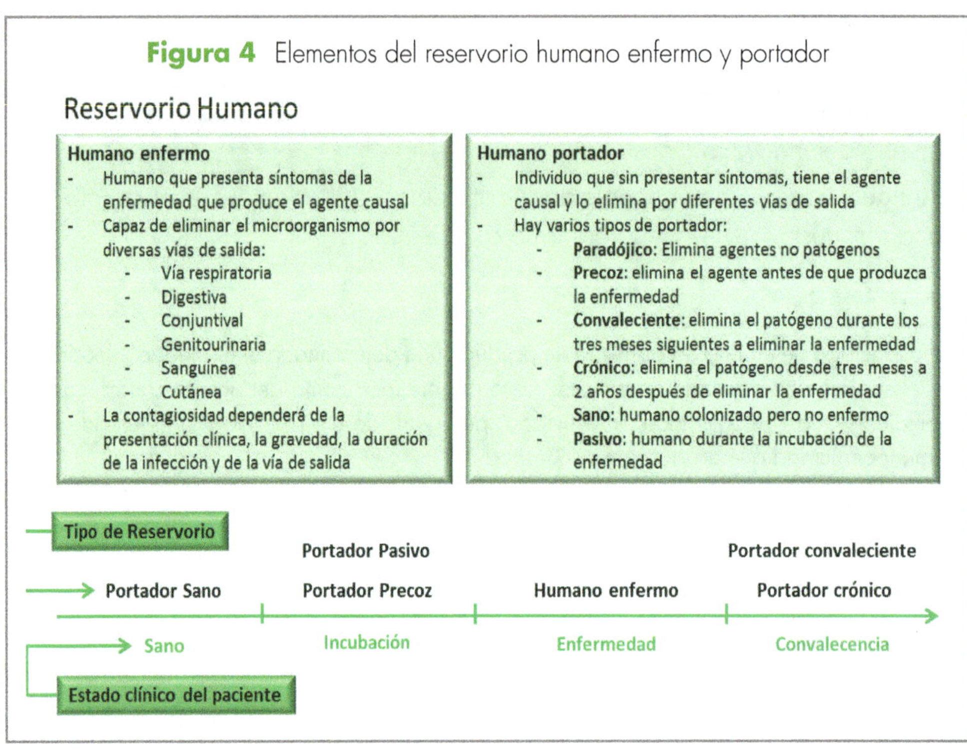

Fuente

Una fuente es aquel ser humano (fuente homóloga), animal o telúrico (fuente heteróloga) que puede transmitir la infección a un individuo susceptible. El agente causal debe poder reproducirse en la fuente para poder seguir infectando nuevos huéspedes. Un reservorio puede actuar como fuente al transmitir directamente el agente causal a un individuo susceptible, o haber una fuente intermedia si la cadena de transmisión está más avanzada, como se muestra con un ejemplo en la Figura 6 con el virus Ébola:

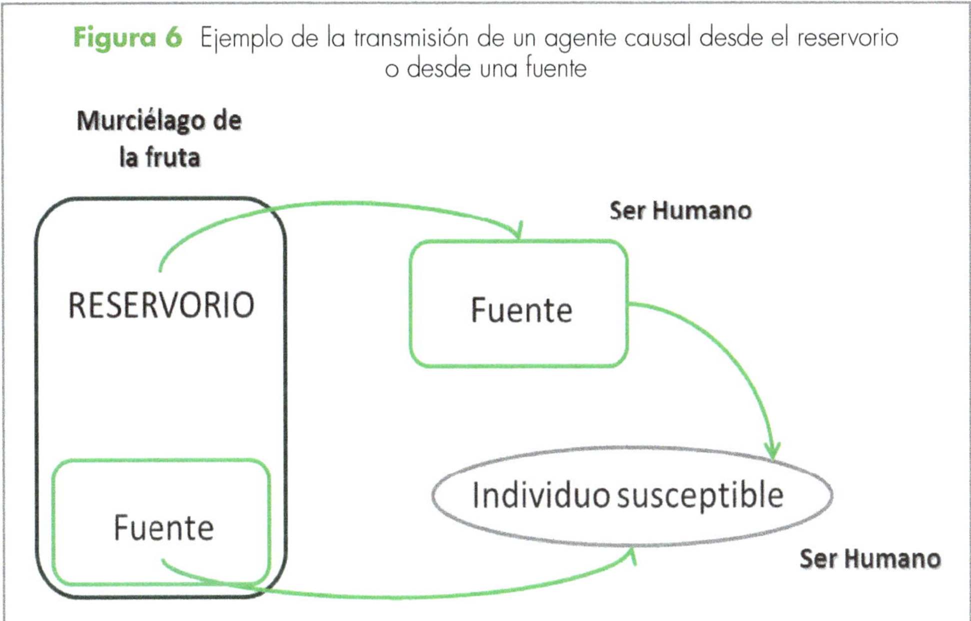

Figura 6 Ejemplo de la transmisión de un agente causal desde el reservorio o desde una fuente

Ejemplo práctico 1

En el virus Ébola, el reservorio del virus es un murciélago frugívoro que vive en la selva africana. Si este murciélago muerde a un individuo susceptible y le transmite el virus, además de reservorio actúa como fuente de la transmisión del virus. Ese individuo susceptible infectado pasa a ser fuente para otros individuos susceptibles, pudiéndoles transmitir el virus Ébola.

Mecanismo de transmisión

El mecanismo de transmisión es el conjunto de mecanismos que usa un agente causal para llegar hasta un determinado huésped. Estos pueden ser directos, indirectos o usar ambos tipos de mecanismos:

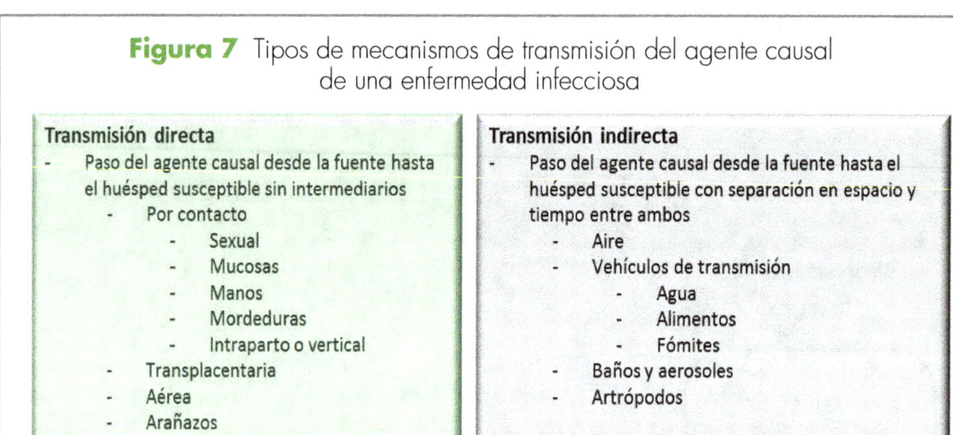

Figura 7 Tipos de mecanismos de transmisión del agente causal de una enfermedad infecciosa

Susceptibilidad del huésped

Un huésped susceptible es todo sujeto sano que es capaz de enfermedad por el contacto e infección de un agente causal. Este grado de susceptibilidad se ve influenciado por:

- **La vía de entrada:** lugar por donde entra el agente causal en el huésped. Dependiendo de cuál sea puede servir como zona de reproducción del agente o de llegada de este a otros órganos.

- **El sistema inmunológico:** capacidad del huésped de luchar contra la infección de un determinado agente causal. Depende en gran medida del estado de inmunocompetencia del individuo y de circunstancias concretas que le estén afectando negativamente como infecciones por VIH, tumores, enfermedades autoinmunes o inmunodepresoras, o incluso ciertos tipos de medicación.

¡Recuerda!

La cadena epidemiológica es un conjunto de factores necesarios para que un determinado agente causal provoque una enfermedad infecciosa en un individuo. Esta cadena epidemiológica está formada por un agente causal, su reservorio, la fuente que va a transmitir este agente causal, el mecanismo de trasmisión de este agente y la susceptibilidad del huésped.

31.2.3 Prevención de enfermedades infecciosas y transmisibles

La prevención de enfermedades es uno de los objetivos básicos dentro del estudio epidemiológico. La observación y uso correcto del método epidemiológico suministra información sobre las enfermedades infecciosas, y da pistas sobre cómo se han de tratar y qué mecanismos de prevención pueden ser utilizados. Conocer la cadena epidemiológica es esencial para reconocer los puntos más útiles para cortar la transmisión desde el reservorio o la fuente hasta los individuos susceptibles, evitando así la progresión de la enfermedad. Las acciones que se pueden tomar se distinguen a tres niveles diferentes (Figura 8):

Figura 8 Niveles de acción para la prevención de las enfermedades infecciosas

1. Acciones sobre la fuente
- Detección precoz del agente causal por mecanismos de vigilancia y de Atención Primaria y notificación de casos de Enfermedades de Declaración Obligatorio (EDO)
- Aislamiento y tratamientos precoces del enfermo
- Desinfección de excretas y fómites
- Educación Sanitaria a la población

2. Acciones sobre el mecanismo de transmisión
- Medidas sanitarias como:
    - Saneamiento
    - Potabilización y depuración de aguas
    - Desinfección de fómites
    - Control de plagas y uso de insecticidas
    - Ventilación
    - Educación sexual (uso de preservativos)

3. Acciones sobre los individuos susceptibles
- Mecanismos para aumentar la resistencia de los individuos a las infecciones:
    - Vacunación (inmunización)
    - Quimioprofilaxis
    - Promoción de la buena alimentación
    - Desinfección de los alimentos
    - Control individual de la higiene

31.2.4 Vigilancia epidemiológica

La vigilancia epidemiológica es un proceso de observación reglada y coordinada cuyo objetivo es evaluar la distribución, características e incidencia de las enfermedades que supongan una amenaza para la Salud Pública, como las Enfermedades de Declaración Obligatoria (EDO). Esto se realiza mediante la recogida de datos científicos de un modo estandarizado y predeterminado, que muchas veces se realiza a través de los canales ya instaurados de la Sanidad Pública como Atención Primaria o Atención Especializada. En otros cambios, sin embargo, se realiza a través de redes específicamente creadas para la vigilancia de una determinada enfermedad.

Un ejemplo de red de vigilancia epidemiológica sería la vigilancia internacional de la gripe, que es el sistema de vigilancia epidemiológica más antiguo existente. Esta red está coordinada por la Organización Mundial de la Salud

(OMS) y cuenta con distintos centros locales en muchos de los países del planeta, denominados Centros Nacionales de Gripe, cuyo objetivo es vigilar este patógeno a través del diagnóstico, caracterización antigénica y genética y evaluación de resistencias a fármacos antivirales. En España, existen tres de estos centros, ubicados en las ciudades de Valladolid, Madrid y Barcelona. Este tipo de redes permite, por ejemplo, emitir informes semanales sobre la actividad de la gripe, pero también evaluar cuáles son las mejores cepas para incluir en la vacuna antigripal de la temporada siguiente. Como ejemplo, la distribución de la red de vigilancia internacional de la gripe se muestra a continuación (**Figura 9**):

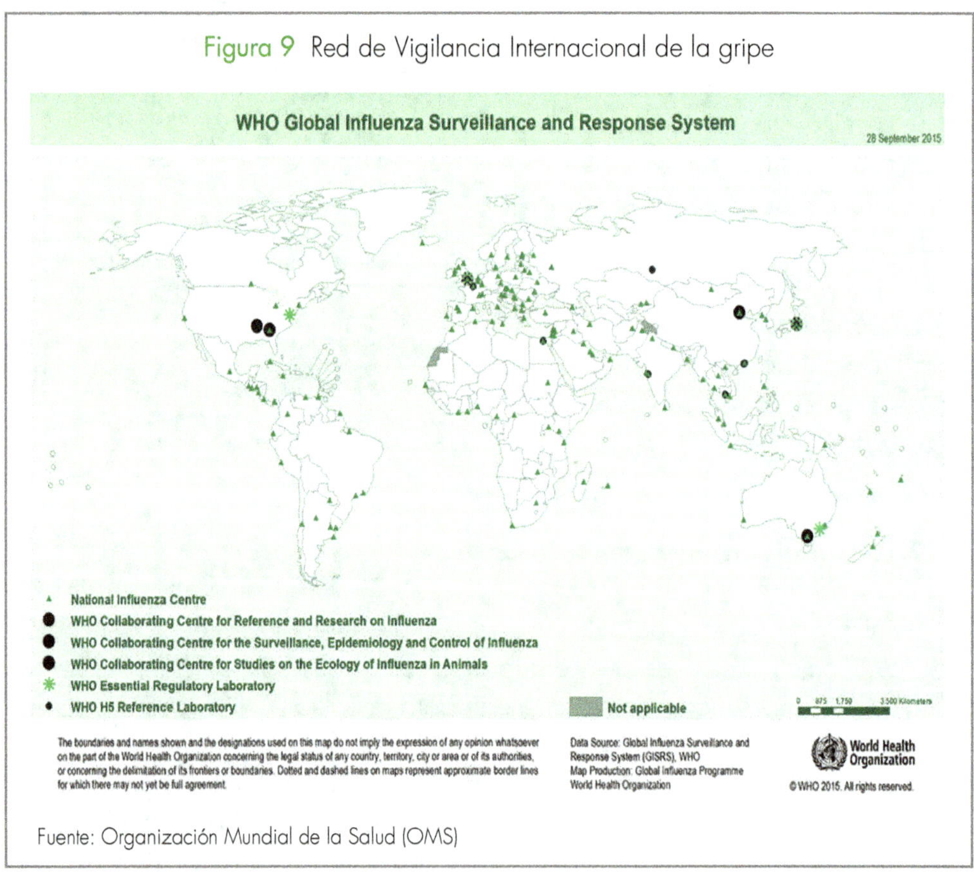

Figura 9 Red de Vigilancia Internacional de la gripe

Fuente: Organización Mundial de la Salud (OMS)

Este tipo de trabajo de vigilancia se puede hacer extensible a cualquier enfermedad, infecciosa o no, ya que la evaluación y seguimiento de las mismas permite tomar acciones correctoras, preventivas o de otra índole, que lleven a disminuir la carga de la enfermedad en la sociedad.

La vigilancia epidemiológica se fundamenta en tres estrategias (Figura 10):

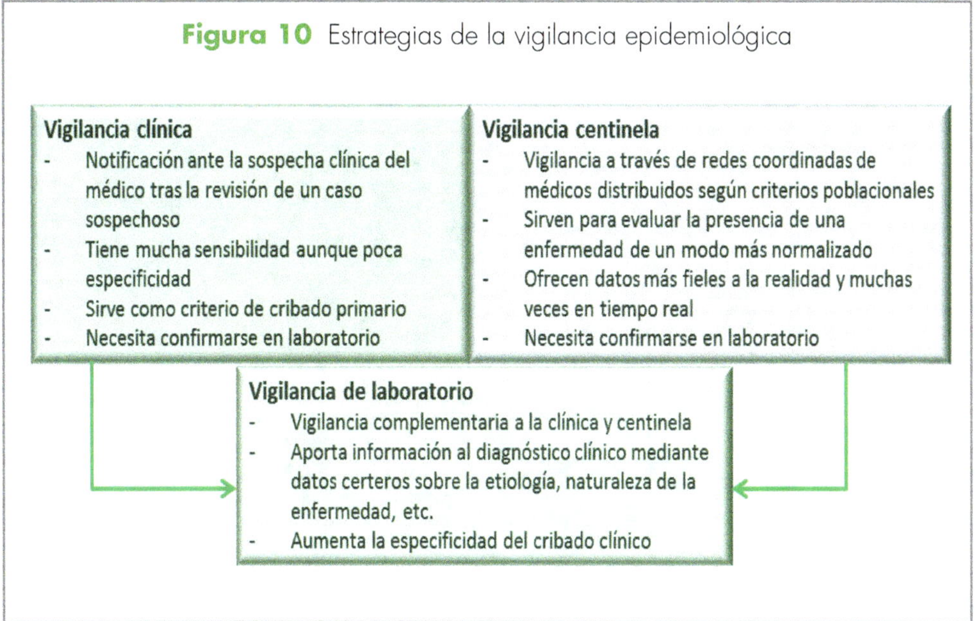

31.3 Gestión de residuos sanitarios

La gestión de residuos sanitarios está reglada por la Ley 22/2011 del 28 de julio de residuos y suelos contaminados. Esta Ley recoge cómo se deben gestionar todos los residuos que se encuentran dentro de un entorno hospitalario, tanto los urbanos habituales (papel, cartón, plástico, alimentos, etc.) como aquellos específicos que puedan ser infecciosos, tóxicos, radioactivos o inocuos. Para ello, esta Ley enmarca que un Centro Sanitario es aquel establecimiento público o privado en el que se desarrollan temporalmente o permanentemente actividades relacionadas con la salud. Por lo tanto, los residuos sanitarios serán aquellos derivados de la actividad de este tipo de centros.

31.3.1 Residuos sólidos

Los residuos sólidos se pueden clasificar en seis tipos en función de su origen y peligrosidad, que puede variar según la legislación vigente en cada comunidad autónoma (Figura 11):

Figura 11 Clasificación de los residuos sanitarios según su peligrosidad del grupo I al grupo IV

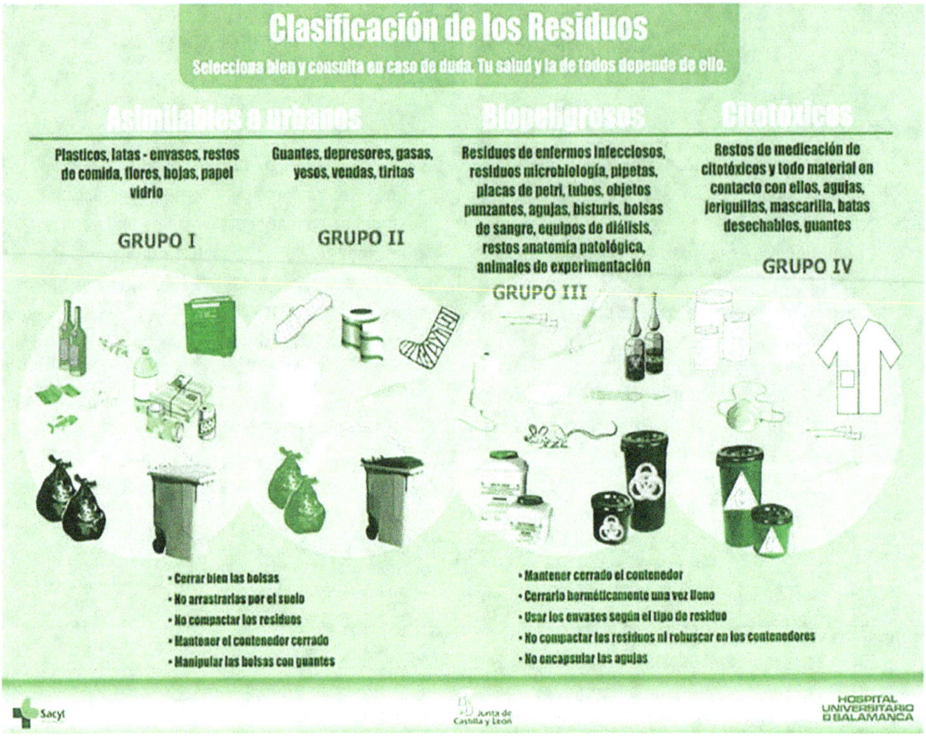

Residuos tipo I – Asimilables a urbanos

Son residuos asimilables a los residuos urbanos comunes. No son específicos de la actividad sanitaria y no son tóxicos, por lo que han de ser tratados como residuo urbano. Algunos ejemplos de este tipo de residuos que se pueden encontrar en un entorno sanitario son los siguientes:

- Residuos administrativos y material de oficina.

- Mobiliario y equipamiento médico en desuso.

- Vidrio.

- Plástico de embalaje.

Este tipo de residuos debe ser separado y recogido en homologadas y deberán ser cerradas para su transporte. Estas bolsas serán introducidas en contenedores homologados y recogidas diariamente. En caso de disponer, es esencial utilizar compactadores de residuos. La zona de almacenamiento de residuos tipo I debe ser limpiada diariamente con jabón y lejía.

Existen residuos especiales dentro del tipo I que deben ser gestionados por separado. Por su parte, los residuos de colchones, papel y cartón y mobiliario en desuso deben ser eliminados por empresas de recogida específica. En el caso de los residuos alimentarios serán depositados en un depósito específico con salida directa al exterior. Esta zona podrá estar refrigerada si la climatología lo requiere.

Residuos tipo II – Sanitarios asimilables a urbanos

Son los productos producidos como consecuencia de la actividad sanitaria asistencial y de investigación, no incluidos en las categorías III y IV. Algunos ejemplos se muestran a continuación:

- Gasas, vendajes, algodón usado y tiritas.

- Compresas de único uso con restos de sangre, secreciones y excreciones.

- Yesos.

- Ropa usada manchada con fluidos corporales no infecciosos.

- Bolsas vacías de orina, sondas vesicales o nasogástricas

- Material de un solo uso para recogida de líquidos corporales

Este tipo de residuos debe ser separado y recogido en **bolsas de color verde (salvo especificación de otro color)** homologadas y deberán ser cerradas para su transporte. Estas bolsas serán introducidas en contenedores homologados del mismo color y recogidas diariamente.

Residuos tipo III – Biopeligrosos

Son los productos producidos como consecuencia de la actividad sanitaria asistencial y de investigación, y que conlleva un riesgo potencial para los trabajadores expuestos o para el medioambiente. Es necesario disponer de medidas específicas para su manipulación, recogida, almacenamiento, transporte, tratamiento y eliminación. Algunos ejemplos se muestran a continuación:

- Material infeccioso.

- Material punzante o cortante como agujas, lancetas, pipetas, hojas de bisturí.

- Residuos microbiológicos procedentes del laboratorio de microbiología.

- Residuos infecciosos de animales de experimentación.

- Vacunas vivas y atenuadas.

- Sangre y hemoderivados en forma líquida.

- Residuos procedentes de las unidades de diálisis.

- Residuos anatómicos no identificables potencialmente infectados.

Este tipo de residuos debe ser separado y recogido dependiendo de si son objetos cortantes y punzantes o no. Los objetos **traumáticos (cortantes y punzantes)** deben introducirse sin manipulación en **recipientes de color amarillo** de un solo uso de estructura rígida y biodegradable. Estos deben contar con cuerpo y tapa, deben ser estancos e impermeables y de un volumen máximo de 2 litros. Estos recipientes, cuando estén llenos, se depositarán en contenedores rígidos destinados a residuos no traumáticos.

Los residuos no **traumáticos (no cortantes ni punzantes)** se deben depositar en **contenedores rígidos de color amarillo** con un cierre fácil de abrir hasta su llenado. Este cierre una vez lleno debe ser hermético. En lo posible, se deben depositar estos residuos dentro de **bolsas de color rojo** adaptadas a este tipo de residuos y que deben estar metidas dentro del contenedor de color amarillo hasta su cierre. Tanto los residuos traumáticos como no traumáticos pueden ser incinerados o autoclavados por la propia instalación sanitaria si dispone de incinerador, tratándolos posteriormente como residuos urbanos. En caso de no disponer de estas instalaciones se tendrá que encargar alguna empresa autorizada. La eliminación de estos residuos debe ser diaria.

Residuos tipo IV – Residuos químicos y citostáticos (citotóxicos)

Son los productos químicos como los citostáticos, sustancias químicas peligrosas, medicamentos caducados, restos de medicamentos antineoplásicos y el material relacionado con estos productos. El riesgo de este tipo de residuos es su capacidad cancerígena, mutagénica y teratogénica, así como sus efectos irritativos y alérgicos.

Este tipo de residuos debe ser eliminado en **bolsas de color rojo** dentro de y recogido por empresas especializadas.

Residuos tipo V – Residuos anatómicos humanos

Son los tejidos y partes del cuerpo de pequeña entidad, a excepción de piezas dentarias, incluidos aquellos que son fruto de la concepción, obtenidos como consecuencia de traumatismos o durante actividades quirúrgicas o forenses no conservados persevantes como el formaldehído. Este tipo de residuos debe asimilarse como de clase III y debe ser depositado en **contenedores rígidos de color amarillo,** depositándose previamente en siempre que sea posible. Por otra parte, los residuos anatómicos humanos de mayor entidad, como los cadáveres o los restos humanos procedentes de abortos, mutilaciones y operaciones quirúrgicas, se regula por el Reglamento de Policía Mortuoria Sanitaria.

Residuos tipo VI – Residuos radioactivos

El uso de elementos radiactivos en el entorno sanitario es común para tratamientos y para diagnóstico. Debido a su capacidad cancerígena, mutagénica y teratogénica, es necesaria su eliminación reglada. Existen dos tipos de residuos radiactivos, los sólidos y los líquidos.

Sólidos

- Jeringas, viales de vidrio, guantes, paños.

- Generadores isotópicos.

- Cápsulas de cobalto, cesio e iridio.

Líquidos

- Suspensiones acuosas de productos radiactivos.

- Excretas de pacientes sometidos a tratamientos isotópicos no encapsulados.

Todo este tipo de residuos debe ser manipulado por personal especializado, ya sea de la institución sanitaria o externo según las características del producto lo requieran. El personal que manipule este tipo de residuos deberá llevar colocado un dosímetro de radiación que permita evaluar que la dosis recibida no excede lo permitido, debiendo someterse a reconocimientos médicos periódicos.

Residuos líquidos

Los residuos líquidos, a diferencia de los sólidos, tienen el inconveniente de que a concentraciones elevadas pueden producir un perjuicio contra el medioambiente, por lo que requieren de contenedores especiales que eviten su derrame. Los residuos líquidos se podrán eliminar de tres formas diferentes:

- Eliminación directa al alcantarillado:

    - Los residuos no tóxicos ni peligrosos se pueden verter al alcantarillado, como, por ejemplo, el agua de lavado de enfermos y personal sanitario, las excretas o la orina, así como el agua de limpieza del centro sanitario.

- Eliminación de residuos con tratamiento previo:

  - Existen ciertos residuos que pueden verterse al alcantarillado pero deben ser tratados previamente por sus propiedades. Estos son, por ejemplo, los aceites y grasas, residuos corrosivos o las mezclas explosivas. Los tratamientos antes del vertido suelen ser la neutralización del pH sobre todo para compuestos ácidos o básicos, y la dilución en cantidades grandes de agua (al menos cinco volúmenes superior al vertido).

- Eliminación de residuos líquidos de vertido prohibido:

  - Ciertos compuestos, como los citostáticos o los elementos radiactivos, no deben eliminarse nunca por el alcantarillado por sus componentes mutagénicos, carcinogénicos y teratogénicos. Deben ser gestionados por personal especializado del centro y retirados en contendores estancos por empresas especialmente habilitadas para ello.

En la Figura 12 se muestra un recordatorio de los 4 tipos de residuos básicos y los colores de sus contenedores y bolsas:

Figura 12 Color de la bolsa y contenedor de los residuos de tipo I, II, III y IV

Residuos tipo I Asimilables a urbanos	Residuos tipo II Sanitarios asimilables a urbanos	Residuos tipo III Biopeligrosos	Residuos tipo IV Químicos y citostáticos (Citotóxicos)
• Residuos administrativos y material de oficina • Mobiliario y equipamiento médico en desuso • Vidrio • Plástico de embalaje	• Gasas, vendajes, algodón usado y tiritas • Bolsas vacías de orina, sondas vesicales o nasogástricas • Material de un solo uso para recogida de líquidos corporales	• Material infeccioso y punzante o cortante • Residuos microbiológicos • Residuos infecciosos de animales de experimentación • Vacunas vivas y atenuadas • Residuos anatómicos no identificables potencialmente infectados	• Sustancias químicas peligrosas • Medicamentos caducados • Restos de medicamentos antineoplásicos • Material relacionado con estos productos

 GUÍA PRÁCTICA PARA TÉCNICO SUPERIOR DE LABORATORIO DE DIAGNÓSTICO CLÍNICO Y BIOMÉDICO

¡Recuerda!

- La capacidad de un microorganismo de producir una determinada enfermedad infecciosa en el ser humano depende de factores tanto del huésped como del agente causal, como, por ejemplo, la contagiosidad, infectividad, patogenicidad, virulencia y antigenicidad o inmunogenicidad que produce en el huésped.

- La cadena epidemiológica es un conjunto de factores necesarios para que un determinado agente causal provoque una enfermedad infecciosa en un individuo. Esta cadena epidemiológica está formada por un agente causal, su reservorio, la fuente que va a transmitir este agente causal, el mecanismo de trasmisión de este agente y la susceptibilidad del huésped.

- La vigilancia epidemiológica tiene como objetivo la observación de la distribución, características e incidencia de las enfermedades que amenazan la Salud Pública. Esta vigilancia se realiza normalmente a través de los servicios de Atención Primaria y Atención Especializada, los cuales deben comunicar siempre casos de Enfermedades de Declaración Obligatoria (EDOs), entre otros. Sin embargo, existen redes específicas creadas para la vigilancia de enfermedades muy concretas de alto impacto en la población, como por ejemplo la gripe. Estas redes están coordinadas por entidades superiores, como la Organización Mundial de la Salud, y tienen fines muy específicos, como el seguimiento del virus de la gripe o la adecuación anual de las cepas vacunales

[*Preguntas y respuestas*
Tema 31]

https://amazingbooks.es/faq-tecnicos-de-laboratorio-bloque-tematico-31

BLOQUE TEMÁTICO IV

Inmunología y serología

TEMA 32

INMUNOLOGÍA CELULAR. REACCIÓN ANTÍGENO-ANTICUERPO. SISTEMA DEL COMPLEMENTO. ANTÍGENOS DE HISTOCOMPATIBILIDAD

Autora: Wysali Trapiello Fernández

32.1 Características generales del sistema inmune

32.1.1 Propiedades generales

El sistema inmunológico es un conjunto de células, tejidos y órganos distribuidos por todo el cuerpo que se encargan de neutralizar y destruir agentes patógenos como hongos, bacterias, virus y parásitos.

La función del sistema inmune es defender el organismo frente a sustancias extrañas, es decir, microorganismos y macromoléculas como proteínas y polisacáridos. Una de las características más importantes del sistema inmune es la **tolerancia,** es decir, es capaz de distinguir lo propio de lo extraño. Si el sistema inmune actúa por exceso o por defecto, la tolerancia se ve afectada y aparecen las enfermedades inmunitarias: autoinmunidad, hipersensibilidad e inmunodeficiencia. El sistema inmune actúa en dos fases que se corresponden a la inmunidad innata mediante mecanismos de defensa inespecíficos y a la inmunidad adaptativa que usa mecanismos específicos.

El estudio de la inmunología tiene múltiples utilidades. La respuesta del sistema inmune muchas veces forma parte de manifestaciones de ciertas enfermedades como la inflamación. Las vacunas imitan artificialmente al sistema inmune con el objetivo de crear memoria inmunológica. La terapia biológica es una terapia con componentes inmunológicos para potenciar el sistema inmune para el tratamiento de enfermedades como la psoriasis o el cáncer. En el trasplante es imprescindible el control del sistema inmune mediante fármacos que inhiben su respuesta para evitar el rechazo del órgano o tejido. En las enfermedades alérgicas se produce una respuesta excesiva del sistema inmune ante diversos agentes, por lo que los fármacos antihistamínicos y corticoides tratan de frenar esta respuesta. Hay ciertas enfermedades como la esclerosis múltiple o la diabetes *mellitus* tipo I en las que el agente causal principal es el ataque del sistema inmunitario contra elementos propios (enfermedades autoinmunes).

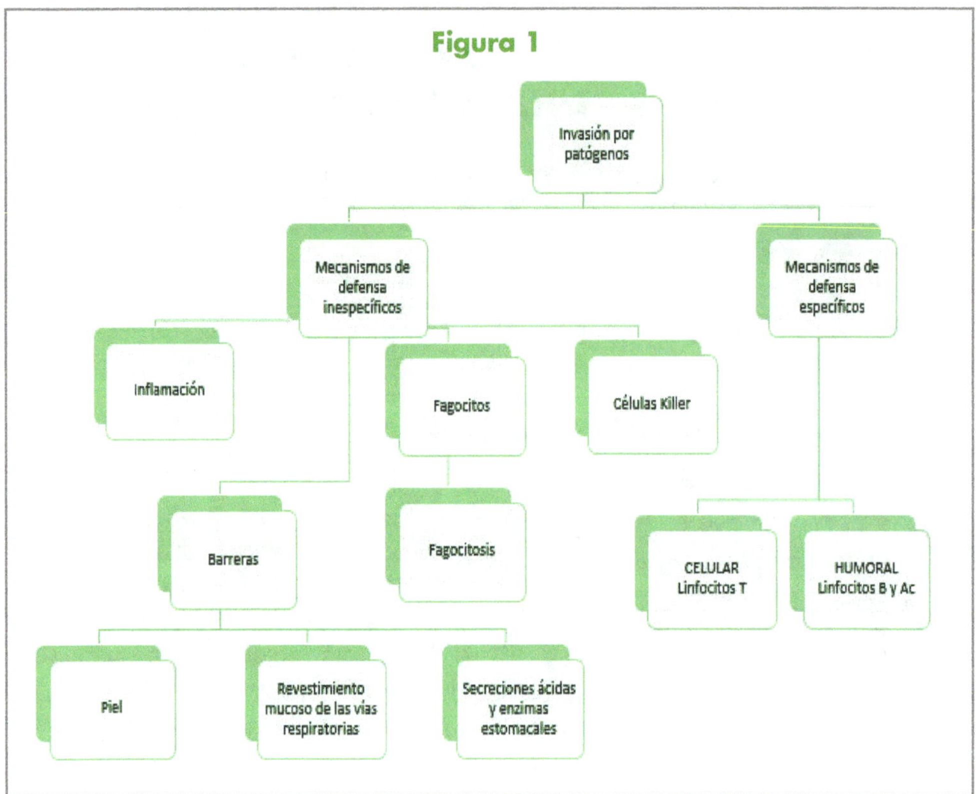

¡Recuerda!

Inmunidad activa: inmunidad inducida por la exposición a un antígeno extraño. Se desempeña una función activa en la respuesta ante el antígeno.

Inmunidad pasiva: la inmunidad se adquiere mediante la trasferencia de suero o linfocitos procedentes de una persona con inmunidad específica. Un ejemplo es la transferencia de anticuerpos de la madre al feto o las vacunas.

Organización del sistema inmunológico

- Órganos linfoides primarios o centrales: principal origen de la linfopoyesis donde estas células aprenden a discriminar entre antígenos propios y los antígenos extraños.

- Médula ósea: órgano madurativo de los linfocitos B.

- Timo: donde maduran los precursores linfoides de células T.

- Órganos linfoides secundarios o periféricos: los linfocitos B y T maduros abandonan los órganos centrales pasando a la circulación y se localizan en los órganos linfoides.

  - Bazo: en la pulpa roja se produce la destrucción de eritrocitos viejos y la pulpa blanca es rica den linfocitos T y linfocitos B.

  - Ganglios linfáticos: su función es filtrar los antígenos procedentes del espacio extracelular.

  - Tejido linfoide asociado a mucosas (MALT): se encuentra en áreas mucosas gastrointestinales, respiratorias...

  - Áreas inmunológicamente privilegiadas: cerebro, testículos y cámara anterior del ojo.

32.1.2 Comparación entre sistema innato y el adaptativo

La defensa contra los microorganismos está mediada por las reacciones **tempranas de la inmunidad innata** y las respuestas más **tardías de la inmunidad adaptativa.** Comparación entre ambas respuestas:

- La respuesta innata se caracteriza por poseer todos sus componentes al nacer, el adaptativo se desarrolla ante la presencia de un patógeno y se adapta a él.

- La innata se desarrolla rápidamente (minutos u horas) mientras que la adaptativa se produce más lentamente entre días y semanas.

- La respuesta innata es inespecífica, reconoce patrones moleculares asociados a patógenos (PAMP, *pathogen assocated molecular patterns*) comunes a muchos patógenos. La respuesta adaptativa es muy específica, la provoca un componente molecular llamado antígeno, propio de cada patógeno.

- La respuesta inmune adaptativa da lugar a la expansión clonal en el que las células implicadas proliferan. La respuesta innata no presenta esta propiedad.

- La respuesta adaptativa presenta memoria inmunológica. La respuesta va a ser más rápida y eficaz en un segundo contacto con el patógeno. La respuesta innata no tiene recuerdo de los patógenos ante los que actúa.

El sistema inmune está compuesto por dos tipos de respuestas con características muy distintas:

	Innata	**Adaptativa**
Especificidad	Patrones moleculares asociados a patógenos	Antígenos de microorganismos y antígenos no microbianos
Memoria	Ninguna	Sí
Barreras físicas y químicas	Piel, epitelios mucosos, productos químicos antimicrobianos.	Linfocitos presentes en los epitelios; anticuerpos producidos en las superficies epiteliales.
Células	Fagocitos: Células dendríticas Macrófagos Neutrófilos Linfocitos NK	Células dendríticas Linfocitos T Linfocitos B
Moléculas	Receptores de reconocimiento de patrones Complemento Citoquinas	TCR BCR Anticuerpos Citoquinas
Procesos	Inflamación Fagocitosis Citotoxicidad	Colaboración para: fagocitosis citotoxicidad inhibición

Componentes del sistema inmune innato

Para poder llevar a cabo su función, el sistema inmune innato presenta barreras, células y moléculas que actúan en conjunto para desencadenar los distintos procesos:

- Las barreras pueden ser:

  - **Físicas:** piel y mucosas.

  - **Químicas:** lágrimas, acidez del sudor, revestimiento mucoso de las vías respiratorias.

  - **Microbiológicas:** mediante microorganismos comensales que compiten con patógenos.

- Células que pueden ser de dos tipos diferentes:

  - Células fagocíticas:

    - Neutrófilos.

    - Monocitos y macrófagos.

    - Células dendríticas (DC).

  Macófagos y DC se encuentran en piel, mucosas y tejidos en general. Mientras que monocitos y neutrófilos están en la sangre.

- Linfocitos citolíticos naturales, también llamados células NK, son capaces de destruir células tumorales o infectadas. Se encuentran en la sangre.

  - Las moléculas son:

- **Receptores de reconocimiento de patrones:** capaces de reconocer moléculas conservadas a lo largo de la evolución en distintos patógenos y de unirse a ellas.

- **Sistema del complemento:** conjunto de proteínas encargadas de la opsonización (recubrimiento de patógenos para la posterior fagocitosis por células fagocíticas), inducción de la inflamación y formación de poros en el patógeno para su lisis.

- **Citoquinas:** moléculas mensajeras que participan en las señales de migración celular, activación de linfocitos NK e inhibición de linfocitos T.

El sistema inmune innato desencadena los siguientes procesos:

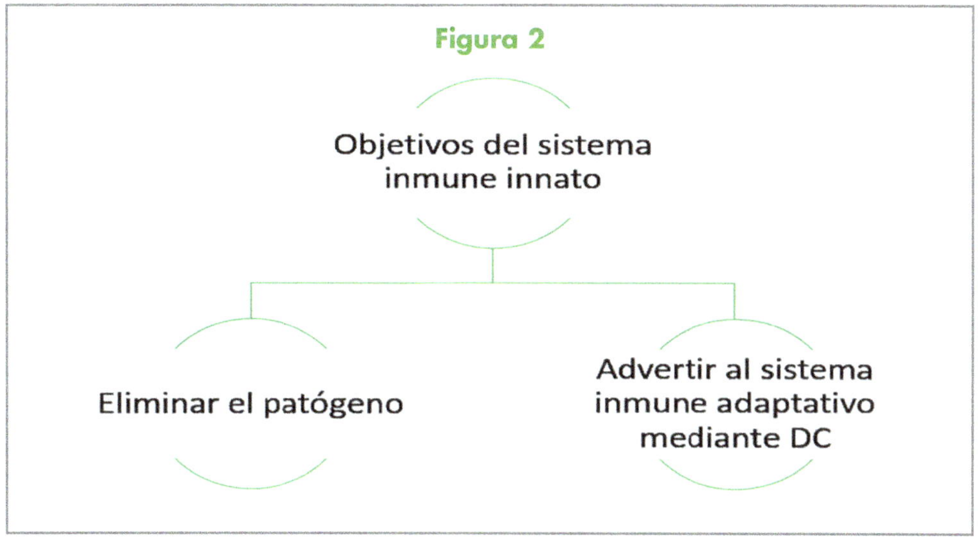

- **Inflamación:** es uno de los primeros mecanismos que se ponen en marcha tras el reconocimiento de los patrones moleculares asociados a patógenos (PAMP). Consiste en la atracción y migración de células hacia el punto de infección. Los estímulos inflamatorios son las citoquinas inflamatorias (TNF-α o factor de necrosis tumoral y las interleuquinas 1 y 6), la histamina liberada por mastocitos y el sistema del complemento. La inflamación tiene como objetivo localizar el foco de infección, que no se propague, para ello actúan las proteínas de coagulación. Tras un daño en el tejido se siguen las siguientes fases de la inflamación:

  a) **Activación de las paredes de los vasos sanguíneos:** se aumenta la permeabilidad de la pared del vaso sanguíneo permitiendo la salida de líquido y proteínas (como el sistema del complemento) desde la sangre.

  b) **Quimiotaxis:** la pared de los vasos sanguíneos está formada por células endoteliales que secretan citoquinas que atraen células de la sangre.

  c) **Migración:** salen los leucocitos de la sangre al foco de infección gracias al aumento de permeabilidad de las paredes de los vasos sanguíneos. Esta fase se da en tres pasos consecutivos: rodamiento por la pared, adhesión firme al endotelio y extravasación al punto de infección. La mayoría de leucocitos que migran son neutrófilos (células blancas más abundantes de la sangre 70 %). También migran monocitos, células fagocitarias que se transforman en macrófagos y, por último, los linfocitos NK.

- **Fagocitosis:** las células fagocíticas más importantes son las células dendríticas, los macrófagos y los neutrófilos. La fagocitosis es la captación, ingestión y aislamiento de partículas como patógenos extracelulares. Esta ingestión conlleva la destrucción de dicha partícula en el interior de un fagolisosoma (órgano de digestión de los fagocitos). Se lleva a cabo mediante sucesivas fases:

  a) Adhesión

  b) Ingestión del patógeno y formación del fagosoma

  c) Fusión del fagosoma con el lisosoma

  d) Destrucción del patógeno

- **Citotoxicidad:** acción dirigida a la destrucción de células propias que han sido infectadas por microorganismos intracelulares. Las células especializadas de esta función son las células NK y los linfocitos T CD8 citotóxicos (sistema inmune adaptativo). Se lleva a cabo en varias fases:

  – Reconocimiento y adhesión intercelular

- Activación de la célula efectora

- Fase lítica: puede ser necrosis o apoptosis

Componentes del sistema inmune adaptativo

Los componentes del sistema inmune adaptativo son:

- **Células:** los linfocitos son una variedad de leucocitos presentes en distintos lugares del organismo. Existen dos tipos distintos de linfocitos, linfocitos T y linfocitos B. Los linfocitos se generan en la médula ósea junto al resto de leucocitos del sistema inmune. Posteriormente, tiene lugar un proceso de maduración, que es diferente: los linfocitos B maduran en la médula ósea (*Bone marrow*) y los linfocitos T en el timo. Cuando maduran, pasan a sangre pasándose a llamar linfocitos vírgenes, ya que aún no han tenido contacto con ningún antígeno. Tras contactar con el antígeno se diferencian.

  - Linfocitos T:

    - Linfocitos T vírgenes: T_{CD4} y T_{CD8}

    - Linfocitos T efectores:

      - T_{H1}, T_{H1}, T_{H17}, T_{Hf}: son linfocitos T colaboradores que combaten diferentes patógenos.

      - T_{REG}: inhiben otros linfocitos T.

      - T_C: Linfocitos T citotóxicos.

  - Linfocitos B:

    - Linfocitos B vírgenes: B_1, B_{2ZM}, B_{2F}.

    - Linfocitos B efectores: células plasmáticas (productores de Ac) y linfocitos de memoria.

¡Recuerda!

El 30 % de leucocitos en sangre periférica son linfocitos de los cuales:

- 80 % células T (CD4/CD8 >2).

- 15 % células B.

- 5 % linfocitos no-B, no-T (como las células NK).

Clases de linfocitos:

- Linfocito B: producción de anticuerpos contra antígenos del microorganismo.

- Linfocito T (cooperador): produce citocinas para la activación de macrófagos, inflamación y activación de linfocitos T y B.

- Linfocitos T citotóxicos: destrucción de la célula infectada.

- Linfocito citolítico natural (NK): destrucción de la célula infectada.

32.1.3 Tipos de respuesta inmunitaria adaptativa

- **Inmunidad celular:** mediada por los linfocitos T capaces de destruir los microorganismos que residen dentro de los fagocitos o células infectadas. Estos microorganismos intracelulares son virus y algunas bacterias capaces de proliferar dentro de los fagocitos, donde los anticuerpos no pueden actuar.

- **Inmunidad humoral:** mediada sobre todo por anticuerpos producidos por linfocitos B. Los anticuerpos son capaces de reconocer los antígenos microbianos, neutralizan a los microorganismos y los eliminan. La inmunidad humoral es el principal mecanismo contra microorganismos extracelulares y sus toxinas. Los anticuerpos son específicos por lo que activan distintos mecanismos efectores como es la fagocitosis o mediadores de inflamación por leucocitos.

32.1.4 Características de la respuesta inmunitaria adaptativa

Características	Significado funcional
Especificidad	Los antígenos producen respuestas específicas
Diversidad	Responde a una amplia variedad de antígenos
Memoria	Amplificación de la respuesta ante exposiciones repetidas ante el mismo antígeno
Especialización	Repuestas adecuadas frente a diferentes tipos de microorganismos
Autolimitación	Permite al sistema inmune responder ante el contacto con nuevos antígenos
No respuesta contra sí mismo	Evita la lesión del organismo en la respuesta frente a antígenos extraños

32.1.5 Fases de la respuesta inmunitaria adaptativa

- **Reconocimiento de antígenos:** cada clon de linfocito es capaz de reconocer y responder a un antígeno específico, por lo que cuando llega un antígeno se selecciona y activa el clon preexistente específico (hipótesis de la selección clonal).

- **Activación de los linfocitos:** activación, expansión clonal y diferenciación de las células del sistema inmune adaptativo (linfocitos T y B).

- **Fase efectora:** los linfocitos específicos activados son los encargados de eliminar los antígenos. Los anticuerpos y los linfocitos T eliminan los microorganismos extracelulares e intracelulares respectivamente. Además para amplificar la respuesta se reclutan a las células del sistema inmune innato.

- **Contención u homeostasis:** tras la eliminación del patógeno, la mayoría de los linfocitos de la fase efectora sufren apoptosis (muerte celular programada). Solo sobreviven unos pocos llamados linfocitos de memoria, preparados para una segunda invasión del agente extraño.

32.1.6 Conceptos básicos

- **Antígeno:** se trata de una partícula antigénica completa que posee antigenicidad (capacidad de reaccionar y unirse con Ac) e inmunogenicidad (capacidad de producir o provocar una respuesta inmune específica).

- **Hapteno:** antígeno incompleto de bajo peso molecular que posee antigenicidad pero no inmunogenicidad. Cuando un hapteno va unido a una molécula portadora de naturaleza proteica pasa a ser inmunógeno.

- **Determinante antigénico o epítopo:** estructura específica del Ag que interacciona directamente con el Ac soluble y BCR o con linfocito T (a nivel del TCR).

- **Reconocimiento del antígeno:** necesario para el inicio de la respuesta inmune específica:

  - **Linfocitos B:** reconocen directamente el Ag y se activan produciendo inmunoglobulinas específicas. Respuesta humoral.

  - **Linfocitos T:** necesitan la presentación de Ag. El Ag es reconocido posteriormente por el TCR. Tras la activación se producen diversas citoquinas o la lisis celular. Respuesta celular.

Receptores de antígenos: son moléculas de superficie de los linfocitos T (TCR) y B (BCR). Proporcionan la especificidad que permite a los linfocitos reconocer antígenos. Cada linfocito reconoce un antígeno único a través de su receptor. Diferencias entre TCR y BCR:

- El TCR (en superficie del linfocito T) reconoce antígenos proteicos de pequeño tamaño siempre y cuando sean presentados por las células presentadoras de antígenos (CPA). Esta presentación se hace mediante unas moléculas llamadas HLA.

- El BCR reconoce antígenos de cualquier naturaleza de mayor tamaño (proteínas, lípidos, polisacáridos de gran tamaño). Son antígenos solubles y no necesitan ser presentados por otras células. El BCR solo se une a una región del antígeno llamado epítopo.

32.2 Complejo principal de histocompatibilidad (MHC) o Antígeno leucocitario humano (HLA)

El MHC son moléculas localizadas en la superficie celular. Son esenciales en el desarrollo y regulación de la respuesta inmunitaria ya que presentan péptidos a los linfocitos T. Marcan diferencias entre los individuos, siendo responsables de la autoinmunidad y rechazo de trasplantes.

Vías de presentación de antígenos: las moléculas HLA son moléculas encargadas de recoger el antígeno dentro de las células para presentarlo en la superficie de las células que los presentan al linfocito T.

32.2.1 Clasificación de MHC

- Clase I (HLA-A, B, C): presentes en la superficie de la mayoría de las células nucleadas del organismo. Presentan péptidos antigénicos de origen intracelular a los linfocitos CD8. Los antígenos están formados por proteínas citosólicas de patógenos que infectan células.

- Clase II (HLA-D): presentan péptidos antigénicos de origen inicialmente extracelular fagocitados o endocitados. Se encuentran en la superficie de las células presentadoras de Ag "profesionales" como son los macrófagos, células dendríticas, y linfocitos B y son presentados a los linfocitos CD4.

32.2.2 Estructura

Las MHC estructuralmente pertenecen a la familia de las inmunoglobulinas, formados por dos cadenas alfa y dos beta.

- Hacia el exterior se expone la región variable o polimórfica denominada "hendidura peptídica" de unión a péptidos antigénicos.

- Hacia el interior se sitúa la región constante de interacción con el co-receptor (CD4, CD8).

Características de MHC:

- Muchos genes en el cromosoma 6 → poligénico.

- Herencia codominante → haplotipo.

- Polimórfico → aloantígeno.

32.2.3 Métodos para la detección

El Triplaje HLA se realiza para conocer los alelos HLA de un individuo. Es necesario realizarlo para los trasplantes de órganos y médula ósea (HLA-B y HLA-DR). Ciertas enfermedades como la diabetes tipo I están asociadas a formas específicas de HLA (HLA-DR3 y DR4). Se realiza también para los estudios de filiación familiar ya que posee una herencia mendeliana.

Los métodos usados son:

- Serológicos: test de microlinfocitotoxicidad.

- Biología molecular: para el análisis del genotipo.

- Métodos celulares: cultivo mixto de linfocitos para trasplante.

32.2.4 Genética

Está constituido por 50 genes situados en el cromosoma 6. Se heredan según las leyes de Mendel (codominante). La región genética de un cromosoma que contiene todos los genes HLA se denomina haplotipo HLA. Las células del organismo (excepto las células germinales) tienen dos haplotipos, uno de la madre y otro del padre que determinan el genotipo del hijo (codominancia). La mayoría de genes son polimórficos (aloantígeno).

32.3 Inmunidad humoral

32.3.1 Linfocitos B

Los linfocitos B (15 % de los linfocitos de la sangre periférica) participan frente a microorganismos extracelulares.

Principales moléculas de superficie:

* Inmunoglobulina de membrana (BCR): es su marcador fundamental. El BCR se une al Ag, solo posee función de reconocimiento no efectora.

* Moléculas de MHC-II: presenta el Ag a los linfocitos T4 (denominado cooperación B→T). Además poseen las moléculas MHC-I como todas las células nucleadas.

* Receptores para el complemento: CR1 como receptor de la fracción C3b del complemento; y CD21 que es el receptor de la fracción C3 del complemento.

* Receptor para la fracción Fc de IgG: para la captación de Ig.

* CD19: se trata del marcador universal de los linfocitos B.

Los linfocitos B pueden actuar de dos maneras para realizar su respuesta inmune:

a) Sintetizando Ac contra Ag nativos.

b) Como células presentadoras de esos Ag a los linfocitos T4.

Para ello el linfocito B debe antes interaccionar con el Ag, y lo hace a través del complejo BCR.

32.3.2 Inmunoglobulinas

Son proteínas capaces de interaccionar con antígenos específicos (base de la inmunidad humoral). Estas inmunoglobulinas (Ig) pueden encontrarse ancladas en la membrana de los linfocitos B (Ig de membrana BCR) o en forma soluble en el plasma (anticuerpos). Electroforéticamente son las proteínas más lentas agrupándose la mayoría en la fracción gamma, es por ello que los términos anticuerpo y gamma-globulina se usan indistintamente.

Para eliminar los patógenos los anticuerpos actúan de la siguiente manera:

* Se une al antígeno y lo neutraliza.

* Opsoniza los patógenos para favorecer su fagocitosis.

- Activa el sistema del complemento, mediante el cual se induce inflamación, se opsoniza para la fagocitosis o se elimina por lisis.

- Recubre células infectadas o helmintos para favorecer su citotoxicidad.

Estructura de las inmunoglobulinas:

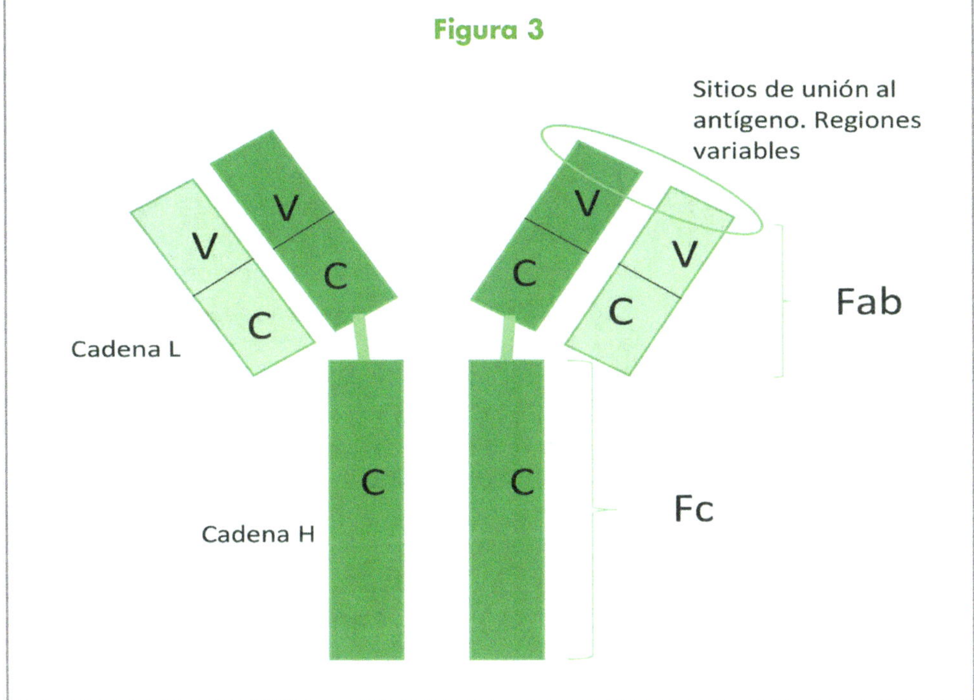

- Una inmunoglobulina está formada por 4 cadenas unidas entre sí.

  - Dos cadenas ligeras (L).
  - Dos cadenas pesadas (H).

- Cada cadena está formada por regiones constantes (C) y regiones variables (V, unión con el antígeno).

- El fragmento Fab:

  - Regiones variables que son únicas para cada anticuerpo donde se une el antígeno.
  - Regiones constantes C_{H1} y C_L.

- El fragmento Fc: formado a su vez por dos subregiones, la primera por regiones constantes (C_{H2} y C_{H3}, pertenecientes a la cadena H) idénticas para todos los anticuerpos de todos los individuos de la misma especie.

Región Fc de los anticuerpos: los anticuerpos se pueden clasificar en 5 isotipos, según la región Fc: IgG, IgA, IgM, IgD, IgE (regla nemotécnica GAMDE, por orden de mayor a menor abundancia).

INMUNOGLOBULINA	CARACTERÍSTICAS
IgG	• Es la **más abundante** (80 % del total de inmunoglobulinas) y la que presenta mayor vida media. • Puede actuar como opsonina recubriendo la superficie de los patógenos para favorecer la fagocitosis por macrófagos y neutrófilos. Pueden marcar células infectadas por virus, mediante la región Fc se unen a los linfocitos NK induciendo citotoxicidad. • Es también capaz de activar el complemento. • Puede atravesar la barrera placentaria y se secreta en la leche materna. Por ello, es responsable de la **inmunidad fetal** y la del recién nacido. • Importante papel en la memoria inmunológica y seroconversión para diagnóstico microbiológico.
IgA	• Puede ser monómero en sangre o formando **dímeros** (exponiendo así cuatro sitios de unión al antígeno) en las **mucosas**. • Se encuentra específicamente en secreciones serosas y mucosas (leche o las lágrimas).
IgM	• Se encuentra en forma de **pentámeros**. • Es la primera en aparecer unida a los linfocitos B vírgenes siendo indicador de infección activa. • Activa el complemento con mayor potencia que IgG.
IgD	• Son las primeras inmunoglobulinas sintetizadas por los linfocitos B vírgenes. Su función puede estar relacionada con la activación de estas células.
IgE	• Detecta los antígenos de la superficie de los helmintos marcándolos. • Los mastocitos y los eosinófilos son capaces de reconocer región Fc de la IgE, favoreciendo la liberación del contenido de los gránulos de estas células. • Responsable de la hipersensibilidad tipo I (alergia, asma).

Los receptores de las inmunoglobulinas se encuentran en macrófagos y granulocitos, así como en linfocitos B, NK y mastocitos.

Especificidad: los receptores pueden distinguir dos antígenos que difieran en un solo aminoácido de una proteína. Esto permite que los anticuerpos no reaccionen frente a proteínas del organismo similares a antígenos. Si por alguna razón se produce reacción de anticuerpos con moléculas propias del organismo se produce enfermedades inmunológicas. Este fenómeno se denomina reacción cruzada.

Niveles de variación o especificidad de las inmunoglobulinas

- **Isotipo:** común a todos los individuos de la misma especie: Fc.

- **Alotipo:** existen pequeñas diferencias antigénicas en las regiones constantes. Determina grupos de individuos.

- **Idiotipos:** a la región hipervariable se llama paratopo. El idiotipo confiere individualidad antigénica a cada clon de linfocito B, por lo que los Ac producidos por un clon de B y las células plasmáticas derivadas de estos tienen el mismo idiotipo.

¡Recuerda!

Reacción antígeno-anticuerpo

- **Afinidad:** suma de todas las fuerzas atractivas y repulsivas entre un sitio de unión del anticuerpo (paratopo) y el correspondiente epitopo.

- **Avidez:** fuerza con la que un anticuerpo multivalente se une a un Antígeno antígeno multivalente. Su valor es mucho mayor que la suma de las afinidades.

32.4 Inmunidad celular

32.4.1 Linfocitos T

El 80 % de los linfocitos son T y actúan como defensa frente a la patología intracelular (células neoplásicas, células infectadas por microorganismos intracelulares…).

Moléculas de superficie de los linfocitos T:

- **CD3:** marcador universal de linfocitos T. Esta molécula va unida al TCR de superficie.

- **CD4 y CD8:** como marcadores de subpoblaciones.

- **CD28:** proteína expresada en linfocitos CD4 que participa en el mecanismo de coestimulación del LT, que induce a la segunda señal de activación celular.

¡Recuerda!

Subpoblaciones de linfocitos T:

- Linfocitos CD4+ (linfocitos T de colaboración o T helper):

    - Coordina el sistema inmune y su ligando es la molécula MHC de clase 2.

    - Son los linfocitos T más abundantes. Los CD4 vírgenes se llaman Th0 y evolucionan hacia:

        - Th1 (necesitan IL-12): liberan IL-2 e INF-γ que activa a macrófagos, NK y CD8 como defensa frente a patógenos intracelulares → inmunidad celular.

        - Th2 (necesitan IL-4): liberan IL-4, IL-5 que favorece la activación de los linfocitos B de memoria y los eosinófilos como defensa frente a patógenos extracelulares → inmunidad humoral.

- Linfocitos CD8+: su ligando es la molécula MHC de clase 1. Los tipos son:

    - Linfocitos T8 citotóxicos: necesitan de los linfocitos Th1 para activar su respuesta citotóxica.

    - Linfocitos T8 supresores o reguladores: autotolerancia.

Receptores de linfocitos T o complejo TCR: como se ha mencionado anteriormente, el linfocito T necesita de la presentación del Ag para poder reconocerlo. Primero, el Ag es degradado y procesado en las células presentadoras de antígeno (CPA), y luego se expone en la superficie de estas mediante MHC de clase 1 o 2. De esta manera, el linfocito T es capaz de reconocer el Ag mediante el TCR.

32.5 Sistema del complemento

Una vez que las inmunoglobulinas se unen al antígeno actúan informando de la presencia de los mismos, que serán destruidos por el sistema del complemento u otras vías mediante macrófagos, polimorfonucleares o células NK. El sistema del complemento está constituido por gran variedad de moléculas que pertenecen a la defensa inespecífica frente a infecciones o células tumorales. Es el principal sistema efector de la respuesta inmune humoral. Ciertos componentes del complemento potencian la inflamación y la fagocitosis (sistema inmune innato). El principal productor de factores del complemento es el hígado, y la mayor parte de ellos son proteínas plasmáticas.

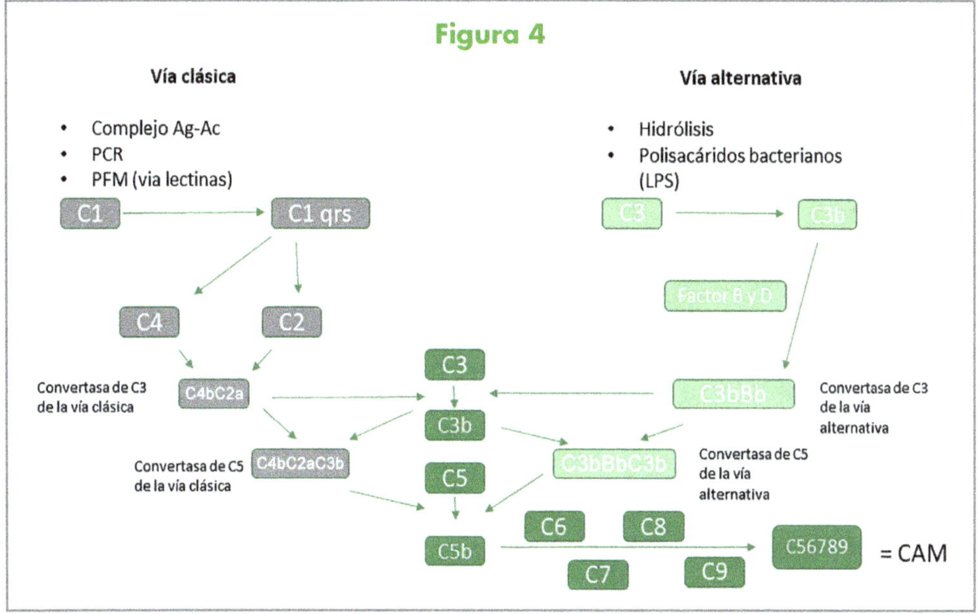

El sistema se puede activar por dos vías distintas:

- **Vía clásica**: se inicia tras la unión Ag-Ac (el Ac debe ser IgM o IgG).

  - Activación C1:

    - El Ac unido al Ag es capaz de activar la subunidad C1.

    - Proteína fijadora de manosa (PFM) puede iniciar esta vía (también conocida como vía de la Lectina)

    - Proteína C reactiva (PCR) se puede unir a diversos componentes microbianos y activar la vía clásica del complemento.

  - **Activación de C4 y C2**: el complejo anterior actúa sobre C4 escindiéndolo en C4a y C4b. El fragmento C4b se une a la membrana del microorganismo y es capaz de unir a C2. El complejo C1 vuelve a actuar escindiendo C2 en C2a y C2b que queda unido a C4b, dando lugar al complejo C4b-C2a también llamado **convertasa C3 de la vía clásica.**

  - **Activación de C5 por la vía clásica**: la convertasa C3 actúa sobre el factor C3 que se escinde en dos fragmentos: C3a y C3b. Al complejo formado por C4bC2aC3b se le denomina convertasa de la vía clásica, con capacidad de actuar sobre C5 (siendo este el primer paso de la fase lítica).

- **Vía alternativa:** evolutivamente más antigua. No necesita de Ac para activarse. El factor C3 se hidroliza y su fragmento C3b es capaz de unirse a la membrana de un microorganismo. De este modo es capaz de unir al factor B. el factor D hidroliza al factor B en Ba y Bb (este último queda unido). EL complejo C3bBb tiene actividad convertasa C3 de la vía alternativa. Finalmente C3b se une al este complejo formando la convertasa de C5 de la vía alternativa, e inicia la vía lítica.

- **Fase lítica:** complejo de ataque a la membrana.

    - La convertasa C5 actúa en el factor C5, que es escindido en dos fragmentos.

    - El fragmento C5b es capaz de captar a C6 y C7 con capacidad de fijación a la membrana celular de la célula a destruir.

    - A continuación, se une la fracción C8 y C9, formando finalmente el complejo de ataque a la membrana (CAM) que da origen a canales o poros en la membrana, por lo que se destruye la célula por lisis osmótica.

Funciones de algunos factores del complemento:

C3a	Anafilotoxina: favorece la inflamación
C5a	Quimiotaxina: reclutamiento de fagocitos al foco inflamatorio
C3b	Opsoninas: facilita la fagocitosis del microorganismo

Resumen de los conceptos más relevantes del Tema 32

¡Recuerda!

Inmunidad activa: inmunidad inducida por la exposición a un antígeno extraño. Se desempeña una función activa en la respuesta ante el antígeno.

Inmunidad pasiva: la inmunidad se adquiere mediante la trasferencia de suero o linfocitos procedentes de una persona con inmunidad específica. Un ejemplo es la transferencia de anticuerpos de la madre al feto o las vacunas.

El sistema inmune está compuesto por dos tipos de respuestas con características muy distintas:

	Innata	Adaptativa
Especificidad	Patrones moleculares asociados a patógenos	Antígenos de microorganismos y antígenos no microbianos
Memoria	Ninguna	Sí
Barreras físicas y químicas	Piel, epitelios mucosos, productos químicos antimicrobianos.	Linfocitos presentes en los epitelios; anticuerpos producidos en las superficies epiteliales.
Células	Fagocitos: Células dendríticas Macrófagos Neutrófilos Linfocitos NK	Células dendríticas Linfocitos T Linfocitos B
Moléculas	Receptores de reconocimiento de patrones Complemento Citoquinas	TCR BCR Anticuerpos Citoquinas
Procesos	Inflamación Fagocitosis Citotoxicidad	Colaboración para: fagocitosis citotoxicidad inhibición

El 30 % de leucocitos en sangre periférica son linfocitos de los cuales:

- 80 % células T (CD4/CD8 >2).

- 15 % células B.

- 5 % linfocitos no-B, no-T (como las células NK).

Clases de linfocitos:

- Linfocito B: producción de anticuerpos contra antígenos del microorganismo.

- Linfocito T (cooperador): produce citocinas para la activación de macrófagos, inflamación y activación de linfocitos T y B.

- Linfocitos T citotóxicos: destrucción de la célula infectada.

- Linfocito citolítico natural (NK): destrucción de la célula infectada.

Receptores de antígenos: son moléculas de superficie de los linfocitos T (TCR) y B (BCR). Proporcionan la especificidad que permite a los linfocitos reconocer antígenos. Cada linfocito reconoce un antígeno único a través de su receptor. Diferencias entre TCR y BCR:

- El TCR (en superficie del linfocito T) reconoce antígenos proteicos de pequeño tamaño siempre y cuando sean presentados por las células presentadoras de antígenos (CPA). Esta presentación se hace mediante unas moléculas llamadas HLA.

- El BCR reconoce antígenos de cualquier naturaleza de mayor tamaño (proteínas, lípidos, polisacáridos de gran tamaño). Son antígenos solubles y no necesitan ser presentados por otras células. El BCR solo se une a una región del antígeno llamado epítopo.

- Clase I (HLA-A, B, C): presentes en la superficie de la mayoría de las células nucleadas del organismo. Presentan péptidos antigénicos de origen intracelular a los linfocitos CD8. Los antígenos están formados por proteínas citosólicas de patógenos que infectan células.

- Clase II (HLA-D): presentan péptidos antigénicos de origen inicialmente extracelular fagocitados o endocitados. Se encuentran en la superficie de las células presentadoras de Ag "profesionales" como son los macrófagos, células dendríticas, y linfocitos B y son presentados a los linfocitos CD4.

Reacción antígeno-anticuerpo

- Afinidad: suma de todas las fuerzas atractivas y repulsivas entre un sitio de unión del anticuerpo (paratopo) y el correspondiente epitopo.

- Avidez: fuerza con la que un anticuerpo multivalente se une a un Antígeno antígeno multivalente. Su valor es mucho mayor que la suma de las afinidades.

 GUÍA PRÁCTICA PARA TÉCNICO SUPERIOR DE LABORATORIO DE DIAGNÓSTICO CLÍNICO Y BIOMÉDICO

INMUNOGLOBULINA	CARACTERÍSTICAS
IgG	• Es la **más abundante** (80 % del total de inmunoglobulinas) y la que presenta mayor vida media. • Puede actuar como opsonina recubriendo la superficie de los patógenos para favorecer la fagocitosis por macrófagos y neutrófilos. Pueden marcar células infectadas por virus, mediante la región Fc se unen a los linfocitos NK induciendo citotoxicidad. • Es también capaz de activar el complemento. • Puede atravesar la barrera placentaria y se secreta en la leche materna. Por ello, es responsable de la **inmunidad fetal** y la del recién nacido. • Importante papel en la memoria inmunológica y seroconversión para diagnóstico microbiológico.
IgA	• Puede ser monómero en sangre o formando **dímeros** (exponiendo así cuatro sitios de unión al antígeno) en las **mucosas**. • Se encuentra específicamente en secreciones serosas y mucosas (leche o las lágrimas).
IgM	• Se encuentra en forma de **pentámeros**. • Es la primera en aparecer unida a los linfocitos B vírgenes siendo indicador de infección activa. • Activa el complemento con mayor potencia que IgG.
IgD	• Son las primeras inmunoglobulinas sintetizadas por los linfocitos B vírgenes. Su función puede estar relacionada con la activación de estas células.
IgE	• Detecta los antígenos de la superficie de los helmintos marcándolos. • Los mastocitos y los eosinófilos son capaces de reconocer región Fc de la IgE, favoreciendo la liberación del contenido de los gránulos de estas células. • Responsable de la hipersensibilidad tipo I (alergia, asma).

Subpoblaciones de linfocitos T:

- Linfocitos CD4+ (linfocitos T de colaboración o T helper):

  - Coordina el sistema inmune y su ligando es la molécula MHC de clase 2.

  - Son los linfocitos T más abundantes. Los CD4 vírgenes se llaman Th0 y evolucionan hacia:

    - Th1 (necesitan IL-12): liberan IL-2 e INF-γ que activa a macrófagos, NK y CD8 como defensa frente a patógenos intracelulares → inmunidad celular.

    - Th2 (necesitan IL-4): liberan IL-4, IL-5 que favorece la activación de los linfocitos B de memoria y los eosinófilos como defensa frente a patógenos extracelulares → inmunidad humoral.

- Linfocitos CD8+: su ligando es la molécula MHC de clase 1. Los tipos son:

  - Linfocitos T8 citotóxicos: necesitan de los linfocitos Th1 para activar su respuesta citotóxica.

  - Linfocitos T8 supresores o reguladores: autotolerancia.

$$\left[\begin{array}{c} \textbf{\textit{Preguntas y respuestas}} \\ \textbf{\textit{Tema 32}} \end{array} \right]$$

https://amazingbooks.es/faq-tecnicos-de-laboratorio-bloque-tematico-32

TEMA 33

TÉCNICAS SEROLÓGICAS. PRINCIPIO DE LAS TÉCNICAS BASADAS EN LA REACCIÓN ANTÍGENO-ANTICUERPO Y UTILIDADES

Autor: Iván Sanz Muñoz

33.1 Importancia y pertinencia de las técnicas inmunológicas

En algunos casos, evidenciar la presencia de un patógeno causante de una infección mediante microscopía o cultivo es muy difícil, o incluso imposible, por lo que es necesario disponer de otros tipos de técnicas que permitan diagnosticar esta infección. Las pruebas inmunológicas utilizan el principio de reacción antígeno-anticuerpo para detectar diferentes elementos, mediante la cual se evidenciará la presencia de un antígeno o de un anticuerpo específico frente a él.

Estas técnicas son muy útiles para el diagnóstico, muchas veces incluso como técnicas rápidas. Estas técnicas rápidas permiten que sean utilizadas como primera línea diagnóstica en centros de salud, teniendo que ser posteriormente confirmadas por otras técnicas más complejas para asegurar el diagnóstico. Pese a que esto pueda parecer que las técnicas de este tipo suponen un mayor gasto sanitario y una información sesgada, la información rápida es vital muchas veces para el manejo de los pacientes, pudiendo adelantar otras decisiones clínicas de importancia.

A pesar de que existen pruebas relativamente baratas y rápidas, la mayoría de este tipo de pruebas son caras y laboriosas de realizar, por lo que se suelen hacer para un solo patógeno. Esto muestra la necesidad de una sospecha clínica correcta para indicar concretamente que microorganismo se desea analizar.

Dado que todas estas técnicas están basadas en la reacción antígeno-anticuerpo, necesitan de un anticuerpo específico para detectar el mencionado antígeno. Dichos anticuerpos son creados por las distintas empresas que venden estos productos, y acoplados a distintos sistemas de detección que se irán revisando a lo largo de este capítulo.

33.2 Técnicas inmunológicas directas e indirectas

Las técnicas inmunológicas pueden ser clasificadas tanto en directas como en indirectas dependiendo de la naturaleza de la reacción y del objetivo del diagnóstico. Las **técnicas inmunológicas directas, métodos directos o técnicas de detección de antígenos** buscan la detección específica del microorganismo causante de una afección. Estas técnicas están basadas en la adición de anticuerpos específicos frente al determinado patógeno (o alguna de sus partes) con el objetivo de que suceda la reacción antígeno-anticuerpo, que después podrán verse por diferentes métodos como la aglutinación, la fluorescencia o el cambio de color en un sustrato.

Por otro lado, las **técnicas inmunológicas indirectas, métodos indirectos o diagnóstico serológico**, busca la detección de la respuesta inmune creada por la infección de un determinado microorganismo. Así, las técnicas de diagnóstico serológico o indirectas buscan los anticuerpos creados por el patógeno, como método para evidenciar que una infección se está produciendo o ya se ha producido. Este tipo de técnicas detectarán los anticuerpos fruto de esa infección mediante otros anticuerpos segundarios específicos frente al primero. El resultado de esa reacción antígeno-anticuerpo podrá ser visualizado después por diferentes métodos similares a los del diagnóstico directo (Figura 1).

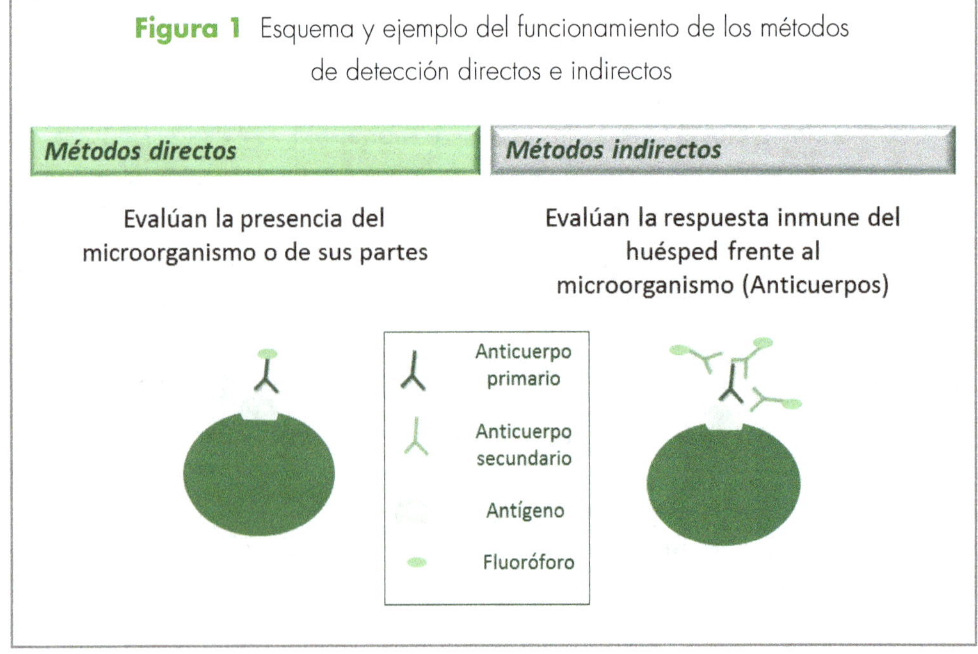

Figura 1 Esquema y ejemplo del funcionamiento de los métodos de detección directos e indirectos

El objetivo de cada grupo de técnicas es muy diferente y es útil en diferentes aspectos del diagnóstico. Muchas veces se realizan juntas para obtener una información mucho más completa del proceso infeccioso que está sufriendo un determinado paciente. Sin embargo, existen casos de ciertas infecciones que solo pueden ser evidenciadas mediante una u otra tecnología. El cultivo, visualización a microscopía, o las técnicas de diagnóstico molecular que permiten visualizar el microorganismo directamente son también técnicas directas de diagnóstico de laboratorio, pero al no ser técnicas inmunológicas no serán estudiadas en este capítulo.

¡Recuerda!

Las técnicas inmunológicas buscan la detección de un antígeno o de la respuesta del huésped al mismo mediante el uso de anticuerpos específicos. Las técnicas directas muestran la presencia del microorganismo o de alguna de sus partes, mientras que las técnicas indirectas muestran la respuesta inmune del huésped frente a esta infección.

33.3 Técnicas directas de detección de antígenos

33.3.1 Aglutinación indirecta o pasiva

La reacción de aglutinación indirecta o pasiva se basa en la capacidad de los anticuerpos IgG por aglutinar células, bacterias o antígenos particulados. Al echar anticuerpos específicos frente a un determinado antígeno en una suspensión, estos aglutinarán el microorganismo formando unos retículos o mallas que macroscópicamente se ven como grumos, pudiendo ser visualizados con el ojo humano.

Para los antígenos que son solubles y que no están unidos a partículas, los grumos formados son muy pequeños, por lo que la muestra se disuelve en una suspensión de partículas de látex sensibilizado que irá con los anticuerpos adosados a ellas. Esto permitirá una visualización mucho mejor sobre el soporte utilizado. En el caso de que no existan antígenos a los que puedan unirse los anticuerpos, la muestra no aglutinará y se observará con un aspecto lechoso sobre el soporte (Figura 2).

Figura 2 Aglutinación en látex. Ejemplo de muestra positiva y negativa

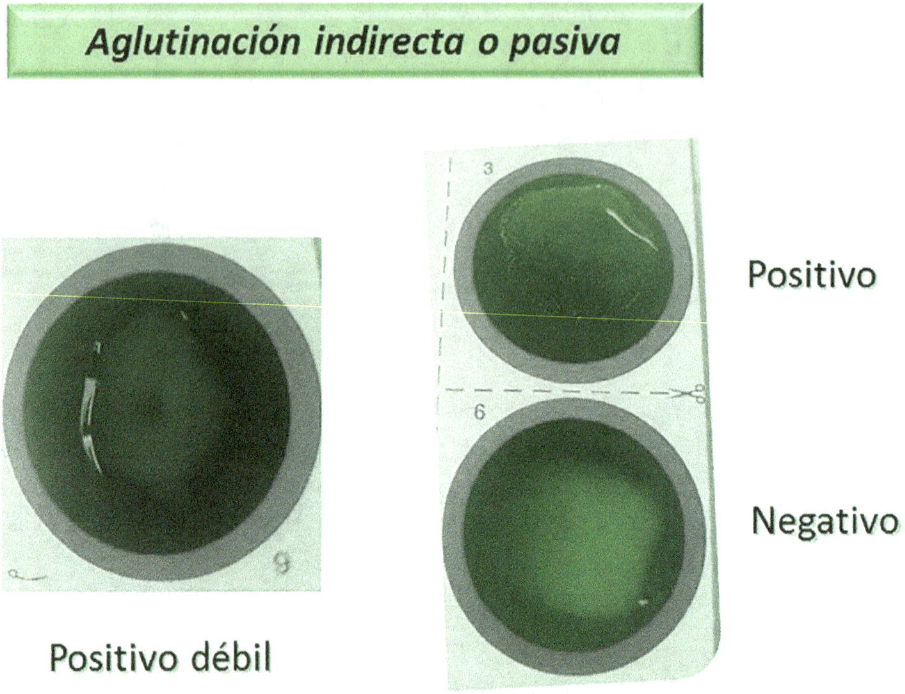

Una de las principales ventajas de la aglutinación indirecta o pasiva es su bajo coste y su fácil manejo, lo que permite que cualquier laboratorio pueda realizarla. Sin embargo, es una técnica menos sensible que otras como la inmunofluorescencia, por lo que para ciertos antígenos en poca cantidad como los víricos suelen ser mejores otras técnicas.

33.3.2 Inmunofluorescencia

La inmunofluorescencia (IF) utiliza anticuerpos específicos frente a un determinado patógeno que están adosados a una partícula fluorescente y que por tanto puede ser visualizada bajo las condiciones oportunas. Esta técnica es muy común para observar microorganismos bajo el microscopio de fluorescencia.

Esta técnica tiene como principal ventaja una gran especificidad de la observación, aunque la sensibilidad depende en gran medida de la experiencia del observador. Otra de las principales ventajas es que permite observar virus a microscopía, lo que no es posible con microscopía óptica normal. Mediante la tinción con anticuerpos fluorescentes específicos, se pueden marcar ciertos antígenos del virus y después ser visualizados al microscopio. Esto se usa frecuentemente para el diagnóstico por cultivo celular de virus, en los que lo que observamos en el cultivo son las proteínas marcadas dentro de la maquinaria celular del citoplasma o del núcleo. A este método también se le denomina como inmunofluorescencia directa (IFD) (Figura 3).

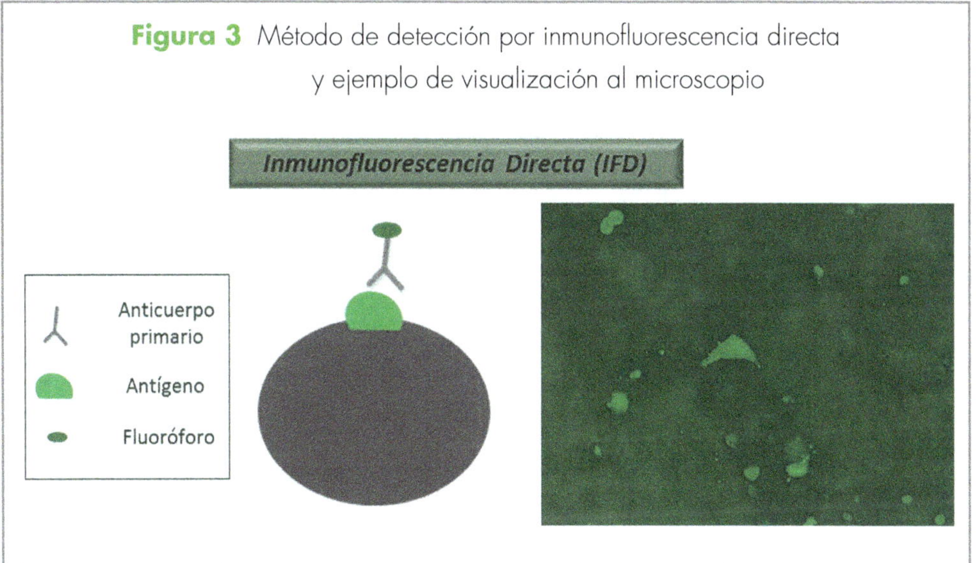

Figura 3 Método de detección por inmunofluorescencia directa y ejemplo de visualización al microscopio

33.3.3 Enzimoinmunoanálisis

También denominado como EIA, es una técnica basada en la unión de un anticuerpo específico frente a un determinado antígeno, el cual lleva acoplado una enzima que es capaz de realizar una reacción química que permite su visualización ante la adición de un sustrato. Esta reacción química frecuentemente es una reacción colorimétrica por cambio de color, la emisión de luz o también de fluorescencia. La intensidad de esta señal será proporcional a la cantidad de microorganismo que hay en la muestra.

Este tipo de técnica se utiliza tanto para el diagnóstico como para la investigación biomédica, pudiendo hacerse de forma casera o bien a través de reactivos vendidos por casas comerciales que ya vienen listos para ser utilizados. En cualquier caso, suelen componerse por placas de microtitulación en cuyos pocillos viene acoplado el anticuerpo que es específico frente al microorganismo que queremos detectar. Al echar el antígeno o microorganismo, sucederá una reacción antígeno-anticuerpo y este quedará pegado al anticuerpo. Posteriormente, se echará otro anticuerpo específico frente al antígeno pero este marcado con la enzima que da color, fluorescencia o emisión de luz. Acto seguido se echará el sustrato incoloro que se transformará en color en contacto con la enzima, o el método que esté incluido en dicha técnica. Si en la muestra no existe el patógeno de interés, este no se unirá al anticuerpo, ni el anticuerpo secundario a este, no produciéndose ninguna reacción enzimática visualizable (Figura 4).

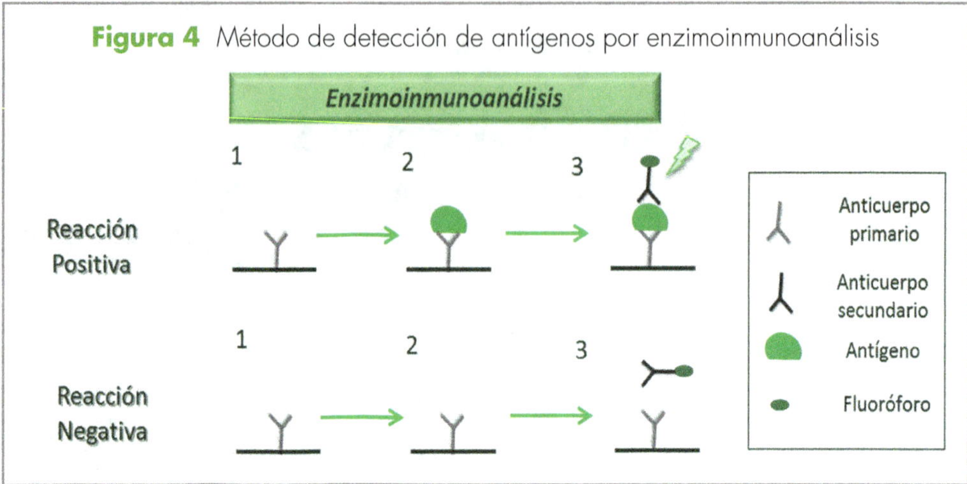

Figura 4 Método de detección de antígenos por enzimoinmunoanálisis

Este tipo de técnicas son sencillas, baratas y rápidas de realizar, ya que en un intervalo de 20 minutos a una hora podemos tener los resultados requeridos. Uno de los más frecuentes es su uso para la detección del antígeno de superficie de la Hepatitis B (HBsAg).

33.3.4 Inmunocromatografía

La inmunocromatografía o pruebas inmunocromatográficas son muy conocidas por ser la base de ciertas pruebas muy frecuentes como el test de embarazo. Las inmunocromatografías utilizan las uniones antígeno-anticuerpo y las reacciones químicas visibles para ver en un soporte muy simple de nitrocelulosa dicha reacción.

En el lugar en el que vierte la muestra deseada hay anticuerpos de conejo (IgG) unidos a oro coloidal (se nombrará como Ac*). En esta tira de nitrocelulosa existen además dos bandas, una primera que está cubierta con anticuerpos frente al antígeno que deseamos visualizar (Banda R o reactiva), y otra, la segunda, con anticuerpos frente a la IgG de conejo presente en el inicio de la tira (Banda C o Control). Al echar la muestra en el inicio de la tira, el antígeno se unirá al anticuerpo de conejo con oro coloidal Ac*, formando un complejo antígeno-anticuerpo que migrará por capilaridad a lo largo de la tira. Cuando este complejo llegue a la primera banda (Banda R), el antígeno se unirá específicamente al anticuerpo pegado a esa banda, y las grandes concentraciones de oro coloidal colorearán la Banda R que podrá ser visualizada por el ojo humano.

Por otra parte, el resto del anticuerpo IgG de conejo con oro coloidal (Ac*) seguirá migrando hacia la Banda C, y se unirá a un anticuerpo anti-IgG de conejo, pudiendo visualizarse que la reacción a funcionado correctamente a modo de control. Se expresa esta explicación en forma gráfica en la Figura 5.

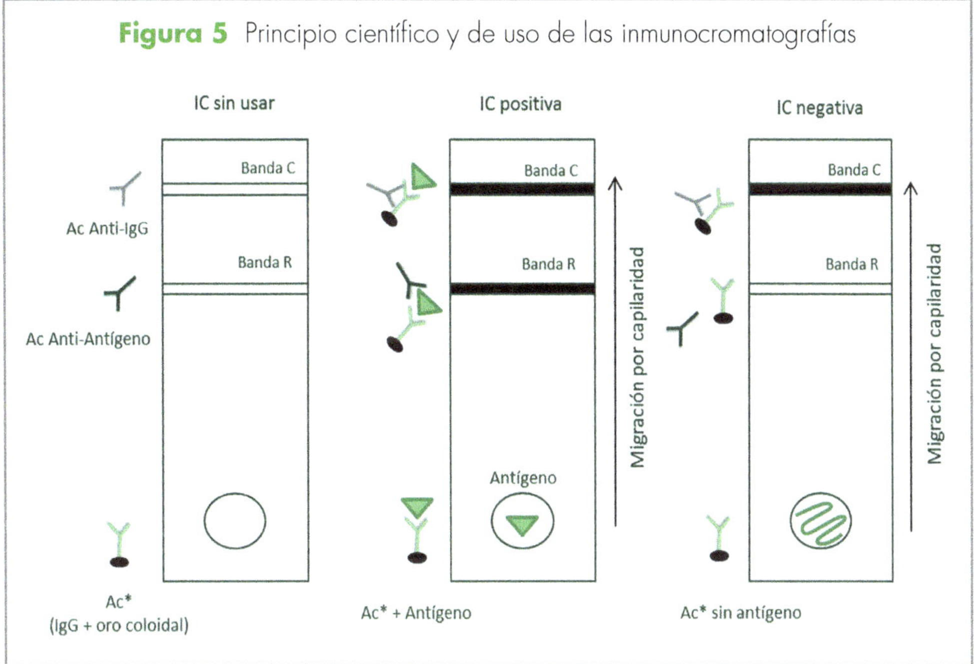

Figura 5 Principio científico y de uso de las inmunocromatografías

¡Recuerda!

Las principales técnicas inmunológicas directas que detectan el antígeno son las siguientes:

- Aglutinación indirecta o pasiva
- Inmunofluorescencia
- Enzimoinmunoanálisis
- Inmunocromatografía

33.4 Diagnóstico serológico. Pruebas indirectas de detección de anticuerpos

33.4.1 Producción de anticuerpos IgM, IgG e IgA

Las pruebas serológicas son un método de detección indirecto de infección por un microorganismo. Mediante estas pruebas detectamos la producción de anticuerpos derivada de dicha infección. En este caso, lo que estamos buscando mediante estas pruebas es encontrar distintos anticuerpos que nos evidencien el estado serológico del paciente y su respuesta ante la infección, o incluso la vacunación. Este tipo de pruebas usan el mismo principio de la reacción antígeno-anticuerpo, y muchas veces permiten la cuantificación de estos anticuerpos, lo que es interesante para comprobar el alcance de la infección.

Tras la infección por un patógeno, aproximadamente tras la primera semana aparecen los primeros anticuerpos IgM, IgA e IgG. Tanto IgM como IgA aumentan rápidamente su título hasta las 3-5 semanas de la infección, siendo claros indicadores de infección aguda. Tras este periodo, el título de estos anticuerpos cae abruptamente hasta desaparecer aproximadamente entre los 6 y 12 meses posteriores a la infección. Las inmunoglobulinas IgG prosiguen el aumento de su título hasta los 6-12 meses de la infección, suponiendo un indicador del estado convaleciente de la enfermedad. Estos anticuerpos IgG pueden eliminarse tras 2-3 años tras la infección o continuar de por vida si la memoria inmunológica logra mantener títulos en sangre periférica (Figura 6).

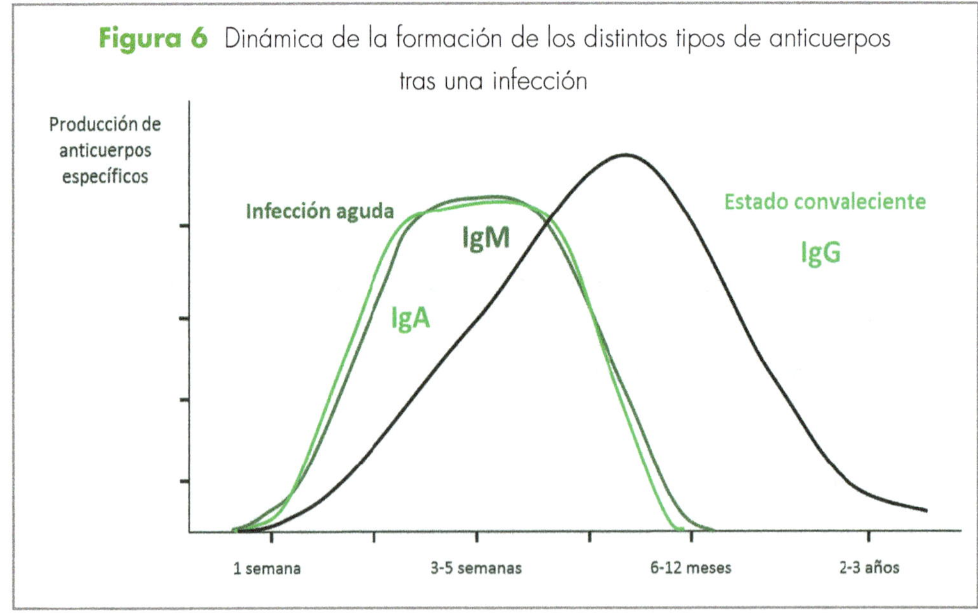

Figura 6 Dinámica de la formación de los distintos tipos de anticuerpos tras una infección

33.4.2 Pruebas de detección de anticuerpos totales

Aglutinación directa

La aglutinación directa utiliza antígenos particulados del patógeno de interés en una suspensión lechosa preparada para el ensayo. A esta sustancia se le echará una determinada cantidad del suero problema del paciente, y en el caso de que existan anticuerpos frente a dicho patógeno, esos aglutinaran formando grumos observables macroscópicamente.

Este tipo de técnica se puede realizar tanto en tubo como en placa, siendo particular la forma de observarse el resultado positivo y negativo en cada uno de ellos. En el caso de la aglutinación en tubo, el resultado positivo debe observarse tras mover dicho tubo y mostrar la presencia de grumos en suspensión. En el caso de las placas de microtitulación, el positivo debe verse como una malla que ocupa todo el pocillo y el negativo como un punto en el fondo del mismo.

Una de las principales ventajas de este método es que permite cuantificar los anticuerpos realizando diluciones. De este modo, se diluirá el suero del paciente a la mitad tantas veces como sea necesario, y se echará la misma cantidad del antígeno en cada pocillo o tubo. Tras la reacción se podrá observar hasta que dilución es capaz el suero de aglutinar los antígenos, siendo esa dilución el título de anticuerpos del sujeto (Figura 7).

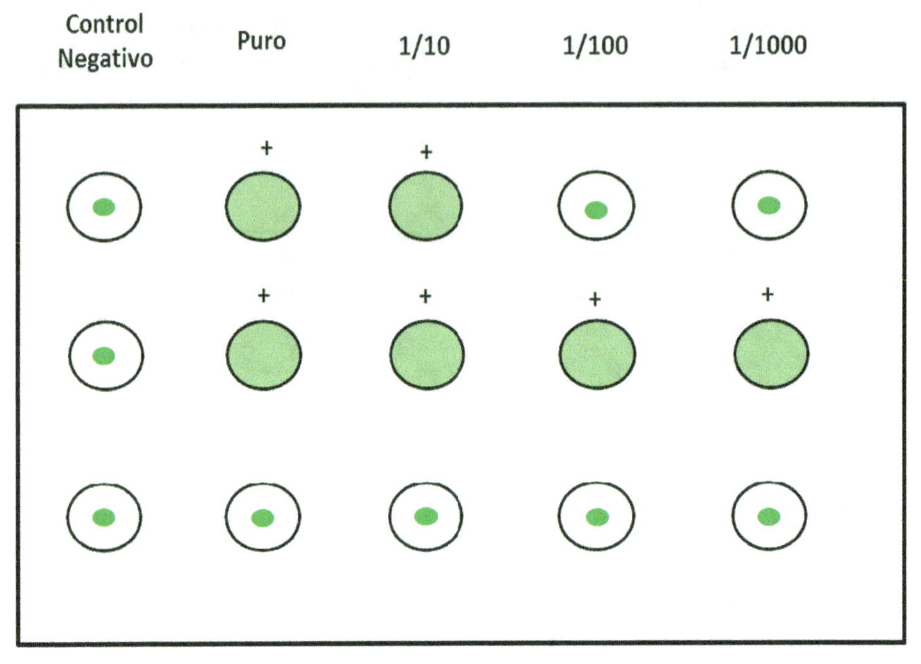

Figura 7 Ejemplo de placa de aglutinación directa con distintas diluciones, en las que se observa resultados positivos (+) y negativos similares a los del control

Fijación del complemento

La prueba de fijación del complemento utiliza la capacidad de unión del complemento a la unión de un antígeno y un anticuerpo. Cuando sucede la unión antígeno-anticuerpo entre los anticuerpos del suero del paciente y el antígeno deseado, el complemento es capaz de unirse a este complejo. Para revelar la reacción se utilizan hematíes de carnero pegados a anticuerpos antihematíes de carnero, formando lo que se denomina como hemolisina. Este sistema hemolítico es solo capaz de hemolizar los hematíes si el complemento está libre en la disolución. En el caso de que haya habido una reacción antígeno-anticuerpo con el suero del paciente, el complemento se encontrará totalmente unido a este complejo y la hemolisina no hemolizará los hematíes. En el caso contrario, el complemento estará libre y los hematíes podrán ser hemolizados. Esta prueba tan simple pero tan resolutiva puede ser realizada con diluciones seriadas del suero para así comprobar el título de anticuerpos que posee el paciente frente a una determinada enfermedad.

Neutralización

Los ensayos de neutralización se utilizan para evaluar la protección frente a virus y toxinas utilizando cultivos celulares. Estas técnicas no suelen realizarse como prueba diagnóstica, sino fundamentalmente como parte de estudios de análisis de anticuerpos y protección humoral frente a algunos virus, como el de la gripe.

El principio de esta técnica utiliza la capacidad de los virus y toxinas por destruir tapices celulares de cultivos debido a su acción citopática. Ante un cultivo sin anticuerpos capaces de neutralizar el virus, este generará una destrucción del tapiz a medida que lo vaya infectando. Sin embargo, si en el suero del paciente existen anticuerpos capaces de neutralizar el virus, este no podrá ejercer su acción citopática y el tapiz celular se verá intacto. Este sistema también puede realizarse con diluciones seriadas pudiendo medirse la cantidad de anticuerpos totales frente a un determinado patógeno.

33.4.3 Pruebas para la detección de la clase de inmunoglobulina

La detección del tipo de inmunoglobulina es muy importante porque, como se ha explicado anteriormente, puede determinar el estado en el que se encuentra la enfermedad, por ejemplo, infección aguda si el paciente presenta mucha cantidad de IgM, e infección pasada o estado convaleciente si hay sobre todo IgG.

La determinación de las inmunoglobulinas presentes en el suero del paciente se realiza mediante diferentes técnicas que utilizan anticuerpos marcados específicamente frente a esa determinada inmunoglobulina (anticuerpos Anti-IgM, Anti-IgA, Anti-IgG).

ELISA

El ELISA o *Enzyme Linked ImmunoSorbent Assay* es una de las técnicas inmunológicas más conocidas disponibles actualmente. Esta técnica se basa en la capacidad que poseen los anticuerpos presentes en una muestra de suero por unirse a su antígeno específico. El ELISA es un enzimoinmunoanálisis en el que el antígeno está fijado a una superficie de distinta naturaleza dependiendo del tipo de ELISA. Cuando se vierte el suero del paciente, si existen anticuerpos frente a dicho antígeno se unirán todos los disponibles a él, formando una reacción antígeno-anticuerpo.

Para detectar esa unión, y más aún, para detectar específicamente el tipo de anticuerpo unida, se echa una concentración conocida de anticuerpos frente a ese determinado anticuerpo que queremos detectar (por ejemplo, Anti-IgG si queremos detectar IgG, aunque también se pueden detectar anticuerpos IgM e IgA). Estos anti-anticuerpos están marcados con una partícula enzimática que cambia de color un determinado sustrato. Después de los lavados para eliminar las partículas no unidas, se echará este sustrato que, en presencia de estos anticuerpos, coloreará el pocillo pudiéndose ver macroscópicamente la presencia del anticuerpo que estamos buscando (Figura 8).

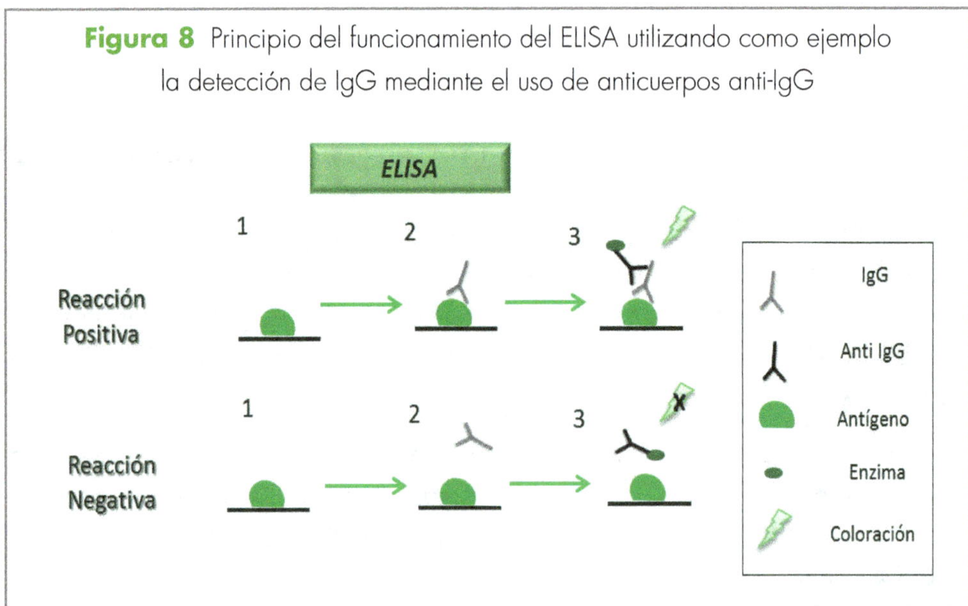

Figura 8 Principio del funcionamiento del ELISA utilizando como ejemplo la detección de IgG mediante el uso de anticuerpos anti-IgG

La técnica ELISA también puede ser realizada con diluciones seriadas para comprobar el título del anticuerpo específico que deseamos detectar. Por otra parte, existen actualmente ELISAs comerciales de última generación a modo de pruebas rápidas. Estas pruebas están dispuestas en casetes con membranas de nitrocelulosa similares a los de inmunocromatografía, y pueden ser útiles para detectar anticuerpos de un tipo concreto como técnica de cribado.

Inmunofluorescencia

La inmunofluorescencia se utiliza para detectar la presencia de anticuerpos específicos frente a un determinado patógeno mediante su visualización a microscopía óptica de fluorescencia. Normalmente se realiza en portaobjetos diseñados para tal fin en el que viene incorporados el antígeno del patógeno de interés. En este antígeno se echará el suero del paciente a diferentes diluciones, por ejemplo, 1/10, 1/100 y 1/500. Posteriormente se echará anti-anticuerpos frente al anticuerpo de interés (por ejemplo, anti-IgG si queremos detectar anticuerpos IgG) y se visualizará al microscopio de fluorescencia (Figura 9).

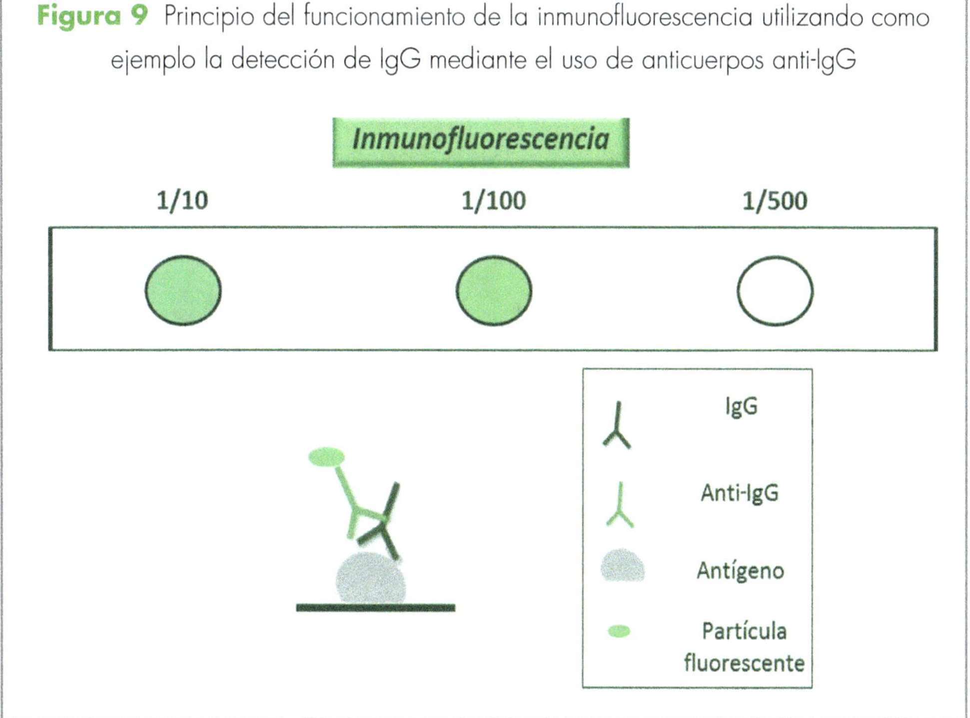

Figura 9 Principio del funcionamiento de la inmunofluorescencia utilizando como ejemplo la detección de IgG mediante el uso de anticuerpos anti-IgG

Determinación de la avidez de la IgG

Debido a la existencia de anticuerpos IgM que puede persistir por mucho tiempo hasta que negativizan, muchas veces es difícil discernir si la convivencia de anticuerpos IgM e IgG es infección aguda o infección pasada. La determinación de la avidez de la IgG permite comprobar esto y conocer en qué fase de la infección se encuentra el paciente.

Aunque la cantidad de anticuerpos IgG tarda más en aumentar que los IgM e IgA, su producción comienza prácticamente el mismo tiempo. Sin embargo, los anticuerpos IgG que se crean al principio son de baja afinidad por el antígeno, y la unión antígeno-anticuerpo es bastante fácil de romper en este caso. Con el paso de los meses, los anticuerpos IgG ganan en afinidad y la unión antígeno-anticuerpo se hace mucho más fuerte. Esto puede ser usado para definir si los anticuerpos IgG son de alta o baja avidez.

La prueba de la avidez de la IgG se realiza mediante un ELISA por duplicado utilizando como anticuerpo secundario anti-IgG. Uno de ellos se realiza de forma normal y el duplicado se realiza en presencia de urea. La urea es capaz de destruir la unión antígeno-anticuerpo en aquellas uniones de IgG que son de baja afinidad, en concreto las de las IgG que aparecen al principio dela infección. Sin embargo, la urea no es capaz de romper estas uniones cuando los anticuerpos IgG son de alta afinidad, los que aparecen cuando el estado del paciente es convaleciente.

Comparando ambos duplicados del ELISA se podrá ver:

- Si la prueba sin urea es positiva y con urea negativa: Los anticuerpos son de baja afinidad.

- Si tanto la prueba sin urea como con urea son positivas: Los anticuerpos son de lata afinidad.

En el primer caso, se demuestra que los anticuerpos IgG observados son debidos a una infección aguda, mientras que en el segundo son debidos a una infección pasada, incluso después de meses.

Western blot o inmunoblot

El western blot (WB) o *inmunoblot* es un sistema de detección de anticuerpos frente a múltiples antígenos de un patógeno. Es muy utilizado, por ejemplo, frente al virus VIH para el diagnóstico de la infección y de la seroconversión.

El WB es un ELISA modificado en el que los antígenos se adhieren previamente a una superficie como el nilón o de nitrocelulosa para su manejo, normalmente realizado por la casa comercial que venda los reactivos. Los antígenos son añadidos a lo largo de estas tiras en función de su peso molecular. Para la identificación de los anticuerpos presentes en la muestra, estas tiras se bañan con el suero del paciente, por lo que los anticuerpos presentes se unirán específicamente a los antígenos correspondientes. Posteriormente, se bañarán de nuevo estas tiras con anticuerpos anti-IgG que se pegarán específicamente a los anticuerpos IgG que se hayan unido anteriormente a los antígenos de las distintas bandas. Estos anticuerpos anti-IgG llevan acoplado una enzima que coloreará la banda correspondiente, pudiéndose observar los resultados en la tira de nitrocelulosa a simple vista (Figura10).

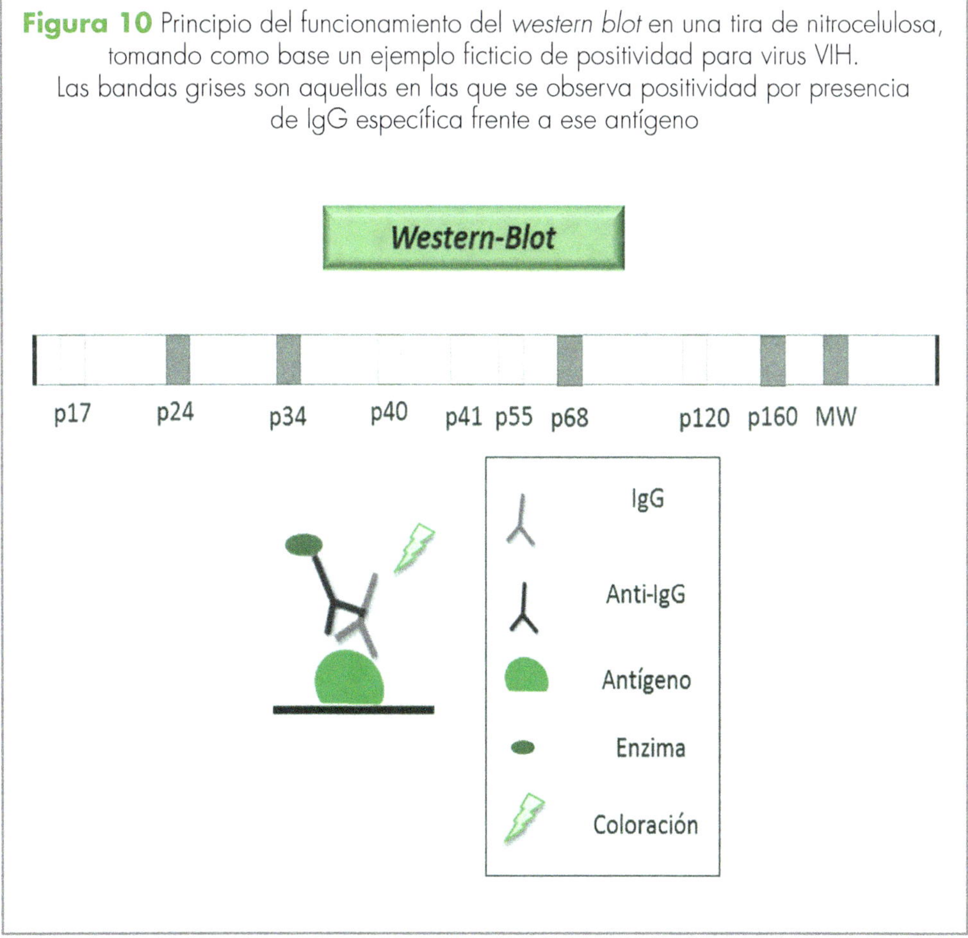

Figura 10 Principio del funcionamiento del *western blot* en una tira de nitrocelulosa, tomando como base un ejemplo ficticio de positividad para virus VIH.
Las bandas grises son aquellas en las que se observa positividad por presencia de IgG específica frente a ese antígeno

Evaluar la presencia de un tipo concreto de anticuerpo (como IgG o IgM) puede ser muy útil para el diagnóstico. Esta información nos sirve sobre todo para saber si estamos ante una infección aguda o ante una infección pasada, lo que repercute directamente en el manejo del paciente. Las técnicas utilizadas para evaluar el tipo de anticuerpo son fundamentalmente las siguientes:

- ELISA.

- Inmunofluorescencia.

- Determinación de la avidez de la IgG.

- Western blot.

Resumen de los conceptos más relevantes del Tema 33

- Las técnicas inmunológicas buscan la detección de un antígeno o de la respuesta del huésped al mismo mediante el uso de anticuerpos específicos. Las técnicas directas muestran la presencia del microorganismo o de alguna de sus partes, mientras que las técnicas indirectas muestran la respuesta inmune del huésped frente a esta infección.

- Las principales técnicas inmunológicas directas que detectan el antígeno son las siguientes:

  - Aglutinación indirecta o pasiva.

  - Inmunofluorescencia.

  - Enzimoinmunoanálisis.

  - Inmunocromatografía.

- El análisis serológico de los anticuerpos arroja mucha información acerca de la infección del paciente. Un estado en el que se detecte una gran cantidad de IgM será muestra de infección aguda, y la desaparición de estos anticuerpos y la aparición de grandes cantidades de IgG será muestra del estado convaleciente.

- Tanto la aglutinación directa, fijación del complemento, como la neutralización son técnicas que permiten evaluar la cantidad de anticuerpos totales sin distinguir el tipo de que se traten. Ofrecen mucha información acerca del título de anticuerpos y el nivel de protección serológico o humoral del paciente frente a una determinada enfermedad.

- Evaluar la presencia de un tipo concreto de anticuerpo (como IgG o IgM) puede ser muy útil para el diagnóstico. Esta información nos sirve sobre todo para saber si estamos ante una infección aguda o ante una infección pasada, lo que repercute directamente en el manejo del paciente. Las técnicas utilizadas para evaluar el tipo de anticuerpo son fundamentalmente las siguientes:

  - ELISA.

  - Inmunofluorescencia.

  - Determinaciónde la avidez de la IgG.

  - Western blot.

https://amazingbooks.es/faq-tecnicos-de-laboratorio-bloque-tematico-33

BLOQUE TEMÁTICO V

Genética y reproducción

TEMA 34

PRINCIPIOS DE GENÉTICA HUMANA, CITOGENÉTICA Y BIOLOGÍA MOLECULAR

Autora: Raquel Moreno Mayordomo

34.1 Introducción

Este tema pretende ser una introducción a la genética general y desarrolla conceptos básicos sobre esta ciencia orientados, principalmente, a conocer cómo se heredan las principales enfermedades genéticas y qué técnicas se emplean en el estudio de las mismas.

34.2 Conceptos generales

34.2.1 Tipos de ácidos nucleicos

Existen dos tipos de ácidos nucleicos: el ácido desoxirribonucleico (ADN) y el ácido ribonucleico (ARN). A continuación, se muestra una tabla con una comparación entre los mismos, aunque se desarrollará con más detalle en los apartados sucesivos:

	ADN		ARN	
Estructura	Doble hélice		Una sola hebra	
Unidad estructural básica	Nucleótidos, formados por un azúcar, una base nitrogenada y un grupo fosfato			
Azúcar de los nucleótidos	Desoxirribosa		Ribosa	
Bases nitrogenadas de los nucleótidos	Bases púricas	Bases pirimidínicas	Bases púricas	Bases pirimidínicas
	Guanina (G)	Citosina (C)	Guanina (G)	Citosina (C)
	Adenina (A)	Timina (T)	Adenina (A)	Uracilo (U)
Ubicación en la célula	Núcleo, mitocondrias		Núcleo, citoplasma, ribosomas	
Función	Contener y transmitir la información genética hereditaria		Síntesis de proteínas	

34.2.2 Estructura de los ácidos nucleicos

Estructura del ADN

El ADN está formado por dos cadenas de nucleótidos unidas entre sí formando una doble hélice. La unión de ambas cadenas se establece a través de la interacción entre las bases nitrogenadas de una y de otra mediante puentes de hidrógeno. Siempre se unirá una base púrica con una pirimidínica, y la unión siempre ocurre del siguiente modo: A – T; G – C.

La secuencia de nucleótidos del ADN es inmensamente larga, pero se agrupa en genes, que son fragmentos que contienen la información necesaria para codificar una determinada proteína. Sin embargo, no todo el gen codifica información. Las partes codificantes se llaman exones y las no codificantes, intrones. Todos los genes de un organismo constituyen su genoma.

El ADN se encuentra en el núcleo celular, y normalmente está en forma de hebra, pero cuando la célula se va a dividir en el proceso de reproducción, la hebra se súper enrolla alrededor de unas proteínas denominadas histonas, y da lugar a los cromosomas.

Estructura del ARN

El ARN está formado por una sola cadena de nucleótidos que se sintetiza a partir de una de las dos hebras del ADN. Esta síntesis la realiza la ARN polimerasa, que va sintetizando una hebra complementaria a la de ADN. La hibridación se establecerá también entre una base púrica y una pirimidínica, pero como el ARN contiene uracilo en vez de timina, la unión será así: A – U; G – C.

34.2.3 Funciones de los ácidos nucleicos

Funciones del ADN

El ADN se encuentra en el núcleo celular y sus funciones principales son las siguientes:

- Almacenamiento de información.

- Codificación de proteínas necesarias para la vida (aunque para dar lugar a las proteínas el ADN debe sufrir previamente los procesos de replicación, transcripción y traducción).

Funciones del ARN

Existen muchos tipos de ARN, de los cuales los más importantes son:

- ARN mensajero (ARNm): es una copia de un fragmento de una de las hebras del ADN. Sale del núcleo y lleva la información a los ribosomas para que allí se sintetice la proteína de la que lleva la información.

- ARN transferente (ARNt): su función es transportar aminoácidos hacia los ribosomas para la síntesis de proteínas.

34.2.4 Replicación, transcripción y traducción del ADN

- Replicación: el ADN posee capacidad de autorreplicación para poder ser transmitido a las células hijas. En el proceso de la mitosis se forman dos células hijas, por lo que es necesaria la replicación del ADN.

- Transcripción: el ADN no puede salir del núcleo de la célula, pero las proteínas se sintetizan en los ribosomas, que están en el citoplasma celular. Así, el que lleva la información desde el núcleo hasta los ribosomas es el ARNm, que se crea a partir del ADN mediante la transcripción. En este proceso, lo que ocurre es que la doble hebra de ADN se abre, y se introduce una ARN polimerasa, que es una enzima que va creando el ARN a partir de una de las dos hebras de ADN, que toma como molde.

- Traducción: es la síntesis de proteínas en los ribosomas a partir del ARNm. Este, una vez transcrito, sale del núcleo y va hacia los ribosomas, donde habrá moléculas de ARNt portadoras de aminoácidos. Cada triplete de bases nitrogenadas del ARNm se denomina codón, y cuando se hibridan con otro triplete de bases nitrogenadas complementarias del ARNt (denominado anticodón), el ribosoma introduce el aminoácido que porta el ARNt a la secuencia proteica.

  Existe un codón que le indica al ribosoma que ahí empieza la proteína. Este codón es el triplete AUG, que codifica para el aminoácido metionina.

  La correspondencia entre los tripletes del ARNm y los aminoácidos en los que se traducen se encuentra en el código genético.

34.2.5 Los cromosomas humanos

En los humanos, cuando la célula se va a dividir, se forman 23 pares de cromosomas: 22 pares autosómicos y un par sexual. Por tanto, tenemos 46 cromosomas que van en parejas, como se muestra en la Figura 1. Los cromosomas de la misma pareja codifican para los mismos caracteres, por lo que se denominan cromosomas homólogos. El hecho de que codifiquen para los mismos caracteres no significa que la información que contienen sea idéntica. Por ejemplo, en el par 9 se encuentra la información correspondiente al grupo sanguíneo, pero uno de los dos puede contener información de grupo A, porque es herencia del padre, y el otro contener información del grupo B, porque es herencia de la madre.

Como tenemos dos copias de cada información (de cada cromosoma), se dice que somos individuos diploides, 2n. Un ser haploide tendría una sola copia (n), un ser triploide tendría tres copias (3n), y así sucesivamente.

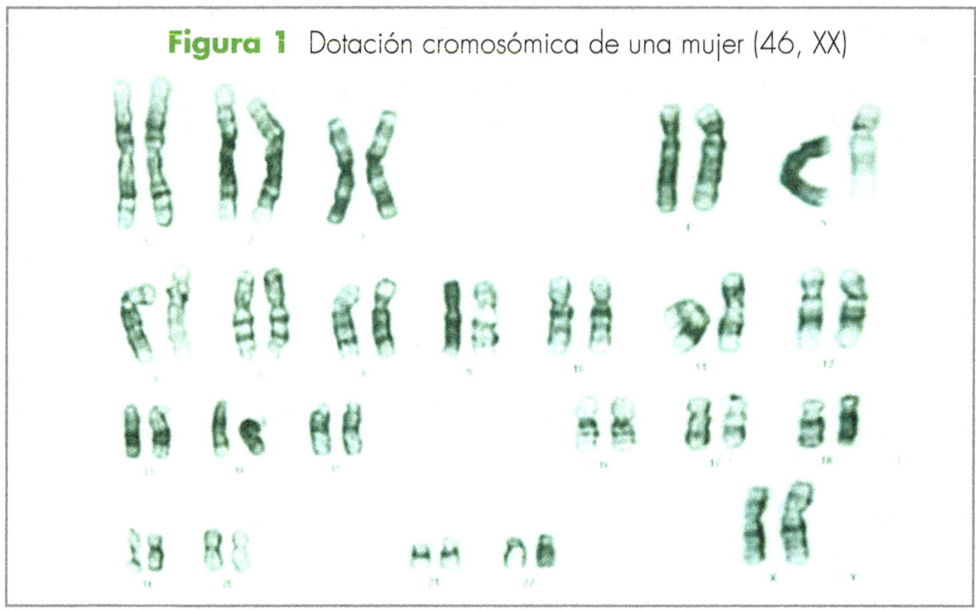

Figura 1 Dotación cromosómica de una mujer (46, XX)

En un cromosoma se diferencian varias partes que se muestran en la Figura 2:

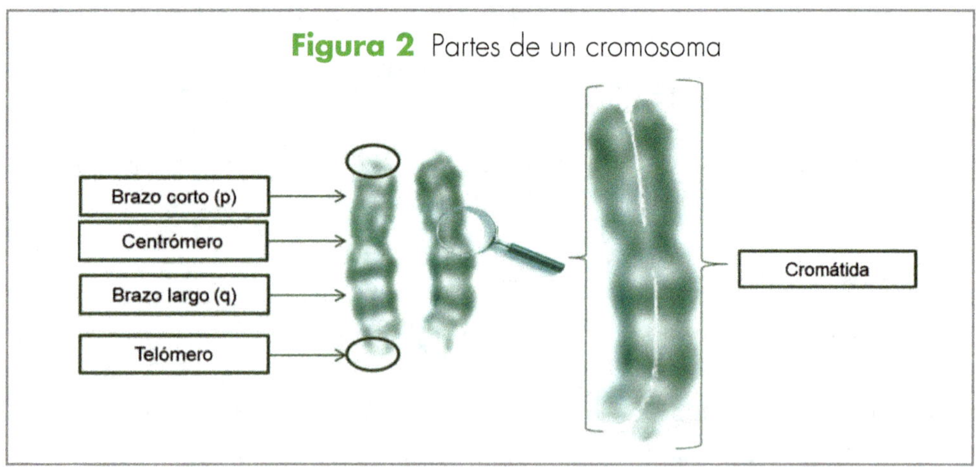

Figura 2 Partes de un cromosoma

 GUÍA PRÁCTICA PARA TÉCNICO SUPERIOR DE LABORATORIO DE DIAGNÓSTICO CLÍNICO Y BIOMÉDICO

Los cromosomas se clasifican en función de la longitud de sus brazos, del siguiente modo:

- Metacéntricos: el centrómero se ubica justo en la mitad del cromosoma, por lo que
  ambos brazos tienen la misma longitud. El ejemplo típico es el cromosoma 1.

- Submetacéntricos: la longitud de un brazo es mayor que la del otro. Un ejemplo
  sería el cromosoma 2.

- Acrocéntricos: un brazo es muy pequeño en relación al otro. Los cromosomas 21 y
  22 son de este tipo, y además estos dos tienen satélites, que se pueden observar
  encima de los mismos y son secuencias de ADN en principio no codificante.

- Telocéntricos: solo existe un brazo, pues el centrómero se ubica justo en el extremo del mismo. Ningún cromosoma humano es de este tipo.

34.2.6 El genotipo y el fenotipo

El genotipo es el conjunto de la información genética que existe en el núcleo
celular de cada individuo.

El fenotipo es la expresión visible del genotipo de un individuo, en la que también influye la interacción con el medioambiente.

Un alelo es cada una de las formas alternativas que puede tener un mismo gen.
Por ejemplo, y simplificando mucho, los ojos pueden ser claros u oscuros. El color
oscuro sería el alelo dominante (A), y el color claro sería el alelo recesivo (a). Esto
significa que en caso de que uno de los progenitores transmita el alelo de ojos
oscuros y el otro transmita el de ojos claros, los ojos de su hijo serán oscuros. Un
individuo solo podría tener ojos claros en caso de que sus dos alelos codifiquen
para ojos claros, es decir, que sea homocigoto. Veámoslo en la siguiente tabla:

Genotipo	AA	aa	Aa
Fenotipo			
	homocigoto	homocigoto	heterocigoto

Los alelos se sitúan en el mismo *locus* (en el mismo lugar) del cromosoma, cada uno en el suyo.

34.2.7 La reproducción celular

En el ciclo vital de una célula o ciclo celular pueden distinguirse las siguientes etapas:

- Fase G1, de crecimiento general.

- Fase S, de síntesis de ADN, momento en el que los cromosomas se replican (se forman las dos cromátidas en cada cromosoma).

- Fase G2, de preparación para la división.

- Fase M, de mitosis o división celular.

La mitosis

Todas las células somáticas, es decir, todas las células del organismo excepto los gametos sexuales, se dividen por mitosis. Mediante este proceso, una célula da lugar a dos células hijas idénticas a ella. A continuación, se muestra un esquema de este proceso, en el que, para simplificar, se han dibujado solo dos cromosomas, que serían homólogos:

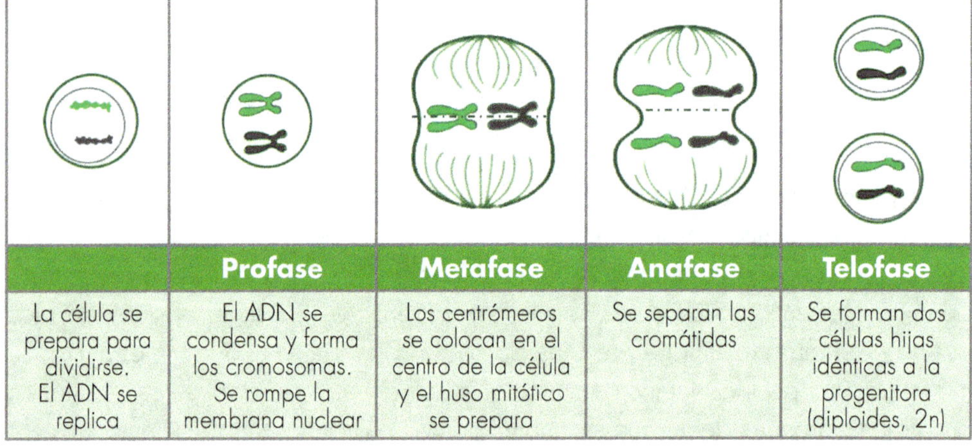

	Profase	Metafase	Anafase	Telofase
La célula se prepara para dividirse. El ADN se replica	El ADN se condensa y forma los cromosomas. Se rompe la membrana nuclear	Los centrómeros se colocan en el centro de la célula y el huso mitótico se prepara	Se separan las cromátidas	Se forman dos células hijas idénticas a la progenitora (diploides, 2n)

La meiosis

Mediante este proceso se producen los gametos (óvulos y espermatozoides), que son haploides, es decir, tienen la mitad de cromosomas que los ovocitos y espermatocitos de los que proceden. Esto es así porque, como en la fecundación fusionarán su material genético, así darán lugar a un individuo diploide. Si los gametos fueran diploides, el individuo formado sería tetraploide e inviable.

MEIOSIS I	Profase I	Metafase I	Anafase	Telofase

MEIOSIS II	Profase II	Metafase II	Anafase II	Telofase II

El proceso de la meiosis es, sin embargo, más complejo que lo que se muestra en la tabla anterior, pues durante la profase I se produce el sobrecruzamiento o entrecruzamiento meiótico, que consiste en el intercambio de material genético al azar entre cromosomas homólogos. Como consecuencia, los cromosomas de los gametos resultantes no son idénticos entre sí ni con respecto a los de las células progenitoras. Este proceso supone una redistribución cromosómica del material genético.

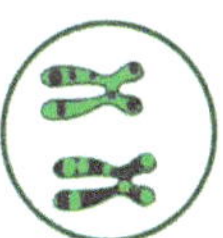

Este es el motivo por el que la dotación genética de un gameto nunca será igual a la de otro.

34.3 Genética mendeliana

La genética mendeliana estudia la herencia de los caracteres según las observaciones que realizó Gregor Mendel sobre plantas de guisantes en el siglo XIX y se basa en la observación del fenotipo.

34.3.1 Primera ley de Mendel: ley de la uniformidad de la primera generación

Cuando se mezclan dos razas puras de guisantes de distinto color, todos los descendientes resultan del color de uno de los progenitores, por lo que existe un carácter dominante (A).

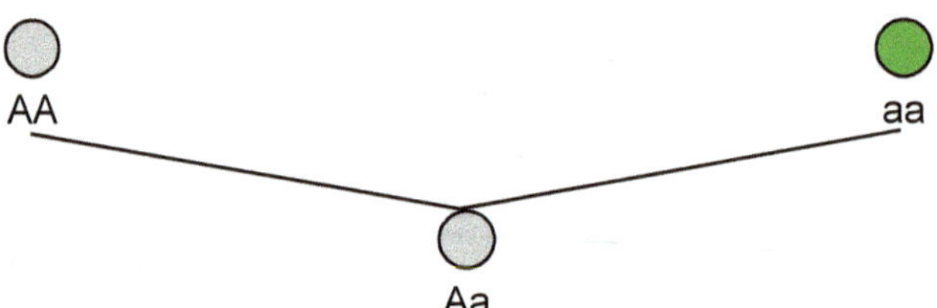

34.3.2 Segunda ley de Mendel: ley de la segregación

El alelo recesivo (a), no aparece en la primera generación, pero sí en la segunda generación, de lo que se concluye que el carácter solo se manifiesta cuando se encuentra como raza pura (aa).

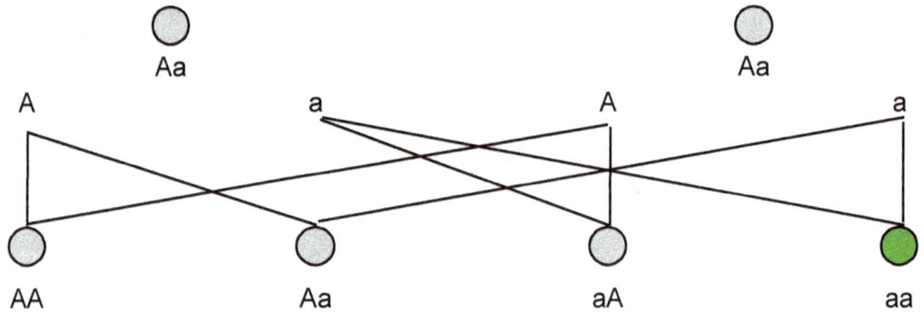

34.3.3 Tercera ley de Mendel: ley de la independencia de los caracteres

Los diferentes rasgos se heredan de forma independiente. Mendel cruzó ahora guisantes amarillos lisos con guisantes verdes rugosos, todos ellos de raza pura. Veamos lo que ocurrió:

Primera generación

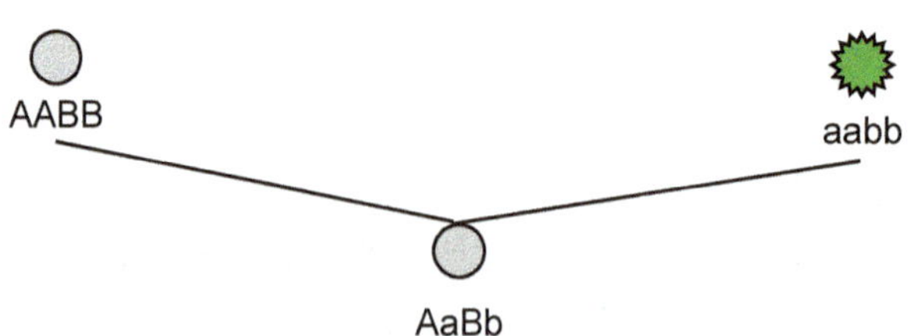

Segunda generación: se cruzan dos plantas procedentes de la primera generación:

AaBb   x   AaBb

Resultados:

	AB	Ab	aB	ab
AB	AABB	AABb	AaBB	AaBb
Ab	AABb	AAbb	AaBb	Aabb
aB	AaBB	AaBb	aaBB	aaBb
ab	AaBb	Aabb	aaBb	aabb

34.4 Genética no mendeliana

Aunque las leyes de Mendel son la base de esta ciencia y explican muchos fenómenos, existen otros muchos que las leyes no pueden dilucidar, como los que se mencionan a continuación:

- Ligamiento genético: no todos los caracteres se heredan de forma independiente, sino que algunos genes van ligados. La probabilidad de que dos genes se hereden de forma conjunta es mayor cuanto más cerca se encuentren entre sí, pues la probabilidad de que se produzca sobrecruzamiento justo ahí y se separen, es menor.

- Dominancia incompleta: algunas veces, el gen dominante no se expresa totalmente como ocurría en el caso de los guisantes, sino que permite la expresión del gen recesivo, apareciendo fenotipos intermedios. Este es el caso, por ejemplo, de mezclar rosas rojas con blancas, que dan como resultado rosas de color rosa, o el caso de una pareja en el que uno es de raza negra y otro de raza blanca, que dan lugar a un mulato.

34.5 Citogenética

La citogenética se dedica al estudio de los cromosomas.

34.5.1 El cariotipo

Es el patrón cromosómico de un individuo. Se obtiene mediante una técnica que permite visualizar los cromosomas al microscopio para detectar anomalías numéricas y estructurales en ellos.

El cariotipo se puede realizar en sangre o en líquido amniótico, y los cromosomas siempre se visualizan en *metafase*, ya que es cuando mejor se ven. Para ello se realiza un cultivo celular, al que se irán adicionando las siguientes sustancias:

- Un agente mitógeno (*fitohematoglutinina*), que estimula la división celular.

- Un inhibidor del huso mitótico (*colchicina*), que detiene el crecimiento celular en metafase.

- Una solución hipotónica que rompe el núcleo, permitiendo que se separen más los cromosomas.

Una vez finalizado el proceso, las células se centrifugan y se extienden en un porta, para poder teñirlas con tintes que permitirán visualizar las bandas cromosómicas (esto es lo que se denomina bandeo cromosómico). Así, en función del tinte utilizado, se pueden obtener:

- Bandas G (con Giemsa): son las que se mostraban en la Figura 1.

- Bandas C: tiñen heterocromatina, que se sitúa cerca del centrómero.

- Bandas NOR: tiñen los satélites.

Una vez teñidos los cromosomas, se visualizan en un microscopio de fluorescencia.

Los cromosomas aparecerán desordenados y tendremos que contarlos y ordenarlos, bien a mano, recortando cada cromosoma en la foto y haciendo un puzle, o bien mediante programas informáticos. Normalmente y si no hay ninguna anomalía, se cuentan unas 20-25 metafases.

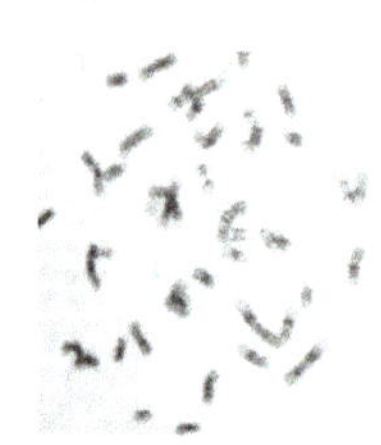 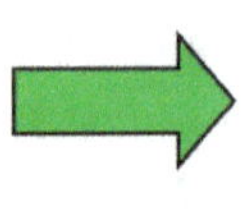 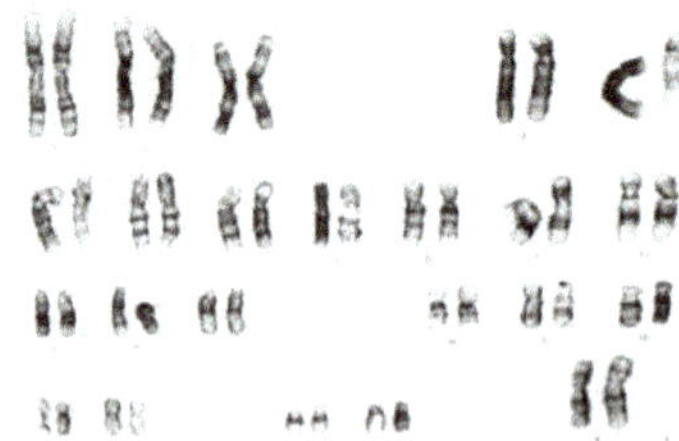

En el cariotipo los cromosomas se ordenan por tamaño (excepto los cromosomas sexuales que se colocan al final) y por la posición del centrómero.

Está indicado realizar un cariotipo cuando existen problemas de fertilidad, abortos, mortinatos, cuando, en un niño, existen problemas de crecimiento o caracteres fenotípicos que sugieren la presencia de alguna anomalía cromosómica, o cuando existen antecedentes familiares.

Del cariotipo han derivado otras técnicas, como es la hibridación in situ fluorescente (FISH), que se basa en el empleo de sondas fluorescentes que se hibridan con un fragmento específico de ADN. Permite detectar muy bien las traslocaciones y las aneuploidías, pues al microscopio de fluorescencia, veremos mediante un color en qué parte de un cromosoma está ubicado el fragmento y cuántos fragmentos existen en toda la metafase (lo normal es que sean dos).

34.5.2 Estudio de síndromes cromosómicos

Las anomalías cromosómicas pueden producirse tanto en autosomas como en cromosomas sexuales, y pueden ser de dos tipos.

Anomalías numéricas

- **Euploidías:** la dotación cromosómica es múltiplo de n. Habrá tantos juegos de cromosomas como enes. Así, existen monoploidías (23, n) y poliploidías: triploidías (69, 3n), tetraploidías (92, 4n), etc., aunque ninguna de ellas es viable en el ser humano.

- **Aneuploidías:** el número de cromosomas no es múltiplo de n. Se producen por ausencia de disyunción meiótica (mala separación de cromosomas en la división celular), de tal forma que por ejemplo a un gameto se van los dos cromosomas homólogos y al otro ninguno. Así, existen principalmente monosomías y trisomías.

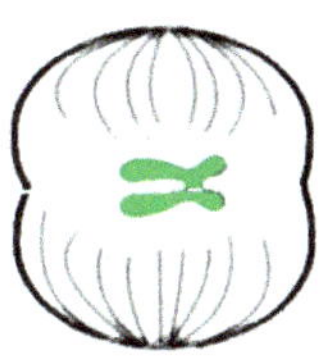 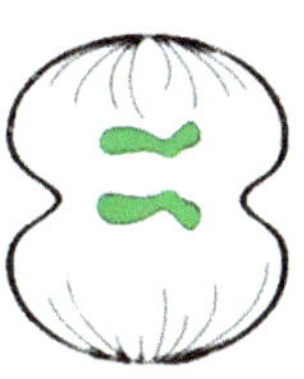 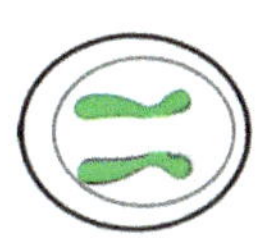

Cuando este gameto se cruce con un gameto haploide normal, dará lugar a una trisomía.

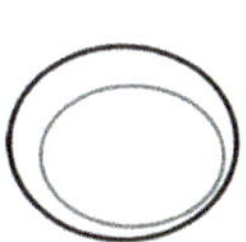

Cuando este gameto se cruce con un gameto haploide normal, dará lugar a una monosomía.

El riesgo de aneuploidías se incrementa exponencialmente en madres de más de 35 años. Se asocian a trastornos en el desarrollo físico y mental y cuanto más grande es el cromosoma afectado, más graves son los efectos.

Las trisomías son mejor toleradas que las monosomías. No obstante, solo sobreviven individuos con trisomías en los cromosomas más pequeños. Las monosomías suelen ser letales (con la única excepción del síndrome de Turner, que es la única viable).

- Aneuploidías más frecuentes en cromosomas autosómicos:

  - Trisomía 13, síndrome de Patau.

  - Trisomía 18, síndrome de Edwards.

  - Trisomía 21, síndrome de Down.

  Todas ellas se expresan así: (47, XX) si es mujer o (47, XY) si es hombre.

- Aneuploidías más frecuentes en los cromosomas sexuales:

  - Monosomía (45, X0), síndrome de Turner. Son mujeres estériles.

  - Trisomía (47, XXY), síndrome de Klinefelter. Son hombres estériles.

  Los individuos con ambos síndromes suelen ser mosaicos, es decir, tener algunas células normales, y otras con el síndrome. En estos casos hay que contar los cromosomas de 100 metafases, para ver en qué porcentaje existe el síndrome.

¡Recuerda!

Un mosaicismo o mosaico es un individuo en el que coexisten dos o más poblaciones de células con distinto genotipo.

Anomalías estructurales

Pueden ser balanceadas o equilibradas (no existe ganancia ni pérdida de material genético) o no balanceadas (trisomías o monosomías parciales). Hay varios tipos:

- **Deleción:** pérdida de un fragmento de un cromosoma.

- **Duplicación:** copia extra de una porción de un cromosoma.

¡Recuerda!

El síndrome de X frágil es la segunda causa genética de retraso mental después del síndrome de Down, y se produce por una duplicación múltiple a nivel molecular (no cromosómico) de trinucleótidos CGG en el gen FMR1. La expansión es más larga en cada generación, por lo que cada vez es más grave (anticipación genética).

- **Traslocación:** un trozo de un cromosoma se transfiere a otro. Ejemplo típico: traslocación 22-9. Parte del cromosoma 22 se ensambla en el 9, fusionándose los genes BCR-ABL y formándose el cromosoma Philadelphia, presente en el 95 % de enfermos con LMC.

  Las traslocaciones robertsonianas son aquellas en las que se fusionan dos cromosomas acrocéntricos uniendo sus centrómeros.

- **Inversión:** una porción del cromosoma cambia su orientación dentro de este.

34.6 Genética molecular

La genética molecular se dedica al estudio de los genes y sus mutaciones, que serán siempre a nivel de las bases nitrogenadas del ADN, por lo que nunca se detectarán en un cariotipo.

Existen múltiples técnicas usadas para la detección de mutaciones en genética molecular, pero todas ellas requieren previamente una extracción del ADN y una amplificación del mismo.

34.6.1 Tipos de mutaciones moleculares

Las mutaciones génicas o moleculares pueden ser hereditarias o adquiridas. Estas últimas pueden ser inducidas por radiaciones o por sustancias químicas. Pueden ser debidas a:

- Sustitución de bases: la sustitución de una base por otra en un fragmento de ADN codificante puede dar lugar a un cambio de aminoácido, que puede alterar la estructura de toda la proteína y hacerla afuncional.

- Inserciones o deleciones de bases: si se gana o se pierde una base, a partir de ahí cambiará la pauta de lectura en el ribosoma, pues cambiarán todos los tripletes.

34.6.2 Extracción del ADN

Para el estudio del ADN, este se extrae de los leucocitos de una muestra de sangre obtenida en tubo EDTA. La extracción se realiza en los siguientes pasos:

1. Lisis de hematíes y eliminación de los mismos por centrifugado.

2. Lisis de los leucocitos, que es de donde se extrae el ADN.

3. Precipitación de proteínas y eliminación por centrifugado.

4. Precipitación y lavado del ADN.

34.6.3 La reacción en cadena de la polimerasa (PCR)

La PCR es una técnica muy sensible y específica, capaz de obtener gran número de copias de un fragmento de ADN partiendo de una cantidad mínima (como la que se obtiene en la extracción). Estas copias se utilizarán después para identificar mutaciones o fragmentos con mayor facilidad. Así, permite detectar microorganismos o cáncer, identificar cadáveres o realizar parentescos.

Para obtener gran cantidad de material amplificado, la PCR se realiza en varios ciclos, y en cada uno de ellos ocurren los siguientes procesos:

1. Desnaturalización del ADN a 94-96 °C: se separan las hebras de ADN.

2. Hibridación o anillamiento: unión de los cebadores a las cadenas simples. Los cebadores son pequeños fragmentos complementarios a la secuencia molde. Ocurre a 40-60 °C.

3. Elongación de las cadenas a 72 °C gracias a la ADN polimerasa del microorganismo *Thermus aquaticus*, que es la única capaz de soportar la temperatura inicial de 96 °C.

La técnica se encuentra automatizada y se realiza en un termociclador. Los reactivos que requiere son: nucleótidos para sintetizar nuevo ADN; cebadores o *primers* que se unen al fragmento concreto a amplificar; la ADN polimerasa y la muestra.

Una vez realizada la PCR, se requieren otras técnicas para identificar el fragmento o mutación. Algunas de ellas se basan en la separación de los ácidos nucleicos en cuanto a su tamaño. Si conocemos el tamaño del fragmento que estamos buscando, al realizar una electroforesis en gel de agarosa y posterior revelado con bromuro de etidio, sabremos dónde deberá migrar si está presente. Esta electroforesis posee distintos nombres en función de lo que se quiera separar:

- Si es ADN: *Southern blot*.

- Si es ARN: *Northern blot*.

- Si son proteínas: *Western blot*.

La PCR es una técnica muy sencilla y barata, pero es fundamental en genética molecular, por lo que de ella han derivado multitud de variantes, como son:

- PCR en tiempo real: no solo amplifica el ADN sino que además, en función de las copias que se hayan realizado, puede cuantificar la muestra que había (lo que es útil, por ejemplo, en la detección de ADN vírico o tumoral). Esto se consigue añadiéndole un fluoróforo a la reacción.

- QF-PCR: permite la detección de aneuploidías sin realizar un cariotipo.

34.6.4 Otras técnicas utilizadas en genética molecular

Existen multitud de técnicas en la actualidad, pero merece una mención especial la secuenciación de ADN, que se lleva a cabo en un secuenciador y es capaz de determinar el orden en el que se encuentran los nucleótidos en una secuencia de ADN, por lo que puede detectar fácilmente una mutación puntual.

34.7 La herencia

34.7.1 Herencia autosómica

Es la herencia de todos los genes que se encuentran en alguno de los 22 pares de cromosomas no sexuales (autosomas), y puede afectar indistintamente a hijos y a hijas.

Herencia autosómica dominante

Con que el individuo presente una sola copia del gen anormal (sea heterocigoto) basta para que esté enfermo. Ejemplos: acondroplasia (enanismo), síndrome de Marfan.

Lógicamente, si además es homocigoto, la enfermedad podría ser mucho más grave.

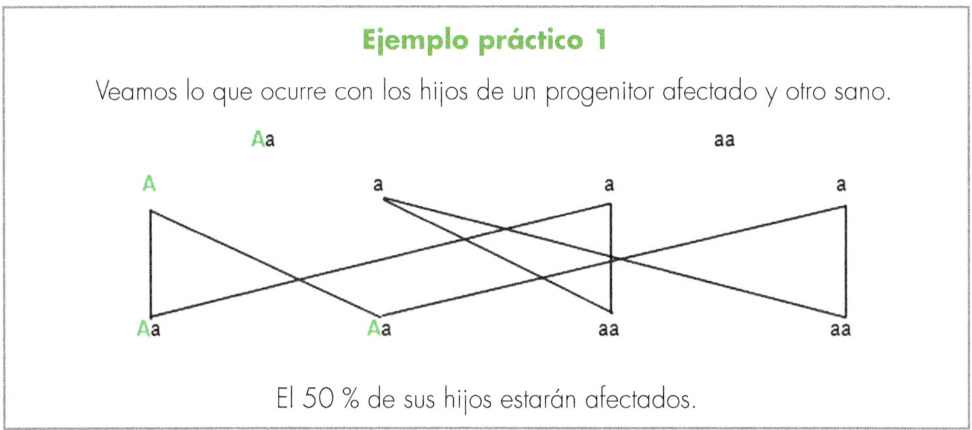

Herencia autosómica recesiva

Un individuo debe presentar dos copias del gen anormal (ser homocigoto) para padecer la enfermedad. La gran mayoría de enfermedades genéticas pertenecen a este grupo. Ejemplos: fibrosis quística, fenilcetonuria, albinismo, enfermedad de Wilson.

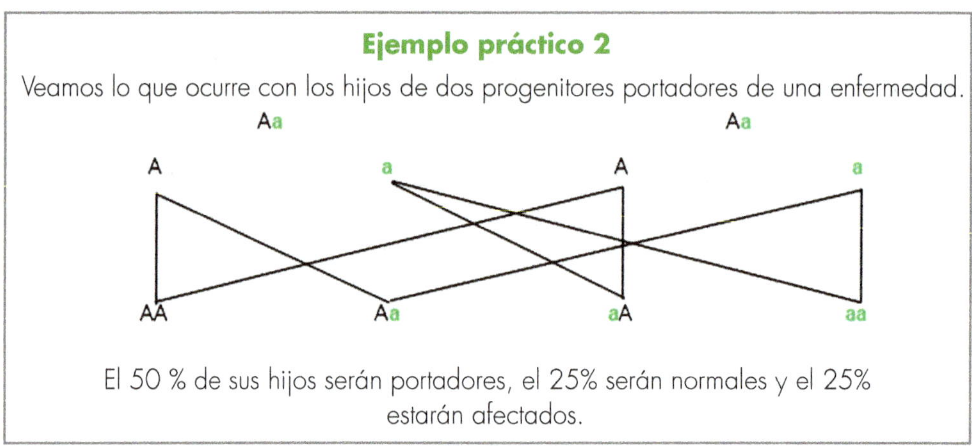

El 50 % de sus hijos serán portadores, el 25% serán normales y el 25% estarán afectados.

Herencia de los grupos sanguíneos

Anteriormente se ha hablado sobre la dominancia de un alelo sobre otro. Sin embargo, hay un caso muy típico donde el gen tiene tres alelos posibles, y dos de ellos presentan codominancia. Se trata de los grupos sanguíneos. Los tres alelos posibles son el A, el B y el O. El A y el B son codominantes, es decir, en caso de que un individuo tenga los dos, expresa los dos. Sin embargo, ambos dominan sobre el alelo O, por lo que en el momento en que un individuo sea AO, fenotípicamente será del grupo A, y en el momento en que sea BO, será del grupo B. Solo podrá ser del grupo O cuando presente este alelo en homocigosis.

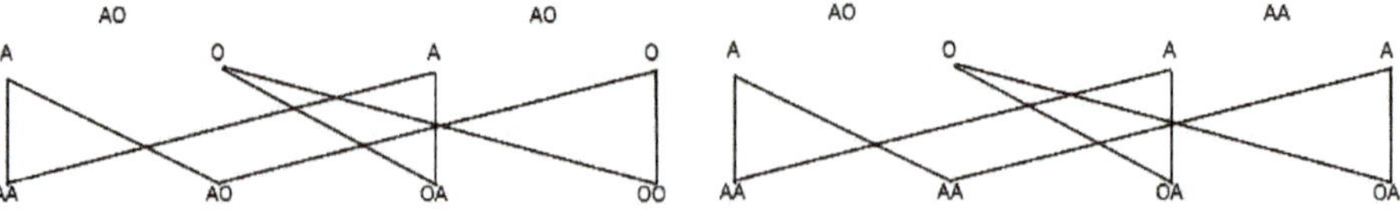

En este caso, el 75 % de los hijos serían de grupo A y el 25 % de grupo O.

En este caso, el 100 % de los hijos serían de grupo A.

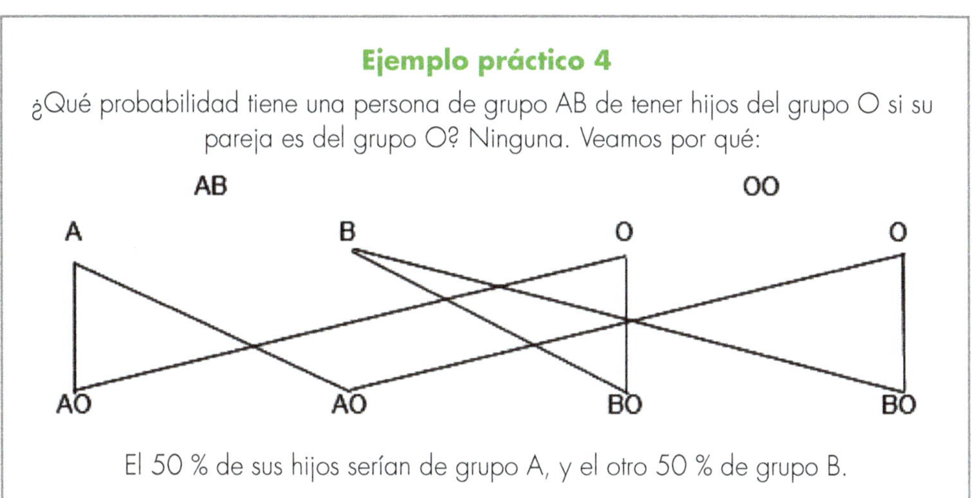

34.7.2 Herencia ligada al sexo

En primer lugar, veamos cómo la probabilidad de tener un hijo o una hija es del 50 %:

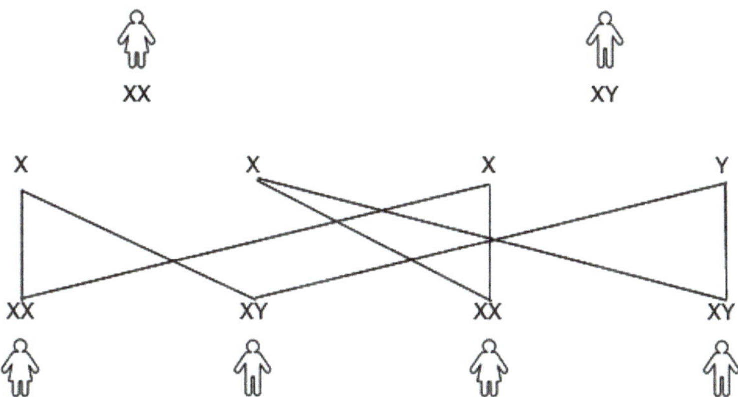

Herencia ligada al cromosoma X

- **Dominante:** un ejemplo de este tipo de herencia es el raquitismo resistente a la vitamina D. Al ser la herencia dominante, aquí no se distingue entre hombre o mujer. En el momento en que el descendiente herede la X mutada, sufrirá la enfermedad.

- **Recesiva:** la mayoría de trastornos ligados al sexo pertenecen a este grupo. Los ejemplos típicos son la hemofilia y el daltonismo.

Para que una mujer presente la enfermedad, deberá tener las dos X anormales. Si solo tiene una, será portadora. Sin embargo, el hombre, como solo tiene una X, en cuanto esta sea anormal, el hombre tendrá la enfermedad.

Ejemplo práctico 5

Veamos lo que ocurre con los hijos de un hombre afectado y una mujer sana.
Herencia dominante ligada al X.

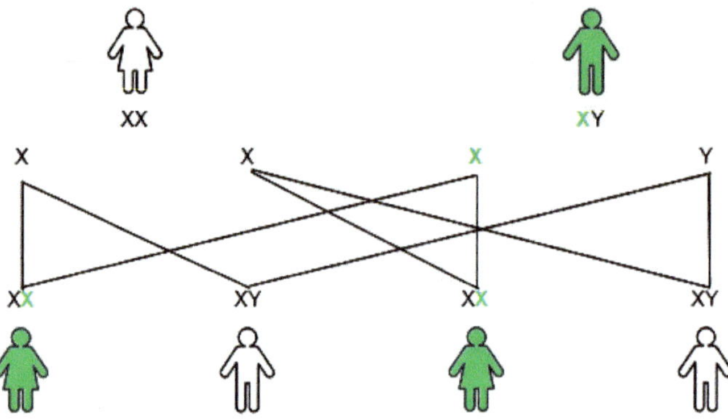

El 100 % de sus hijas estarán enfermas, y el 100 % de sus hijos estarán sanos. Esto es porque el hombre a sus hijas obligatoriamente les transmite la X enferma, y a sus hijos la Y.

Ejemplo práctico 6

Veamos lo que ocurre con los hijos de un hombre sano y una mujer afectada.
Herencia dominante ligada al X.

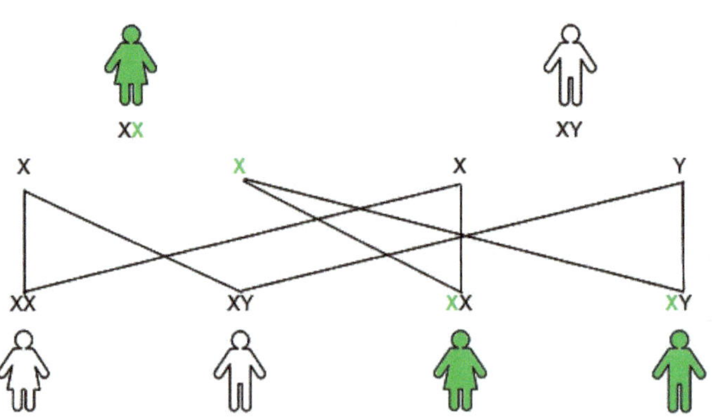

El 50 % de sus hijos e hijas estarán enfermos.

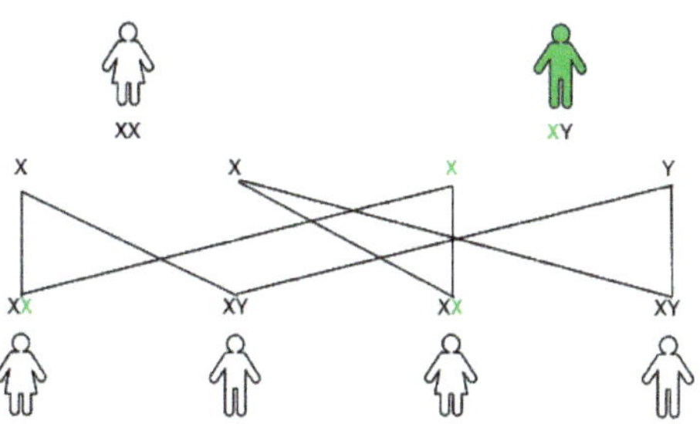

El 100 % de sus hijas serán portadoras, y el 100 % de sus hijos serán sanos.

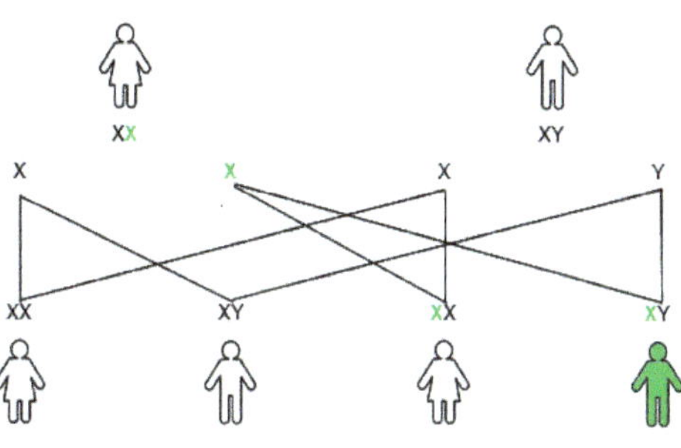

El 50 % de sus hijas serán portadoras, y el 50 % de sus hijos estarán enfermos.

Herencia ligada al cromosoma Y

Padecerán el trastorno todos los hijos varones del padre afectado. Un ejemplo es la hipertricosis (síndrome del hombre lobo).

34.7.3 Herencia mitocondrial

Todas las mitocondrias de los descendientes proceden de la madre. Por tanto, ante una enfermedad mitocondrial, si la transmite la madre, todos sus hijos estarán afectados, mientras que si la transmite el padre, ninguno de sus hijos estará afectado.

¡Recuerda!

- El ADN tiene estructura de doble hélice y está formado por nucleótidos, que a su vez están formados por bases nitrogenadas púricas (A y G) y pirimidínicas (C y T). Su función es contener la información transmisible necesaria para realizar la síntesis de proteínas. Para obtener una proteína, el ADN debe pasar por los procesos de replicación, transcripción y traducción.

- Los humanos tenemos 23 pares de cromosomas: 22 pares autosómicos y un par sexual.

- Las células se dividen mediante dos procesos: en el proceso de la mitosis, que lo realizan todas las células excepto los gametos, se obtienen dos células hijas idénticas a la progenitora y diploides (2n). En la meiosis, que la realizan las células sexuales, se obtienen 4 células hijas diferentes de la progenitora y entre sí, y haploides (n).

- Las leyes de Mendel explicaron buena parte de los fenómenos de transmisión genética, introduciendo los conceptos de homocigosis y heterocigosis, y alelos dominantes y recesivos. Sin embargo, hoy día se sabe que esta ciencia es infinitamente más compleja.

- La citogenética se dedica al estudio de los cromosomas, y la técnica principal es el cariotipo, en el que se pueden observar los cromosomas en metafase, con un microscopio de fluorescencia. Gracias a ella se pueden identificar los principales síndromes cromosómicos:

  - Trisomías: 13, 18, 21 (síndrome de Down) y síndrome de Klinefelter.
  - Monosomías: síndrome de Turner.

- La genética molecular se dedica al estudio de los genes y sus mutaciones. Siempre es necesario extraer ADN y amplificarlo mediante la PCR, para poder estudiarlo posteriormente por alguna de las muchas técnicas que existen en la actualidad.

- Los telómeros dan estabilidad al cromosoma. Se cree que una de las causas del envejecimiento es el acortamiento progresivo de los telómeros.

- Un mosaicismo o mosaico es un individuo en el que coexisten dos o más poblaciones de células con distinto genotipo.

- El síndrome de X frágil es la segunda causa genética de retraso mental después del síndrome de Down, y se produce por una duplicación múltiple a nivel molecular (no cromosómico) de trinucleótidos CGG en el gen FMR1. La expansión es más larga en cada generación, por lo que cada vez es más grave (anticipación genética).

$$\left[\ \textbf{\textit{Preguntas y respuestas}}\ \right]$$
$$\textbf{\textit{Tema 34}}$$

https://amazingbooks.es/faq-tecnicos-de-laboratorio-bloque-tematico-34

TEMA 35

REPRODUCCIÓN ASISTIDA. PARÁMETROS DE LABORATORIO EN LA VALORACIÓN DE LA INFERTILIDAD MASCULINA Y FEMENINA

Autora: María José Lázaro Morillo

35.1 Introducción

La prevalencia de los problemas de fertilidad ha sufrido un importante incremento en los últimos años debido a factores sociales, fisiológicos y ambientales. Se calcula que en torno al 15 % de parejas en edad reproductiva en España padecen dificultades para lograr la gestación (Figura 1).

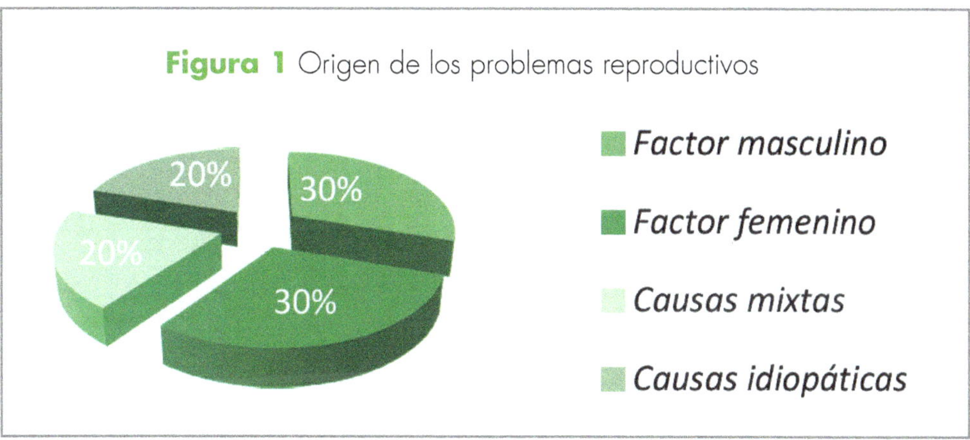

Figura 1 Origen de los problemas reproductivos

Las técnicas de reproducción asistida surgen para dar solución a dichos problemas reproductivos, registrándose un incremento de realización de este tipo de tratamientos cada año. El rápido desarrollo científico-tecnológico favorece el logro de considerables avances que permiten dar respuesta a la creciente necesidad asistencial en medicina reproductiva.

35.1.1 Infertilidad y esterilidad

- Esterilidad: incapacidad para lograr una gestación. Puede clasificarse en:

  - Esterilidad primaria: se da en aquellas parejas que no logran concebir en un periodo de un año de relaciones sexuales sin el uso de anticoncepción.

– Esterilidad secundaria: tiene lugar cuando la pareja no logra concebir, pero ha logrado el embarazo previamente, haya llegado este a término o no.

- Infertilidad: incapacidad de lograr una gestación a término.

35.1.2 Estudio de fertilidad

Se recomienda comenzar el estudio de infertilidad de una pareja cuando no se ha logrado la gestación transcurrido un año de relaciones sexuales sin protección.

Sin embargo, es recomendable adelantar el estudio y realizarlo transcurridos 6 meses del inicio de los coitos sin anticoncepción cuando:

- La mujer tiene más de 35 años.

- Mujer con amenorrea, oligoamenorrea o antecedente de enfermedad inflamatoria pélvica.

- Varón con testículo no descendido, enfermedad testicular o antecedente de factor masculino.

- Alguno de los dos miembros de la pareja va a comenzar un tratamiento oncológico.

Dicho estudio comienza con la realización de una anamnesis recogiendo datos como:

- Antecedentes familiares.

- Edad de ambos miembros de la pareja.

- Enfermedades, intervenciones quirúrgicas, tratamientos…

- Características del ciclo menstrual.

- Tiempo del deseo gestacional, frecuencia de relaciones sexuales…

35.2 Anatomía del aparato reproductor humano

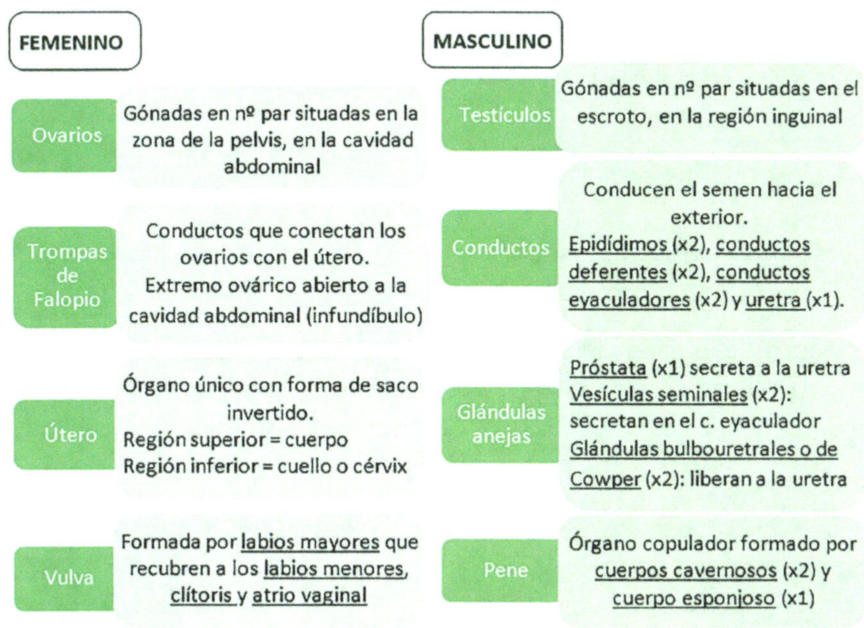

35.3 Eje hipotálamo-hipofisario-gonadal

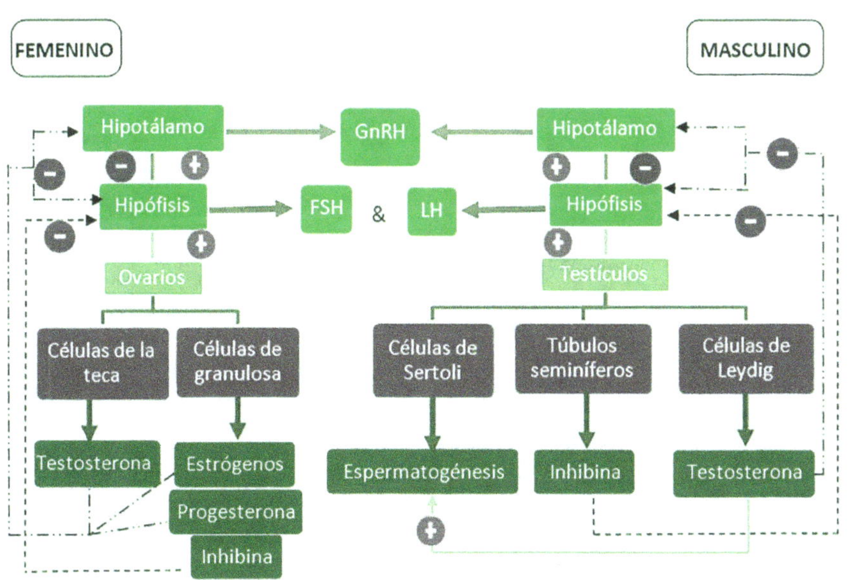

SNC: sistema nervioso central; NT: neurotransmisor; GnRH: hormona liberadora de gonadotropinas; FSH: hormona folículoestimulante; LH: hormona luteinizante; signo menos: retroalimentación negativa (inhibición); signo más: retroalimentación positiva (estimulación).

35.4 Gametogénesis

Proceso cuya finalidad es la formación de gametos que participen en la reproducción sexual para la perpetuación de la especie.

En el caso de la mujer, la producción de gametos comienza en el tercer mes del desarrollo fetal, se reanuda en la adolescencia y finaliza en la menopausia, mientras que en el varón, se inicia en la pubertad y se conserva a lo largo de toda la vida.

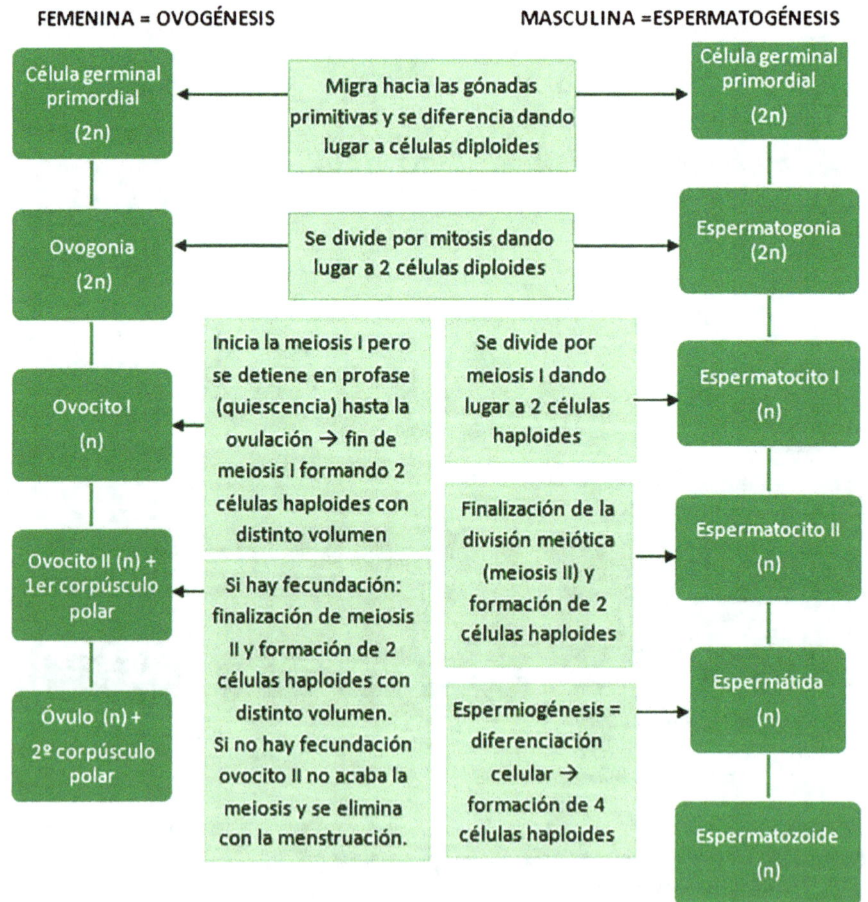

La espermatogénesis incluye una etapa de diferenciación al final de la meiosis II.

La ovogénesis pasa por una etapa de quiescencia (bloqueo de la meiosis) que se reanuda con la ovulación.

A partir de una célula germinal primordial, la ovogénesis rinde un único gameto mientras que la espermatogénesis rinde cuatro.

35.5 Infertilidad masculina

35.5.1 Causas de infertilidad masculina

Podemos dividirlas en función de la región anatómica afectada en:

Pre-testiculares	Testiculares	Post-testiculares
Infecciones sistémicas	Enfermedades genéticas (síndrome de Klinefelter, microdelecciones del Y…)	Obstructivas (bloqueo o ausencia congénitos de conductos, vasectomía…)
Trastornos hormonales hipotalámicos o hipofisarios (hipogonadismo hipo e hipergonadotropo…)	Lesiones testiculares (varicocele, tumores, traumatismos…)	Alteraciones espermáticas (factores inmunitarios…)
	Exposición a tóxicos (radiación, fármacos…)	Alteraciones coitales (impotencia, hipospadias…)

Azoospermia obstructiva

Obstrucción de los conductos seminales que impide la salida de espermatozoides en el eyaculado pese a que el testículo sí es capaz de producirlos.

Puede deberse a causas congénitas, adquiridas o iatrogénicas.

Tratamiento: biopsia testicular para obtener espermatozoides que puedan utilizarse en técnicas de reproducción asistida.

Varicocele

- Dilatación varicosa de las venas que drenan la sangre del testículo, con mayor incidencia de afectación unilateral del lado izquierdo.

- Relacionado con la infertilidad debido a que causa un aumento de temperatura testicular, aumenta el estrés oxidativo y reduce el flujo sanguíneo testicular.

- Aparece en un 40 % de varones infértiles.

Criptorquidia

- Falta de descenso de uno o ambos testículos al escroto durante la etapa fetal.

- Incidencia: 2-5 % de los recién nacidos, aumentando hasta un 30 % en prematuros.

- Suele resolverse espontáneamente (solo el 1 % de los niños la padecen).

- Criptorquidia bilateral: peor pronóstico, pudiendo llegar a la azoospermia.

- Criptorquidia unilateral: es la forma más común (85 %). Si se trata quirúrgicamente de forma temprana disminuye el riesgo de infertilidad en la edad adulta.

Hipogonadismo

Deficiencia de función testicular (producción de testosterona y/o espermatozoides).

Diagnóstico diferencial → análisis hormonal mediante radioinmunoanálisis (RIA) o enzimoinmunoensayo (EIA):

- FSH: gonadotropina responsable de regular la espermatogénesis.

- LH: gonadotropina responsable de regular la secreción de testosterona.

- Testosterona: el 99 % de este andrógeno circula ligado a proteínas transportadoras 99 % y el 1 % libre (biológicamente activa).

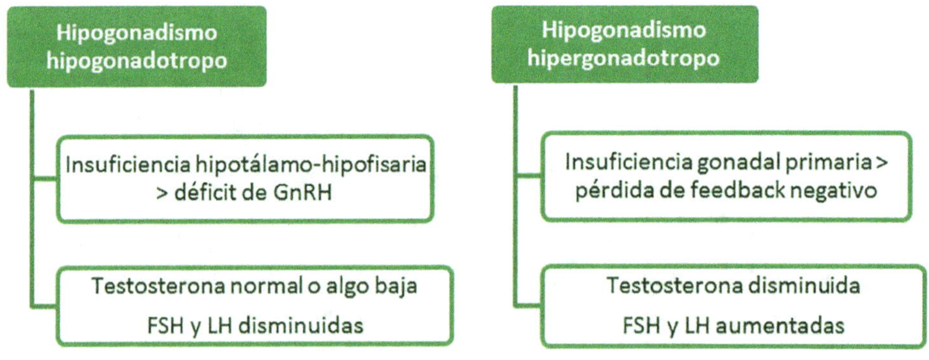

Diagnóstico diferencial en hipogonadismo hipogonadotropo → estimulación con GnRH

- Positiva → origen hipotalámico

- Negativa → origen hipofisario

35.5.2 Semen

Composición del semen		
Líquido seminal (90 %)	Próstata (15-30 %)	Secreción ácida → ácido cítrico, fosfatasa ácida, PSA, cinc, magnesio, espermina
	Glándulas bulbouretrales de Cowper (5 %)	Líquido pre-eyaculatorio (alcalino) → para limpiar y lubrificar la uretra
	Vesícula seminal (60-65 %)	Secreción alcalina → prostaglandinas, fructosa, bicarbonato, vesiculita, sialato
(10 %)	Testículoepididimaria	Espermatozoides, aminoácidos, lecitina, carnitina libre

Obtención de la muestra seminal

- Abstinencia sexual de 2 a 7 días, preferentemente 3-4 días.

- Orinar y lavarse genitales y manos antes de la recogida de la muestra de semen si se va a realizar análisis microbiológico.

- Preferiblemente por masturbación, recogiendo el eyaculado en un recipiente de vidrio o plástico de boca ancha. Cuando no sea posible la recogida de la muestra por masturbación, será necesaria la utilización de preservativos específicos para este fin, no siendo válida la recogida mediante otras vías como el *coitus interruptus* o preservativos de látex.

- Preferiblemente en un lugar íntimo próximo al laboratorio. Si no es así, la muestra debe entregarse al laboratorio antes de transcurrida 1 hora desde su recogida, transportándose a una temperatura de 20-40 °C.

- La muestra debe ser completa.

- El recipiente se entregará etiquetado con la identificación del paciente y la hora y fecha de recogida de la muestra.

- Acompañar la muestra con un formulario con los datos del paciente.

En caso de eyaculación retrógrada (la eyaculación de la muestra se produce hacia la vejiga, expulsándose los espermatozoides en la orina) se procederá como sigue:

- Ingestión de bicarbonato sódico la noche antes y el mismo día de la recogida.

- Orinar para vaciar la vejiga.

- Masturbación: recoger semen en caso de que se produzca eyaculado.

- Orinar de nuevo recogiendo esta orina para su posterior análisis en el laboratorio.

- Determinar el pH para comprobar su alcalinización.

- Centrifugar la muestra desechando el sobrenadante y resuspendiendo el pellet con medio de cultivo para su posterior análisis.

Análisis macroscópico

- Licuefacción

  - Muestra normal: licuefacción a temperatura ambiente a los 15 minutos tras la recogida de la muestra, siempre antes de 60 minutos.

  - Presencia de gránulos gelatinosos sin significación clínica.

  - Presencia de hilos de moco dificulta el análisis seminal.

  - Muestra anormal: si la muestra se licúa después de una hora o no llega a licuarse → recoger información.

    - Tratamiento mecánico o enzimático para licuar la muestra.

- Viscosidad o filancia

  Determinación recogiendo la muestra con una pipeta y dejándola caer gota a gota.

  - Muestra normal: observación de pequeñas gotas bien definidas.

  - Muestra anormal: observación de un filamento de más de 2 cm → dificulta mucho el estudio de la muestra.

    - Tratamiento mecánico o enzimático para eliminar la viscosidad.

- Aspecto

  Valorar tras la licuefacción o dentro de los primeros 60 minutos tras su recogida:

Homogéneo, gris opalescente	Traslúcido	Marrón-parduzco o rojizo	Amarillento
Normal	Baja concentración espermática	Presencia de hematíes	▪ Ictericia ▪ Algunas vitaminas ▪ Elevada abstinencia ▪ Leucospermia

- Volumen

  - Determinación mediante pesada (asumir densidad de semen igual a 1).

  - Medida directa en tubos de base cónica (no en pipetas, jeringas o probetas).

- Límite inferior de normalidad = 1,5 ml (OMS 2010) → valores inferiores (hipospermia) pueden indicar obstrucciones de vías seminales o ausencia de conductos deferentes, muestra incompleta o eyaculación retrógrada.

- Volumen muy elevado = hiperespermia → aumento de secreción de algunas glándulas o inflamación.

- pH

  - Determinación mediante tiras de pH con rango de 6 a 10, observando el color antes de 30 segundos y comparando el resultado con las soluciones patrón.

  - Límite de referencia inferior → 7,2 (OMS 2010).

  - Un pH<7 junto con oligo o azoospermia puede indicar obstrucción de vías eyaculatorias, ausencia bilateral congénita de deferentes o infección.

Análisis microscópico de muestras en fresco

Utilización de microscopio de contraste de fases.

- Concentración

Determinación del número de espermatozoides por mililitro de muestra en fresco tras dilución con solución Macoomber y Saunders. Se lleva a cabo en cámaras tipo Neubauer mejorada o Makler, contando el número de espermatozoides por campo. Si tras contar varios campos se observa una diferencia importante entre ellos, es necesario homogeneizar la muestra y repetir el conteo. Según la OMS 2010:

Normalidad	Oligozoos-permia	Criptozoospermia	Azoospermia
Más de 15×10^6/ml	Menos de 15×10^6/ml	Ausencia de espermatozoides en fresco pero existencia tras centrifugación de la muestra	Ausencia total de espermatozoides (en fresco y tras centrifugado)

- Recuento total de espermatozoides

Cantidad de espermatozoides existentes en la totalidad del volumen de la muestra:

Concentración espermática x volumen total de la muestra

Normalidad → más de 39×10^6 espermatozoides/eyaculado (OMS 2010).

- Movilidad

  Los espermatozoides se clasifican en 4 grados en función de su movilidad:

Tipo A o tipo III	Tipo B o tipo II	Tipo C o tipo I	Tipo D o tipo 0
Desplazamiento progresivo rápido rectilíneo	Desplazamiento progresivo lento curvilíneo	Movilidad *in situ*, mínima progresión	Ausencia de movilidad

  Determinación mediante recuento del número de espermatozoides de cada tipo en cámara Neubauer mejorada o Makler, comenzando primero por los de tipo A y B, seguido de los tipo C y finalmente los inmóviles. También puede realizarse mediante análisis de espermatozoides asistido computerizado (CASA).

  - Movilidad progresiva normal → espermatozoides A+B > 32 % (OMS 2010).

  - Movilidad total → A+B+C >40 % (OMS 2010).

  - Por debajo de estos valores → astenozoospermia.

- Aglutinación

  Adhesión de espermatozoides móviles entre sí. Se valora junto con la movilidad espermática. Pueden darse aglutinaciones cabeza-cabeza, cola-cola o cabeza-cola.

  Su existencia se relaciona con infertilidad inmunológica.

- Células redondas

  Presencia de otras estirpes celulares distintas de espermatozoides: células epiteliales, células germinales inmaduras y leucocitos.

  - Normal → menos de $1X10^6$ células redondas/ml.

  - Leucocitospermia → más de $1X10^6$ leucocitos/ml. Indicativo de infección (realizar análisis microbiológico).

Análisis microscópico de muestras teñidas

- Morfología

  Extensión de la muestra sobre un portaobjetos previamente lavado con alcohol al 70 %, y tinción con Papanicolaou, *Diff-Quick* o tinción de Shorr.

En general, se siguen los criterios de Kruguer para la clasificación espermática en función de la morfología.

Un espermatozoide normal tiene normales sus 3 partes: la cabeza, donde se encuentran el ADN y el acrosoma (con enzimas hidrolíticas como la hialuronidasa), el cuello, que posee mitocondrias para proporcionar energía, y el flagelo o cola para permitir el movimiento del espermatozoide.

- Normal → más del 4 % de formas normales (OMS 2010).

- Por debajo de los índices de normalidad → teratozoospermia.

- Vitalidad

Proporción de espermatozoides vivos respecto del total. Indicada en aquellos casos en los que se observe más de un 50 % de espermatozoides inmóviles.

- Normal → menos del 58 % de espermatozoides muertos (OMS 2010).

- Valores superiores al 58 % → necrozoospermia.

- Gran cantidad de espermatozoides inmóviles pero vivos → posible defecto de la cola.

Su determinación puede llevarse a cabo mediante dos técnicas:

- Realizando una extensión de la muestra sobre un portaobjetos previamente lavado con alcohol al 70 % y posterior tinción utilizando colorantes vitales:

  - Eosina-nigrosina → cuantificación sobre fondo negro. Espermatozoides vivos no teñidos (blancos), y muertos los coloreados (rojo).

  - Tinción vital con azul de cresilo → espermatozoides vivos no teñidos (blancos), y muertos los coloreados (azul).

- Prueba de hinchazón de espermatozoides en medio hipoosmótico (HOS): añadir al semen la solución hipoosmótica (con fructosa y citrato de sodio). Se considerarán vivos aquellos espermatozoides con hinchazón en la cola.

35.5.3 Técnicas de capacitación espermática

Swim up convencional	Swim down
• Lavar la muestra de semen: añadir medio de lavado en proporción 1/1, homogeneizar y centrifugar. Descartar el sobrenadante.	• Colocar el medio de cultivo en tubo cónico.
• Añadir el medio de cultivo resbalando por la pared del tubo sobre el pellet (con los espermatozoides).	• Añadir la muestra resbalando por la pared.
• Incubar a 37 ºC, 30-60 minutos según la calidad seminal.	• Incubar a 37 ºC, 30-60 minutos según la calidad seminal.
• Recoger el sobrenadante y descartar el pellet.	• Descartar el sobrenadante.
• Los espermatozoides con mejor movilidad habrán migrado hacia arriba (medio de cultivo).	• Los espermatozoides con mejor movilidad habrán nadado hacia abajo (medio de cultivo).

Gradientes de densidad

- Preparar los tubos añadiendo los gradientes de densidad secuencialmente (el gradiente de mayor densidad quedará en el fondo del tubo y el de menor densidad en la parte superior). La interfase entre los gradientes debe estar bien definida.

- Añadir la muestra en la parte superior (sobre el gradiente de menor densidad) dejándola resbalar por las paredes de los tubos, con cuidado para que las capas no se mezclen.

- Centrifugar los tubos.

- Introducir una pipeta Pasteur sin aspirar (evitar contaminación) hasta el fondo del tubo (gradiente de mayor densidad) donde está el pellet con los espermatozoides maduros.

- Recoger el sedimento y llevarlo a un nuevo tubo con medio de lavado y homogeneizar.

- Centrifugar el tubo.

- Descartar el sobrenadante y resuspender el pellet donde se encuentran los espermatozoides con el medio de cultivo.

Ejemplo práctico 1

Durante el análisis microscópico de una muestra de semen se puede encontrar una baja concentración espermática (menos de 15×10^6/ml) y sin embargo el recuento total ser normal (superior a 39×10^6) debido a que en este último parámetro se tiene en cuenta el volumen total de la muestra.

Las anomalías seminales que se pueden hallar tras el estudio microscópico son: astenozoospermia (baja movilidad), teratozospermia (mala morfología), oligozoospermia (baja concentración), criptozoospermia (muy baja concentración), azoospermia (ausencia de espermatozoides) y necrozoospermia (gran cantidad de espermatozoides muertos).

La licuefacción y la viscosidad son dos parámetros distintos. Una muestra puede tener una alta viscosidad y sin embargo estar licuada, y viceversa.

35.6 Infertilidad femenina

35.6.1 Causas de infertilidad femenina

Podemos dividirlas en función de la región anatómica afectada, siendo algunas de ellas:

Uterinas	Tubo-peritoneales	Ováricas	Otras
Malformaciones congénitas	Enfermedad inflamatoria pélvica	Disfunción ovulatoria	Enfermedades crónicas
Miomas	Infecciones post-aborto o post-embarazo	Disgenesia ovárica	Enfermedades de transmisión sexual
Adherencias	Tuberculosis peritoneal	Fallo ovárico precoz	Delgadez extrema/ obesidad
Pólipos	Endometriosis	Anovulación:	Hábitos tóxicos
Incompetencia	Hidrosálpinx	▪ Hipogonadismo hipo e hipergonadotropo ▪ SOP	Cáncer

SOP: síndrome de ovario poliquístico

Endometriosis

- Aparición y crecimiento de tejido endometrial (del útero), en otras regiones anatómicas (normalmente órganos de la pelvis → ovarios la más frecuente).

- Enfermedad crónica de desarrollo progresivo que carece de sintomatología en gran parte de los casos.

- Se diagnostica hasta en un 25 % de mujeres infértiles.

- Disminuye la reserva ovárica y la funcionalidad tubárica.

Síndrome de ovario poliquístico

- Endocrinopatía crónica de causa multifactorial.

- Características: ovarios grandes con múltiples folículos, menstruaciones irregulares o amenorrea, hiperinsulinemia, infertilidad y signos de androgenización como hirsutismo o acné.

- Incidencia: 10-15 % de mujeres en edad reproductiva.

- Causa más frecuente de anovulación crónica.

Insuficiencia ovárica precoz

- Cese de la función ovárica temprana (antes de los 40 años) relacionada con la disminución en la producción de los folículos, que deriva en amenorrea, disminución de los niveles de estradiol sérico y aumento de la FSH.

- Causas: alteraciones genéticas, desórdenes autoinmunes, infecciones víricas, iatrogenia, quimio o radioterapia, tóxicos o defectos metabólicos (por ejemplo, hemocromatosis)

- Problemas de fertilidad relacionados con la anovulación y la disminución estrogénica. No se produce respuesta a estimulación ovárica controlada. En un 5-10 % de mujeres se logra la gestación de manera espontánea debido a que puede existir una cierta actividad ovárica de forma intermitente. De no ser así, el tratamiento indicado para lograr el embarazo sería mediante ovodonación.

Obstrucción de las trompas de Falopio

- Causas: infecciones (salpingitis, hidrosálpinx, piosálpinx), congénita, endometriosis o cirugías.

- Afectación de permeabilidad de trompas en alrededor de un 24 % de casos de infertilidad femenina.

35.6.2 Ciclo reproductivo

Pico de LH y FSH 34-36 horas antes de la ovulación.

HIPOTÁLAMO - HIPOFISIS	Niveles de FSH y LH bajos.		Descenso brusco de LH y FSH hasta niveles basales.
CICLO OVÁRICO	**FASE FOLICULAR** • Maduración folicular. • Incremento progresivo de estrógenos hasta un pico máximo justo antes de la ovulación (fase preovulatoria).		**FASE LÚTEA** • Formación del cuerpo lúteo. • Incremento progresivo de progesterona (pico máximo a los 7-8 días tras ovulación) y ligero de estrógenos. • A partir del pico de progesterona, el cuerpo lúteo: - Si no hay fecundación degenera y forma cuerpo; descienden niveles de estrógenos y progesterona. - Si hay fecundación se secreta hCG y se mantienen niveles de estrógenos y progesterona.
FASES DEL CICLO ENDOMETRIAL	**MENSTURAL O HEMORRÁGICA** Eliminación de los restos de la capa funcional del endometrio.	**PROLIFERATIVA** Crecimiento mitótico de la decidua funcional → preparación para implantación	**SECRETORA** Las glándulas adquieren aspecto tortuoso y secretan un líquido rico en nutrientes. Al final de esta fase,

1   7   13 14   28

OVULACIÓN

Liberación del ovocito a las trompas de Falopio + descenso de estrógenos.

35.6.3 Moco cervical

Hidrogel secretado por el cuello del útero cuyas características varían a lo largo del ciclo reproductivo.

Fase folicular y lútea	Ovulación
Moco escaso, blanquecino, opaco, con alta viscosidad, con mínima capacidad de cristalización y un pH ácido.	Moco abundante, acelular, elástico, transparente (consistencia de clara de huevo), patrón de cristalización en helecho, con pH más alcalino (7-8,5).
Prevención de infecciones e impide el ascenso de los espermatozoides.	Permite el ascenso de espermatozoides hacia las trompas de Falopio.
Compuesto principalmente por mucinas (glicoproteínas que forman un entramado uniéndose entre sí).	Compuesto por agua (96-99 %), fructosa, glucosa, proteínas, lípidos y sales inorgánicas (KCl, $CaCl_2$ y $NaCl$).

- Estudio de la filancia (capacidad para formar hilos):

  - Recogida de una muestra de moco.

  - Depósito en un portaobjetos sobre el que se coloca un segundo porta.

  - Separar ambos portaobjetos y determinar la longitud del hilo formado.

  - La longitud es máxima (más de 10 cm) en la ovulación, y menor en las fases folicular y lútea o en casos de alteraciones en su producción.

¡Recuerda!

Amenorrea = ausencia de menstruación.

Anovulación = ciclo reproductivo en el que no se liberan ovocitos hacia las trompas.

¡Recuerda!

El ciclo reproductivo tanto masculino como femenino está regido por el eje hipotálamo-hipofisario-gonadal, de manera que la actividad de ovarios y testículos viene estimulada desde el hipotálamo, y al mismo tiempo, este recibe una retroalimentación negativa desde las gónadas.

35.7 Técnicas de reproducción asistida

35.7.1 Inseminación Artificial Intrauterina

Su objetivo es favorecer el encuentro entre el óvulo y el espermatozoide acortando la distancia que este último debe recorrer dentro del aparato reproductor femenino.

Para ello, los pasos que se realizan son los siguientes:

- Estimulación ovárica controlada de la mujer: pretende el desarrollo de varios folículos en los ovarios mediante la administración de hormonas (FSH y en ciertas ocasiones LH) para lograr el desarrollo un número limitado de ovocitos. Este proceso dura en torno a 10-12 días y es controlado ecográficamente junto con el desarrollo endometrial hasta que los folículos alcanzan un tamaño de 17-20 mm, momento en el cual se administra gonadotropina coriónica humana (hCG), encargada de promover la ovulación y determinar el momento de realización de la inseminación.

- Capacitación espermática de la muestra seminal: tratamiento realizado a la muestra seminal → eliminación del plasma seminal y la selección de los espermatozoides con mejor movilidad, obteniendo una concentración espermática suficiente para que pueda darse la fecundación (al menos 5 millones). Es posible realizar inseminación artificial con valores de REM entre 2 y 5 millones, pero es necesario saber que la probabilidad de embarazo disminuye considerablemente.

- Inseminación artificial intrauterina: depósito de la muestra espermática capacitada en el útero femenino → introducción de una cánula vía vaginal precargada con los espermatozoides el día de la ovulación para su depósito en la cavidad uterina.

- Soporte de la fase lútea: administración de progesterona para apoyar el proceso de implantación → importante para compensar las alteraciones endocrinológicas causadas por el tratamiento hormonal empleado en la estimulación.

En función de la procedencia de la muestra seminal se divide en:

Homóloga o conyugal (IAC)	Heteróloga o con semen de donante (IAD)
Muestra seminal del propio varón	Muestra seminal de un varón donante sano y con seminogramas normales
La muestra puede ser recogida el mismo día de la inseminación o congelada	La muestra congelada procedente de un banco de semen
Tasa de embarazo por ciclo → 13,5 %	Tasa de embarazo por ciclo → 20,6 %

35.7.2 Fecundación In Vitro

Técnica compleja puesto que el proceso de fecundación se realiza en el laboratorio y no en las trompas de Falopio, como sucede de forma natural o en el caso del coito dirigido o la inseminación artificial.

- Estimulación ovárica controlada de la mujer: pretende lograr el desarrollo ovárico y maduración de una mayor cantidad de ovocitos que en un ciclo natural. Esta fase dura unos 14 días, comenzando la administración del tratamiento hormonal justo después de la última regla. Se controla ecográficamente junto con el desarrollo endometrial hasta que los folículos alcanzan un tamaño de 17-20 mm, momento en el cual se administra hCG que marca la realización de la punción folicular 36 horas después.

- Punción ovárica o folicular: se realiza en quirófano bajo sedación. Consiste en la aspiración de los ovocitos del ovario mediante la introducción ecoguiada de una aguja de punción vía vaginal. Los ovocitos llegan al laboratorio en el líquido folicular rodeados de células del cúmulo. Se recuperan bajo una lupa, se limpian y se guardan en un incubador con medio de cultivo a 37 °C.

- Capacitación espermática de la muestra seminal: al igual que sucedía en la inseminación artificial, la muestra se procesa el mismo día de la punción folicular para eliminar el plasma seminal y seleccionar los espermatozoides con mejor movilidad.

- Fecundación in vitro: consiste en colocar en una placa de cultivo todos los ovocitos recuperados en la punción folicular junto con una determinada cantidad espermática (en torno a 100.000 de buena movilidad) e incubarlos a 37 °C durante 16-22 horas.

- Inicio del soporte de la fase lútea: se comienza a administrar progesterona el día de la punción siempre que se vaya a realizar posteriormente una transferencia embrionaria.

- Valoración de la fecundación: transcurrido el tiempo de incubación, se valora cada uno de los ovocitos, debiendo observarse la aparición de dos pronúcleos y la extrusión del segundo corpúsculo polar para que la fecundación se haya producido con normalidad.

- Cultivo embrionario: los cigotos que ya son diploides (cromosomas paternos y maternos) se mantienen en el incubador entre 1 y 5 días más. La duración del cultivo depende de la calidad embrionaria y las necesidades de cada pareja.

La calidad embrionaria está relacionada con la probabilidad de implantación, teniendo mejor pronóstico el embrión de calidad A (la más alta) que el de calidad D (la más baja), y se determina morfológicamente a partir de los siguientes marcadores:

Número de células	Tamaño y simetría celular	Aspecto del citoplasma	Morfología de la zona pelúcida	Número de núcleos	Presencia de fragmentación

- Transferencia embrionaria: introducción vía vaginal de 1-2 embriones para depositarlos a nivel uterino.

- Si tras la trasferencia, quedan embriones de buena calidad en el laboratorio o si por distintas causas la transferencia no puede realizarse, dichos embriones pueden criopreservarse (congelarse) para su utilización en caso de que la mujer no logre la gestación o desee un segundo hijo.

35.7.3 Microinyección intracitoplasmática de espermatozoides (ICSI)

Esta técnica comparte casi la totalidad del proceso con la técnica anterior, diferenciándose principalmente en el procedimiento de fecundación de los ovocitos en el laboratorio.

- ICSI: los ovocitos maduros se colocan en una placa Petri en un medio de cultivo tamponado y los espermatozoides se colocan en la misma placa, pero en un medio específico que ralentiza su movimiento, facilitando su selección y manipulación.

Esta placa se sitúa sobre la pletina de un microscopio invertido con óptica Hoffman (microinyector) que dispone de unos micromanipuladores para poder aspirar los espermatozoides móviles con mejor morfología e inyectarlos en el interior del citoplasma de cada uno de los ovocitos maduros recuperados en la punción folicular (un espermatozoide-un ovocito). Después, los ovocitos se incuban a 37 °C durante 17-20 horas.

La tasa de gestación por transferencia de FIV o de ICSI se encuentra cerca de un 36,5 %.

35.7.4 Criopreservación

Permite la conservación de espermatozoides, ovocitos, preembriones y blastocistos a temperaturas de -196 °C durante un periodo indefinido de tiempo puesto que dicho proceso detiene la actividad biológica de las células.

Consiste en la congelación de dichas muestras mediante el uso de crioprotectores que evitan la formación de cristales de hielo que puedan provocar daños celulares. En el caso de ovocitos, preembriones y blastocistos, la técnica de elección es la vitrificación.

Las muestras se guardan en soportes adecuadamente identificados y se almacenan en bancos de nitrógeno líquido.

35.7.5 Ovodonación o donación de ovocitos

Consiste en la realización del proceso de FIV o ICSI con la diferencia que:

- La estimulación ovárica controlada y la punción folicular le serán realizadas a una mujer joven y sana (donante).

- La transferencia embrionaria le será realizada a otra mujer con deseo gestacional (receptora).

La tasa de gestación por transferencia en ovodonación se encuentra cerca de un 54,5 %.

¡Recuerda!

Existe una relación directa entre el potencial implantatorio y la calidad embrionaria:

Embrión de calidad A > Embrión de calidad B > Embrión de calidad C > Embrión de calidad calidad

Resumen de los conceptos más relevantes del Tema 35

¡Recuerda!

- Testosterona, estrógenos y progesterona son esteroides sexuales con efecto sinérgico en la retroalimentación negativa de hipotálamo e hipófisis, mientras que la inhibina es un péptido gonadal que solamente actúa sobre la hipófisis.

- La espermatogénesis incluye una etapa de diferenciación al final de la meiosis II.

  La ovogénesis pasa por una etapa de quiescencia (bloqueo de la meiosis) que se reanuda con la ovulación.

  A partir de una célula germinal primordial, la ovogénesis rinde un único gameto mientras que la espermatogénesis rinde cuatro.

- Las anomalías seminales que se pueden hallar tras el estudio microscópico son: astenozoospermia (baja movilidad), teratozospermia (mala morfología), oligozoospermia (baja concentración), criptozoospermia (muy baja concentración), azoospermia (ausencia de espermatozoides) y necrozoospermia (gran cantidad de espermatozoides muertos).

- La licuefacción y la viscosidad son dos parámetros distintos. Una muestra puede tener una alta viscosidad y sin embargo estar licuada, y viceversa.

- Amenorrea = ausencia de menstruación.

  Anovulación = ciclo reproductivo en el que no se liberan ovocitos hacia las trompas.

- El ciclo reproductivo tanto masculino como femenino está regido por el eje hipotálamo-hipofisario-gonadal, de manera que la actividad de ovarios y testículos viene estimulada desde el hipotálamo, y al mismo tiempo, este recibe una retroalimentación negativa desde las gónadas.

- Existe una relación directa entre el potencial implantatorio y la calidad embrionaria:

  Embrión de calidad A > Embrión de calidad B > Embrión de calidad C > Embrión de calidad D.

Análisis seminal

Análisis	Parámetro	Valor de referencia de normalidad
Macroscópico	Volumen	A partir de 1,5 ml
	pH	A partir de 7,2
	Viscosidad	Sin presencia de grumos ni filamentos
	Licuefacción	Antes de 60 minutos
	Aspecto	Homogéneo, gris opalescente
Microscópico en fresco	Aglutinación	Ausencia
	Concentración	A partir de 15×10^6 espermatozoides/ml
	Recuento total	A partir de 39×10^6 espermatozoides en eyaculado
	Presencia leucocitos	Menor de 1×10^6
	Movilidad	>40 % de tipo A+B +C >32 % de tipo A+B
Microscópico de muestras teñidas	Morfología	A partir del 4 % de espermatozoides normales
	Vitalidad	>58 % de espermatozoides vivos

Principales técnicas de reproducción asistida

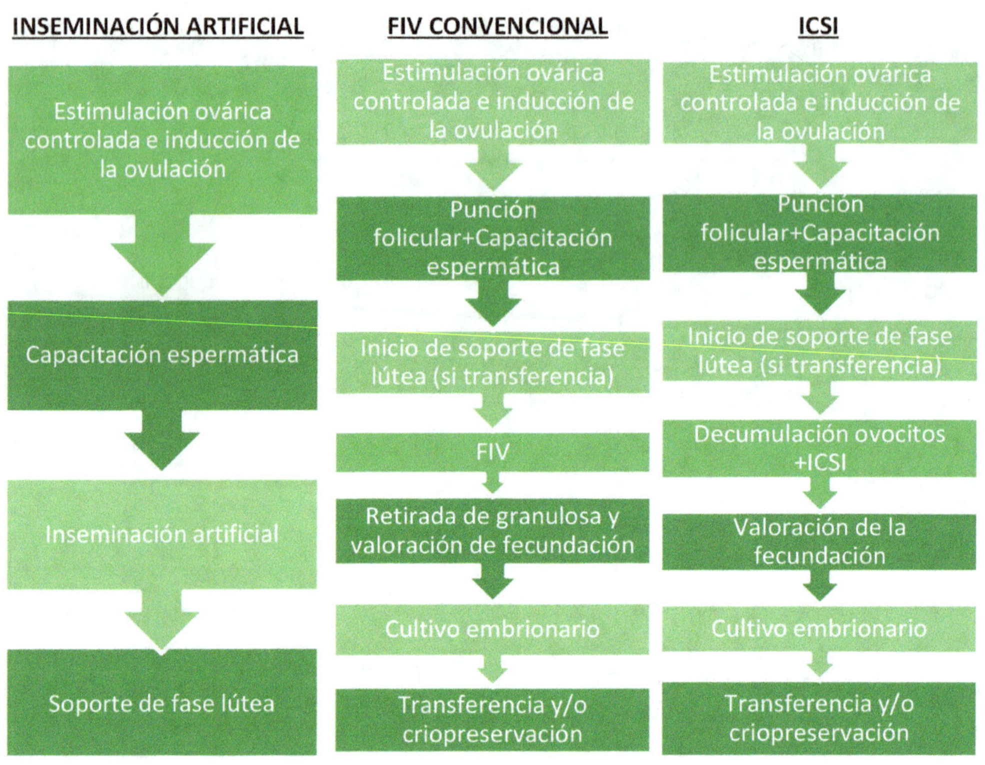

[**Preguntas y respuestas**
Tema 35]

https://amazingbooks.es/faq-tecnicos-de-laboratorio-bloque-tematico-35

TEMA 36

DIAGNÓSTICO PRENATAL Y PREIMPLANTACIONAL

Autora: María José Lázaro Morillo

36.1 Introducción

Se calcula que alrededor de un 56 % de la población es portadora de mutaciones genéticas capaces de desencadenar alguna enfermedad hereditaria.

En torno a un 1 % de nacidos padece alguna enfermedad monogénica, ya sea autosómico o ligado a los cromosomas sexuales, tanto de carácter dominante como recesivo. La fibrosis quística, la distrofia miotónica, el riñón poliquístico y la neurofibromatosis son las enfermedades monogénicas más frecuentes en la población caucásica.

Alrededor del 13 % de los defectos congénitos son debidos a anomalías cromosómicas, tanto numéricas como estructurales, como ocurre en el síndrome de Down.

Por otro lado, las enfermedades multifactoriales determinadas tanto por factores ambientales como genéticos, como por ejemplo los defectos del tubo neural, afectan aproximadamente al 5 % de la población infantil.

Las manifestaciones de las enfermedades genéticas pueden desarrollarse en cualquier momento de la vida, desde el nacimiento hasta la vejez, cuya gravedad abarca desde la mortalidad pre y perinatal hasta un estado de morbilidad crónica.

El diagnóstico genético constituye una herramienta para la obtención de información que facilita la toma de decisiones reproductivas, preventivas, terapéuticas…

Los avances en áreas como la biotecnología, los cultivos celulares *in vitro* o la citogenética molecular han posibilitado el desarrollo de procedimientos como el diagnóstico genético prenatal y el diagnóstico genético preimplantacional que constituyen un importante instrumento de detección de cromosomopatías, enfermedades monogénicas y del sexo, susceptibles de detección desde las primeras etapas de desarrollo embrionario.

36.2 Cribado prenatal

Las pruebas de cribado o *screening* son aquellas que permiten, mediante el empleo de técnicas no invasivas, la identificación de gestantes con elevado riesgo de tener un hijo con determinadas anomalías cromosómicas.

Este tipo de pruebas no supone ningún riesgo para el embarazo, pero tampoco proporciona un diagnóstico concluyente; sin embargo, puesto que todas las gestantes tienen riesgo de que su descendencia desarrolle una cromosomopatía, el cribado es muy útil para calcular el índice de riesgo individual de anomalías fetales y recomendar o no la realización de un estudio más exhaustivo en función de dicho resultado.

36.2.1 Marcadores clínicos

- Edad materna: el riesgo de tener un hijo con cromosomopatía aumenta con la edad materna, especialmente a partir de los 35 años (edad materna avanzada). Este criterio por sí solo proporciona una tasa de detección de un 30 %.

- Otros datos de interés: antecedentes familiares, historia reproductiva...

36.2.2 Marcadores ecográficos

- Translucencia nucal fetal o sonolucencia (TN): consiste en la medición del grosor del pliegue de la nuca del feto. Cuanto mayor sea esta medida, mayor será el riesgo de aneuploidías, principalmente de trisomía del cromosoma 21 (síndrome de Down). Este es el marcador más eficaz para el cribado del primer trimestre y, considerado de forma conjunta con el riesgo relacionado con la edad materna, permite identificar, en torno al 75-80 % de los embarazos con cromosomopatías.

- Determinaciones morfológicas: marcadores que aumentan la tasa de detección de hasta un 95 % → hueso nasal, ángulo facial, ductus venoso y flujo tricuspídeo.

36.2.3 Marcadores bioquímicos

Se trata de sustancias producidas por el feto o la placenta capaces de alcanzar la sangre materna, siendo los más empleados:

- Fracción libre β de la gonadotropina coriónica humana (β-hCG): producida por el sincitiotrofoblasto cuya máxima concentración se alcanza entre la semana 8 y 10 de gestación; posteriormente, disminuye un 10-30 % semanal hasta la semana 20-22 en la que se alcanza una fase de meseta.

- Proteína plasmática A (PAPP-A): secretada por las células del trofoblasto cuyas concentraciones aumentan exponencialmente durante el embarazo.

- Alfafetoproteína (AFP): sintetizada sucesivamente en el saco vitelino y el hígado fetal. Sus niveles en sangre materna aumentan a lo largo de todo el embarazo, hasta que hacia la semana 30-32 empiezan a disminuir.

- Estriol no conjugado (uE3): estrógeno de producción feto-placentaria (se sintetiza en la placenta a partir de la 16-alfa-hidroxidehidroepiandrosterona de producida por el feto). Los niveles de este estrógeno aumentan progresivamente durante toda la gestación.

- Inhibina A (Inh A): producida por el cuerpo lúteo y la placenta. Su concentración aumenta en el primer trimestre y se estabiliza hacia la semana 20.

Para el estudio de estos marcadores se ha de recoger una muestra de sangre materna sin anticoagulante correctamente identificada para su posterior estudio mediante técnicas como la inmunofluorescencia o la quimioluminiscencia.

Se ha de tener presente que la concentración de los marcadores bioquímicos en sangre materna varía en función de distintos factores como la edad gestacional, el número de fetos, peso, tabaquismo…

En caso de gestación gemelar se estima que el valor de los marcadores ha de ser el doble que en caso de gestación única, no siendo de utilidad el uso de marcadores bioquímicos en caso de embarazos con más de dos fetos.

El nivel de riesgo de que el feto padezca alguna alteración se determina comparando los niveles séricos de estos marcadores con los valores poblacionales de referencia; se ofrecerá la realización de pruebas diagnósticas posteriores en aquellos casos en los que el valor del marcador sea mayor o menor que el valor de corte determinado (Tabla 1).

Tabla 1 Valores de marcadores bioquímicos respecto a valores de referencia como de indicador de riesgo prenatal

Alteración	Primer trimestre		Segundo trimestre			
	β-hCG	PAPP-A	β-hCG	AFP	uE3	Inh A
Trisomía 13 o síndrome de Patau	Baja	Baja	Normal	Normal	Normal	Elevada
Trisomía 18 o síndrome de Edwards	Bastante baja	Bastante baja	Bastante baja	Baja	Bastante baja	Elevada
Trisomía 21 o síndrome de Down	Bastante elevada	Bastante baja	Elevada	Baja	Baja	Elevada
Síndrome de Turner	No varía	Un poco baja o normal	Elevada	Baja	Baja	Elevada
Triploidía digínica o materna	Muy baja	Muy baja	Elevada	Normal	Baja	Baja
Triploidía diándrica o paterna	Muy elevada	Un poco baja o normal	Elevada	Normal	Baja	Elevada
Defectos del tubo neural	Normal	Normal	Normal	Elevada	Normal	Normal
Pre-eclampsia o toxemia	Elevada o normal	Baja o normal	Elevada o normal	Elevada	Normal	Elevada
Aborto	Baja	Baja	Baja	Elevada	Baja	Baja

El resultado de los marcadores bioquímicos no suele venir dado en forma de resultado absoluto sino en múltiplos de mediana (MoM), puesto que su concentración es diferente en función de la edad gestacional. Este cálculo se realiza como sigue:

No existe correlación entre los resultados proporcionados por los marcadores ecográficos con los proporcionados por los marcadores bioquímicos, así como tampoco entre los distintos marcadores bioquímicos. El test combinado (TN, β-hCG y PAPP-A) realizado en el primer trimestre de gestación es el método de cribado más utilizado debido a su elevada tasa de detección y su bajo coste, que permite la realización de técnicas diagnósticas tempranas en caso de alto índice de riesgo. Se recomienda la realización de dicho test entre las semanas 8-13 de gestación a todas las gestantes (Tabla 2).

$$MoM = \frac{\text{Valor del marcador de la paciente}}{\text{Mediana poblacional del marcador para la edad gestacional de la paciente}}$$

Tabla 2 Estrategias de cribado prenatal

Técnica	Trimestre	Marcador	Tasa Detección	Tasa FP*
Ecografía	1º	TN	60-65 %	5 %
Test combinado = triple *screening*	1º	TN β-hCG PAPP-A	90 %	5 %
Test doble	2º	β-hCG AFP	60-65 %	5 %
Test triple	2º	β-hCG AFP uE3	60-65 %	5 %
Test cuádruple	2º	β-hCG AFP uE3 Inh A	75 %	5 %
Test integrado	1º y 2º	PAPP-A Inh A β-hCG uE3 TN	90-94 %	5 %

*FP: falsos positivos

¡Recuerda!

El screening o cribado prenatal no proporciona un diagnóstico concluyente, sino un índice de riesgo para la indicación o no de realización de técnicas diagnósticas como la biopsia corial o la amniocentesis.

¡Recuerda!

Los marcadores bioquímicos (β-hCG, PAPP-A, AFP, uE3 e Inh A) y ecográficos (TN) proporcionan información individualmente, pero se logra una mayor sensibilidad si se emplean de forma combinada.

36.3 Diagnóstico prenatal

Engloba todas aquellas acciones diagnósticas dirigidas a la detección de cualquier "defecto congénito" fetal, entendiendo por tal "toda anomalía del desarrollo morfológico, estructural, funcional o molecular presente al nacer (aunque puede manifestarse más tarde), externa o interna, familiar o esporádica, hereditaria o no, única o múltiple".

36.3.1 Objetivos

Pretende proporcionar información acerca de la existencia de anomalías fetales para:

- Medidas terapéuticas en los casos en los que sea posible.

- Permitir la toma de decisiones en relación a la continuidad o interrupción de la gestación en función del riesgo que tenga la descendencia de padecer una anomalía.

- Reducir los niveles de ansiedad en gestantes con alto riesgo de descendencia afecta.

- Permitir la asimilación y preparación parental sobre las necesidades y atenciones posnatales en caso de nacimiento de descendencia con alguna anomalía fetal.

36.3.2 Indicaciones

- Existencia de anomalías cromosómicas en alguno de los progenitores.

- Existencia de antecedentes familiares con alteraciones genéticas, anomalías ligadas al cromosoma X o con defectos del tubo neural.

- Antecedentes de cromosomopatías en gestaciones anteriores debido al riesgo de recurrencia.

- Detección de anomalías fetales en el cribado prenatal.

- Otros riesgos: exposición a radiaciones, determinados tratamientos farmacológicos, enfermedades maternas crónicas o infecciosas...

36.3.3 Técnicas invasivas

Permiten el diagnóstico de numerosas anomalías fetales, pero llevan asociado un cierto riesgo para la gestante y/o el feto, por lo que no se realizan a toda mujer embarazada.

Aquellas que permiten la obtención de resultados antes de la semana 22 ofrecen la ventaja de que la gestante pueda decidir, en caso de afección fetal, si desea continuar la gestación o practicar un aborto eugenésico.

Biopsia de vellosidades coriales

Consiste en la obtención de una muestra de vellosidades coriales por vía transabdominal o transcervical.

Entre un 2,5 y un 4,8 % de las biopsias fallan en la obtención de la muestra; es necesario comprobar *in situ* que se ha obtenido una cantidad de muestra suficiente para su estudio posterior.

Ventajas

- Realización temprana: permite disminuir el lapso de incertidumbre o disminuir los riesgos obstétricos en caso de interrupción del embarazo. Se realiza entre las semanas 10 y 13 de gestación, no recomendándose antes de la 10ª semana debido al elevado riesgo de pérdida fetal y complicaciones que conlleva.

Inconvenientes

- Riesgo de aborto del 1-3 % (mayor que en el caso de la amniocentesis).

- Riesgo de contaminación de la muestra con células maternas.

- Posibilidad de obtención de resultados ambiguos debido a mosaicismos cromosómicos → realización de otras técnicas como la amniocentesis para confirmar si se trata de un verdadero mosaicismo fetal.

Indicaciones

- Discordancia de más de 1 semana en la longitud craneocaudal entre gemelos.

- Edad materna avanzada.

- Existencia de riesgo de anomalía cromosómica fetal → cariotipo fetal:

  - Obtención de resultado de riesgo en el cribado prenatal.

  - Existencia de cromosomopatía en uno de los progenitores.

  - Observación de alteración fetal y/o marcadores ecográficos de cromosomopatía en el primer trimestre.

  - Existencia de gestaciones previas con anomalías cromosómicas.

- Existencia de riesgo de enfermedad monogénica o mendeliana:

  - Estudios moleculares de ADN y enzimas.Estudio bioquímicos o enzimáticos que proporcionen información sobre errores congénitos del metabolismo.

Contraindicaciones

Aunque cada caso debe individualizarse, en términos generales, la realización de la biopsia de vellosidades coriales está contraindicada cuando existe:

- Sangrado vaginal activo u otros signos de amenaza de aborto.

- Hematomas intrauterinos.

- Isoinmunización materna.

- Elevada carga viral de VIH, VHB o VHC → realización de amniocentesis.

Complicaciones

- Rotura prematura de membranas (3/1000).

- Corioamnionitis (menor de 1/1000).

- Pérdida fetal (0,5 %); incidencia similar a la de la amniocentesis.

- Sangrado vaginal (1 %).

- Hematoma placentario (5 %)

- Sangrado vaginal: generalmente es escaso y en torno a un 1 %.

Estudios genéticos

- Métodos directos: diagnóstico de aneuploidías de los cromosomas 21,18, 13, X e Y, y las triploidías, con resultado en 48-72 horas. Se emplean técnicas como la Hibridación In Situ Fluorescente (FISH) y la reacción en cadena de la polimerasa cuantitativa y fluorescente (QF-PCR).

- Métodos de cariotipo por cultivo:

  - Corto: resultados en 2-7 días. Riesgo de falsos negativos de 1/3.000.

  - Largo: resultados en 15-20 días. Menor riesgo de falsos negativos.

- Array de Hibridación Genómica Comparada (aCGH): diagnóstico de microdeleciones y microduplicaciones en el cariotipo.

- Estudios moleculares específicos: diagnóstico fetal de enfermedades monogénicas o mendelianas en casos de mutación responsable conocida.

Resultados

En aproximadamente un 2 % de las biopsias de vellosidades coriales no se logran resultados concluyentes → realización de otras técnicas como la amniocentesis.

Amniocentesis

Consiste en la obtención de líquido amniótico vía transabdominal. Se realiza una punción ecoguiada a través del abdomen de la gestante hasta alcanzar el saco amniótico para la obtención de 10-15 ml de muestra en varios tubos (uno sin anticoagulante para estudio físico-químico y otro con heparina de litio para realización de cariotipo). Es importante que se deseche la primera fracción de la muestra para evitar la contaminación con células maternas.

En gestaciones múltiples es necesario puncionar secuencialmente todos los sacos.

Esta técnica se realiza entre las semanas 14 y 18 de gestación, aunque puede realizarse de forma precoz a las 12.

Ventajas

- Técnica sencilla.

- Existencia de mucha experiencia clínica.

- Útil para gran número de enfermedades fetales.

- Cuantificación de niveles de AFP → detección de defectos del tubo neural.

Inconvenientes

- Largo periodo de espera hasta la obtención de resultados (casi un mes). Aunque hoy día se pueden lograr resultados en muy poco tiempo gracias a las nuevas técnicas, la información proporcionada es más limitada.

Indicaciones

- Obtención de resultado no concluyente tras biopsia de vellosidades coriales.

- Existencia de polihidramnios (con fines paliativos).

- Estudio de la madurez pulmonar fetal.

- Riesgo de infección fetal (toxoplasmosis, herpes…) → estudio microbiológico.

- Defectos del tubo neural en progenitores o gestaciones previas.

- Obtención de niveles de AFP elevados → riesgo de defecto del tubo neural.

- Edad materna avanzada.

- Existencia de riesgo de anomalía cromosómica fetal → cariotipo fetal:

  - Obtención de resultado de riesgo en el cribado prenatal del segundo trimestre.

  - Existencia de cromosomopatía en uno de los progenitores

  - Observación de alteración fetal y/o marcadores ecográficos de cromosomopatía en el primer trimestre.

  - Existencia de gestaciones previas con anomalías cromosómicas.

- Existencia de riesgo de enfermedad monogénica:

    – Estudios moleculares de ADN y enzimas

    – Estudio bioquímicos o enzimáticos que proporcionen información sobre errores congénitos del metabolismo.

Contraindicaciones

- Infección materna con lesiones cutáneas en el abdomen por el riesgo de inoculación fetal.

- Sangrado vaginal activo u otros signos de amenaza de aborto.

- Dolor hipogástrico.

Complicaciones

- Pérdida fetal (0,1-1 %).

- Rotura prematura de membranas (1-2 %).

- Corioamnionitis (< 0,1 %).

- Pérdida de líquido amniótico (1-2 %).

- Isoinmunización (1 %) → administrar gammaglobulina anti-D tras amniocentesis.

- Complicaciones maternas severas (muy rara).

- Lesión fetal debida a la punción de la aguja (muy rara).

Análisis del líquido amniótico

Líquido que rodea al feto formado por células, electrolitos, compuestos nitrogenados, proteínas, lípidos y hormonas. Cumple funciones de amortiguación, intercambio de sustancias y regulación de la temperatura fetal. Su volumen aumenta a lo largo del embarazo, hasta un máximo de 1 litro en el tercer trimestre.

- Examen macroscópico → observación del color y turbidez.

    – Incoloro o amarillo pálido: normalidad.

    – Coloración amarilla o ámbar: presencia de bilirrubina.

    – Coloración verde: presencia de meconio fetal → hipoxia fetal.

    – Coloración rosada o roja: contaminación con sangre.

- Examen bioquímico: empleo del sobrenadante tras la centrifugación de la muestra.

- Determinación de compuestos nitrogenados no proteicos como la creatinina o el ácido úrico → relacionados con la madurez fetal.

- Determinación de proteínas como inmunoglobulinas maternas (infección uterina), factor Rh, AFP…

- Fosfolípidos: buena correlación entre las distintas técnicas.

  - Test de Gluck → cuantificación de lecitina y esfingomielina por cromatografía en capa fina para evaluación de la madurez pulmonar fetal. La obtención de un cociente lecitina/esfingomielina inferior a 2 se relaciona con inmadurez pulmonar fetal.

  - Prueba de Clements → técnica sencilla, rápida y de bajo coste económico. Consiste en la mezcla de líquido amniótico con etanol 95 % a partes iguales de líquido amniótico con etanol al 95 %. Si tras agitar la muestra el anillo de burbujas formado permanece más de 15 minutos, significa que existe madurez pulmonar fetal.

  - Amniostat-FLM → prueba inmunológica de aglutinación para el fosfatidil-glicerol.

  - Ensayo de fluorescencia polarizada → cuantificación de fosfolípidos mediante evaluación de variaciones en la viscosidad del líquido amniótico. La existencia de estas moléculas supone una disminución de la viscosidad del líquido amniótico, que puede determinarse mediante la cuantificación de la polarización de un colorante capaz de unirse a dichas moléculas.

- Cuerpos lamelares → recuento mediante contadores hematológicos de estas estructuras producidas por los neumocitos tipo 2 responsables de almacenar, transportar y liberar el surfactante. Se detectan en el líquido amniótico a partir de la semana 26 aumentando proporcionalmente al aumento fosfolipídico.

- Glucosa → cuantificación mediante métodos analíticos automatizados de alta sensibilidad; valores por debajo de 16 mg/dl son indicativos de infección.

- Bilirrubina → sus valores normales se sitúan en torno a 10-30 µg/dl en líquido amniótico. Concentraciones elevadas se relacionan con enfermedad hemolítica, existiendo una relación directa entre el nivel de bilirrubina no conjugada con la severidad de la alteración.

- Estudios genéticos → utilización del precipitado para realización de cultivos celulares.

  - Métodos de cariotipo por cultivo celular durante 12-15 días.

  - Detección de cromosomopatías del 21, 18, 13, X e Y mediante PCR o FISH.

– Debido a la escasez celular en división activa, los métodos directos no son viables para el estudio de líquido amniótico.

Resultados

- En un 0,2-2 % de las amniocentesis se produce un fracaso en el cultivo celular, por lo que se requiere la obtención de una nueva muestra.

- En un 0,3 % de los casos se produce una contaminación de las células fetales con células maternas, obteniéndose un error en el diagnóstico.

Cordocentesis o funiculocentesis

Extracción de sangre fetal o la inyección de productos en la circulación sanguínea fetal mediante punción transabdominal ecoguiada del cordón umbilical. Su realización está indicada a partir de la semana 18-20 de gestación.

Ventajas

- Técnica útil cuando fallan otras técnicas.

- Permite la obtención rápida de resultados.

- Proporciona información acerca del grado de afectación fetal en gestaciones con riesgo de patología hematológica.

- Ofrece posibilidades terapéuticas además de diagnósticas.

Inconvenientes

- Técnica de mayor complejidad.

- Supone riesgo fetal elevado.

- Realización en etapas más tardías de la gestación.

Indicaciones

- Fallo en la obtención de resultado en los cultivos celulares de líquido amniótico o resultados ambiguos en pruebas anteriores.

- Sospecha tardía de cromosomopatía.

- Estudio de afecciones metabólicas fetales sin resultado fiable en líquido amniótico → determinación de TSH para diagnóstico de hipotiroidismo.

- Estudio hematológico fetal: sospecha de anemia hemolítica, alteraciones plaquetarias, coagulopatías…

- Gestantes Rh negativo con resultado del test de Coombs indirecto positivo (gestante isoinmunizada) → realización de transfusión sanguínea intrauterina si se produce reacción hemolítica.

Contraindicaciones

- Infección materna activa.

- Sangrado vaginal activo u otros signos de amenaza de aborto.

- Dolor hipogástrico.

Complicaciones

- Pérdida fetal (2-4 %).

- Hemorragia en la zona de la punción (80 %). Cesión espontánea en poco tiempo.

- Bradicardia fetal (1-2 %).

- Hematoma umbilical (1-2 %).

Resultados

- Alta tasa de fallo en la obtención de la muestra sanguínea fetal.

- Los resultados suelen obtenerse en 48-72 horas.

Fetoscopia

Técnica compleja que se realiza en la semana 20 de gestación y permite la biopsia de diferentes tejidos. Consiste en la introducción de un endoscopio a través de una pequeña incisión en el abdomen de la gestante hasta la cavidad amniótica. Se trata de una técnica en desuso debido al elevado riesgo de pérdida fetal (15 %), utilizándose en casos muy graves que requieran intervención quirúrgica intrauterina.

¡Recuerda!

Técnica invasiva	Biopsia de vellosidades coriales	Amniocentesis	Cordocentesis	Fetoscopia
Edad gestacional	10-13 semanas	14-18 semanas	18-20 semanas	>20 semanas
Principales ventajas	Diagnóstico precoz	Determinación de AFP. Tratamiento paliativo en polihidramnios	Permite realización de transfusiones sanguíneas	Permite tratamiento quirúrgico o farmacológico intraútero

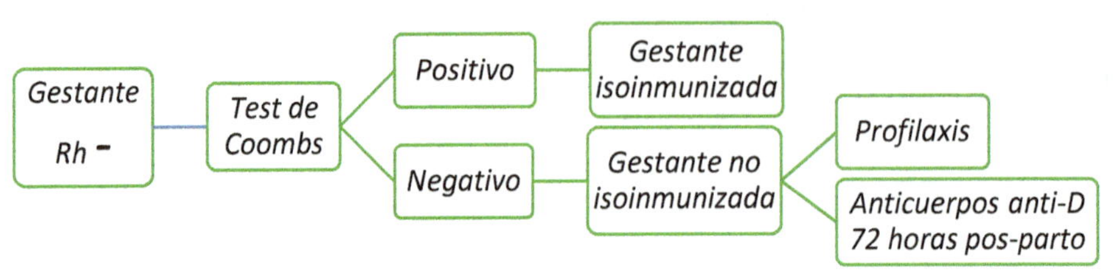

En el líquido amniótico se pueden hacer las siguientes determinaciones:

- Compuestos nitrogenados no proteicos (ácido úrico, creatinina), proteínas, fosfolípidos, glucosa, bilirrubina, evaluación de madurez pulmonar fetal (cuerpos lamelares) y cariotipo.

36.3.4 Técnicas no invasivas

Permiten el estudio genético del feto a partir del análisis de una muestra de sangre periférica materna, por lo que no conllevan riesgo fetal ni materno.

La cuantificación de células o ácidos nucleicos fetales circulantes en sangre materna proporciona información sobre el estado de la placenta; su existencia en grandes cantidades se relaciona con alteraciones placentarias y complicaciones de la gestación.

Análisis de células fetales circulantes en sangre materna

Las células fetales tienen la capacidad de atravesar las barreras vasculares y alcanzar la circulación materna. La estirpe celular más utilizada para este análisis son los eritroblastos, pero tienen el problema de que en gestantes normales se encuentran con frecuencias muy bajas (uno por cada 10 millones de células maternas).

Se trata de un método con baja aceptación en la práctica clínica por su elevado coste económico y su complejidad técnica.

Análisis del ADN fetal libre circulante en sangre materna

La concentración de ADN fetal en sangre materna aumenta progresivamente a lo largo de la gestación, pudiendo llegar a representar un 4-10 % del ADN total libre en el plasma materno, y desaparece unas horas tras el parto. El origen del ADN fetal se sitúa en los procesos apoptóticos de la placenta, existiendo también cierta evidencia sobre un origen apoptótico de eritroblastos fetales.

Ventajas

- No conlleva riesgos ni para la gestante ni para el feto.

- Detección temprana en el plasma materno (estudios desde la semana 10 de gestación) → permite la realización de diagnóstico precoz de patología fetal.

- Vida media del ADN fetal libre corta (16,3 minutos) → permite su utilización como marcador del estado fetal en tiempo real.

- Sensibilidad superior al triple *screening* del primer trimestre.

Inconvenientes

- Elevado coste económico.

- Dificultades técnicas debido a la elevada presencia de ADN materno respecto a la cantidad de ADN fetal.

- Actualmente tiene capacidad diagnóstica limitada (sigue en desarrollo).

- Continúa utilizándose como método de cribado → realización de técnicas invasivas en caso de resultado positivo.

- No permite la detección de malformaciones fetales.

- No permite el análisis de cromosomas sexuales en gestaciones múltiples.

Indicaciones

- Gestante con Rh negativo → determinación del Rh fetal

- Existencia de riesgo de anomalía fetal relacionada con los cromosomas X, Y, 21, 18 y 13, o microdelecciones específicas:

  - Obtención de resultado de riesgo en el cribado prenatal del primer trimestre.

  - Existencia de cromosomopatía en uno de los progenitores

  - Observación de alteración fetal y/o marcadores ecográficos de cromosomopatía en el primer trimestre.

  - Existencia de gestaciones previas con anomalías cromosómicas.

Estudios genéticos

La muestra de elección para el análisis es el plasma materno debido a que este no coagula, lográndose una mayor sensibilidad que en el análisis del suero.

- Consideraciones:

    - Tamaño del ADN fetal menor que el materno → mejor aislamiento.

    - Hipometilación del ADN fetal respecto al ADN materno → utilización de marcadores específicos.

- Técnicas de estudio de ADN para el de ADN fetal libre:

    - PCR digital.

    - Inmunoprecipitación de ADN metilado con amplificación mediante reacción en cadena de la polimerasa cuantitativa en tiempo (MeDIP QRT-PCR based).

    - Hibridación in situ fluorescente (FISH).

    - Secuenciación masiva (NGS).

Resultados

- Se obtienen a los 7-15 días de la extracción de la muestra.

- Falta de resultado concluyente hasta en un 5 % de casos por:

    - Baja fracción ADN fetal (puede obtenerse resultado repitiendo el test en un 50-60 % de casos).

    - Realización demasiado temprana.

    - Índice de masa corporal materno elevado (elevada producción de ADN libre por el tejido adiposo).

Análisis del ARN fetal libre circulante en sangre materna

El ARN fetal libre es una molécula muy estable, probablemente debido a su asociación con alguna molécula que lo protege frente a la degradación. Su existencia en el plasma de gestantes fue detectada mediante amplificación del gen ZFY del cromosoma Y.

De forma semejante a lo que sucede con el ADN fetal, el ARN fetal también aumenta su concentración progresivamente a lo largo de la gestación.

El análisis de ARN fetal es una técnica en desarrollo que podría proporcionar información importante sobre patrones de expresión génica fetal, actualmente dirigida especialmente al diagnóstico de patologías como la preeclampsia.

¡Recuerda!

El análisis de ADN fetal libre circulante en sangre materna sigue empleándose como método de cribado, por lo que, en caso de obtenerse resultado positivo, es necesario confirmar el diagnóstico mediante técnicas invasivas de diagnóstico.
El análisis de células fetales y el de ARN fetal libre circulante en sangre materna no se emplean en la práctica clínica actualmente.

Ejemplo práctico 1

Gestante de 25 años con resultado de riesgo alto de aneuploidía en el cribado combinado del primer trimestre. No desea realización de técnicas diagnósticas invasivas por los riesgos asociados. Decide realizar análisis de ADN fetal libre en sangre materna, obteniéndose en este un resultado negativo. Finalmente, para obtener resultados concluyentes, se realiza una amniocentesis en la que se determina la existencia de aneuploidía fetal.

36.4 Diagnóstico preimplantacional

Conjunto de técnicas de reproducción asistida y de técnicas de diagnóstico genético que pretenden determinar la presencia o ausencia de anomalías genéticas o citogenéticas en un embrión antes de su transferencia intrauterina.

36.4.1 Objetivos

El diagnóstico genético preimplantacional pretende evitar la transmisión de enfermedades genéticas y cromosómicas a la descendencia.

Algunas de las enfermedades más comúnmente estudiadas son: fibrosis quística, beta talasemia, hemofilias A y B, enfermedad de Huntington, distrofia muscular de Duchenne…

36.4.2 Indicaciones

- Existencia de enfermedades monogénicas o translocaciones cromosómicas en uno o ambos miembros de la pareja.

- Fallo de implantación de repetición.

- Aborto espontáneo recurrente.

- Existencia de gestaciones previas con anomalías cromosómicas.

- Edad materna avanzada.

- Existencia de familiares con enfermedades como la anemia de Fanconi en las que se requiere de trasplante de células madre hematopoyéticas con el mismo sistema HLA → DGP con fines terapéuticos a terceros. Tras el logro del embarazo y el nacimiento de un niño sano, se obtienen las células madre hematopoyéticas de la sangre de su cordón umbilical y se trasplantan a la médula ósea del familiar afecto.

36.4.3 Ventajas

- Selección de embriones libres de aneuploidías y/o determinadas mutaciones genéticas.

- Reducción de los fallos de implantación.

- Disminución del riesgo de aborto espontáneo.

- Aumento en la tasa de gestación.

- Reducción del número de tratamientos de reproducción asistida necesarios para lograr la gestación.

- Mejoras en el estado psicológico de los pacientes.

36.4.4 Inconvenientes

- Alto coste económico.

- No obtención de diagnóstico por limitaciones técnicas (7 % de los embriones).

- Bloqueo del desarrollo embrionario debido a la manipulación durante la biopsia (< 1 %).

- Cancelación de la transferencia embrionaria en caso de que todos los embriones evolutivos obtengan un resultado anómalo.

- Posible error diagnóstico por existencia de mosaicismo (embrión con células normales y alteradas).

- No elimina la necesidad de realizar el posterior cribado y/o diagnóstico prenatal.

36.4.5 Procedimiento

- Tratamiento de Reproducción Asistida → generación de embriones mediante la técnica de ICSI para evitar riesgos de contaminación en el estudio genético debidos a la adhesión de espermatozoides a la zona pelúcida.

- Cultivo embrionario → los cigotos en los que se haya observado una fecundación correcta al día siguiente de la realización del ICSI se mantienen en el incubador hasta el momento de la realización de la biopsia mientras se va evaluando el desarrollo embrionario (3-5 días post-ICSI).

- Biopsia → técnica invasiva que consiste en la extracción de células sin que se vea afectado el posterior desarrollo embrionario. Para ello se realizan los siguientes pasos:

    - Selección de embriones para biopsiar → descartar embriones con menos de 5 células o mala calidad embrionaria.

    - Descompactación embrionaria → colocación de los embriones en el medio de biopsia (libre de calcio).

    - Eclosión asistida → perforación de la zona pelúcida.

    - Biopsia → extracción de la(s) célula(s) que se desean biopsiar introduciendo una pipeta de aspiración a través del orificio realizado. Estas células se dejan en la placa, cerca del embrión.

    - Lavado de los embriones y conservación en la placa Petri de cultivo en el incubador.

    - Recogida de las células biopsiadas y preparación para su posterior análisis genético:

        - Fijación del núcleo para FISH.

        - Tubing o entubado de células para PCR o aCGH.

La biopsia puede realizarse en dos estadios:

- Embrión en día 3 de desarrollo → biopsia de 1-2 blastómeras. En este caso se continuará el cultivo embrionario mientras se realiza el análisis genético cuyos resultados se obtienen 2 días después de la biopsia. Así, es posible la transferencia en fresco al 5° día de desarrollo embrionario en estadio de blastocisto.

- Blastocisto en día 5 de desarrollo → biopsia de 5-10 células de trofoectodermo. En este caso, puesto que se trata de embriones en un estadio mucho más avanzado, no es posible la realización de transferencia en fresco, sino que será necesario criopreservar los blastocistos biopsiados por la demora en la obtención del diagnóstico genético.

- Análisis genético → en función del análisis genético que se realice, hablaremos de:

- Diagnóstico genético preimplantacional (DGP):

    - PCR → amplificación de secuencias específicas de ADN. Indicada para el estudio de enfermedades monogénicas y tipado HLA.

    - NGS → técnica más avanzada. Indicada para la detección de enfermedades monogénicas.

- Cribado o screening genético preimplantacional (PGS):

  - FISH → hibridación del ADN embrionario utilizando sondas específicas. Indicada para la identificación de aneuploidías, reordenaciones cromosómicas y determinación del sexo.

  - aCGH → comparación del ADN muestral con uno control para el estudio de la ploidía de los 23 pares de cromosomas. Indicada para el screening de aneuploidías.

  - NGS → técnica más avanzada. Indicada para el screening de aneuploidías.

- Selección de los embriones evolutivos de buena calidad embrionaria con diagnóstico genético libre de afección.

- Transferencia embrionaria intrauterina o criopreservación → si la biopsia se ha realizado en día 3 de desarrollo, se transfiere a la paciente el mejor blastocisto seleccionado y se criopreserva el resto de embriones no descartados por no viabilidad o por afección genética. En el caso de que la biopsia se hubiese realizado en día 5 de desarrollo embrionario y se hubiesen criopreservado los blastocistos, se procede a la realización de un ciclo sustituido realizando una preparación endometrial de la paciente para la posterior descongelación y transferencia embrionaria.

¡Recuerda!

El procedimiento para la realización de un DGP se resume en:

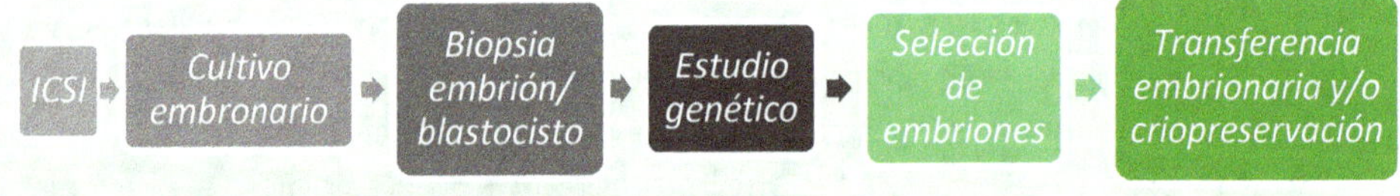

Resumen de los conceptos más relevantes del Tema 36

¡Recuerda!

- El screening o cribado prenatal no proporciona un diagnóstico concluyente, sino un índice de riesgo para la indicación o no de realización de técnicas diagnósticas como la biopsia corial o la amniocentesis.

- Los marcadores bioquímicos (β-hCG, PAPP-A, AFP, uE3 e Inh A) y ecográficos (TN) proporcionan información individualmente, pero se logra una mayor sensibilidad si se emplean de forma combinada.

Técnica invasiva	Biopsia de vellosi-dades coriales	Amniocentesis	Cordocentesis	Fetoscopia
Edad gestacional	10-13 semanas	14-18 semanas	18-20 semanas	>20 semanas
Principales ventajas	Diagnóstico precoz	Determinación de AFP. Tratamiento paliativo en polihidramnios	Permite realización de transfusiones sanguíneas	Permite tratamiento quirúrgico o farmacológico intraútero

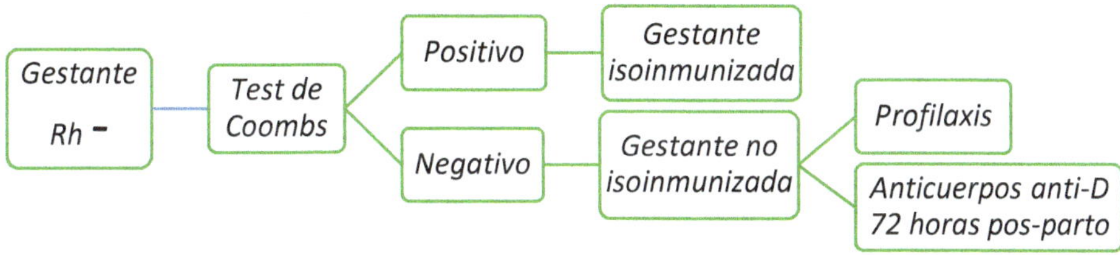

En el líquido amniótico se pueden hacer las siguientes determinaciones:

- Compuestos nitrogenados no proteicos (ácido úrico, creatinina), proteínas, fosfolípidos, glucosa, bilirrubina, evaluación de madurez pulmonar fetal (cuerpos lamelares) y cariotipo.

- El análisis de ADN fetal libre circulante en sangre materna sigue empleándose como método de cribado, por lo que, en caso de obtenerse resultado positivo, es necesario confirmar el diagnóstico mediante técnicas invasivas de diagnóstico. El análisis de células fetales y el de ARN fetal libre circulante en sangre materna no se emplean en la práctica clínica actualmente.

- El procedimiento para la realización de un DGP se resume en:

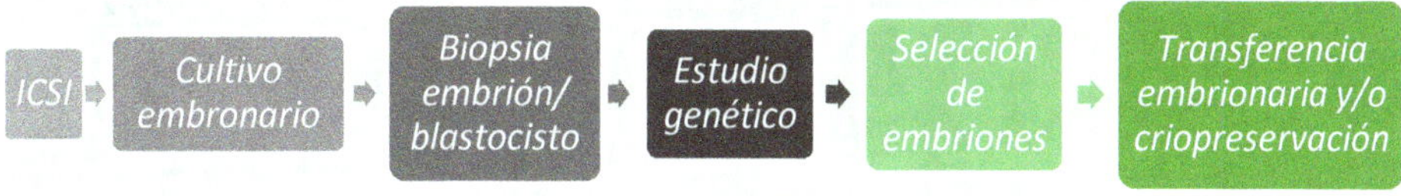

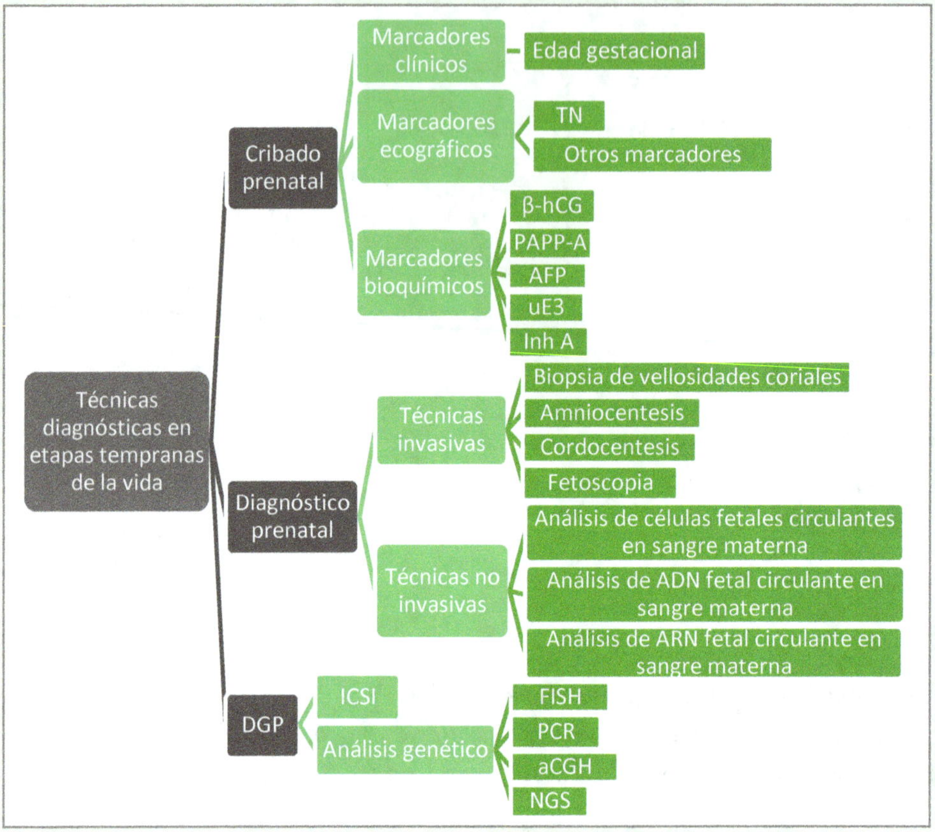

[*Preguntas y respuestas*
Tema 36]

https://amazingbooks.es/faq-tecnicos-de-laboratorio-bloque-tematico-36

BLOQUE TEMÁTICO VI

Calidad en los laboratorios

TEMA 37

ORGANIZACIÓN DE LOS SISTEMAS DE CALIDAD EN LABORATORIOS DE ENSAYO
Manual de calidad y procedimientos normalizados de trabajo

Autora: Raquel de la Cruz Pérez

37.1 Introducción

La norma internacional 17025:2005 *"General requirements for the competence of testing and calibration laboratories"*, o su nombre en español "Requisitos generales para la competencia de laboratorios de ensayo y calibración es una norma publicada por:

- **ISO:** International Organization for Standardization.

- **IEC:** International Electrotechnical Commission; organismos internacionales de normalización altamente reconocidos con prestigio a nivel mundial.

La norma ISO/IEC 17025:2005 tiene como origen la Guía ISO/IEC 25 *"requirements for the competence of calibration and testing laboratories"* norma EN 45001 *"General Criteria for the Operation of Testing Laboratories"*. La entrada en vigor de la primera versión fue en 1999.

En algunos países o regiones, hay diferentes nomenclaturas (inclusive año de publicación), como:

- NMX-EC-17025-IMNC:2006 (México).

- UNE-EN ISO/IEC 17025:2005

- IRAM 301:2005 (Argentina).

- NTC-ISO/IEC 17025:2005 (Colombia).

- NCh-ISO 17025Of2005 (Chile).

La norma ISO/IEC 17025 surgió como una guía genérica de referencia para aquellos laboratorios que realizan actividades de ensayo o calibración y que pretenden demostrar:

- Que cuentan con un sistema de gestión de calidad eficaz y en continua mejora, el cual les permite la administración y utilización de la documentación del laboratorio, tanto de gestión como de técnica.

- Que son técnicamente competentes, manifestando la competencia técnica del personal, las instalaciones y condiciones ambientales adecuadas, los métodos validados, los equipos controlados y los patrones confiables con trazabilidad a las Unidades del Sistema Internacional.

- Que son capaces de producir resultados de ensayo o calibración confiables, implementan programas para asegurar la calidad de sus resultados y generar resultados técnicamente válidos.

La norma **ISO/IEC 17025** aplica cualquier tipo de laboratorio de calibración o ensayos (análisis), independiente de su tamaño o actividad, y se integra por una serie de requisitos agrupados en 25 secciones. Las primeras 15 secciones corresponden a los requisitos relativos a la gestión (administrativos) y se caracterizan por su gran similitud con normas de la serie ISO 9000. El resto de las secciones contienen los requisitos que el laboratorio debe cumplir para demostrar su competencia técnica y asegurar la validez de sus resultados.

Esquema de requisitos

Norma ISO/IEC 17025:2005	
Requisitos de gestión	**Requisitos técnicos**
4.1 organización	5.1 generalidades
4.2 sistema de gestión	5.2 personal
4.3 control de documentos	5.3 instalaciones y condiciones ambientales
4.4 revisión de los pedidos, ofertas y contratos	5.4 métodos de ensayo, validación de los métodos
4.5 subcontratación de ensayos y de calibraciones	5.5 equipos
4.6 compras de servicios y de suministros	5.6 trazabilidad de las mediciones
4.7 servicios al cliente	5.7 muestreo
4.8 quejas	5.8 manipulación de los ítems de ensayo
4.9 control de trabajos de ensayos no conformes	5.9 aseguramiento de la calidad de los resultados de ensayo
4.10 mejora	5.10 informe de los resultados
4.11 acciones correctivas	
4.12 acciones preventivas	
4.13 control de los registros	
4.14 auditorías internas	
4.15 revisiones por la dirección	

La norma **ISO/IEC 17025** se ha adoptado como guía de referencia de las Entidades Acreditadoras para ejecutar los procesos de evaluación de la conformidad de laboratorios de ensayo y calibración, por lo que es utilizada a nivel mundial para propósitos de Acreditación.

La Entidad Acreditadora es la encargada de evaluar la conformidad de cumplimiento de los requisitos de la norma **ISO/IEC 17025** y atestiguar la competencia del laboratorio para realizar tareas específicas de ensayo (pruebas) o calibración; para en su momento declarar la acreditación.

Un laboratorio de ensayo o calibración que desea acreditarse bajo la norma internacional **ISO/IEC 17025**, o su equivalente nacional o regional, debe cumplir y mostrar evidencia del cumplimiento de los requisitos contenidos en las 25 secciones de la tabla anterior.

Estos requisitos contemplan la elaboración e implantación de:

- Un manual de calidad.

- Políticas de gestión y técnicas, incluidas una política de calidad.

- Procedimientos de gestión y técnicos.

- Así como la generación de evidencias objetivas de su implantación.

- Registros de gestión y técnicos.

¡Recuerda!

La ISO 17025 se divide en dos partes: requisitos de gestión de laboratorio y requisitos técnicos. Son 25 puntos.

37.2 Objetivo y campo de aplicación. Referencias normativas. Términos y definiciones

37.2.1 Objetivo y campo de aplicación

- Establece requisitos generales relativos a la competencia para realizar ensayos o calibraciones incluido muestreo.

- Aplicable a todas las organizaciones que realizan ensayos o calibraciones: laboratorios que actúen como primera, segunda y tercera parte, ensayos o calibraciones que formen parte de la inspección y certificación de productos, independiente del sector y del número de empleados.

- Las notas a pie de página no son requisitos ni forman parte de la norma.

- No cubre el cumplimiento de los requisitos reglamentarios y de seguridad en la actividad de los laboratorios.

- Si el laboratorio cumple la NTP ISO/IEC 17025 actuará bajo un sistema de gestión de calidad (SGC) para sus actividades de ensayo y calibración que también cumplirá los principios de ISO 9001, pero no está destinada a ser utilizada como base para la certificación de los laboratorios.

37.2.2 Documentos normativos de referencia

- ISO/IEC 17000. Evaluación de la conformidad. Vocabulario y principios generales.

- VIM. Vocabulario internacional de términos fundamentales y generales de metrología.

Son documentos complementarios de la norma ISO 17025, pero que solo establecen las reglas de Acreditación de los laboratorios y no desarrollan requisitos específicos a cumplir.

37.2.3 Términos y definiciones

- Norma ISO/IEC 17000. Establece las definiciones específicas para la certificación y la acreditación de laboratorios.

- VIM.

Se utilizan y aplican estos documentos que contienen información de uso a la gestión del laboratorio. Además, está la norma ISO 9000 de vocabulario que establece las definiciones generales relativas.

37.3 Organización

El laboratorio debe tener una entidad con responsabilidad legal *(es decir, con CIF)*.

Y según la CGA-ENAC-LEC (guía de acreditación de ENAC de laboratorios), el laboratorio deberá identificar en su manual de calidad la personalidad jurídica que asume sus responsabilidades legales.

El laboratorio debe realizar los ensayos y calibraciones de acuerdo a esta norma y satisfacer las necesidades de los clientes, autoridades reguladoras o de las organizaciones encargadas de su reconocimiento.

Si forma parte de una organización superior o desarrolla actividades diferentes a las de ensayo o calibración se debe establecer y escribir las responsabilidades del personal de la organización superior y del laboratorio para evitar problemas o falta de independencia del laboratorio.

Según la CGA-ENAC-LEC:

"El laboratorio debe analizar y documentar todas las actividades diferentes a las de ensayo o calibración, identificar aquellas que puedan suponer un conflicto de intereses, documentar las medidas que adopta para garantizar que dichos conflictos se eliminan. En el caso de que el laboratorio pertenezca a una organización superior, el análisis debe tener en cuenta las actividades realizadas por dicha organización".

Nota

La acreditación no supone el reconocimiento especifico por parte de ENAC de la actuación del laboratorio como 1ª, 2ª o 3ª parte.

Debemos documentar qué actividades se hacen en toda la organización con sus responsables y funciones, para realizar un análisis de conflicto de intereses y ver si son bajo, medio o bajo y poner barreras en los conflictos identificados si los hubiera.

La norma dice:

- Disponer de personal directivo y técnico, independientemente de toda otra responsabilidad, con autoridad y recursos necesarios para desempeñar sus tareas, incluida la implementación, mantenimiento y mejora de sistema de gestión. Por lo que deberemos documentar qué hace y no hace cada persona del laboratorio y que no sea incompatible con los resultados de los ensayos.

- Tomar medidas para asegurar que la dirección y el personal están libres de presiones o influencias (internas o externas) que puedan perjudicar la calidad de su trabajo. Es decir, no cobrar por n° de ensayos realizados o por tipo de resultados obtenidos.

- Definir la organización y estructura de gestión del laboratorio, dentro de una organización madre y relaciones entre la gestión de calidad, operaciones técnicas y servicios de apoyo. Es decir, un organigrama con funciones, responsabilidades e incompatibilidades.

- Políticas y procedimientos para la protección de la información confidencial de los clientes y de los derechos de propiedad de los mismos. Es decir, deberemos cumplir como mínimo la legislación de protección de datos y confidencialidad y poder demostrarlo.

- Tener políticas y procedimientos que eviten intervenir en actividades que puedan disminuir la confianza en su competencia, imparcialidad, juicio, integridad operativa. Es decir, definición de formas o protocolos *a proceder para demostrar confianza o comportamientos permitidos y no permitidos.*

La guía de ENAC, CGA- ENAC-LEC establece que:

El laboratorio deberá:

Documentar el compromiso del personal del laboratorio de respetar las medidas tomadas por el laboratorio para asegurar la confidencialidad y seguridad de las informaciones y resultados obtenidos.

Disponer de un organigrama actualizado que incluya toda la organización y no solo la unidad técnica que solicite la acreditación y que refleje las diferentes dependencias del personal tanto jerárquicas como funcionales.

¡Recuerda!

El laboratorio debe tener una figura jurídica clara y registrada (escrituras y CIF). Y un organigrama claro y con independencia.

Según la norma:

- Definir y documentar las responsabilidades, autoridad y relación de todo el personal encargado de la dirección que participe en la realización o verificación de trabajos que afectan a la calidad de los ensayos y/o calibraciones. *Es decir, realizar una documentación exhaustiva de la estructura del laboratorio.*

- Adecuada supervisión al personal al cargo de los ensayos por personas familiarizadas con los aspectos relativos a dichos ensayos. *Deberemos definir cómo supervisamos, quién lo hace y cómo se le hace competente para supervisar.*

- Dirección técnica: responsable global de las operaciones técnicas del laboratorio con recursos. *Es decir, con protocolos y documentos, se debe demostrar que la dirección técnica tiene responsabilidad y se la ha otorgado.*

- Director de calidad: asumir la autoridad y responsabilidad de garantizar que el sistema de gestión sea implementado y respetado en todo momento, debe tener acceso directo al nivel directivo en el que se dan decisiones sobre política y recursos del laboratorio. *Es decir, con documentos y formas de actuación, el director de calidad tiene su autoridad.*

- Definir sustitutos para el personal directivo clave. *Es decir, documentar quién sustituye a quién.*

Asegurarse de que el personal es consciente de la pertinencia e importancia de sus actividades y de la manera en que contribuyen al logro de los objetivos del sistema de gestión. *Es decir, dar formación e información y documentarla en la que se explique a cada miembro del personal la importancia de su trabajo y posibles consecuencias si no se hace bien.*

- La alta dirección debe asegurarse de que se establecen los procesos de comunicación apropiados dentro del laboratorio y que se efectúa la comunicación relativa a la eficacia del sistema de gestión. *Establecer y documentar reuniones, boletines, email, responsables, periodicidad de contenidos, etcétera.*

37.4 Sistema de gestión

Según la norma:

- El sistema de gestión de calidad deberá ser adecuado al tipo, alcance y volumen de sus actividades, y documentado hasta donde sea necesario para garantizar la calidad de los resultados. *Es decir, debe ser coherente la documentación, protocolos, controles, etc., con el tamaño del laboratorio, tipo de ensayos, número de personal.*

- La documentación debe ser comunicada al personal pertinente, comprometida, estar disponible y ser implementada. *Es decir, se realizará y documentará la comunicación y su explicación al nivel adecuado a cada persona según sus responsabilidades.*

- Debe existir un manual de calidad donde se documenten las políticas de calidad y los objetivos. *Es decir, el manual de calidad describe qué política y normas rigen el laboratorio, incluido la confidencialidad y el cuidado del medioambiente.*

- Los objetivos generales deben ser establecidos y revisados por la dirección. *Es decir, establecidos por la dirección del laboratorio, alcanzables y medibles.*

- La política de calidad emitida bajo la autoridad de la alta dirección y debe incluir (es decir, deben estar contemplados los puntos siguientes):

  - Compromiso de la dirección con unas buenas prácticas profesionales y la calidad de sus ensayos y calibraciones en el servicio a sus clientes.

- Declaración sobre el tipo de servicio ofrecido por el laboratorio.

- Propósito del sistema de gestión concerniente a la calidad.

- Requisito de que todo el personal relacionado con las actividades de ensayo y calibración se familiarice con la documentación e implemente las políticas y procedimientos de trabajo.

- Compromiso con el cumplimiento de esta norma y con la mejora continua de la eficacia del sistema de gestión.

- La alta dirección debe proporcionar evidencias del compromiso con el desarrollo y la implementación del sistema de gestión y con mejorar continuamente su eficacia. *Es decir, deben existir planes de mejora, inversiones, formación, colaboraciones, todo tipo de actividades que al estar documentadas permitan demostrarlo.*

- La alta dirección debe comunicar a la organización la importancia de satisfacer tanto los requisitos del cliente como los legales y reglamentarios. *Es decir, comunicar lo que quieren los clientes (tiempo de respuesta, etc.) y legales, mediante reuniones, email, boletines, etcétera.*

- El manual de calidad debe contener o hacer referencia a los procedimientos de apoyo, incluidos los procedimientos técnicos, e indicar la estructura de la documentación. *Es decir, incluir en el manual de calidad y listado de los procedimientos su codificación y estado de vigencia.*

- El manual de calidad deberá definir las funciones y responsabilidades de la dirección y del responsable de calidad. *Es decir, la definición del organigrama, funciones y responsabilidades, sustitutos, debe estar en el manual.*

- La alta dirección debe asegurase de que se mantiene la integridad del sistema de gestión cuando se planifican e implementan los cambios en este. *Es decir, se deberá vigilar las actividades y la actualización de la documentación.*

Caso especial, la guía de ENAC, CGA-ENAC-LEC, habla de:

En el caso en que la dirección técnica conste de más de una persona, es necesario especificar las funciones y responsabilidades de cada uno de los miembros que componen la dirección técnica. *Es decir, se explicará en el manual las funciones y responsabilidades de cada persona con nombre y apellidos, puesto y sustituto.*

37.5 Control de documentos

37.5.1 Generalidades

La norma habla de:

- Procedimientos para el control de documentos que formen parte del sistema de la calidad: internos o externos (reglamentos, normas u otros documentos normativos, métodos de ensayo y calibración, etc.). *Es decir, se debe generar un procedimiento de realización de la documentación de cómo se controla y gestiona para todo tipo de documentación.*

37.5.2 Aprobación y emisión de documentos

La norma habla de:

- Los documentos deben ser revisados y aprobados antes de su distribución por el personal autorizado (definido en el organigrama).

- Debe haber listas de control o equivalentes indicando el estado de revisión y distribución, la cual debe ser fácilmente accesible. Es decir, el listado de documentos del sistema.

- Se asegurará de que:

  1. Se utilicen ediciones autorizadas en todos los emplazamientos donde se realicen las operaciones.

  2. Se revisen periódicamente para comprobar que siguen siendo válidos.

  3. Se retiren rápidamente los documentos obsoletos y se identifiquen adecuadamente.

  4. Identificación única, incluyendo fecha de emisión y/o identificación de revisión, páginas y total de páginas (o marca identificando el final del documento) y la o las personas autorizadas a emitirlos.

Es decir, debe existir un documento que diga cómo se gestiona la documentación y cómo se genera, cualquier tipo de documentación y en el formato que sea, ya sea papel, digital, imágenes, etcétera.

37.5.3 Cambios a los documentos

- Los cambios deben ser revisados y aprobados por la misma función que realizó la revisión original, salvo que se designe específicamente a otra función. *Es decir, definido en funciones y responsabilidades.*

- Identificar el texto modificado o nuevo en el documento o en sus anexos. *Es decir, debe haber un cajetín o zona en el documento o procedimiento modificado donde se diga qué y dónde se han hecho los cambios.*

- Modificaciones a mano: indicar fecha y responsable y definir una sistemática para el control de dichas modificaciones. Los documentos revisados deben emitirse de nuevo tan pronto como sea posible. *Es decir, no se admite enmiendas, tachaduras o anotaciones posteriores, si eso ocurre se deberá corregir o emitir un nuevo documento.*

- Documentar la sistemática de realizar y controlar las modificaciones de los documentos en soporte informático. *Es decir, definición de una sistemática de copias de seguridad, preservación de la confidencialidad, etcétera.*

La guía de ENAC comenta:

CGA-ENAC-LEC

Para garantizar la trazabilidad de la información, los documentos obsoletos del sistema de gestión deberán conservarse al menos durante 5 años o, en su caso, el periodo que establezcan otras disposiciones aplicables (el mayor de ellos). *Es decir, aunque la norma habla de un periodo mínimo de tiempo de conservación, la guía de ENAC de acreditación establece 5 años, pero si existen requisitos legales con tiempos superiores se cumplirán expresamente.*

37.6 Revisión de pedidos (solicitudes, ofertas y contratos)

La norma dice:

- Establecer y mantener procedimientos para la revisión de solicitudes, ofertas y contratos para asegurarse de que:

    1. Los requisitos, incluidos los métodos, están definidos, documentados y entendidos.

2. Se dispone de capacidad y recursos para cumplir los requisitos.

3. El método de ensayo y/o calibración seleccionado sea adecuado para atender las necesidades del cliente.

- Cualquier diferencia entre pedido y contrato debe ser resuelta antes de iniciar el trabajo.

- Contrato aceptado por el laboratorio y por el cliente.

- Contratos escritos y orales documentados.

- Mantener registros de las revisiones a los contratos y de las conversaciones mantenidas con los clientes respecto a sus requisitos o a los resultados del trabajo (también se incluyen trabajos subcontratados).

- Informar al cliente de cualquier desviación respecto al contrato aceptado.

- Modificaciones al contrato se deben revisar e informar a todo el personal afectado.

Es decir, se debe entender como cliente todo solicitante de un ensayo, sobre todo, en laboratorios de la administración.

La guía de ENAC, CGA-ENAC-LEC comenta:

ENAC considera que cuando un cliente solicita un ensayo/calibración dentro del alcance de la acreditación del laboratorio es un requisito implícito de aquel el que los informes/certificados emitidos estén cubiertos por la acreditación y, por tanto, incluyan la marca ENAC o referencia a la condición de acreditado (véase el documento de ENAC que regula la utilización de la marca ENAC o referencia a la acreditación).

En la selección del método, el laboratorio deberá tener en cuenta también, cuando sea aplicable, los requisitos reglamentarios que afecten el ensayo solicitado.

Deberá quedar constancia de la aceptación para todo tipo de contratos de los términos contratados por el cliente, ya sea por escrito o de palabra.

Es decir, todos los requisitos que pida el cliente, externo o interno, o solicitante del ensayo, deben quedar documentados en la hoja de solicitud de ensayo; si hubiera modificaciones, deberán recogerse además de la aprobación por parte del cliente, esta última parte puede ser tan simple como una firma en la hoja o la aceptación de un email a la confirmación de lectura del envío de nuestra hoja de solicitud de ensayo al solicitante, sobre simplificación y practicidad.

37.7 Subcontratación de ensayos y calibraciones

La norma habla de:

Por imprevisto (carga de trabajo, incapacidad temporal, etc.) o de forma permanente. Se puede subcontratar.

- Subcontratista competente (por ejemplo, el que cumple esta norma para el trabajo en cuestión), es decir, deberá cumplir los requisitos que tengamos establecidos en nuestro laboratorio (ISO 17025).

- Informar por escrito al cliente y obtener su aprobación preferiblemente por escrito, cuando proceda.

- El laboratorio es responsable frente al cliente del trabajo subcontrato, excepto cuando el cliente o una autoridad reglamentaria especifique el subcontratista.

- Mantener registro de subcontratistas y registros de evidencia de cumplimiento de esta norma.

Pero hay que tener en cuenta que la guía CGA-ENAC-LEC comenta: ENAC acreditará al laboratorio únicamente para aquella actividad que realice habitualmente por sí mismo. *Es decir, no podremos decir que estamos acreditados en un ensayo que subcontratemos, además, deberemos señalar y comunicar al cliente/ solicitante qué ensayo hemos subcontratado.*

37.8 Compra de servicios y suministros

La norma habla de:

- Procedimientos para selección y adquisición de servicios y suministros que se utilicen y que afecten a la calidad de los ensayos o de las calibraciones.

- Procedimientos para la compra, recepción y almacenamiento de reactivos y consumibles necesarios para los ensayos y las calibraciones.

- Inspecciones o verificación previa al uso para cumplimiento de requisitos establecidos y registros de dichas actividades.

- Documentos de compra especificarán los servicios y suministros y serán revisados y aprobados (contenido técnico).

- Evaluación de proveedores, registro de dichas evaluaciones y lista de proveedores autorizados.

Es decir, las compras deben ser controladas en un procedimiento por un responsable asignado y su recepción realizada de manera que se compruebe su validez con las fichas técnicas de sus características.

37.9 Servicio al cliente

La norma habla de:

- Cooperación con los clientes para definir correctamente sus necesidades.

- Supervisar la actuación del laboratorio garantizando la confidencialidad frente a otros clientes.

- Se recomienda:

  - Permitir acceso a las instalaciones del laboratorio.

  - Informar de cualquier retraso o desviación en los ensayos y/o calibraciones.

- Obtener y analizar información de retorno, tanto positiva como negativa, de los clientes para mejorar el sistema de gestión, las actividades de ensayo y calibración y el servicio al cliente.

- Encuestas de satisfacción y revisión de informes de ensayo o calibración son ejemplos de tipos de información de retorno.

Es decir, debemos definir y documentar cómo conseguimos lo que el cliente quiere y cómo establecemos la sistemática para saber la satisfacción del cliente.

37.10 Quejas (reclamaciones)

La norma habla de:

- Política y procedimiento para la resolución de quejas recibidas de los clientes u otras partes.

- Registro de las quejas, investigaciones realizadas y de las acciones correctivas adoptadas.

Es decir, se debe documentar una sistemática para gestionar y resolver las reclamaciones de los clientes, lo lógico es incluirlos en el procedimiento de clientes (ofertas) y servicio al cliente, de manera que tengamos un documento para gestionar todos los aspectos de los clientes.

37.11 Control de trabajos ensayos y/o calibraciones no conformes

La norma habla de:

Aplicable a desviaciones puntuales que pongan en duda los ensayos, las calibraciones o los resultados.

- Política y procedimiento para el tratamiento de ensayos y/o calibraciones o sus resultados no sean conformes con sus procedimientos o con los requisitos acordados con el cliente.

- La sistemática debe contemplar:

  - Responsabilidad de la gestión del trabajo no conforme y acciones a llevar a cabo.

  - Evaluación de la corrección inmediatamente.

  - Notificar al cliente y anular el trabajo, si es necesario.

  - Designar al responsable de autorizar la reanudación del trabajo.

  - Si la evaluación indica que el trabajo no conforme puede volver a repetirse o existen dudas sobre el cumplimento de políticas y procedimientos, se deben seguir rápidamente de acciones correctivas.

Es decir, hay que definir, documentar y poder demostrar que hay un protocolo de actuación en el caso de que un ensayo no se haya realizado o el resultado sea dudoso, para ello, se documentará el procedimiento, se formará y ensayarán actuaciones para ensayos fallidos.

La norma habla de:

37.12.1 Mejora

Se debe mejorar continuamente la eficacia de sistema de gestión mediante el uso de la política, objetivos, resultados de auditorías, análisis de datos, acciones correctivas y preventivas y la revisión por la dirección.

Es decir, debemos utilizar todas las herramientas de calidad para mejorar la forma de trabajar diaria con acciones simples pero prácticas.

37.12.2 Acciones correctivas

Aplicable a desviaciones sistemáticas o incumplimientos del sistema de la calidad.

Generalidades

Política y procedimiento (sistemática y responsabilidades) para llevar a cabo las acciones correctivas.

Es decir, la dirección debe apoyar el uso de las acciones correctivas y mejorar el sistema.

Análisis de las causas

Comenzar con una investigación para determinar la/s causa/s raíz del problema.

Es decir, es necesario y obligatorio realizar un estudio de la causa inicial del problema.

Selección e implatación de acciones correctivas

- Identificar las acciones correctivas posibles e implementar la o las acciones con mayor probabilidad de corregir el problema y prevenir su repetición.

- Las acciones deben corresponder a la magnitud del problema y sus riesgos.

- Se debe documentar e implementar cualquier cambio necesario que resulte de las investigaciones de la acción correctiva.

Es decir, es la aplicación del sentido común, se debe identificar y realizar la solución más adecuada, en tamaño y forma. Y es obligatorio su documentación, es decir, se debe escribir qué, cómo, quién y dónde, recursos y su posterior seguimiento.

Seguimiento de las acciones correctivas

- Seguimiento de los resultados para asegurar la eficacia de las acciones correctivas implementadas.

Es decir, se debe comprobar que la solución ha sido adecuada y ha resuelto el problema. Si no fuera así, la acción correctiva se cerraría documentando su ineficacia; luego, se implementaría otra nueva medida para solucionar lo no corregido.

Auditorias adicionales

Cuando la identificación de no conformidades o desvíos ponga en duda el cumplimiento del laboratorio de sus propias políticas o procedimientos o con la norma.

Es decir, si tras el estudio de las no conformidades y acciones correctivas se detectasen sucesos inhabituales o extraños se podrán hacer auditorias especiales y localizadas en el proceso, análisis o zona concreta del laboratorio.

37.12.3 Acciones preventivas

- Identificar las mejoras necesarias y las potenciales fuentes de no conformidad, sean técnicas o de gestión.

- Desarrollar, implementar y realizar el seguimiento de planes de acción.

- Procedimiento para establecimiento de acciones preventivas y aplicación de controles para asegurar que sean eficaces.

Es decir, una acción preventiva es la acción correctiva realizada antes de que se produzca la no conformidad, el tratamiento es exactamente igual que para una acción correctiva, debe ser documentada en toda su extensión y su posterior seguimiento para evaluar su eficacia.

37.13 Control de registros

La norma habla de:

37.13.1 Generalidades

- Procedimientos para identificación, recopilación, codificación, acceso archivo, almacenamiento, mantenimiento y "disposición" de los registros técnicos y de calidad.

- Legibles, accesibles, almacenables y conservables (establecer el periodo de conservación).

La guía de ENAC, CGA-ENAC-LEC habla de:

- Los registros se deberán conservar al menos durante 5 años o, en su caso, el periodo que establezcan otras disposiciones aplicables (el mayor de ellos).

  Conservados en sitios seguros y en confidencialidad.

- Registro electrónico: procedimiento para protección y salvaguarda para prevenir acceso no autorizado o la modificación de los mismos.

Es decir, debemos generar un procedimiento de control de los registros donde digamos cómo conservamos y mantenemos nuestra información segura y legible por el periodo establecido, la norma no habla de tiempo concreto, pero sí la guía de ENAC, 5 años como mínimo pero, sobre todo, hay que cumplir el periodo legal establecido (no solo en papel, también en soporte electrónico).

37.13.2 Registros técnicos

Conservar registros de las observaciones originales, los datos derivados e información suficiente para establecer un protocolo de control, registros de calibración, registros del personal y una copia informe de ensayos o certificado de calibración emitido.

Información suficiente para facilitar la identificación de factores que afectan a la incertidumbre y posibilitar que el ensayo o la calibración sea repetido.

Identificar a la persona que realiza el muestreo, ensayo y/o calibración y a la que verifica los resultados.

Observaciones, datos y cálculos deben registrarse en el momento y deben poder ser relacionadas con la operación en cuestión.

Si ocurren errores se tacharán, pero el dato inicial no debe ser borrado, hecho ilegible ni eliminado. Las alteraciones a los registros deben ser firmadas o revisadas por la persona que hace la corrección.

En registros electrónicos, medidas similares

Es decir, debemos conservar toda la información generada desde el principio del ensayo, no solo las anotaciones finales, también debemos conservar los datos primarios, cuadernos de campo, laboratorio o anotaciones de los analistas, y debemos poder unir toda la información de un ensayo desde el inicio hasta la emisión del informe final (trazabilidad).

37.14 Auditorias internas

La norma dice:

- Realización periódica de acuerdo a un calendario y siguiendo un procedimiento.

- Recomendación: auditado el sistema completamente en un año.

La guía de ENAC CGA-ENAC-LEC dice:

Las auditorías internas se llevarán a cabo al menos una vez al año.

Y la norma específica:

- El programa de auditoria interna debe considerar todos los elementos del sistema incluyendo las actividades de ensayo o calibración.

- Planificarlas y organizarlas por el responsable de calidad. Realizadas por personal formado, cualificado e independiente de la actividad a auditar.

- Registro del sector auditado, hallazgos y acciones correctivas que resulten.

- Cuando se ponga en duda la eficacia de las operaciones o la exactitud o validez de los resultados, se deben tomar acciones correctivas oportunas. Si los resultados pueden haber sido afectados, notificar por escrito a los clientes.

- Seguimiento y registro de la implementación y eficacia de las acciones correctivas.

Es decir, debemos establecer un procedimiento donde definamos cómo auditamos, qué cualificación pediremos a los auditores, qué frecuencia (como mínimo, todo el sistema debe ser auditado una vez al año, pero podemos hacer las auditorias que queramos con el alcance que nos interese auditar para obtener información y aplicar la mejora). Además, debemos documentar en la auditoria, qué hemos auditado, qué hemos encontrado y qué desviaciones o no conformidades se han detectado y, luego, aplicar las acciones correctivas.

37.15 Revisión del sistema

La norma pide:

- Procedimiento y calendario para realizar las revisiones del sistema de calidad.

- Actividad periódica y planificada.

Temas a tratar:

1. Adecuación de las políticas y procedimientos.

2. Informes del personal directivo y supervisor.

3. Resultado de auditorías internas recientes.

4. Acciones correctivas y preventivas.

5. Evaluaciones realizadas por organismos externos.

6. Resultados de ejercicios de intercomparación y ensayos de aptitud.

7. Cambios en el volumen y el tipo de trabajo.

8. Retroalimentación de los clientes.

9. Quejas.

10. Recomendaciones para la mejora.

11. Otros factores: actividades de control de calidad, recursos y formación del personal.

- Registros de los hallazgos junto con las acciones que surjan de ellos.

- Recomienda como periodo de revisión una vez al año y que los resultados alimenten el sistema de planificación del laboratorio y que incluyan las metas, los objetivos y los planes de acción para el año venidero.

La guía de ENAC exige (CGA-ENAC-LEC):

El sistema de la calidad será revisado, al menos, una vez al año.

Es decir, la norma nos pide un informe anual de situación del sistema en el que analicemos todos los requisitos su situación, análisis y mejora y así poder definir los objetivos para el año siguiente y poder mejorar el sistema y evolucionar. Los puntos son como mínimo establecidos en la norma, pero se pueden incluir más (debemos generar también un procedimiento de cómo realizar el informe y por quién).

Resumen de los conceptos más relevantes del Tema 37

¡Recuerda!

- A diferencia de las normas ISO 9001 de calidad e ISO 14001 ambiental, que son certificadas por una entidad de certificación, la norma ISO 17025 es una norma de acreditación de laboratorios y no de certificación y, a diferencia de la 9001 y 14001, que pueden ser certificadas por diversas entidades certificadoras (AENOR, BUERAU, SGS, APPLUS, etc.), esta solo puede ser certificada por organismos de acreditación y cada país dispone de un solo organismo, por lo que no existe competencia. A nivel europeo, está IPAC (Instituto Portugués de Acreditación) (Portugal), ENAC (España) CAI (R. Checa), COFRAC (Francia), DANAK (Dinamarca), DAR-BMWI (Alemania), FINAS (Finlandia), INAB (Irlanda), IPAC (Portugal), SNAS (Eslovaquia) y UKAS (Reino Unido).

- Existe una gran confusión entre certificación y acreditación, debido a que ambas actividades realizan una evaluación. La diferencia de lo evaluado y de los métodos empleados para esta evaluación determinan qué actividades deben ser acreditadas y cuáles certificadas. No se tratan de actividades con el mismo nivel de requisitos, pues la acreditación es claramente superior en temas técnicos, pero no son opciones a elegir libremente al diferenciarse claramente su campo de aplicación.

- La CERTIFICACIÓN está orientada a la evaluación del grado de cumplimiento de los productos y/o servicios respecto a unas normas.

- La ACREDITACIÓN reconoce la competencia técnica de una organización para la realización de ciertas actividades bien definidas de evaluación de la conformidad.

    GUÍA PRÁCTICA PARA TÉCNICO SUPERIOR DE LABORATORIO DE DIAGNÓSTICO CLÍNICO Y BIOMÉDICO

- Aquí podemos ver los requisitos de la norma. Se suele hablar de dos bloques:

Esquema de requisitos

Norma ISO/IEC 17025:2005	
Requisitos de gestión	**Requisitos técnicos**
4.1 organización	5.1 generalidades
4.2 sistema de gestión	5.2 personal
4.3 control de documentos	5.3 instalaciones y condiciones ambientales
4.4 revisión de los pedidos, ofertas y contratos	5.4 métodos de ensayo, validación de los métodos
4.5 subcontratación de ensayos y de calibraciones	5.5 equipos
4.6 compras de servicios y de suministros	5.6 trazabilidad de las mediciones
4.7 servicios al cliente	5.7 muestreo
4.8 quejas	5.8 manipulación de los ítems de ensayo
4.9 control de trabajos de ensayos no conformes	5.9 aseguramiento de la calidad de los resultados de ensayo
4.10 mejora	5.10 informe de los resultados
4.11 acciones correctivas	
4.12 acciones preventivas	
4.13 control de los registros	
4.14 auditorías internas	
4.15 revisiones por la dirección	

- Un bloque de gestión que corresponde con el punto 4 de la norma. Este punto nos da los requisitos para montar el sistema sobre el que se van a desarrollar los requisitos técnicos.

- Un bloque técnico que corresponde con el punto 5 que son los requisitos que hay seguir y que acreditarán nuestra competencia a la hora de realizar los ensayos que estén dentro de nuestro alcance (ver Tema 38).

- Lo que pretende la 17025 es lo que le diferencia de otras normas, como la ISO 9001 que lo que se certifica es que cumpla con unos requisitos. En la 17025 además de cumplir con los requisitos y que el laboratorio sea competente técnicamente, es decir, que sus resultados sean fiables.

  Debemos quedarnos con esta idea.

- Como vemos en el punto 4.1, primero se nos habla de la organización (...) y el punto 4.2 nos describe el sistema de gestión que sigue el ciclo PDCA o círculo de Deming, basado en una estrategia de mejora continua de la calidad en cuatro pasos (...). El sistema es muy parecido a la Norma ISO 9001, aunque no se pide el enfoque por procesos. En la 17025 existe algún punto específico como el de subcontratación de ensayos.

- En el punto 5, aparecen los requisitos técnicos que son los que hay que cumplir para no influir en los resultados de los ensayos y para el aseguramiento de la calidad de los ensayos.

- La ISO 17025 se divide en dos partes: requisitos de gestión de laboratorio y requisitos técnicos. Son 25 puntos.

- El laboratorio debe tener una figura jurídica clara y registrada (escrituras y CIF). Y un organigrama claro y con independencia.

- En el manual de calidad, se pone el alcance, objeto, organigrama, funciones y responsabilidades, sustitutos, políticas, normas, etcétera.

  El manual de calidad nos sirve para incluir todo lo que no sabemos dónde poner.

- Un cliente no tiene por qué ser externo, puede ser un solicitante de cualquier tipo, un laboratorio de otra unidad u otra organización.

- El laboratorio para subcontratar debe cumplir los requisitos de ISO 17025.

**[Preguntas y respuestas
Tema 37]**

https://amazingbooks.es/faq-tecnicos-de-laboratorio-bloque-tematico-37

TEMA 38

ASEGURAMIENTO DE LA CALIDAD DE LOS ENSAYOS
Trazabilidad y fiabilidad de los ensayos

Autora: Raquel de la Cruz Pérez

38.1 Introducción

En el tema anterior se han comentado los requisitos del sistema de gestión de calidad de un laboratorio de ensayos según la ISO 17025:2005, ahora pasaremos a tratar los requisitos técnicos. Cabe comentar que cada laboratorio debe dar un enfoque personal en el cumplimiento de cada requisito técnico, ya que cada ensayo necesita un tratamiento específico y lo realiza personal distinto en cada laboratorio y en condiciones diferentes y estalaciones concretas.

38.1.1 Requisitos técnicos. Generalidades

La norma habla de:

Factores que determinan la fiabilidad y exactitud de los ensayos y/o calibraciones realizadas por un laboratorio (el laboratorio debe tenerlos en cuenta al desarrollar los métodos y procedimientos de ensayo y de calibración, en la formación y calificación del personal, y en la selección y la calibración de los equipos):

- Factores humanos.

- Instalaciones y condiciones ambientales.

- Métodos de ensayo y calibración y validación de métodos.

- Equipos.

- Trazabilidad de las mediciones.

- Muestreos.

- Manipulación de los ítems de ensayo y de calibración.

La norma habla de:

Asegurar la competencia del personal que opera equipos específicos, realiza ensayos o calibraciones, evalúa resultados y firma los informes de ensayo y los certificados de calibración. Supervisar al personal en formación.

- Cualificación del personal que realice las tareas específicas. *Es decir, se debe definir qué requisitos específicos de formación, experiencia y cualidades debe tener el personal para las determinadas actividades, ensayos, calibraciones, validaciones y emisión de informes.*

- Se deben emitir autorizaciones para: ensayos/calibraciones, calibraciones internas, muestreos, validación y auditorías internas (si estas son realizadas por personal externo se deberán mantener registros de los auditores). *Es decir, se deben documentar las autorizaciones de forma expresa.*

- Política y procedimientos para identificar las necesidades de formación y para proporcionarla. *Es decir, debemos definir cómo proceder para identificar las necesidades de cualificación mediante la formación.*

- Evaluar la eficacia de las acciones de formación implementadas. *Es decir, analizar si la formación ha sido válida y documentarlo.*

- Personal de plantilla o con contrato. *Es decir, todo aplica para el personal contratado que esté relacionado con los ensayos del sistema incluido el personal en prácticas que pueda colaborar.*

- Descripción de los puestos para personal directivo, técnico y de apoyo:

  - Responsabilidades.

  - Especialización y experiencia requeridas.

  - Calificaciones y programa de formación.

  - Obligaciones de la dirección.

- La dirección deberá autorizar a miembros específicos del personal la realización de los ensayos, indicando la fecha de autorización.

- Registros actualizados de autorizaciones pertinentes, competencias, nivel de estudios, calificaciones académicas y profesionales, formación, habilidades y experiencia del personal técnico incluyendo el contrato.

Es decir, todo debe definirse y documentarse claramente (se debe tener títulos, diplomas, documentación justificativa).

La nota CGA-ENAC-LEC dice:

las opiniones e interpretaciones no son objeto de acreditación por parte de ENAC, *es decir, se deberá probar todo.*

Además CGA-ENAC-LEC comenta:

para asegurar la competencia de su personal, el laboratorio deberá establecer una sistemática documentada para la cualificación y autorización de este, así como para el mantenimiento de dicha cualificación. *Es decir, debe existir un procedimiento específico para ello y documentación demostrable.*

¡Recuerda!

El laboratorio debe demostrar la competencia y formación continua de su personal, incluido el de prácticas, para todas las actividades relacionadas con los ensayos.

38.3 Instalaciones y condiciones ambientales

La norma habla de:

- Instalaciones y condiciones adecuadas para facilitar la correcta realización de los ensayos o calibraciones, incluido el suministro eléctrico.

- Las condiciones ambientales no deben invalidar los resultados o comprometer la calidad requerida de las mediciones. Si esto ocurre, el ensayo o calibración debe ser interrumpido.

- Documentar los requisitos técnicos que puedan afectar los resultados.

- Supervisión, control y registros si son requisito o afectan.

- Separación eficaz entre áreas vecinas para actividades incompatibles, control de acceso y medidas para garantizar el orden y limpieza del laboratorio.

Es decir, debemos definir unas condiciones mínimas estándar para la realización de los ensayos, documentarlo y poderlo demostrar mediante registros o forma de realización de ensayos. Además, los ensayos deberán tener sus condiciones de realización específicas si fuera necesario. Además, las instalaciones serán descritas de manera concreta y minuciosa, mediante planos, descripción de espacios, departamentos, lugar de cada ensayo, muestras, almacenamiento, etcétera.

38.4 Métodos de ensayo

Según la norma:

38.4.1 Generalidades

- Métodos y procedimientos apropiados para los ensayos o calibraciones dentro de su alcance.

- Incluirán: muestreo, manipulación, transporte, almacenamiento y preparación de los ítems y, cuando corresponda, estimación de la incertidumbre de medida y técnicas estadísticas.

- Instrucciones para el uso y funcionamiento de todo el equipo pertinente.

- Deben mantenerse al día y estar fácilmente disponibles para el personal.

- Desviaciones respecto a los métodos de ensayo y calibraciones deben ser documentadas, técnicamente justificadas, autorizadas y aceptadas por el cliente.

38.4.2 Selección de métodos

- Deberá asegurase que utiliza la última versión vigente, salvo que no sea apropiada o posible. *Esto debe ser demostrable.*

- Se debe establecer la sistemática para adecuar su forma de trabajo a las nuevas revisiones de las normas. *Es decir, se debe contar que se ha realizado para adaptar a las nuevas actividades o cambios y demostrarlo.*

- Si el cliente no especifica el método, se seleccionará el que se considere más apropiado: método normalizado o método interno si está validado y se informará del método al cliente. *Esto se puede hacer en el mismo informe de ensayo.*

- Se deberá demostrar la correcta realización de los métodos normalizados antes de utilizarlos para los ensayos y las calibraciones. *Es decir, debemos realizar pruebas, documentarlas y demostrarlas.*

- Si el método normalizado cambia, se deberá repetir la confirmación.

- Informar al cliente si el método propuesto por él se considera inadecuado o desactualizado, *es decir, mediante la oferta o contrato o email, pero que quede constancia de ello.*

La nota CGA-ENAC-LEC:

Los procedimientos de ensayo y calibración deberán incluir la información aplicable de la incluida en la nota. En el caso de métodos normalizados que no contengan toda la información necesaria, el laboratorio deberá completarlos teniendo en cuenta la nota.

Contenido mínimo que deben tener los procedimientos (ensayo, calibración y calibración interna):

- Identificación apropiada y campo de aplicación.
- Descripción del objeto sometido a ensayo o calibración.
- Parámetros o magnitudes y rangos por determinar.
- Aparatos, equipos y reactivos incluyendo las especificaciones técnicas.
- Patrones de referencia y materiales de referencia necesarios.
- Condiciones ambientales requeridas. Periodos de estabilización.
- Descripción del procedimiento.
  - Preparación de objetos a ensayar/calibrar.
  - Colocación de marcas de identificación, manipulación, transporte, almacenamiento y preparación de los ítems.
  - Controles previos.
  - Preparación de equipos (ajustes, verificación, etcétera).
  - Operaciones de ensayo/calibración.
  - Método de registros de observaciones y resultados.
- Criterios de aceptación y rechazo (de los ensayos y en calibración interna corresponde a evaluación de los resultados cumple/no cumple).
- Datos que deben registrarse y método de cálculo y presentación.
- Incertidumbre o procedimiento de cálculo.

En el caso de métodos normalizados que no incluyan la información suficiente sobre las características de funcionamiento del método, el laboratorio deberá completarla.

Es decir, este punto está muy claro, todos los puntos deben recogerse en los informes de ensayo.

38.4.3 *Validación de métodos*

- Confirmación a través del examen y el aporte de evidencias objetivas de que se cumplen los requisitos particulares para un uso específico previsto.

- Métodos a validar:

  - No normalizados.

  - Diseñados desarrollados.

  - Normalizados empleados fuera del alcance previsto.

  - Ampliaciones y modificaciones de los métodos normalizados.

- Registros: resultados obtenidos, procedimientos utilizados y declaración sobre la aptitud del método para el uso previsto. *Es decir, debe ser demostrable y documentado, y se debe ver una sistemática y continuidad en la validación de ensayos.*

La nota de CGA-ENAC-LEC:

En la mayoría de los casos se puede considerar que en el desarrollo de los métodos normalizados se han tenido en cuenta los aspectos necesarios relativos a validación, por lo tanto, es suficiente con que el laboratorio se asegure de que el uso que pretende hacer del método es compatible con este (respecto a rango, equipos utilizados, propiedad medida, repetibilidad, etcétera).

Por otra parte, en ocasiones, del contenido del método normalizado se puede deducir que no se ha llevado a cabo una correcta validación. En este caso, el laboratorio deberá desarrollar su propio procedimiento interno, calculando y evaluando los parámetros que considere necesarios para una correcta validación.

> Nota: Ya no es requisito para ENAC la necesidad de establecer a priori los requisitos que deben cumplir los métodos de ensayo. Es decir, podemos definirlo mediante el uso y la validación.

¡Recuerda!

Los métodos de ensayo deben estar siempre actualizados y ser demostrables.

38.4.4 Estimación de la incertidumbre de medida

- Es requisito para los laboratorios de calibración y laboratorios de ensayo que realicen calibraciones internas.

- Los laboratorios de ensayo deben tener un método para estimar la incertidumbre. Si por la naturaleza del ensayo es complicado realizar un cálculo metrológica y estadísticamente válido se identificarán los componentes y se hará una estimación razonable.

- Para la estimación de la incertidumbre, tener en cuenta todos aquellos componentes que son de importancia en una situación utilizando los métodos adecuados.

Según la nota CGA-ENAC-LEC:

Cálculos de incertidumbre asociados a calibraciones se desarrollarán de acuerdo a lo establecido en el documento CEA-ENAC-LA/02 de ENAC.

Los cálculos de incertidumbre asociada a resultados de ensayo se desarrollarán teniendo en cuenta el documento G-ENAC-09 de ENAC.

Es decir, debemos poder demostrar que sabemos calcular las incertidumbres y documentarlo.

¡Recuerda!

El laboratorio debe demostrar que sabe calcular la incertidumbre de la medida, también que el personal que la realizar tiene la formación y experiencia para realizarla.

38.4.5 control de datos

La norma ISO 17025 requiere:

Verificaciones adecuadas de todos los cálculos y transferencias de datos, realizadas de manera sistemática.

- Si se utilizan métodos informáticos para adquisición, procesamiento, registro, publicación, almacenamiento o recuperación de los datos se debe asegurar:

  - Validación del *software* antes de uso.

- Establecer e implementar procedimientos para proteger los datos al objeto de garantizar la integridad y confidencialidad de la entrada o recopilación de los datos, su almacenamiento, transmisión y procesamiento.

- Mantenimiento de las computadoras y equipos automáticos.

- Se indica como nota que el software comercial se considera validado.

Es decir, si tenemos una hoja de cálculo se deberá dejar documentada la comprobación manual de los cálculos realizados por dicha hoja, con fecha y persona que realizó dicha validación de cálculos.

38.5 Equipos

Según la norma, los equipos deben ser:

- Adecuados y apropiados para los ensayos y/o calibraciones a realizar.

- Si se utilizan equipos fuera del control permanente del laboratorio se deberá asegurar que cumplen con los requisitos de esta norma internacional.

Nota: Se debe asegurar la disponibilidad del equipo y el control permanente del laboratorio con respecto a dichos requisitos.

- Programa de calibraciones para las magnitudes o valores esenciales de los instrumentos cuando dichas propiedades afecten significativamente a los resultados.

- Calibración y verificación antes de la puesta en servicio.

- Equipos operados por personal autorizado. Instrucciones de uso y mantenimiento disponibles para el personal del laboratorio.

- Identificación inequívoca del equipo y su *software*, si tienen influencia significativa en los resultados de los ensayos y/o calibraciones.

- Registro de equipos y su *software*, si tienen influencia significativa en los resultados de los ensayos y/o calibraciones con el siguiente contenido:

  - Identificación del equipo y su *software*.

  - Fabricante, modelo y número de serie u otra identificación única.

- Verificación de la conformidad del equipo con la especificación.

- Ubicación actual, si procede.

- Instrucciones del fabricante o referencia a su ubicación, si dispone.

- Fechas, resultados y copias de informes y certificados de todas las calibraciones, ajustes, criterios de aceptación y la fecha de próxima calibración.

- Plan de mantenimiento y mantenimiento realizado.

- Daños, mal funcionamiento, modificaciones o reparaciones del equipo.

- Procedimientos para la manipulación segura, transporte, almacenamiento, uso y mantenimiento planificado.

- Procedimiento para el tratamiento de equipos con anomalías:

  - Identificación.

  - Efecto sobre actividades anteriores.

- Identificación del estado de calibración, incluyendo fecha de la última calibración y la fecha o criterio de recalibración.

- Equipos que quedan fuera del control directo del laboratorio: antes de su uso se verificará su funcionamiento y el estado de calibración.

- Procedimiento para control entre calibraciones (si es conveniente, el laboratorio debe decidir si esta actividad es necesaria o no).

- Si en la calibración se determina una corrección, debe existir un procedimiento para asegurar que la transferencia (copia) de los factores de corrección de los equipos se hace a todos los documentos necesarios, incluyendo el *software*. **Según la nota CGA-ENAC-LEC,** en este punto, se entenderá por copia cualquier documento (incluyendo soporte electrónico) en el que se indiquen o se tengan en cuenta las citadas correcciones.

- Protección contra los ajustes que pudieran invalidar los resultados.

Es decir, debe tenerse un inventario de equipos del laboratorio, cada equipo tendrá una ficha individual donde se identificará el equipo, características técnicas, instrucciones de uso y conservación, uso previsto, ensayos de utilización, incertidumbre calibraciones, etc., y documentos demostrativos de todo ello.

38.6 Trazabilidad de las mediciones

38.6.1 Requisitos específicos

Laboratorios de calibración

La norma habla de:

- Trazabilidad de las calibraciones y las medidas a las unidades del sistema internacional.

- Trazabilidad conseguida por referencia a patrones nacionales primarios o secundarios.

- Si se utilizan servicios externos de calibración, estos laboratorios deben haber demostrado su competencia, capacidad de medición y trazabilidad.

- Certificados de calibración externos deben contener los resultados de la medición, la incertidumbre de medida o una declaración sobre la conformidad con una especificación metrológica identificada.

Y según la nota de ENAC CGA-ENAC-LEC exige: Los certificados de calibración externa deberán haber sido emitidos por laboratorios de calibración acreditados por ENAC o por cualquier organismo de acreditación con que ENAC haya firmado un acuerdo de reconocimiento (EA, ILAC...) o por laboratorios nacionales firmantes del acuerdo de reconocimiento mutuo de CIPM. Para su correcta identificación consultar en: www.european-accreditation.org, www.ilac.org/, o bien en www.bipm.org.

- Cuando no sea posible trazabilidad a las unidades del sistema internacional, esta se puede conseguir mediante:

  - Uso de materiales de referencia certificados.

  - Uso de métodos específicos o de normas consensuadas, claramente descritos y acordados por todas las partes concernientes.

Ensayos

- Los mismos requisitos que para los laboratorios de calibración, a menos que la incertidumbre introducida por la calibración contribuya muy poco a la incertidumbre total del resultado de ensayo.

- Si no es posible la trazabilidad a las unidades del sistema internacional, igual criterio que para los laboratorios de calibración.

¡Recuerda!

Las unidades de medida deben ser del Sistema Internacional. Además, es obligatorio demostrar trazabilidad en las medidas realizadas.

38.6.2 Patrones y materiales de referencia

Patrones de referencia

- Programa y procedimiento de calibración.

- Trazables.

- Pueden utilizarse en ensayos si se demuestra que su uso como patrón no se invalida.

Materiales de referencia

- Trazables a unidades del SI o a materiales de referencia certificados.

CGA-ENAC-LEC

En la selección y uso de los materiales de referencia, el laboratorio deberá tener en cuenta lo establecido en la guía ILAC G9 (está disponible en su versión eN español en www.enac.es).

Los materiales de referencia internos deben ser verificados en la medida que sea técnica y económicamente posible.

Verificaciones intermedias

Procedimiento y programación definidos para chequeos intermedios a patrones de referencia, primarios, de transferencia o de trabajo y materiales de referencia.

Transporte y almacenamiento

- Procedimiento para la manipulación segura, transporte, almacenamiento y uso de patrones y materiales de referencia.

Es decir, este punto es muy claro y conciso, sobre todo, se debe ser práctico.

38.7 Muestreo

La norma habla de:

- Muestreo: Procedimiento por el cual se toma una parte representativa del total de una sustancia, material o producto para proveer el ensayo y/o calibración.

- Plan y procedimiento de muestras disponibles en el lugar donde se realice la actividad, basados en métodos estadísticos apropiados, siempre que sea razonable.

- Es conveniente que los procedimientos describan el plan de muestreo, la forma de seleccionar, extraer y prepara una o más muestras a partir de una sustancia, un material o un producto.

- Si el cliente requiere modificaciones al procedimiento:

    - Registro junto con los datos del muestreo.

    - Indicarlo en todos los documentos.

    - Comunicarlo al personal concerniente.

- Disponer de procedimientos para registrar datos y operaciones relacionadas con el muestreo. Dichos registros deben incluir:

    - Procedimiento de muestreo utilizado.

    - Identificación del equipo de muestreo.

    - Persona que lo ha realizado.

    - Condiciones ambientales, cuando proceda.

    - Lugar de muestreo.

    - Procedimientos estadísticos en los que se ha basado el muestreo.

Es decir, debemos seguir la guía de ENAC, CGA-ENAC-LEC, véase NT-43: Laboratorios de ensayo: "Acreditación de muestreos y toma de muestra".

En cuanto al muestreo, es importante demostrar que tenemos una sistemática estandarizada de muestreo y así asegurar la calidad de la muestra.

38.8 Manipulación de los ítems de ensayo o calibración

La norma habla de:

- Procedimientos para el transporte, recepción, manipulación, protección, almacenamiento, conservación y "disposición" final de los ítems de ensayo o de calibración.

- Disposiciones necesarias para proteger la integridad de los ítems de ensayo o de calibración, así como los intereses del laboratorio y del cliente.

- Sistema para la identificación inequívoca de los ítems mientras estén en el laboratorio.

- Registrar cualquier anomalía o desvió que se detecte en la recepción de los ítems.

La guía de ENAC CGA-ENAC-LEC:

En los casos de muestras cuya adecuación plantea dudas al laboratorio, indicará claramente en el informe que los resultados de ensayos podrían estar afectados por las condiciones de recepción de la muestra.

- Si la muestra no es adecuada, solicitar al cliente instrucciones previas al inicio de los ensayos y/o calibraciones registrando lo tratado.

- Si tienen condiciones de almacenamiento específicas, mantener, registrar y supervisar.

Es decir, se debe de tener un buen sistema de cadena de custodia de muestras y ser trazables.

No es requisito el anonimato de la muestra.

38.9 Aseguramiento de la calidad de los ensayos

La norma habla de:

- Procedimientos de control de calidad para realizar el seguimiento de la validez de los ensayos y calibraciones, registro, análisis de tendencias y aplicaciones de técnicas estadísticas cuando sea posible.

- Controles planificados y revisados, que pueden incluir:

  - Materiales de referencia certificados o controles de calidad internos.

  - Intercomparaciones o ensayos de aptitud.

  - Repetición de ensayos o calibraciones utilizando los mismos o diferentes métodos.

  - Repetición de ensayos o calibraciones con muestras almacenadas.

  - Correlación de resultados.

- Cooperación con los clientes para definir correctamente sus necesidades.

- Supervisar la actuación del laboratorio garantizando la confidencialidad frente a otros clientes.

- Se recomienda:

  - Permitir acceso a las instalaciones del laboratorio. Es decir, se definirán unas normas de acceso, comportamiento de visitas.

  - Informar de cualquier retraso o desviación en los ensayos y/o calibraciones.

- Obtener y analizar información de retorno, tanto positiva como negativa, de los clientes, para mejorar el sistema de gestión, las actividades de ensayo y calibración y el servicio al cliente.

- Encuestas de satisfacción y revisión de informes de ensayo o calibración son ejemplos de tipos de información de retorno.

Los datos de control de calidad deben ser analizados, y si no satisfacen los criterios pretendidos, tomar acciones planificadas para corregir el problema.

Además, la nota de ENAC, CGA-ENAC-LEC:

Además de otras actividades llevadas a cabo para comprobar la validez de los resultados de ensayo, el laboratorio deberá participar de forma regular en ejercicios de intercomparación que cubran todas las familias de ensayos o calibraciones incluidas en su alcance de acreditación. Para ello deberá disponer de políticas y procedimientos que aseguren que su participación en dichas intercomparaciones y establezcan la sistemática y responsabilidades para evaluar los resultados obtenidos.

El laboratorio deberá establecer un programa de participación en intercomparaciones que abarque como máximo el periodo entre reevaluaciones y que establezca la frecuencia de participación para cada familia de ensayo o calibración. Las políticas, los procedimientos y el programa de participación en intercomparaciones deberán tener en cuenta lo establecido en el documento NT-03 "Política de ENAC sobre intercomparaciones".

Es decir, debemos documentar la forma en que el laboratorio realiza el control de calidad de cada ensayo, cuándo, quién y cómo, cualificación, experiencia y la colaboración en ejercicios externos de interlaboratorios, que tengan la debida seriedad y sean comparables con nuestros ensayos.

¡Recuerda!

Participar en ensayos intercomparación es muy importante para demostrar el nivel de fiabilidad del laboratorio. Si el laboratorio está acreditado, solo será obligatorio para los ensayos bajo la acreditación.

38.10 Informes de resultados

La norma habla de:

38.10.1 Generalidades

- Información exacta, clara, no ambigua y objetiva.

- Incluirá toda la información solicitada por el cliente que sea necesaria para la interpretación de los resultados y la información requerida por el método.

- Informes simplificados para clientes internos o por acuerdo con cliente externo, pero el resto de puntos que no se informan tienen que estar en el laboratorio.

Si el laboratorio emite informes o certificados simplificados en los que hace uso de la marca de acreditación o referencia a la condición de acreditado, deberá acordar con el cliente el contenido de estos y, al menos, deberán incluir la siguiente información:

- Identificación única que incluya una mención explícita a que es un informe o certificado simplificado.

- Nombre del laboratorio.

- Resultados.

- Firma del responsable o seguridad de haber sido emitido por él si se trata de un informe electrónico.

- Una declaración de que la información completa relativa a los ensayos o calibraciones está a disposición del cliente.

Es decir, esto es un punto obligatorio a cumplir de forma muy explícita.

38.10.2 Informe de ensayos y certificados de calibración

Contenido:

- Titulo.

- Nombre y dirección del laboratorio y lugar de realización del ensayo y/o calibración si es diferente a la dirección del laboratorio.

- Identificación única, identificación en cada página y una clara indicación del final del informe.

- Nombre y dirección del cliente.

- Identificación del método utilizado.

- Descripción, condición e identificación de la muestra.

- Fecha de recepción (si es esencial para la validez) y fecha de ejecución del ensayo o calibración.

- Referencia al plan y a los procedimientos de muestreos, si influyen en la validez o aplicación de los resultados.

- Resultados indicando las unidades de medida, cuando corresponda.

- Nombre, funciones y firma o identificación equivalente de la persona que lo autoriza.

- Cuando corresponda, declaración de que los resultados solo están relacionados con los ítems ensayados o el certificado de calibración.

- Nota: en informes de ensayos en papel se debería indicar el número de página y el total de páginas.

- Nota: incluir nota de no reproducción del informe o certificado sin la aprobación escrita del laboratorio.

Estos puntos deben estar todos, la forma puede ser la que el laboratorio decida, pero los contenidos deben estar todos.

Tenemos que tener en cuenta que en la nota de **ENAC, CGA-ENAC-LEC,** los laboratorios que realicen ensayos con respecto a revisiones obsoletas de la norma deberán indicar en los informes de ensayo que dicha edición no corresponde a la última versión publicada.

38.10.3 Informe de ensayo

- Desviaciones, adicionales o exclusiones del método y datos sobre condiciones específicas (por ejemplo, condiciones ambientales).

- Declaración sobre el cumplimiento o no cumplimiento con los requisitos o las especificaciones, cuando corresponda.

- Declaración sobre la incertidumbre de medición estimada, cuando sea aplicable (si afecta a la validez del ensayo, es requisito de cliente o es necesaria como criterio de interpretación para determinar el cumplimiento de una especificación).

- Opiniones e interpretaciones, cuando sean apropiadas y necesarias.

- Otra información adicional (por ejemplo, la especificada en las normas).

- Si se ha realizado muestreo: Fecha de muestreo.

  - Identificación inequívoca de la sustancia muestreada.

  - Lugar de muestreo.

  - Referencia al plan de muestreo y procedimientos utilizados.

- Condiciones ambientales durante el muestreo que pudieran afectar.

- Referencia a la norma de muestreo o desviaciones, adiciones modificaciones o exclusiones.

- En ocasiones, puede ser necesario indicar que la muestra, o algunos datos de la muestra, han sido facilitados al laboratorio.

Es decir, se exige que se indique como información no amparada por la acreditación. Todos estos puntos anteriores deben estar controlados, revisados y documentados en el informe de resultados.

La nota CGA-ENAC-LEC de ENAC:

El documento G-ENAC-15.2 "Directrices para informar sobre el cumplimiento con especificaciones" es de aplicación cuando en los informes de ensayo o en los certificados de calibración se declara cumplimiento con especificaciones.

Una de las circunstancias en las que la norma UNE-EN ISO/IEC 17025 establece la necesidad de que el laboratorio incluya la incertidumbre de medición estimada en el informe de ensayo es "cuando la incertidumbre afecte al cumplimiento con los límites de una especificación": Esta situación se considera aplicable, tanto si dicha especificación ha sido comunicada explícitamente al laboratorio por su cliente o, de manera implícita, cuando los ensayos solicitados tienen como fin el comprobar el cumplimiento de una especificación conocida por ser pública y la habitualmente utilizada para comparar los resultados de dichos ensayos.

Como se puede ver es de carácter obligatorio y muy vigilado.

- Información fuera de acreditación u otra acreditación.

Y esta nota además CGA-ENAC-LEC será muy auditada en la acreditación.

Las opiniones e interpretaciones no son objeto de acreditación por parte de ENAC.

Por lo tanto, se exige que se indique como información no amparada por la acreditación.

- Otra información adicional (por ejemplo, la especificada en las normas).

- Si se ha realizado muestreo:

- Fecha de muestreo.

- Identificación inequívoca de la sustancia muestreada.

- Lugar de muestreo.

- Referencia al plan de muestreo y procedimientos utilizados.

- Condiciones ambientales durante el muestreo que pudieran afectar.

- Referencia a la norma de muestreo o desviaciones, adiciones modificaciones o exclusiones.

- En ocasiones, puede ser necesario indicar que la muestra, o algunos datos de la muestra, han sido facilitados al laboratorio.

38.10.4 Opiniones e interpretaciones

- Identificarlas y documentarlas en qué se ha basado.

- Se recomienda que si se comunican verbalmente se deje registro.

La nota de ENAC CGA-ENAC-LEC:

- Las opiniones e interpretaciones no son objeto de acreditación por parte de ENAC.

- Si se incluyen en el informe de ensayo, se deben identificar como no acreditadas.

38.10.5 Resultados de ensayos subcontratados

- Claramente identificadas.

- El subcontratista debe informar de los resultados por escrito o electrónicamente.

- En el caso de calibración, el subcontratista deberá emitir el correspondiente certificado de calibración.

Resumen de los conceptos más relevantes del Tema 38

¡Recuerda!

- El laboratorio debe demostrar la competencia y formación continua de su personal, incluido el de prácticas, para todas las actividades relacionadas con los ensayos.

- Los métodos de ensayo deben estar siempre actualizados y ser demostrables.

- El laboratorio debe demostrar que sabe calcular la incertidumbre de la medida, también que el personal que la realizar tiene la formación y experiencia para realizarla.

- Los equipos deben estar bien mantenidos y al día.

- Las unidades de medida deben ser del sistema internacional. Además, es obligatorio demostrar trazabilidad en las medidas realizadas.

- En cuanto al muestreo, es importante demostrar que tenemos una sistemática estandarizada de muestreo y así asegurar la calidad de la muestra

- No es requisito el anonimato de la muestra.

- Participar en ensayos intercomparación es muy importante para demostrar el nivel de fiabilidad del laboratorio. Si el laboratorio está acreditado, solo será obligatorio para los ensayos bajo la acreditación.

- Es muy importante vigilar el cumplimiento de los requisitos de contenido del informe de ensayo de forma continuada.

**[Preguntas y respuestas
Tema 38]**

https://amazingbooks.es/faq-tecnicos-de-laboratorio-bloque-tematico-38

GLOSARIO Y TÉRMINOS DE LABORATORIO

GLOSARIO Y TÉRMINOS DE LABORATORIO

Oficina de las Naciones Unidas (UNODC)

Glosario de términos sobre garantía de calidad y buenas prácticas de laboratorio

https://www.unodc.org/documents/scientific/Glossary_ST_NAR_26_S.pdf

Instituto Nacional de las Cualificaciones (INCUAL)

Glosario de términos utilizados en laboratorio de análisis clínico

https://incual.mecd.es/documents/20195/1873855/SAN124_3+-+A_GL_
Documento+publicado/3e09b2b8-fcb0-4824-89c9-4a8be1e43c9c

IFCC - Advancing excellence in laboratory medicine for better healthcare worldwide

Grupo de Trabajo sobre Traducciones y Nomenclatura Iberoamericanas de la IFCC y de la Comisión de Terminología de la SEQC

https://www.ifcc.org/ria/terminology/